SPRECHSTUNDE GESUNDHEIT

Dr. med.
ERNST ZEHNDER

SPRECHSTUNDE GESUNDHEIT
mit dem Hausarzt

WERDVERLAG

Alle Rechte vorbehalten, einschliesslich derjenigen
des auszugsweisen Abdrucks und der elektronischen Wiedergabe

© 2004 Werd Verlag, Zürich

Lektorat: Christina Sieg
Korrektorat: Heike Burkard, Rorbas
Foto Umschlag: Olivia Heussler, Zürich
Gestaltung: Buch & Grafik, Doris Grüniger, Zürich
Satz und Produktion: Brigitte Haus

ISBN 3-85932-472-1
www.werdverlag.ch

INHALT

- 8 Gesundheit: Wer trägt die Verantwortung?
- 15 Hausarzt: Was kann man vom ihm erwarten?
- 19 Akne
- 23 Alkoholkrankheit
- 27 Allergische Hautkrankheiten
- 32 Altersdepression
- 37 Alzheimer und andere Hirnabbaukrankheiten
- 42 Amalgam – Krank durch Zahnfüllungen?
- 46 Angina und Scharlach
- 49 Angstkrankheit und Panikattacken
- 53 Antibabypille
- 58 Arterienverschlüsse der Beine
- 62 Arthritis (Gelenkentzündung)
- 66 Arthrose (Gelenkabnützung)
- 69 Asthma (Asthma bronchiale)
- 74 Augenentzündung
- 78 Bandscheibenschaden
- 82 Beinvenenthrombose
- 86 Bettnässen
- 90 Blasenentzündung
- 93 Blasenschwäche (Inkontinenz) der Frau
- 97 Blinddarmentzündung
- 100 Blutarmut
- 104 Blutdruck, hoher (arterielle Hypertonie)
- 107 Blutdruck, tiefer
- 111 Bronchitis, chronische
- 115 Brustkrebs
- 119 Check-up – Sinn und Unsinn
- 124 Cholesterin
- 128 Darmkrebs
- 131 Depressionen
- 135 Durchfall, akuter
- 138 Epilepsie
- 142 Erkältungskrankheiten und falscher Krupp
- 146 Erschöpfungszustände
- 150 Essstörungen (Anorexie und Bulimie)
- 155 Fehlgeburt (Abort)
- 158 Fieber

161 Fieberbläschen (Herpes simplex)
163 Fusspilz
165 Gallensteine
168 Gebärmutterentfernung – ja oder nein?
172 Gebärmutter- und Gebärmutterhalskrebs
175 Gelbsucht (Hepatitis)
180 Grauer und grüner Star
184 Grippe
187 Gürtelrose (Herpes zoster)
190 Haarausfall
194 Hämorrhoiden
197 Hautschäden durch die Sonne und Hautkrebs
202 Herzinfarkt
205 Herzschwäche (Herzinsuffizienz)
209 Herzstechen (Brustwandschmerzen)
212 Heuschnupfen (Pollinose)
215 Hirnschlag / Hirnblutung
219 Hirntumor
223 HIV-Test: Warum, wann und wo?
227 Impfungen bei Kindern
232 Kopfweh
237 Krampfadern (Varizen)
241 Krebs: Was ist das eigentlich?
247 Krebskrankheiten bei Kindern
251 Leistenbruch
255 Lungenkrebs
260 Magenkrankheiten
264 Medikamentenabhängigkeit
268 Multiple Sklerose (MS)
272 Nahrungsmittelallergie
275 Nebenhöhlenentzündung
278 Nervosität und Neurose
282 Nierensteine
286 Ohrensausen (Tinnitus)
290 Ohrenschmerzen
293 Osteoporose (Knochenabbau)
297 Parkinsonsche Krankheit (Schüttellähmung)
302 Prostatakrankheiten
306 Psoriasis (Schuppenflechte)
310 Rauchen? – Nicht rauchen!
314 Reizdarm und chronische Darmentzündungen
318 Rheumatische Krankheiten leichter Art («Rheuma»)
321 Rückenschmerzen
324 Scheidenentzündung

328 Schilddrüsenkrankheiten
331 Schizophrenie (Geisteskrankheit)
337 Schlafstörungen
340 Schönheitschirurgie
344 Schwangerschaftsbetreuung
349 Schwerhörigkeit und Hörsturz
354 Schwindel
357 Seelische Störungen bei Kindern
362 Sexualität – Probleme und Störungen
366 Sexualität im Alter
371 Tropenkrankheiten: Sinnvolle präventive Massnahmen
376 Übergewicht und Fettsucht
381 Unterbindung bei Mann und Frau
386 Verstopfung (Obstipation)
389 Vitamine
394 Warzen
397 Wechseljahrbeschwerden
400 Zeckenbisse und ihre Folgeerkrankungen
403 Zuckerkrankheit (Diabetes mellitus)
408 Zyklusstörungen der Frau

413 Register

GESUNDHEIT: WER TRÄGT DIE VERANTWORTUNG?

Viele Menschen denken, dass die Gesundheitsbehörden, die Spitäler, die Ärzte und andere medizinische Fachleute die Verantwortung für unsere Gesundheit tragen. Wenn sie dann krank werden, gehen sie sofort zum Mediziner, vertrauen ihm ihr Problem an und erwarten, dass er ihren Organismus so bald wie möglich wieder völlig in Ordnung bringt. Die Gesundheit ist aber ein viel zu wichtiges Gut, als dass man die Verantwortung dafür so einfach und vollständig aus den Händen geben sollte.

Gesundheitswesen mit Schwächen
Das Gesundheitswesen hat die Aufgabe, die Gesundheit aller Menschen zu erhalten und im Krankheitsfall eine adäquate Abklärung sowie vernünftige Therapie- und Betreuungsmassnahmen zu ermöglichen. Leider ist die Realisierung dieser sinnvollen Vorgaben nicht immer ohne Probleme möglich.

Im gleichen Sinn sichert die heute obligatorische Krankenversicherung zu, dass diese wichtigen präventiv-medizinischen, diagnostischen und therapeutischen Leistungen finanziert werden können und niemand durch eine Krankheit in grosse Not kommt. Auch hier sind manchmal gewisse Schwierigkeiten vorprogrammiert.

Die verschiedenen Leistungen der Spitäler und Ärzte, die Medikamente und andere Therapie- und Betreuungsmassnahmen werden seit längerer Zeit immer komplizierter, aufwändiger und damit auch teurer. Das Medizinalwesen ist in den letzten Jahrzehnten zu einer unübersichtlich grossen Industrie angewachsen, in der gewaltige Summen umgesetzt werden und in der eine grosse Zahl von Menschen Beschäftigung findet.

Immer mehr Patientinnen und Patienten fürchten, dass sie sich die stark gestiegenen Prämien für die medizinische Versorgung bald nicht mehr leisten können. Auf der einen Seite waren die medizinischen Dienstleistungen noch nie für alle Menschen so leicht erreichbar und qualitativ so hoch stehend wie heute. Auf der anderen Seite zeigen sich immer mehr Zeichen einer Krise in der gerechten Verteilung des Angebots unter alle Menschen.

Medizinisches Angebot stösst auf Skepsis
Bis vor kurzem war die medizinische Versorgung der Bevölkerung der unbestrittene Bereich von Ärzten und anderen Medizinalfachleuten. Die Leute vertrauten ihnen zum Teil blind. Alles, was angeboten wurde, galt als sinnvoll für

das Wohl der Patientinnen und Patienten. Die Ärzte wurden als unfehlbar und integer angesehen. Dieses Image der medizinischen Fachleute ist in letzter Zeit zu Recht ins Wanken geraten.

Patientinnen und Patienten stellen immer häufiger fest, dass das Angebot der «Halbgötter in Weiss» ihren Wünschen nicht mehr entspricht. Trotz immer faszinierenderer Technik, spektakuläreren Operationen und überzeugenderen Heilversprechen wächst die Skepsis vieler Menschen. Die Unzufriedenheit mit einer immer unmenschlicheren und technisierten Medizin nimmt zu.

Die Krankenversicherung vergütete bis vor kurzem praktisch alle Leistungen, die angeblich der Erhaltung der Gesundheit dienten. So erbrachten Ärzte immer mehr medizinische Leistungen. Und viele Patientinnen und Patienten liessen sich immer aufwändiger abklären und therapieren. Das ganze System war geknüpft an die Vorstellung, dass mehr «Medizin» mit einer besseren Gesundheit gekoppelt sei. Dies erweist sich immer mehr als Trugschluss.

Medizinischer Fortschritt
Es ist unbestritten, dass die Medizin in den letzten Jahren und Jahrzehnten gewaltige Fortschritte gemacht hat. Immer raffiniertere Techniken verfeinern die Diagnosestellung. Damit können krankhafte Prozesse genauer und mit weniger Nebenwirkungen für die Betroffenen diagnostiziert werden. Dadurch besteht aber auch die Gefahr, dass bei der Anwendung dieser neuartigen Methoden vom verordnenden Arzt und vom betroffenen Patienten vergessen wird, dass eine exakte Diagnose nur insoweit von Bedeutung ist, als sie einen Einfluss auf die therapeutischen Massnahmen hat.

Zum Beispiel denken viele Menschen, dass bei Kopfschmerzen oder Rückenweh mindestens mit einer Computertomografie (CT) kontrolliert werden muss, was die genaue Ursache der Beschwerden ist. Dabei beeinflussen die Resultate dieser Abklärungstechnik die Therapie dieser Beschwerden kaum. Das teure CT ist nur in Ausnahmefällen, zum Beispiel beim Verdacht auf einen Hirntumor oder im Zusammenhang mit einer geplanten Operation, sinnvoll und aussagekräftig. Der Arzt hat kostengünstigere und ebenso zuverlässige Techniken, um dem Patienten zu zeigen, woher seine Beschwerden kommen und welche therapeutischen Massnahmen helfen können.

Umdenken dringend nötig
Im Bereich des medizinischen Versorgungssystems kann zu einem guten Teil nicht mehr in der bisherigen grosszügigen und zum Teil ineffektiven Art weiter gewirtschaftet werden. Sowohl die Anbieter als auch gewisse Konsumenten müssen sich auf ein vernünftiges, finanzierbares Mass zurückbesinnen. Es ist nicht mehr möglich und auch nicht sinnvoll, dass bei Gesundheitsstörungen diagnostisch und therapeutisch einfach aus dem Vollen geschöpft und alle erdenklichen Möglichkeiten durchexerziert werden. Eine vernünftige Beschränkung ist dringend nötig. Dadurch wird der Erfolg von Diagnose oder Therapie noch lange nicht schlechter.

Wichtiges Erfordernis in der heutigen Zeit ist eine konsequente Qualitätskontrolle in jedem Bereich der Medizin. Die Ärzte und andere Gesundheitsfachleute müssen ihre Tätigkeit im kritischen Sinn immer wieder selbst hinterfragen und auch von aussen kontrollieren lassen.

Im Spitalbereich müssen Kontrollmechanismen prüfen, ob die vorhandenen Ressourcen sparsam und effektiv eingesetzt werden. Auch Patientinnen und Patienten sowie die Krankenkassen haben die Aufgabe, die angewendeten Massnahmen kritisch zu beurteilen und Skepsis anzumelden, wo der Verdacht auf schlechte Arbeit oder übertriebenen Aufwand vorliegt. Man muss den Mut haben, sich zu wehren und für sein Recht zu kämpfen, wenn das Angebot qualitativ und quantitativ unbefriedigend ist.

Selbsthilfemassnahmen wichtig

Noch vor wenigen Jahrzehnten gab es in jeder Familie ein grosses Wissen über bewährte medizinische Selbsthilfemassnahmen. Man überlieferte aus alter Erfahrung, was bei Gesundheitsstörungen selbst unternommen werden kann. Kräutertees, Wickel und Hausmittel aller Art standen bei vielen Beschwerden zur Verfügung und wurden mit Erfolg angewendet. Der Arzt wurde zu Recht erst beigezogen, wenn sich nach kurzer Zeit keine Besserung einstellte.

Leider hat dieses bewährte Selbsthilfesystem in den letzten Jahren an Bedeutung verloren. Unter dem Eindruck der modernen technischen Entwicklungen haben viele Menschen den Glauben an altbewährte Heilmittel verloren. Sie kamen zur Ansicht, dass jede Krankheit ein wissenschaftlich klar definiertes Geschehen sei, das einfache technische Lösungen besitze.

Menschen, die unkritisch dieser wissenschaftlichen Logik vertrauen, zeigen bei Gesundheitsstörungen häufig eine auffällig passive Haltung. Sie konsultieren bei jedem Missempfinden sofort den Arzt und erwarten, dass er die Störung rasch aus der Welt schafft. Die Gesundheit ist für sie zu einem Konsumgut geworden, das man beim Fachmann reparieren lassen oder kaufen kann. Die Verantwortung wird allein dem Fachmann überlassen.

Dabei ist es auch heute noch von grosser Bedeutung, dass jeder Mensch bei Gesundheitsstörungen zuerst überlegt, welche medizinischen Schwierigkeiten vorliegen, was für mögliche Ursachen dafür in Frage kommen und welche eigenen Leistungen und Massnahmen eine Besserung bringen können. Erst wenn damit keine Linderung erreicht werden kann, kommen Fachleute zum Einsatz.

Informationen wichtig

Es ist wichtig, dass man sich regelmässig über Gesundheitsfragen informiert. Schon in der Schule sollen Gesundheitsthemen eine zentrale Rolle spielen. Und später können in Büchern, Zeitschriften sowie im Radio und Fernsehen weitere Kenntnisse über sinnvolle Selbsthilfemassnahmen erworben werden. In jedem Haushalt sollte ein Gesundheitsbuch liegen, welches gut verständliche und brauchbare Informationen gibt.

Wenn ein Erwachsener oder ein Kind unter einer chronischen Krankheit leidet (z.B. Asthma, Diabetes, Parkinson usw.), lohnt es sich, ein Buch zu erwerben, welches umfassende und verständliche Auskünfte über alle Aspekte der vorliegenden Störung gibt. Der Betroffene soll Experte seiner Krankheit werden. Er kennt die wichtigen Verhaltensmassnahmen. Auch ist er damit den Fachleuten, mit denen er wegen seiner Krankheit zu tun hat, weniger ausgeliefert und braucht seltener medizinische Kontrollen. Zudem kann er kompetenter mitbestimmen, was mit ihm in diagnostischer und therapeutischer Hinsicht zu geschehen hat. Auch Selbsthilfeorganisationen bieten in dieser Beziehung wertvolle Dienste an.

Hausarzt als kompetenter Berater
Auf der einen Seite ist es wünschenswert und wichtig, dass Patientinnen und Patienten die Verantwortung für ihre Gesundheit selbst in den Händen behalten. Auf der anderen Seite ist das Angebot der Medizin in Diagnostik und Therapie heute immer grösser und unübersichtlicher. Damit wird es für die Betroffenen immer schwieriger, sich darin zurechtzufinden. In dieser Situation ist es wichtig, dass man eine Fachperson konsultieren kann, die man gut kennt und zu der man volles Vertrauen hat. Sie soll als Beraterin Hilfe anbieten und den Weg weisen.

Der Hausarzt bietet sich in dieser Situation als kompetenter Gesprächspartner an. Er kann helfen, die Übersicht im grossen Angebot an medizinischen Dienstleistungen zu behalten und einen optimalen Einsatz der verschiedenen Massnahmen zu ermöglichen. Er kann aus seiner grossen Erfahrung raten, wie Beschwerden sinnvoll abklärt werden können. Auch kann er über die Diagnose und mögliche Therapiemassnahmen aufklären und wenn nötig Spezialbehandlungen vermitteln.

Wenn eine schwerwiegendere Gesundheitsstörung vorliegt, kann der Hausarzt oder die Hausärztin die aufwändigeren Abklärungen der Spezialisten koordinieren und bis zu einem gewissen Grad lenken. Wenn eine Operation oder eine andere komplizierte Massnahme als Therapie vorgeschlagen wird, kann er oder sie raten, welches die Vor- und Nachteile dieser einschneidenden Massnahmen sind.

Der Hausarzt/die Hausärztin wird eher preisgünstige und Erfolg versprechende Massnahmen unterstützen und kompliziertere, im Ergebnis unklare Abklärungen und Therapien kritisch beurteilen. Aus diesem Grund bieten gewisse Krankenkassen heute den Patientinnen und Patienten eine Prämienreduktion an, wenn sie sich verpflichten, bei Gesundheitsstörungen konsequent zuerst den Hausarzt aufzusuchen (Hausarztmodell).

Medikamente: Wirklich nötig?
Die Wirksamkeit der Medikamente wird immer besser. Trotzdem muss man daran denken, dass jedes chemische Mittel auch gewisse Nebenwirkungen haben kann. Medikamente werden auch heute noch zu häufig und zu leichtsinnig verordnet und eingenommen. An Stelle von vernünftigen Verhaltensmassnahmen (Umschläge, Schonung, Umstellung der Ernährung, körperliches Training) werden manchmal einfach Pillen verabreicht. Als kritischer Patient soll man mit dem

Arzt besprechen, wozu ein Mittel gut ist, welche Nebenwirkungen auftreten können und ob das Medikament wirklich notwendig ist.

Ärzte und Patienten sind im Zeitalter der Kostenexplosion im Gesundheitswesen aufgefordert, wenn immer möglich kostengünstige Präparate zu verordnen und anzuwenden. Auffällig ist, dass neue Medikamente meist teurer sind als die bisherigen, bewährten Mittel. Sie sollen daher nur zurückhaltend zur Anwendung kommen. Neben den Markenprodukten werden auch Nachahmerprodukte (Generika) angeboten, welche bei gleicher Qualität deutlich billiger zu haben sind. Patienten, die ihre Medikamente über längere Zeit einnehmen müssen (z.B. bei hohem Blutdruck oder Rheumakrankheiten), sollen ihren Arzt fragen, ob nicht ein günstigeres Produkt erhältlich ist.

Gesundes Verhalten
Viele Krankheiten müssen auf ein gesundheitsschädigendes Verhalten zurückgeführt werden. Es ist daher von grösster Bedeutung, schon als gesunder Mensch Sorge zu Körper und Seele zu tragen. Eine ausgewogene Ernährung, genügend Bewegung und ein sorgsamer Umgang mit Suchtmitteln (Rauchen, Alkohol, Beruhigungsmittel) sind wichtige Bedingungen für die Erhaltung der Gesundheit.

Mindestens so wichtig ist auch das dauernde Bemühen um Zufriedenheit, Ausgeglichenheit und genügend Erholung. Wer sich im Leben wohl fühlt, sinnvolle familiäre und berufliche Aufgaben hat und persönliche Erfolge aufweisen kann, hat grössere Chancen, gesund zu bleiben. Natürlich gibt es kein Leben ohne Probleme. Aber man soll sich den auftretenden Schwierigkeiten optimistisch stellen und eine gute Lösung anstreben.

Früherkennung: Beschränkt sinnvoll
Häufig hört man die Meinung, dass man sich bei Beschwerden schon früh beim Arzt melden muss. Auch sollen sich gesunde Menschen regelmässig Gesundheitskontrollen unterziehen, um gefährliche Krankheiten schon früh zu entdecken. So lassen sich viele Menschen regelmässig ärztlich kontrollieren, obschon sie sich fit und beschwerdefrei fühlen. Sie sind überzeugt, damit etwas Positives für ihre Gesundheit zu tun.

Leider sind die Möglichkeiten der Medizin auch heute noch ziemlich beschränkt, um ernsthaftere Leiden schon im Entstehen entdecken zu können. Vorsorgeuntersuchungen, die in diesem Sinn brauchbare Resultate liefern, sind noch nicht so zahlreich, wie man sich das wünschen würde. Die beste Vorsorge liefert gewöhnlich nicht der Arzt, sondern sie muss von jedem Einzelnen Tag für Tag mit einem gesunden Leben geleistet werden.

Zum Beispiel sind häufiges Röntgen der Lungen bei Rauchern oder wiederholte Belastungs-EKG bei gestressten Managern medizinische Pseudoaktionen, die dem Konto des Arztes mehr nützen als dem untersuchten Patienten. Nicht medizinische Abklärungen sind in solchen Fällen nötig, sondern eine rasche und wirkungsvolle Verhaltensänderung.

Alternative Therapien
Viele Leute haben verständlicherweise den Wunsch, bei länger dauernden Gesundheitsstörungen bei alternativen Heilmethoden (Homöopathie, Akupunktur) Hilfe zu holen. Es ist sicher sinnvoll, bei einer lästigen Gesundheitsstörung zuerst eine sanfte Behandlungsmethode zu wählen. Bei alternativen Methoden findet man zudem manchmal Therapeuten, die besonders intensiv auf die Betroffenen eingehen.

Aber auch bei alternativen Heilmethoden besteht die Gefahr, dass sich der Patient passiv einem Heiler ausliefert und vom Glauben getragen wird, dass er von irgendeinem Kügelchen, Pflänzchen oder einem geheimnisvollen Zaubersaft geheilt werden kann. Erfüllt sich diese Hoffnung nicht, rennt der Kranke zum nächsten Therapeuten, schimpft über die bisherigen Fachleute und erwartet erneut eine Wunderheilung. Eine solche Einstellung bringt zwar viele Kosten, aber sicher keine Lösung der bestehenden Gesundheitsprobleme.

Kampf gegen Scharlatane
Erfahrungsgemäss löst der technische Fortschritt der Medizin bei vielen Patienten eher Angst als Faszination aus. Dazu kommt die Erfahrung vieler Menschen, dass sie sich bei technisch orientierten Ärzten häufig nicht verstanden fühlen. Diese unbefriedigende Situation bringt die Gefahr mit sich, dass Scharlatane in die Lücke springen und den verunsicherten Kranken unseriöse Heilversprechen abgeben und sie schamlos ausnützen.

Leider gibt es für Patienten bis heute kaum zuverlässige Kriterien, um zwischen seriösen und unseriösen Therapeuten und Heilern zu unterscheiden. Es gehört zum kompetenten Gesundheitsfachmann, dass er seinen Beruf mit einer seriösen Aus-, Weiter- und Fortbildung ausübt. Scharlatane verrichten ihre Tätigkeit ohne entsprechende fachliche Vorbereitung und berufliche Erfahrungen. Sie machen ein Geschäft mit der Not der kranken Menschen.

Es ist ein schlechtes Zeichen, wenn ein angeblicher Therapeut in Inseraten für sich werben muss. Wenn sein Erfolg so umwerfend wäre, wie er behauptet, könnte er auf hohe Werbekosten verzichten. Verdächtig ist auch, wenn bei Behandlungsbeginn gefordert wird, dass alle Kontakte zur Schulmedizin aufgegeben und bisherige Therapiemassnahmen sofort gestoppt werden müssen. Auch wenn unrealistische Heilversprechungen (z.B. Heilung von Krebs) abgegeben werden, zeugt das eher von Inkompetenz als von besondern Fähigkeiten. Auch unter Ärzten gibt es Vertreter, die ihrem Berufsstand keine Ehre antun. Wenn ein Arzt häufig über andere Kollegen schimpft oder böse wird, wenn der Patient den Beizug eines anderen Fachmanns wünscht, ist das unkorrekt. Auch Mediziner, die sich kaum Zeit fürs Beantworten von Fragen nehmen oder ihre ganze Energie in technische Abklärungen legen, gehören nicht zu den Glanzlichtern ihrer Zunft. Schliesslich gibt es auch Ärzte, die sich bei der Abrechnung nicht an die von der Standesorganisation ausgehandelten Tarife halten.

Solchen Medizinern sollte man aus dem Weg gehen oder den Kontakt zu ihnen möglichst bald abbrechen. Bei ernsthaften Problemen mit Ärzten soll die ärztliche Standesorganisation, eine Patientenstelle oder die Krankenkasse informiert und zu Hilfe geholt werden. Es ist falsch, den Ärger mit Ärzten oder Spitälern in sich hineinzufressen und inkompetente oder ausbeuterische Mediziner einfach weiterwursteln zu lassen.

Appell zur Selbstverantwortung
Selbstverantwortliches Handeln jedes Einzelnen in Gesundheitsfragen ist heute sehr gefragt. Man muss die Verantwortung für die eigene Gesundheit so weit wie möglich in den Händen behalten und sich von den Vertretern des Gesundheitswesens nicht alles bieten lassen. Wichtig ist, dass man schon in gesunden Tagen alles tut, um kräftig zu bleiben, eine starke Abwehr zu haben und Körper und Seele gesund zu erhalten.

Wenn ernsthaftere Gesundheitsstörungen auftreten, soll man eine vertraute Fachperson aufsuchen, von der man weiss, dass er oder sie Patientinnen und Patienten und ihre Störungen ernst nimmt. Es gibt für die meisten Krankheiten nicht einfach eine richtige Abklärung oder Behandlung. Jedes Vorgehen muss vielmehr auf die betroffene Person und ihre Wünsche und Anliegen Rücksicht nehmen. Der Patient und die Patientin sollen also immer aktiv in alle Entscheidungen mit einbezogen werden.

Längst nicht jede Missempfindung ruft nach einer aufwändigen medizinischen Abklärung und Behandlung. Nicht jedes Unwohlsein ist Zeichen einer Krankheit. Viele Symptome des Körpers sind durchaus sinnvolle Reaktionen auf unvernünftiges Verhalten oder belastende Einflüsse von aussen. Hier braucht es eher kompetente Beratung, Verhaltensänderungen, Erholung und Umdenken als Tabletten, Spritzen oder andere medizinisch-technische Massnahmen.

HAUSARZT: WAS KANN MAN VON IHM ERWARTEN?

Obschon die Zahl der Ärzte ständig wächst, haben angeblich immer noch viele Leute Mühe, einen geeigneten Hausarzt zu finden. Andere wundern sich, dass bei einer plötzlichen Erkrankung nicht sofort ein passender Arzt aufzutreiben ist, der problemlos rasche und kompetente Hilfe leistet. Sie haben es häufig verpasst, sich rechtzeitig um einen kompetenten und sympathischen Hausarzt oder eine Hausärztin zu kümmern.

Wie finde ich einen passenden Hausarzt?
Man sollte den Hausarzt nicht erst suchen, wenn man ihn dringend braucht. Sonst ist man darauf angewiesen, im Telefonbuch einen Namen ausfindig zu machen. Bei diesem Vorgehen erlebt man nicht selten die böse Überraschung, dass man bei einem völlig unpassenden Mediziner landet. Vielleicht ist er arrogant, kann nicht zuhören, hat keine Zeit oder beschäftigt sich mehr mit seinen Apparaten als mit dem Patienten oder der Patientin. Manchmal muss man am Telefon aber auch erfahren, dass der Herr Doktor leider keine neuen Patienten mehr aufnehmen kann, weil er für die nächste Zeit ausgebucht ist.

Wer bis heute keinen Hausarzt hat, sollte dies unbedingt rasch ändern. Man kann Freunde, Nachbarn, die Gemeindeschwester oder die Apothekerin fragen, welcher Arzt menschlich und fachlich kompetent ist. Wenn man auf einen geeigneten Namen gestossen ist, meldet man sich bei ihm wegen einer Kleinigkeit (Fusspilz, brauner Fleck am Rücken oder Kopfweh) für die Sprechstunde an. Bei dieser Konsultation kann man sich ein Bild darüber machen, ob der Arzt zuhören kann, ob man sich ernst genommen fühlt und ob er sich die Zeit nimmt, Erklärungen über das Krankheitsbild abzugeben und das therapeutische Vorgehen zu erörtern. Werden die eigenen Wünsche und Vorstellungen nicht erfüllt, muss man die Suche weiterführen.

Realistische Erwartungen an den Arzt
Vom Hausarzt oder der Hausärztin kann man erwarten, dass er oder sie in einer vernünftigen Zeit erreichbar ist. Bei einer schweren akuten Gesundheitsstörung sollte die Hilfe noch am gleichen Tag erfolgen, und zwar in der Arztpraxis oder im Haus des Patienten. Bei leichteren Problemen, die schon einige Tage bestehen, sollte eine Konsultation innerhalb von wenigen Tagen möglich sein. Nur Gesundheitskontrollen und chronische Störungen können etwas länger hinausgeschoben werden.

Der Hausarzt sollte sich durch eine breite fachliche Kompetenz auszeichnen. Im Idealfall sollte er für fast alle Gesundheitsstörungen die erste Anlaufstelle sein. Ein grosser Teil der medizinischen Problemstellung sollte von ihm in eigener Regie gelöst werden können. Und für die komplizierteren Fälle kann er kompetente Spezialisten vermitteln. Wünschenswert wäre, dass alle Mitglieder einer Familie vom gleichen Hausarzt betreut werden.

Vom Hausarzt soll man auch erwarten können, dass er zuhören kann. Die Patientin oder der Patient soll genügend Zeit haben, seine verschiedenen Anliegen vorzubringen und ergänzende Fragen zu stellen. Nach den verschiedenen Untersuchungen kann erwartet werden, dass sich der Hausarzt genügend Zeit zur Erklärung der Befunde und für die Erörterung der verschiedenen Behandlungsmöglichkeiten nimmt. Es sollte selbstverständlich sein, dass er Einwände, abweichende Meinungen und kritische Fragen erträgt. Soweit möglich und sinnvoll, soll er die besondere Situation und die individuellen Wünsche des Betroffenen bei der Festlegung des Vorgehens berücksichtigen.

Früher wurde der Arzt von vielen Menschen auf einen Sockel gestellt und als «Halbgott in Weiss» bewundert. Seine Ansichten und Vorschläge waren heilig. Der Kranke hatte dazu nichts zu sagen und akzeptierte den vorgezeichneten Weg widerspruchslos. Auch heute gibt es noch Ärzte, die an dieser hierarchischen Struktur hängen und von ihren Patienten kritiklosen Gehorsam erwarten. Als Patientin und Patient sollte man sich das aber nicht mehr gefallen lassen. Man kann heute vom Arzt erwarten, dass er Berater und Partner ist und sich nicht mehr in der Rolle des dreimal Gescheiten gefällt. Andernfalls ist ein Arztwechsel die einzig vernünftige Lösung.

Grenzen des Arztes
Der Hausarzt kennt gewöhnlich keine Bürozeiten. Neben seiner gewohnten Sprechstundentätigkeit ist er bereit, sich auch über Mittag, in der Nacht und übers Wochenende zu engagieren, wenn dies eine Notfallsituation wirklich erfordert.

Trotzdem hat sein Einsatz auch ganz klare Grenzen. Ein Arzt ist kein Übermensch. Auch er kennt Müdigkeit und Erschöpfung und hat manchmal den dringenden Wunsch, sich zurückziehen zu können.

Meist hat er eine Familie und möchte dort nicht nur durch Abwesenheit glänzen. Er kann nicht täglich seinen Patienten predigen, wie wichtig für ein gesundes Leben die Erholung und das Geborgensein in einer herzlichen Umgebung ist und gleichzeitig keine Rücksicht auf seine eigenen Kräfte und Wünsche nehmen. Die Zeit der märtyrerhaften Mediziner, die sich bis zur Erschöpfung für ihre Schäfchen aufopferten und dann mit 50 Jahren an einem stressbedingten Herzinfarkt starben, sollte vorüber sein.

Der Patient oder die Patientin muss also in Kauf nehmen, dass der Hausarzt nicht ständig einsatzbereit ist. Vielleicht will er sich in der Freizeit nicht immer stören lassen, oder er weilt in den Ferien. In solchen Momenten ist es eine wichtige Aufgabe des Arztes, auf den bestehenden Notfalldienst oder den Dienst tuenden Notfallarzt hinzuweisen.

Wartezeiten
Ein schwer lösbares Problem sind die manchmal langen Wartezeiten im Wartezimmer der Arztpraxis. Eigentlich würde man meinen, dass der Arzt seine Zeit so einteilen kann, dass die Patienten zur vereinbarten Zeit an die Reihe kommen. Dies ist in der Praxis des Spezialisten viel einfacher zu organisieren als in derjenigen des Hausarztes. Gerade bei Ärzten, die sich für die Probleme ihrer Patienten Zeit nehmen möchten, suchen immer mehr Menschen Hilfe. Gleichzeitig nimmt mit wachsender Patientenzahl auch die Zahl von Notfällen und dringenden Problemen zu. Manchmal lässt sich dies fast nicht unter einen Hut bringen.

Die unvorhersehbaren Zeitverzögerungen in der vollen Hausarztpraxis sind häufig und unkalkulierbar. Trotz bestem Willen kann daher häufig ein vernünftiger Fahrplan nicht eingehalten werden. Wer an seinem Hausarzt hängt, muss dies in Kauf nehmen. Wer dies nicht verkraften kann, wendet sich am besten an einen weniger gefragten Mediziner.

Ärgerlich sind Wartezeiten, die offensichtlich auf miserable Organisation oder schlechten Willen zurückzuführen sind. Hier ist eine Reklamation nicht nur berechtigt, sondern dringend gefordert.

Telefonische Erreichbarkeit
Der Hausarzt sollte für seine Patientinnen und Patienten auch telefonisch erreichbar sein, wenn Resultate von Untersuchungen anstehen oder dringende Probleme mit der Behandlung auftreten. Leider leiten gewisse Leute daraus das Recht ab, den Arzt bei Gesundheitsstörungen regelmässig direkt ans Telefon verlangen zu können. Dies bedeutet eine unnötige Störung des Arztes in seiner beruflichen Tätigkeit und der manchmal knappen Freizeit. Der seriöse Hausarzt wird sich nämlich im Normalfall hüten, Ferndiagnosen zu stellen und Behandlungen auf Distanz zu verordnen.

Unzufriedenheit mit dem Arzt
Nicht immer ist die Patientin oder der Patient mit den Leistungen des Hausarztes zufrieden. Man kann die vorgeschlagene Lösung des Gesundheitsproblems nicht akzeptieren oder hat Mühe mit der Art des Mediziners. In dieser Situation kann man die Faust im Sack machen und einen anderen Arzt suchen.

Viel sinnvoller und für beide Teile befriedigender ist es, wenn man den Arzt auf die bestehenden Schwierigkeiten anspricht. Man kann ihm während der Sprechstunde seine Zweifel äussern und kritische Fragen stellen. Wem der Mut zur offenen Aussprache fehlt, kann einen Brief schreiben und die Unzufriedenheit darlegen. Wenn ernsthafte Probleme in dieser Weise angesprochen werden, können beide Teile davon profitieren, und manchmal können so Missverständnisse aus dem Weg geräumt werden. Vielleicht hat der Arzt auch die Grösse, sich für Fehler zu entschuldigen und Lösungen für ein Problem anzubieten.

Probleme mit der Rechnungsstellung

Der Arzt ist verpflichtet, sich bei der Rechnungsstellung an vorgegebene Tarife zu halten. Die erbrachten Leistungen und die Kosten müssen in einer verständlichen Form präsentiert werden. Wenn Rechnungen unverständlich sind oder der Betrag überhöht scheint, soll der Patient den Arzt um eine Erklärung bitten. Die Ärztegesellschaft des Kantons hilft bei Unklarheiten oder Meinungsverschiedenheiten (Ombudsmann).

Operationen

Bei operativen Eingriffen ist es besonders empfehlenswert, rechtzeitig über die Kosten zu sprechen. Der Arzt soll einen schriftlichen Kostenvoranschlag präsentieren. Damit kann man bei der Krankenkasse abklären, ob der Operationspreis durch die Versicherung voll gedeckt ist. Der Hausarzt kann helfen, für eine Operation einen kompetenten und finanziell fairen Arzt zu finden. Nicht immer ist der teurere Operateur auch der bessere.

Wenn man mit einer vorgeschlagenen Operation nicht einverstanden ist oder Zweifel am Sinn des Eingriffs hat, soll eine zweite Meinung beim Hausarzt oder einem anderen Fachspezialisten eingeholt werden.

Es gibt nicht einfach gute oder schlechte Ärzte. Genauso wenig existieren problemlose und schwierige Patientinnen und Patienten. Vielmehr gibt es Patienten und Ärzte, die zusammenpassen, und solche, die sich nicht verstehen. Es ist eine wichtige Aufgabe, sich einen Arzt zu suchen, der von seinem Wesen her den Vorstellungen und Wünschen der Patientin oder des Patienten in einem hohen Mass entspricht. Für diese Wahl muss man sich Zeit nehmen. Es lohnt sich in jedem Fall.

AKNE

Akne ist eine sehr häufige Hautkrankheit. Sie kommt vor allem bei jungen Menschen vor. Es handelt sich um eine Funktionsstörung der Talgdrüsen in der Haut des Gesichtes. Häufig treten die störenden Hautveränderungen auch auf der Brust, den Schultern und dem Rücken auf. Heute gibt es sehr wirksame Therapiemöglichkeiten. Generell besteht die Tendenz, dass die Betroffenen ihre Akne überschätzen, während die Ärzte eher dazu neigen, ihre Bedeutung herunterzuspielen.

Symptome

Akne kann sich sehr verschiedenartig äussern. Die einfachste Form besteht aus verstopften Hautporen, den so genannten Mitessern oder Komedonen. Dies sind kleine Hautknötchen mit einem schwarzen Punkt in der Mitte, die man durch Druck mit den Fingerspitzen entleeren kann. Dabei tritt ein weisses «Würmchen» (Talg = Hautfett) aus.

Oft kommt es zu einer Entzündung dieser Mitesser. Die Knötchen werden dabei grösser, rot und schmerzhaft. Schliesslich können sich sogar kleine, eitrige Abszesse bilden. In schwereren Fällen bilden sich stark gerötete und vorspringende Hautknoten, die teils einzeln oder auch in Gruppen vorkommen. Diese können nach dem Abklingen der starken Entzündung leider entstellende Narben hinterlassen.

Auftreten

Akne tritt im Allgemeinen zu Beginn der Pubertät auf, also meist zwischen 12 und 14 Jahren. Sie kann bis zum Alter von 20 oder 25 Jahren andauern, ausnahmsweise sogar bis 40. Davon betroffen sind über 75 Prozent der jungen Männer und Frauen. Die erwähnte schwere Akneform sieht man hingegen nur bei einem von fünf Aknepatienten oder -patientinnen.

Entstehung und Ursache

Akne kommt meist nicht von mangelnder Hygiene oder falscher Ernährung. Akne entsteht vielmehr in der Pubertät durch das Zusammenwirken verschiedener negativer Faktoren. Beispielsweise können sich die in dieser Lebensphase bei Mädchen und Knaben vermehrt vorkommenden männlichen Hormone (Androgene) störend auf die Funktion der Talgdrüsen auswirken. Es kommt zu einer vermehrten Hautfettproduktion, während sich gleichzeitig mehr Horn am Eingang der Hautporen bildet (Verhornungsstörung). Dadurch werden die Talgdrüsen-Ausführgänge verstopft. In der Folge wird der gestaute Talg von besonderen

Hautkeimen (Propionibakterien) besiedelt, was zu einer Entzündung und später zur Ausbildung kleiner Abszesse führt.

Es stellt sich die Frage, warum rund ein Viertel der jungen Leute keine Akne haben, während andere von mehr oder weniger schweren Formen betroffen sind. Man kann davon ausgehen, dass die Veranlagung (Vererbung) dabei eine wichtige Rolle spielt. Es gibt viele junge Menschen, deren Haut besonders empfindlich auf innere und äussere Einflüsse reagiert und deshalb zu einer mehr oder weniger starken Akne neigt.

Auslösende Faktoren
Gut bekannt als belastender Faktor sind zyklusabhängige Schwankungen der Hormone bei jungen Frauen. Meistens verschlimmert sich die Akne während der Monatsblutung. Eine wichtige Rolle spielen auch Übergewicht, körperliche Krankheiten und psychischer Stress. Dann gibt es auch Hautpflegemittel, Kosmetika und Medikamente, die für die Haut schlecht verträglich sind. Auch wenn die Ernährung eine untergeordnete Rolle bei der Entstehung der Akne spielt, kann sich der Genuss gewisser Nahrungsmittel negativ auf die Gesundheit der Haut auswirken, z.B. übermässiger Konsum von Süssigkeiten (Schokolade!), Nüssen und fettreichen Speisen.

Psychische Auswirkungen
Akne ist für den Patienten oder die Patientin mehr als nur eine banale Hautkrankheit. Vor allem, wenn das Gesicht betroffen ist, kommt es zu einer störenden Veränderung des Aussehens. Das Gesicht spielt eine wichtige Rolle im zwischenmenschlichen Kontakt. So kann Akne in der Phase des sozialen Aufbruchs in der Pubertät zu einer grossen seelischen Belastung werden. Das Selbstbewusstsein des jungen Menschen kann durch die störende Hautveränderung stark leiden. Es gibt Betroffene, die sich aus Angst vor Ablehnung durch die Mitmenschen zurückziehen und unter Aggressionen oder Depressionen leiden. Darum ist es besonders wichtig, dass den jungen Menschen geholfen wird, eine gute Behandlung durch einen kompetenten Arzt zu erhalten.

Behandlungsmassnahmen
Wenn eine leichte Akneform vorliegt, können in einer ersten Phase lokale Massnahmen versucht werden, ohne dass sofort ein Arzt aufgesucht wird. Dazu gehört eine regelmässige und sorgfältige Hautreinigung mit Wasser und einer möglichst alkalifreien Seife, z.B. Lubex, Lactacyd oder Der-med. Eine günstige Wirkung haben auch regelmässige feucht-warme Umschläge mit einem Waschlappen, um die verstopften Talgdrüsen aufzuweichen. Und schliesslich hat auch eine sorgfältige Entleerung von noch nicht gereizten Mitessern mit den Fingerspitzen einen positiven Einfluss auf die Gesundheit der Haut.

Rote, also entzündete Hautknoten sollte man hingegen in Ruhe lassen. Dort hilft eher eine regelmässige Behandlung mit einer leicht schälenden Creme wie Aknefug Lotion, Acne Crème plus, Benzac Gel oder Lubexyl Emulsion. Tagsüber kann man die störenden roten Knötchen mit Aknecolor Crème abdecken. Diese Mittel helfen in erster Linie, das Entstehen von neuen Akneknötchen zu verhindern. Deshalb können sie auf die ganze Hautfläche aufgetragen werden, auf der Akne entstehen kann. Die genannten Mittel bekommt man in der Apotheke ohne ärztliches Rezept. Günstig wirken sich auch genügend Schlaf, Sport, eine ausgewogene Ernährung und entspannende Übungen, wie z.B. autogenes Training, aus.

Wann zum Hausarzt?
Wenn mit dieser Behandlung keine deutliche Besserung erreicht wird, sollte der Hausarzt konsultiert werden. Er kann erklären, worum es sich bei der Akne handelt. Zudem wird er den Betroffenen motivieren, genügend Geduld für eine länger dauernde, sinnvolle Behandlung aufzubringen. Nur so kann eine Besserung beziehungsweise Heilung erreicht und die Ausbildung stark störender Narben im Gesicht und am Rücken verhindert oder wenigstens verringert werden.

Auch bei ärztlich verordneten Massnahmen steht die Hautreinigung und die Anwendung einer schälenden Creme im Vordergrund. Dieses Vorgehen ist notwendig, um die verdickte Hornhaut abzubauen. Der Arzt kann stärker schälende Cremen verschreiben oder abgeben, welche die Entstehung von neuen Komedonen hemmen, z.B. Retin-A Crème, Tasmaderm Lotion oder Roaccutan Gel. Häufig kommt es bei dieser Behandlung in der ersten Phase zu lästigen Hautreizungen, die jedoch nach kurzer Zeit wieder abklingen. Schliesslich können bei entzündlichen Formen antibiotische Salben oder Flüssigkeiten wie Akne-mycin, Dalacin T oder Eryderm gute Resultate zeigen. Cortisonhaltige Produkte sind bei Akne nicht von Vorteil.

Als weitere Möglichkeit kann der Arzt zur Besserung der Akne auch eine Therapie mit Tabletten vorschlagen. Bei stark entzündlichen Formen hat sich eine Behandlung mit einem gut verträglichen, tief dosierten Antibiotikum, z.B. mit Minocin Akne oder Minac 50, sehr bewährt. Diese Medikamente müssen über mehrere Wochen eingenommen werden. Schliesslich gibt es auch eine Antibabypille (Diane 35), die bei Frauen eine beruhigende Wirkung auf die aknekranke Haut hat.

Wirksamste Therapiemassnahme
Seit bald zwanzig Jahren wird ein Medikament (Roaccutan Tabl., Isotretinoin-Mepha Kaps) angeboten, das auch bei schwereren Formen erstaunlich gute Behandlungsresultate zeigt. Es wird vor allem dann eingesetzt, wenn die Behandlung mit Cremen und Antibiotika wirkungslos bleibt, wenn sich grössere Akneknoten bilden oder eine Tendenz zur Bildung von unschönen Narben besteht. Isotretinoin muss über mehrere Monate regelmässig eingenommen werden, um die Akne zum Abklingen zu bringen.

Vor allem in der ersten Phase dieser Behandlung treten häufig lästige Nebenwirkungen auf. So kann sich die Akne im ersten Behandlungsmonat verschlimmern. Auch werden die Haut und die Schleimhäute (v.a. Augen und Lippen) sehr trocken. Wird diese Therapie während einer Schwangerschaft durchgeführt, können beim Ungeborenen Missbildungen auftreten. Dieses Medikament darf also nur eingenommen werden, wenn mit Bestimmtheit keine Schwangerschaft vorliegt und eine sichere Verhütungsmethode (Pille, Spirale) angewendet wird.

Spezialärztliche Behandlung
Der Hautarzt kennt noch andere wirksame Behandlungsmassnahmen für hartnäckige Fälle, z.B. das Bestrahlen der Haut mit UV-Licht oder die regelmässige Pflege der Haut durch eine spezialisierte Kosmetikerin (Aknetoilette) sowie das Unterspritzen von stark betroffenen Hautstellen mit antientzündlichen Medikamenten.

Es gibt ein grosses Angebot an wirkungsvollen Behandlungen für jeden Schweregrad von Akne. Akne ist heute sehr gut therapierbar. Man sollte diese lästige, manchmal auch stark entstellende und belastende Krankheit nicht einfach als Schicksal auffassen, gegen das man nichts tun kann. Der frühzeitige Beginn mit einer wirksamen Behandlung ist von grosser Wichtigkeit.

ALKOHOLKRANKHEIT

Alkoholismus ist in der Schweiz neben dem Rauchen die häufigste Suchtkrankheit. Rund 150 000 Menschen sind von diesem sehr belastenden Leiden betroffen. Zusätzlich gibt es eine grosse Zahl weiterer Opfer des Alkohols (Angehörige, Verkehrsopfer, ungeborene Kinder). Wo Probleme festgestellt werden, sind dringend Abklärungen und Behandlungsmassnahmen in die Wege zu leiten. Dies ist zwar nicht einfach, für die Betroffenen aber von allergrösster Bedeutung.

Problemstellung
Die Schweiz gehört zusammen mit den typischen Weinländern Frankreich, Italien und Spanien zu den Spitzenreitern bezüglich Alkoholkonsum. Jede Schweizerin und jeder Schweizer trinkt pro Jahr durchschnittlich 70 Liter Bier, 50 Liter Wein und 5 Liter Schnaps. Das sind sehr eindrückliche Zahlen. Sie sind umso gravierender, als etwa zehn Prozent der Bevölkerung rund die Hälfte der ganzen Alkoholmenge trinken. Das heisst, dass bei uns rund eine halbe Million Menschen alkoholische Getränke in einer Menge konsumieren, die eindeutig gesundheitsschädigend sein kann. Rund ein Drittel von ihnen ist schwer alkoholkrank, und über 2000 Menschen sterben bei uns jedes Jahr als direkte Opfer dieser schweren Suchtkrankheit.

Entstehung
Alkoholkrank wird man gewöhnlich nur sehr langsam, meist im Verlauf von Jahren. Gefährlich ist ein regelmässiger, langsam zunehmender Alkoholkonsum. Typisch ist, dass die Betroffenen immer öfter auch während des Tages trinken. Schliesslich kommt es zu einem Verlust der Kontrolle über den Konsum. Der Alkoholkranke kann nach einem, zwei oder drei Gläsern mit dem Trinken nicht mehr aufhören. Er muss eine offene Flasche zwanghaft leeren, und immer häufiger öffnet er anschliessend eine weitere.

Symptome
Bei der Alkoholkrankheit kommt es zu einer langsamen Veränderung des Wesens des Betroffenen. Er verliert all seine früheren Interessen und Lieblingstätigkeiten und sorgt nur noch dafür, dass für ihn genug Alkohol bereitsteht. Und weil er sich immer häufiger in alkoholisiertem Zustand befindet, kommt es zu Problemen am Arbeitsplatz, in der Partnerschaft und in der Familie. Der Alkoholkranke neigt zum Streiten, zu Brutalität und zu krankhafter Eifersucht. In der Folge verliert er nicht selten seine Freunde, seinen Führerausweis und manchmal auch seine Ar-

beit. Schliesslich geht auch die Partnerschaft in Brüche, und die Familie fällt auseinander.

Schon bald kommt es auch zu körperlichen Beschwerden durch den zu hohen Alkoholkonsum. Schwindel, Zittern, Konzentrationsstörungen und Gedächtnislücken treten auf. Auch die Verdauung funktioniert nicht mehr richtig. Magenschmerzen, Blähungen, Durchfall und eine alkoholische Leberentzündung mit Erschöpfung und gelber Verfärbung der Regenbogenhaut können häufig vorkommen. Dazu kommen auch Schlafstörungen, und der Betroffene kann in einem fortgeschrittenen Stadium der Krankheit in der Nacht den Urin nicht mehr kontrollieren.

Weitere Folgen des Alkoholkonsums
Alkoholische Getränke können auch in anderer Form eine Gefährdung für die Gesundheit darstellen. Im Strassenverkehr reichen schon zwei bis drei Gläser Bier, Wein oder Schnaps, um die Fahrtüchtigkeit in einem Mass zu beeinträchtigen, in dem es gefährlich werden kann. Pro Jahr gehen in der Schweiz rund 200 Verkehrstote und 30 000 Verletzte auf das Konto Alkohol am Steuer.

Der Alkohol gefährdet auch das ungeborene Kind. Wenn eine Mutter während der Schwangerschaft regelmässig zu viel alkoholische Getränke zu sich nimmt, kann es zu Fehlgeburten oder Schädigungen des ungeborenen Kindes kommen. Man rechnet in der Schweiz mit rund 200 missgebildeten Säuglingen pro Jahr.

Eine andere grosse Gruppe von Alkoholopfern sind die Familienangehörigen, also Partner und Kinder eines Alkoholkranken. Das sind Hunderttausende kleiner und grosser Leute, die in direktem Kontakt mit Alkoholkranken leben müssen und unter den Folgen von Brutalität, Streitereien und zunehmendem geistigem und körperlichem Zerfall zu leiden haben.

Diagnose des Alkoholismus
Die Diagnose einer Alkoholkrankheit ist häufig schwierig. Der Alkoholiker oder die alkoholkranke Frau haben die Neigung, ihr Problem zu bagatellisieren und sogar zu verleugnen. So machen sie nicht selten falsche Angaben über ihren Alkoholkonsum. Der Hausarzt ist dann für die Diagnose auf andere Hinweise angewiesen, z.B. eine Alkoholfahne des Betroffenen, typische Hautveränderungen, eine Vergrösserung der Leber oder Störungen und Beschwerden des Nervensystems, z.B. Zittern oder Nervenschmerzen. Auch bei den gängigen Blutuntersuchungen gibt es Hinweise auf einen zu hohen Alkoholkonsum. Von grosser Bedeutung können auch Hinweise von Angehörigen, also der Partnerin oder des Partners, sein, dass der Patient oder die Patientin regelmässig zu viel trinkt.

Ursache
Meist spielen bei der Entstehung des Alkoholismus ganz verschiedene Faktoren eine Rolle. Manchmal ist eine belastende Situation bei der Arbeit oder in der Partnerschaft für das übermässige Trinken verantwortlich. Auch das schlechte Beispiel von Eltern, Freunden und Arbeitskollegen kann wesentlich sein. Und leider

fordert auch die Werbung Tag für Tag zum Trinken auf. Schliesslich sind Menschen besonders gefährdet, die eine schwierige Jugend mit wenig Liebe, Zuwendung und Erfolgserlebnissen hinter sich haben. Immer mehr wird auch klar, dass es eine besondere Veranlagung zur Sucht gibt. Vererbt wird dabei nicht die Alkoholkrankheit, sondern die Neigung zu süchtigem Verhalten in schwierigen Lebenssituationen.

Behandlung
Der erste Schritt heraus aus dem Elend besteht darin, einen kompetenten Ansprechpartner und Therapeuten zu finden. Das kann der Hausarzt, ein Psychologe oder ein Berater bzw. eine Beraterin einer Alkoholfürsorgestelle sein. Manchmal meldet sich der Alkoholkranke selbst für ein Gespräch, nicht selten kommen aber auch Angehörige oder Kollegen, um Beratung und Hilfe zu suchen.

Am Anfang jeder Alkoholentzugsbehandlung steht eine geduldige Motivationsarbeit. Der Betroffene muss zuerst lernen, das Alkoholproblem in seiner ganzen Schwere zu akzeptieren. Er muss zur Einsicht kommen, dass er ernsthaft krank ist. Erst wenn der Patient oder die Patientin wirklich bereit ist, kann mit dem körperlichen Entzug begonnen werden. Der erste Versuch findet gewöhnlich zu Hause statt, sofern genügend Unterstützung da ist, oder aber im Spital, wenn zu Hause ein tragendes Umfeld fehlt oder frühere ambulante Entzugsbehandlungen fehlgeschlagen sind.

Bei der körperlichen Entzugsbehandlung verzichtet der Betroffene ab einem vereinbarten Stichtag auf jeglichen Alkoholkonsum. Der Körper reagiert darauf mit Entzugserscheinungen: Nervosität, Zittern, Schlaflosigkeit und manchmal auch Schmerzen am ganzen Körper. Der Patient benötigt über die ersten sieben bis zehn Tage viel Ermunterung und Unterstützung. Meistens müssen beruhigende Medikamente eingesetzt werden.

Wenn der körperliche Entzug erfolgreich überstanden ist, muss der Alkoholkranke lernen, ein erfülltes Leben ohne Alkohol zu führen. Das kann er in einer ambulanten Behandlung mit häufigen therapeutischen Gesprächen versuchen. Manchmal empfiehlt der Arzt zur Unterstützung der Abstinenz die regelmässige Einnahme von Antabus-Tabletten. Dieses Medikament löst im Körper zusammen mit Alkohol eine dramatische Reaktion aus. Die regelmässige Einnahme erleichtert es so dem Alkoholabhängigen, auf den Konsum seines Suchtmittels zu verzichten. Schliesslich kann das Medikament Campral die Lust auf alkoholische Getränke reduzieren.

Wenn eine solche ambulante Entzugsbehandlung wiederholt nicht gelingt, braucht es nicht selten eine mehrmonatige Therapie in einer Alkoholentzugsinstitution.

Prognose – Zukunftsaussichten
Jede Alkoholentzugsbehandlung erfordert von den Betroffenen, aber auch von seinen Angehörigen und dem behandelnden Therapeuten viel Geduld und Zeit. Nicht selten muss man auch mit Rückfällen fertig werden können. Es ist eine sehr

anspruchsvolle, aber auch dankbare Aufgabe, einem Betroffenen den Ausweg aus seinem schweren Problem zu zeigen und ihn dabei zu begleiten.

Als Partner oder Kollege eines Alkoholkranken kann und darf man nicht einfach die Augen verschliessen. Im Gegenteil: Man sollte den oder die Betroffene bei jeder möglichen Gelegenheit spüren lassen, dass er ein Problem hat und dass er für seine Umgebung zu einer gewaltigen Belastung geworden ist. Wenn er ständig spürt, dass alles, was ihm im Leben wichtig ist, langsam davonschwimmt, wächst die Motivation für eine Behandlung. Und dort sollte man ihn besonders gut unterstützen.

Vernünftiger Umgang mit Alkohol
Man soll darauf achten, im Normalfall tagsüber nicht zu trinken und immer auch Tage einzuschalten, an denen man überhaupt ohne Alkohol auskommt. Pro Tag sollte man nicht mehr als zwei bis drei Gläser Wein, Bier oder Schnaps trinken. Autofahrer trinken am besten überhaupt keinen Alkohol, wenn sie sich noch ans Steuer setzen müssen. Auch Schwangere sollten nur ausnahmsweise einmal ein Gläschen Wein trinken.

Das sind zugegebenermassen relativ harte Regeln. Aber der Gesundheit zuliebe sollte man sich an sie halten. Alkohol wird in unserer Gesellschaft noch viel zu wenig als gefährliche Droge wahrgenommen. Zu oft verschliesst man sogar in den Familien die Augen oder schaut weg, auch wenn schon längst bei jemandem ein ernsthaftes Problem sichtbar ist.

ALLERGISCHE HAUTKRANKHEITEN

Allergische Krankheiten sind sehr häufig. Neben Allergien der Luftwege (z.B. Heuschnupfen, Asthma) und Nahrungsmittelallergien sind auch allergische Hautkrankheiten sehr verbreitet. Das Kontaktekzem ist eine allergische Reaktion auf Stoffe, die mit der Haut in direktem Kontakt stehen. Die Neurodermitis ist eine chronische Ekzemkrankheit, die bei entsprechender Veranlagung auftritt. Und beim Nesselfieber kommt es als Reaktion auf die Einnahme von Nahrungsmitteln oder Medikamenten zu einem Hautausschlag.

Was ist eine Allergie?

Allergien treten auf, wenn im Abwehrsystem des Körpers eine Störung aufgetreten ist. Sie kommen vor allem bei Menschen vor, die eine erbliche Anlage dafür haben. Allergien sind unsinnige Abwehrreaktionen des Körpers auf gewisse Substanzen, mit denen wir eigentlich im Frieden zusammenleben sollten. Sie entstehen, wenn gewisse Stoffe immer wieder mit der Haut oder der Schleimhaut des Körpers Kontakt haben und das Immunsystem irrtümlicherweise Abwehrstoffe gegen diese Substanzen bildet. Hautallergien können allein oder zusammen mit Nahrungsmittelallergien und Heuschnupfen auftreten.

Gegen die meist sehr unangenehmen Symptome der allergischen Krankheiten gibt es heute recht gute Behandlungsmöglichkeiten. Doch können Allergien mit Medikamenten kaum je geheilt werden. Immerhin gibt es allergische Krankheiten, die in einem gewissen Alter (z.B. in der Pubertät) spontan wieder verschwinden. Nicht selten vermindern sich beim Erwachsenen mit dem Älterwerden die allergischen Reaktionen des Körpers auf gewisse Substanzen.

Ursachen von allergischen Hautkrankheiten

Beim Auftreten allergischer Hautkrankheiten spielt die Vererbung eine wichtige Rolle. Sind der Vater oder die Mutter oder beide von einer allergischen Krankheit betroffen, muss mit einem häufigeren Vorkommen von Allergien bei den Kindern gerechnet werden.

Auch Umweltfaktoren spielen bei der Auslösung allergischer Hautkrankheiten eine wichtige Rolle. Giftige Luftschadstoffe (Stickstoff- und Schwefelverbindungen, Ozon, Zigarettenrauch) und andere schädliche Stoffe (Schwermetalle, Nahrungsmittelzusätze, Pflanzenschutzmittel) können das menschliche Abwehrsystem schädigen und allergische Krankheiten auslösen.

Bei Erkrankungen der Haut spielt der Umstand eine wichtige Rolle, dass der Organismus immer mehr Substanzen ausgesetzt ist. Man rechnet, dass in unserer Umwelt rund 30 000 natürliche und künstliche Verbindungen vorkommen, die auf den Körper einwirken. Das Abwehrsystem ist damit überfordert. Irrtümer bei den Funktionen des Abwehrsystems sind also vorprogrammiert.

Was ist ein Nesselfieber?
Das Nesselfieber (Urticaria) ist ein allergischer Hautausschlag, der durch Hautquaddeln charakterisiert ist. Darunter versteht man rote Flecken, die leicht vom Hautniveau abgehoben sind. Sie sind stecknadel- bis fünffrankenstückgross oder noch viel ausgedehnter und können am ganzen Körper auftreten. Auch die Lippen, die Zunge und der Rachen können davon betroffen sein. Typisch ist, dass dieser Ausschlag stark juckt und manchmal brennt. In schweren Fällen von Nesselfieber können auch Kopfweh, Unruhe, Brechreiz, Fieber und Atemnot auftreten.

Ausgelöst wird ein Nesselfieber meistens durch Nahrungsmittel oder Medikamente, am häufigsten durch Fisch, Muscheln, Eier, Erdbeeren, Zitrusfrüchte, Milch und Milchprodukte, Getreide, Fleisch, Nüsse und Gewürze. Bei den Medikamenten kommt praktisch jedes Mittel als Auslöser in Frage, also auch Schmerzmittel und Antibiotika. Schliesslich kann ein Nesselfieber auch durch Kälte (Skifahren), Wärme (Dusche) und gewisse Krankheitserreger (Würmer, Viren) ausgelöst werden.

Lippen- und Augenliderschwellungen (Quincke-Ödem)
Dem Nesselfieber nahe verwandt ist das so genannte Quincke-Ödem. Darunter versteht man eine plötzlich auftretende starke Schwellung und manchmal auch Rötung der Augenlider, der Lippen, der Zunge und in seltenen Fällen des Rachens. Diese lokale allergische Reaktion sieht häufig dramatisch aus, verursacht aber kaum ernsthafte Beschwerden. Insbesondere wird kein Juckreiz festgestellt. Nur wenn die Schleimhäute des Mundes oder des Rachens stark anschwellen, kann die Situation dramatisch werden, denn es kann eine Atemnot auftreten.

Auch hier sind Nahrungsmittel, Medikamente und Insektenstiche die häufigsten Ursachen. Manchmal kann ein Quincke-Ödem schon nach wenigen Stunden spontan wieder verschwinden. In andern Fällen kann es ohne Therapie mehrere Tage bestehen bleiben

Behandlung von Nesselfieber und Quincke-Ödem
Ein Nesselfieber ist eine sehr unangenehme Krankheit, welche den Betroffenen wegen des starken Juckreizes fast zur Verzweiflung bringen kann. Daher ist es wichtig, dass der Hausarzt sofort lindernde Mittel verabreicht oder verordnet.

Bei leichteren Formen reicht ein kühlendes, juckreizstillendes Mittel in Salben- oder Gelform. Fenistil-Gel oder auch essigsaure Tonerde (Euceta) können lindernd wirken. Wenn ein grossflächiger Ausschlag besteht, kann mit einer lokalen Therapie nur wenig erreicht werden. Hier helfen antiallergische Medikamente in Tablettenform (Telfast, Zyrtec oder Claritine), Tropfenform (Fenistil) oder als Sirup (Claritine).

Bei sehr starken Hautausschlägen und bei einer Schwellung im Mund und Rachen soll rasch der Haus-, Haut- oder Notfallarzt beigezogen werden. Wenn Zeichen von Atemnot, starker Schwindel und Bewusstlosigkeit auftreten, muss der Betroffene sofort zum Notfallarzt oder direkt ins Spital gebracht werden. Hier muss manchmal mit der Injektion eines antiallergischen Medikamentes und hoch dosiertem Cortison eine lebensgefährliche Situation behoben und eine rasche Abschwellung der Haut und der Schleimhäute erzwungen werden.

Neben einer wirksamen medikamentösen Therapie muss möglichst rasch abgeklärt werden, welches Nahrungsmittel, Medikament oder andere Produkt als Ursache für die Allergie in Frage kommt. Manchmal kann der Bösewicht rasch ertappt werden. In andern Fällen kommen Patient und Arzt trotz intensiver Detektivarbeit auf keinen grünen Zweig.

Wenn eine leichte allergische Hautreaktion zum ersten Mal auftritt, kann nach dem Abklingen erst einmal abgewartet werden, ob sich der Ausschlag später nochmals zeigt. Bei wiederholtem Auftreten müssen die Betroffenen und der Arzt zusammen festlegen, welcher Aufwand für eine weitere Abklärung sinnvoll ist. In Frage kommen dabei Blut- und Hauttests.

Hautekzeme
Hautekzeme haben ein deutlich anderes Aussehen als der Ausschlag beim Nesselfieber. Ein typisches Ekzem zeigt im akuten Stadium eine Rötung mit Bläschen, später kommt es zur Bildung von Rissen und Geschwüren sowie zum Nässen und zur Krustenbildung. Ein chronisches Ekzem zeigt oft eine starke Schuppung.

Allergisches Kontaktekzem
Bei einem allergischen Kontaktekzem entsteht am Ort der Einwirkung eines Schadstoffes ein typischer Hautausschlag mit Rötung, Nässen, Schwellung, Schuppung und dem Auftreten von Bläschen und Knötchen. Eine Uhr, ein Schmuckstück, die Ösen der Bluejeans, aber auch bestimmte Gewebe (z.B. aus Nylon), Waschmittelreste in der Wäsche, Zement und gewisse Salben können zu einem Kontaktekzem führen. Das Ekzem klingt erst ab, wenn keine weitere Einwirkung der schädlichen Substanz mehr erfolgt.

Neurodermitis
Häufig kommt auch die Neurodermitis, das so genannte endogene (innerlich verursachte) Ekzem, vor. Die Neurodermitis ist eine chronische Hautkrankheit, die oft in Schüben verläuft. Sie kommt schon beim Säugling vor (Milchschorf = Kinderekzem) und zeigt auch in den späteren Lebensabschnitten typische Symptome. Oft klingt diese lästige Hautkrankheit schon in der Pubertät, manchmal jedoch erst im Alter von 50 bis 60 Jahren ab.

Beim Säugling treten ab dem 4. Lebensmonat Ausschläge, vor allem im Bereich des Kopfes auf (Wangen, Stirn, Ohren). Beim Jugendlichen und Erwachsenen bilden sich die schuppenden Ausschläge eher im Gesicht, am Hals, im Nacken, in den Ellbeugen und Kniekehlen. Besonders oft sind die Hände davon betroffen (Handekzem). Durch häufiges Kratzen entstehen entzündete, nässende und blutende Wunden, die später verkrusten.

Eine Neurodermitis tritt bei allergisch veranlagten Menschen auf. Zusätzlich können weitere Faktoren eine Verschlimmerung der Krankheit oder einen Schub auslösen. Vor allem Milchprodukte, Eiweiss, Zitrusfrüchte und Getreide, aber auch Wolle, Seifen und Waschmittel können das Ekzem verstärken. Auch Wärme und Schwitzen, Infektionen sowie Stress und seelische Belastungen sind oft für eine Verschlechterung verantwortlich.

Therapie von Hautekzemen
Der Patient erwartet oft, dass der Arzt sein Ekzem möglichst rasch und vollständig zum Verschwinden bringt. Dies ist leider oft nicht möglich. Die Behandlung eines Ekzems ist meist ein komplizierter Vorgang, der in verschiedenen Phasen verläuft und sehr unterschiedliche Massnahmen erfordert.

Am nachhaltigsten kann das Ekzem durch cortisonhaltige Cremen, Salben oder Flüssigkeiten beeinflusst werden. Der Arzt wird, je nach Lokalisation und Stärke des Ekzems, verschiedene Produkte einsetzen. Entscheidend ist, dass eine solche Therapie in der Regel nur 7 bis 10 Tage dauern darf, da das Cortison die Haut bei zu langer Anwendung schädigen kann. Im Gesicht dürfen nur schwach wirksame Produkte angewendet werden, da sonst mehr Schaden als Nutzen entsteht. Eine Therapie mit Cortisonsalben muss immer unter der Aufsicht eines erfahrenen Haus- oder Hautarztes erfolgen.

Wenn der Ausschlag abgeklungen ist oder sich deutlich gebessert hat, muss alles unternommen werden, um die Haut zu stärken und schädliche Einwirkungen von ihr fern zu halten. Eine empfindliche Haut erträgt nur alkalifreie (pH-neutrale) Seife (z.B. Lubex, Sebamed). Zur täglichen Pflege gehört auch das regelmässige Anwenden von hautfettenden Produkten (z.B. Excipial Fettcreme). Rückfettende oder ölige Badezusätze (Balneum Hermal F, Balmandol) bekommen der ekzemkranken Haut gut. Schliesslich sollen möglichst schonende Gewebe (z.B. Baumwolle) getragen und nur sanfte Waschmittel mit besonders sorgfältiger Spülung zur Anwendung gelangen. Neuerdings wird auch empfohlen, eine Kur mit Efamolkapseln (Nachtkerzensamenöl) zu versuchen.

Psyche und Hautkrankheiten
Oft hört man, dass Nesselfieber und Ekzeme auch psychische Ursachen haben können. Manchmal wird das auch von Betroffenen selbst festgestellt. Seelische Belastungen, Stress, Sorgen und depressive Reaktionen können sich negativ auf die allergischen Hautsymptome auswirken. Andererseits können psychische Ausgeglichenheit und seelische Höhenflüge ein Abklingen der Ausschläge bewirken.

Allergische Hautkrankheiten sind dennoch keine psychischen Krankheiten; sie haben ihre Ursache vielmehr in der Veranlagung und in Umwelteinflüssen. Aber die Psyche beeinflusst in einem nicht unwichtigen Mass den Verlauf und die Stärke des Leidens.

So können entspannende Massnahmen wie autogenes Training, Yoga, Fussreflexzonenmassage, lockernder Sport und genügend Freizeit und Ferien eine günstige Auswirkung auf chronische Hautausschläge haben. Von solchen Massnahmen ist aber keine heilende Wirkung zu erwarten.

Die Psyche hat also einen wichtigen Einfluss auf den Verlauf der Krankheit. Auf der andern Seite können die Ausschläge und das Ekzem das seelische Gleichgewicht beeinträchtigen. Eine kranke Haut kann die Betroffenen sehr belasten und den Kontakt zu Kolleginnen und Kollegen empfindlich stören. Die Gesunden müssen lernen, Verständnis für die Leiden hautkranker Menschen zu haben und mit ihren Blicken nicht verletzend zu wirken.

Ganz allgemein gilt heute das Stillen während mindestens sechs Monaten als gute Vorsorgemassnahme, um das Ausbrechen allergischer Krankheiten bei Kindern zu verhindern oder mindestens zu verzögern. Günstig ist auch, wenn stillende Frauen und gefährdete Kleinkinder Speisen meiden, die besonders oft Allergien auslösen. Dazu gehören Fisch, Eier, Meeresfrüchte, Sellerie, Zitrusfrüchte und Nüsse. Das Schlaf- und Spielzimmer von Kindern mit einer allergischen Veranlagung soll möglichst staubfrei sein. Auch Tiere wie Hunde, Katzen, Kaninchen und Vögel sollen von ihnen fern gehalten werden. Zimmerpflanzen gehören nicht ins Kinderschlafzimmer.

ALTERSDEPRESSION

Viele ältere Menschen haben Mühe mit ihrem seelischen Gleichgewicht. Vor allem Depressionen treten im Alter häufiger auf als bei jungen Leuten. Nicht selten zeigen sich Altersdepressionen mit Symptomen, die gar nicht an eine Krankheit denken lassen. Die Angehörigen gehen davon aus, dass die psychischen Veränderungen der Grossmutter oder des Grossvaters einem normalen Alterungsprozess entsprechen. So bringt man sie nicht zum Arzt und verpasst die Diagnose und die mögliche und notwendige Behandlung.

Symptome
Bei Altersdepressionen stehen die Erschöpfung, die Hoffnungslosigkeit und der Verlust von Interessen jeder Art im Vordergrund. Gleichzeitig treten Konzentrationsstörungen, Vergesslichkeit und Entscheidungsschwäche auf. Oft stellt man eine penetrante Neigung zum Kritisieren, zum Grübeln und zu Schuldgefühlen fest. Die depressiven Patienten sind unruhig oder manchmal völlig «gelähmt». Nicht selten leiden sie unter der Idee, dass sie von andern Menschen beobachtet oder geplagt werden. In eher seltenen Fällen nehmen sie schlechte Gerüche wahr oder vermuten Giftstoffe in den Esswaren.

Häufig: Versteckte Depressionen
Nicht selten findet man bei depressiven älteren Menschen keine typischen psychischen Symptome. Vielmehr stehen allgemeine körperliche Beschwerden wie Kopfweh, Schwindel, Rückenschmerzen, Herzdruck, Darmstörungen und allgemeine Müdigkeit im Vordergrund. In diesen Fällen spricht man von einer «versteckten» Depression. Die Diagnose wird bei diesen Menschen häufig während längerer Zeit nicht gestellt, und die Betroffenen fühlen sich von den Ärzten nicht ernst genommen. Immer wieder müssen sie nach Abklärungen hören, man habe bei ihnen keine krankhaften Befunde feststellen können.

Seelische Ursachen
Die Gründe, warum ältere Menschen unter Depressionen leiden, sind sehr vielfältig. Beim Ausscheiden aus dem Arbeitsprozess verliert die Frau oder der Mann die bisherige Stellung und das Ansehen in der Gesellschaft. Die Aufgaben, die ihr Leben interessant gemacht haben, fallen weg. Auch die Arbeitskollegen gehen als wichtige Bezugspersonen verloren.

Ähnliches passiert einer Frau, die immer zu Hause gearbeitet hat, wenn die erwachsenen Kinder das Elternhaus verlassen. Sie war Tag für Tag für ihre Nachkommen da, und ihr Leben war durch die Pflichten zu Gunsten der Familie strukturiert. Auf einmal weiss sie nicht mehr, welches in Zukunft ihre Aufgaben sein könnten. Sie fällt in ein Loch und fragt sich nach dem Sinn ihres Daseins.

Auch der Übertritt in ein Alters- oder Krankenheim kann bei älteren Menschen eine schwere seelische Krise auslösen. Der Umstand, dass man damit bis zu einem bestimmten Grad die Selbstständigkeit verliert und ständig auf andere Menschen angewiesen ist, kann häufig nicht leicht verkraftet werden.

Belastende körperliche Leiden
Auch schwere Krankheiten oder starke Altersbeschwerden können Depressionen auslösen. Ein aussichtsloses Krebsleiden, dauerndes Rückenweh oder eine schmerzhafte Abnützung der Gelenke (Arthrosen) lassen oft den Lebensmut sinken. Wenn die Leistungsfähigkeit durch eine Herz-, Lungen- oder Hirnabbaukrankheit vermindert ist, kommt das seelische Gleichgewicht ebenfalls ins Wanken. Manchmal lösen auch scheinbar kleine Ursachen grosse Verzweiflung aus. Ein Gebiss, das nicht mehr fest sitzt, der unkontrollierbare Verlust von Urin oder sexuelle Impotenz können für ältere Menschen die Lebensqualität stark verschlechtern.

Schmerzhafte Verluste
Häufig wird eine Depression auch durch den Verlust eines geliebten Menschen ausgelöst. Wenn plötzlich der Lebenspartner, Geschwister oder Freunde sterben oder wenn ein liebes Haustier nicht mehr da ist, kann eine grosse Leere im Leben entstehen. Das Gleiche kann passieren, wenn die Nachkommen weit wegziehen. Eine solche Vereinsamung oder Isolation bedeutet, dass keine Gesprächspartner mehr da sind, dass man allein essen und spazieren gehen muss und dass niemand mehr mit in die Ferien kommt.

Schwere Formen von Depressionen
Es gibt auch im Alter Depressionen, die nicht als Reaktion auf ein Geschehen im Alltag oder im Umfeld erklärt werden können. Man spricht dann von einer «endogenen» Depression. Auch bei Hirnabbauleiden wie der Alzheimer- oder der parkinsonschen Krankheit können schwere depressive Symptome auftreten. In diesen Fällen liegen gewöhnlich Störungen im Hirnstoffwechsel vor, welche für das seelische Tief verantwortlich sind.

Depression oder Hirnabbau?
Es gibt Fälle, bei denen nicht klar ist, ob eine Depression oder eine Hirnabbaukrankheit vorliegt. Beide Leiden können sich mit ähnlichen Symptomen äussern. Erschöpfung, Leistungsschwäche, allgemeine Verlangsamung, Schlafstörungen und Verfolgungsideen sind bei beiden Krankheiten zu finden. Beim depressiven Kranken findet man eher eine Überbewertung seiner Beschwerden, während der Hirnabbaupatient versucht, seine Schwierigkeiten im Alltag zu bagatellisieren.

Von grosser Bedeutung ist, dass eine Depression deutlich besser auf eine Therapie anspricht als eine Hirnabbaukrankheit. Daher ist es besonders wichtig, dass bei einem Beschwerdebild, das an eine Depression denken lässt, unbedingt eine Behandlung mit antidepressiven Medikamenten versucht wird.

Therapiemassnahmen
Die Behandlung von Depressionen ist sehr anspruchsvoll. Gerade bei älteren Menschen braucht es häufig verschiedene Massnahmen, um das Leiden zu vermindern und den Alltag wieder lebenswerter zu machen.

Wenn die Depression durch eine schwierige Lebenssituation oder durch Vereinsamung ausgelöst wurde, hilft manchmal schon ein einfühlsames Gespräch und eine aufmunternde Beratung. Man kann dem Betroffenen helfen, den Tag zu strukturieren. Auch sind Massnahmen hilfreich, die den Kontakt zu anderen Menschen erleichtern. Die Teilnahme an einem Altersnachmittag kann dem Depressiven wertvolle Begegnungen ermöglichen.

Stellt man fest, dass das Fehlen von Lebensenergie vor allem auf eine Überforderung im Alltag zurückzuführen ist, sollte man ein Betreuungs- und Hilfssystem mit Familienangehörigen, Freunden, Nachbarn und Spitex-Betreuerinnen aufbauen. Das Ziel sollte sein, den alten Menschen so lange wie möglich in seinen eigenen vier Wänden zu belassen.

Körperliche Krankheiten behandeln
Bei körperlichen Krankheiten muss man dafür sorgen, dass der Hausarzt dem Betroffenen die bestmögliche Behandlung zuteil werden lässt und mit allen möglichen Mitteln (z.B. Schmerzmedikamenten) das Leben erleichtert. Trotzdem wäre es falsch, für jedes Symptom ein eigenes Medikament zu verabreichen.

Wichtig ist auch eine ausgewogene Ernährung. Depressive Menschen haben häufig keine Energie mehr, um für sich zu kochen. Wenn es zu einer Mangelernährung kommt, kann sich die körperliche und seelische Gesundheit zusätzlich verschlechtern. Manchmal kann schon die Organisation des Mahlzeitendienstes eine deutliche Verbesserung der Situation bringen.

Medikamentöse Therapie
Bei der Behandlung von Depressionen älterer Menschen spielen die antidepressiven Medikamente eine wichtige Rolle. Manchmal haben Angehörige die Ansicht, eine Altersdepression sei eine Abbaukrankheit und die medikamentösen Massnahmen hätten deshalb keine Wirkung mehr. Das ist falsch. Ebenso unrichtig ist es, antidepressive Mittel nicht einzusetzen mit dem Argument, sie hätten ohnehin mehr Nebenwirkungen als Wirkungen.

Antidepressive Medikamente zeigen auch im Alter eine gute Wirkung gegen Depressionen. Der Arzt muss bei der Wahl und Dosierung des Produktes besonders darauf achten, dass möglichst wenig Nebenwirkungen auftreten und keine gesundheitlichen Schäden aus der Behandlung entstehen können. Die Information, dass in den ersten Tagen als Nebenwirkung manchmal eine leichte Übelkeit festgestellt werden kann, hilft dem Patienten, die Einnahme nicht vorzeitig abzubrechen. In leichteren Fällen kann eine Behandlung mit einem pflanzlichen

Mittel versucht werden: Johanniskraut-Extrakte (z.B. Valverde Hyperval, Re Balance, Jarsin) können manchmal die bedrückte Stimmung spürbar und bleibend verbessern.

Es ist wichtig zu wissen, dass antidepressive Mittel während mindestens ein bis zwei Wochen eingenommen werden müssen, bis die gewünschte Wirkung gegen die Depression eintritt. Weil ein depressiver Mensch beim Auftreten von Nebenwirkungen (z.B. trockenem Mund, Übelkeit, Verstopfung oder Schwitzen) erfahrungsgemäss das Medikament absetzen möchte, müssen Angehörige oder Betreuungspersonen die regelmässige Einnahme sorgfältig kontrollieren.

Depressionen sind «ansteckend»
Es ist nicht ganz einfach, einen älteren Menschen mit Depressionen zu begleiten und zu betreuen. Immer wieder stellen Betreuungspersonen fest, dass Depressionen «ansteckend» sein können. Man realisiert plötzlich, dass man unter einer schlechten Laune und ständigem Pessimismus leidet. Manchmal treten auch Aggressionen gegen den Kranken auf, und die Betreuerin zweifelt plötzlich daran, ob beim Betreuten auch wirklich eine Krankheit vorliegt.

Man soll sich bei der Betreuung depressiver Menschen nicht zu viel zumuten und die Patienten nicht überbetreuen, indem man sie dauernd begleitet, pflegt und bewacht. Auf der anderen Seite darf man sie auch nicht einfach allein lassen. Günstig ist, für sie da zu sein, wenn sie Hilfe ausdrücklich wünschen. Völlig falsch ist die Forderung, der Depressive solle sich zusammennehmen und auf die Zähne beissen. Es liegt im Wesen der Depression, dass beim Kranken der Wille schwach ist.

Prävention der Altersdepression
Menschen in der mittleren Lebensphase fragen sich oft, was man tun kann, um im Alter nicht in eine Depression zu fallen. Darauf gibt es eine einfache Antwort: Man soll schon früh dafür sorgen, dass man ein soziales Netz mit guten Freunden und Kollegen aufbaut und pflegt. Spannende Hobbys und ein breites Interesse am Geschehen in der Welt sind sehr wichtig. Man kann nicht einfach nur von Hausarbeiten, Fernsehen und Schlafen leben.

Es ist auch empfehlenswert, sich rechtzeitig im Wohnhaus oder in der näheren Umgebung um die Nachbarn zu kümmern. Vielleicht kann man helfen, wenn es jemandem schlecht geht, wenn Botengänge notwenig sind, wenn jemand dringend einen Gesprächspartner braucht. Später ist man froh, wenn andere für einen da sind, wenn man Hilfe braucht.

Wichtig ist auch, dass man beweglich bleibt und regelmässig Sport treibt. Das Gedächtnis kann ebenfalls trainiert werden. Mit dem regelmässigen Lösen von Kreuzworträtseln, mit täglichem Zeitungslesen und häufigen Diskussionen mit jüngeren Menschen kann der Geist flexibel bleiben.

Besonders wichtig ist, schon in jüngeren Jahren Zufriedenheit, Ausgeglichenheit und Ruhe zu finden und sich nicht immer über alles und jedes zu ärgern. Glückliche Menschen haben erfahrungsgemäss ein erfüllteres Alter als griesgrämige Moralonkel und -tanten. Diese können im Alter nicht mehr aufhören, über alles und jedes zu schimpfen.

Es ist eine wichtige Aufgabe, sich rechtzeitig einen guten Weg in ein glückliches, zufriedenes und erfülltes Alter vorzubereiten. Wer im Alter unter Depressionen leidet, sollte sich dringend Hilfe bei einem guten Hausarzt holen. Man kann damit rechnen, dass immer eine sinnvolle Therapie möglich ist und dass eine deutliche Besserung eintreten kann.

ALZHEIMER UND ANDERE HIRNABBAUKRANKHEITEN

Die Alzheimerkrankheit ist das häufigste Hirnabbauleiden. Je älter der Mensch wird, umso grösser ist die Wahrscheinlichkeit, daran zu erkranken. Die genaue Ursache der Krankheit ist bis heute nicht bekannt. Trotzdem kann einiges für die betroffenen Menschen getan werden. Neben Alzheimer gibt es verschiedene andere Hirnabbaukrankheiten mit anderer Ursache, aber ähnlichem Verlauf.

Bedeutung der Krankheit
Das Thema «Hirnabbaukrankheit» macht vielen Leuten Angst. Vor allem die älteren Menschen fürchten, dass sie dadurch ihre Selbstständigkeit verlieren und in die Abhängigkeit von Angehörigen oder Institutionen kommen könnten. Diese Befürchtungen sind nachfühlbar. Zum Glück kann man aber feststellen, dass 85 Prozent der älteren Menschen bis kurz vor ihrem Tod selbstständig bleiben und nur gerade 15 Prozent wegen Alterskrankheiten, z.B. durch eine Hirnabbaukrankheit, betreuungs- und pflegebedürftig werden.

Definition
Unter Hirnabbaukrankheit oder Demenz versteht man jede Form von Abnahme der geistigen Leistungsfähigkeit durch eine krankhafte Hirnveränderung. Es gibt sehr verschiedene Formen: Am häufigsten ist die Alzheimerkrankheit, die 1906 vom Arzt Dr. Alzheimer das erste Mal beschrieben wurde. 60 Prozent der Demenzen gehören zu dieser Art. Es gibt eine Frühform, die schon im Alter von 50 bis 60 Jahren beginnt und zum Glück relativ selten ist. Die Spätform hat ihren Beginn zwischen 65 und 80 Jahren. In rund 20 Prozent der Fälle kommt es auf Grund einer Durchblutungsstörung des Gehirns zu einer Demenz, z.B. nach einem Hirnschlag oder durch gehäufte Verschlüsse kleinerer Gefässe im Schädel.

Schliesslich gibt es jene Hirnkrankheiten, die durch Stoffwechselstörungen (z.B. Unterfunktion der Schilddrüse), Vitaminmangel (z.B. Fehlen von Vitamin B12 im Körper), die parkinsonsche Krankheit und durch eine schwere Alkoholkrankheit bedingt sind. Auch Infektionen können einen Hirnabbau mit sich bringen. Bekannt ist die Demenz, die im Zusammenhang mit Aids entstehen kann. Von Bedeutung ist, dass diese ganze letzte Gruppe häufig eine behandelbare Ursache hat.

Veränderungen im Gehirn
Bei der Alzheimerkrankheit entstehen in der Hirnrinde Ablagerungen von gewissen unlöslichen Eiweissstoffen in Form von runden Herden. Wo solche Veränderungen bestehen, werden die Nervenzellen zerstört, und es kommt zum Ausfall der entsprechenden Hirnfunktionen, die dort gespeichert sind. Seit kurzer Zeit weiss man, dass dieser Abbauprozess vom Erbgut mitgesteuert wird. Die Alzheimerkrankheit ist also vermutlich für weit über die Hälfte der Betroffenen ein Schicksal, das mehr oder weniger stark in der Veranlagung vorprogrammiert ist. Immerhin ist davon auszugehen, dass auch Umweltfaktoren eine wichtige Rolle spielen. Sie entscheiden darüber, ob sich die genannte Veranlagung im Alter auch wirklich als Krankheit zeigt oder nicht.

Verlauf der Alzheimerkrankheit
Schon im ersten Stadium der Alzheimerkrankheit kommt es rasch zu deutlichen und ungewöhnlichen Gedächtnislücken. Täglich vergisst der Betroffene wichtige Sachen. Er weiss nicht mehr, wo er die Schlüssel oder den Geldbeutel hingelegt hat, wo das Auto geparkt ist, wer gerade angerufen hat und was er einkaufen sollte. Auch gewohnte Tätigkeiten machen plötzlich Schwierigkeiten: Man vergisst, die Wohnung abzuschliessen, kann den Staubsauger nicht mehr bedienen oder schaltet die Herdplatte nicht aus. Auch die Gespräche werden allgemeiner und inhaltsloser. Diese Phase wird von der Patientin oder vom Patienten in vollem Bewusstsein erlebt. Er spürt sein Versagen. Der deutliche Leistungsabbau macht ihm Angst, er schämt sich und versucht, seine Defizite vor der Umgebung zu verbergen. Nicht selten zieht er sich in seiner Verzweiflung über sein Versagen von der Umgebung zurück.

In der zweiten Phase – etwa zwei bis drei Jahre nach dem Auftreten der ersten Symptome – verschlimmern sich die Ausfälle, und der Kranke verliert mehr und mehr seine Selbstständigkeit. Er weiss häufig nicht mehr, wo er ist, findet den Heimweg nicht mehr oder versorgt das Besteck im Putzschrank. Auch die Übersicht über die Zeit schwindet. Er weiss nicht mehr, ob es Morgen oder Abend ist, vergisst die Jahreszeit und hat keine Ahnung mehr, in welchem Jahr er sich befindet und wie alt er schon ist.

Schliesslich kommt es immer häufiger zu Verwirrungs- und Wahnzuständen. Der Kranke fühlt sich verfolgt, bedroht oder bestohlen. Er erkennt auch die nächsten Angehörigen nicht mehr. Plötzlich kann er in Panik oder grosse Aufregung geraten. In der Endphase – nach etwa acht bis zehn Jahren – sind dann die intellektuellen Fähigkeiten und die praktischen Fertigkeiten vollständig verschwunden. Häufig kommt es in dieser Phase zum Verlust der Kontrolle über Blase und Darm. Auch das Gehen ist ohne kräftige Unterstützung meist nicht mehr möglich.

Starke Gefühle
Was auch in dieser letzten Phase erhalten bleibt, sind die gefühlsmässigen Fähigkeiten und Bedürfnisse des oder der Kranken. Es besteht weiterhin ein starker

Wunsch nach Nähe, Wärme und Schutz. Die Patientin oder der Patient reagiert meist sehr intensiv auf Zärtlichkeiten, Streicheln und aufmunterndes Zureden. Er kann auch gut zeigen, ob es ihm wohl ist oder nicht. Auf dieser einfachen gefühlsmässigen Ebene ist durchaus noch ein intensiver und differenzierter Kontakt mit dem Kranken möglich. Auch bei Aufregungszuständen und Panik kann mit Ruhe, Sicherheit und sanfter Stimme am ehesten eine Besserung erreicht werden.

Abklärung: Richtiges Vorgehen
Beim Auftreten erster ernsthafter Symptome, die an eine Hirnabbaukrankheit denken lassen (Vergesslichkeit, Erinnerungslücken, grobe Fehlleistungen) sollte man den Hausarzt aufsuchen. Dieser hat die Aufgabe abzuklären, ob wirklich ein solches Leiden vorliegt. Je früher die Diagnose gestellt wird, umso besser können sinnvolle Behandlungs- und Betreuungsmassnahmen in die Wege geleitet werden. So muss schon früh abgeklärt werden, um welche Form von Hirnabbaukrankheit es sich handelt. Entscheidend ist, Formen zu identifizieren, deren Ursachen mit einer medikamentösen Behandlung (z.B. Schilddrüsenhormon, Vitaminverabreichung usw.) behandelt werden können. Häufig ist es sinnvoll, zur genauen Klassifizierung der Krankheit und zur Organisation des Betreuungsnetzes die Hilfe einer geriatrischen Abklärungsstation oder einer Memory-Klinik in Anspruch zu nehmen.

Der Hausarzt kann den Angehörigen von Anfang an durch seine grosse Erfahrung Informationen über die Krankheit und den Umgang mit dem Patienten vermitteln. Er kann die Betreuungspersonen in jeder Krankheitsphase beraten und neu auftretende Probleme gemeinsam lösen helfen.

Medikamentöse Behandlungen
Es gibt bei der Alzheimerkrankheit bis heute noch keine medikamentöse Behandlung, welche die intellektuellen Ausfälle und das Schwinden der praktischen Fähigkeiten definitiv stoppen könnte. Trotzdem besteht heute die Möglichkeit, den Verlauf der Alzheimerkrankheit medikamentös zu beeinflussen. Seit einiger Zeit gibt es Mittel, die vor allem in der Anfangsphase der Krankheit die Verschlimmerung der Symptome deutlich verzögern. Je früher man sie einsetzt, umso wirksamer sind sie. Angewendet werden Mittel wie Aricept und Exelon sowie Präparate der Ginkgopflanze.

Im Weiteren kann der Arzt versuchen, durch die Verschreibung von geeigneten, vor allem beruhigenden Medikamenten Symptome wie Depressionen, Aggressivität, Schlafstörungen, Wahn, Halluzinationen und grosse Unruhe zu bessern. Der Erfolg ist manchmal erstaunlich. Aber leider sind nicht immer zufrieden stellende Resultate zu erreichen.

Bei einer Demenzkrankheit ist es besonders wichtig, die vom Patienten eingenommenen Medikamente darauf zu prüfen, ob sie die Symptome der Abbaukrankheit nicht verschlimmern. Dazu gehören vor allem Beruhigungsmittel, gewisse Herzmedikamente und Mittel gegen die parkinsonsche Krankheit. Auch

Medikamente, die den Blutdruck senken, müssen auf eine gute Verträglichkeit überprüft werden. Schliesslich wirken sich alkoholische Getränke auf die Abbaukrankheit negativ aus.

Für den betreuenden Arzt ist es von grosser Bedeutung, dass begleitende Krankheiten sachgerecht behandelt werden, damit die allgemeine Leistungsfähigkeit des Patienten möglichst gut bleibt. Dazu gehört die Behebung von Vitamin-Mangelzuständen (v.a. Vit. B12 und Folsäure), die Behandlung einer allenfalls bestehenden Blutarmut und die Normalisierung von Herz- und Kreislaufstörungen.

Im Zentrum: Die gute Betreuung
Die wichtigste und wirkungsvollste Massnahme für den betroffenen Patienten ist, dass man für ihn eine konstante, kompetente und warmherzige Betreuung organisiert. Man muss ihm eine vertraute Umgebung schaffen, in der er sich gut auskennt und sich wohl fühlt. Auch eine gute körperliche Pflege ist von Bedeutung. Schliesslich soll man so lange wie möglich für genügend körperliche Bewegung sorgen.

Wichtig ist, dass es gelingt, für die Betreuung des Patienten ein ganzes Netz von Helferinnen und Helfern aufzubauen. Die Betreuung und Pflege eines Alzheimerpatienten ist eine Aufgabe, die fast 24 Stunden am Tag beansprucht. Diese Pflege ist so aufwändig, anstrengend und manchmal aufreibend, dass ein einzelner Mensch, also der Partner, die Partnerin, der Sohn oder die Tochter, absolut nicht in der Lage ist, sie über längere Zeit allein zu bewältigen. Es ist also dringend nötig, dass sich Familienangehörige, Freunde und Nachbarn engagieren, um das betreuende Familienmitglied, so gut es geht und so weit es akzeptiert wird, zu unterstützen. Schon in der Anfangsphase soll man auch die professionelle Hilfe von Haus- und Krankenpflege der Spitex beiziehen.

Von grosser Bedeutung ist, dass der nächsten Betreuungsperson hie und da Entspannung und Ferien ermöglicht wird. In dieser Zeit müssen andere Menschen, ein Spital oder ein Heim vorübergehend die Sorge für den Patienten oder die Patientin übernehmen.

Lernvorgang
Der Umgang mit Alzheimerpatienten ist schwierig und muss von den Betreuern in einem langsamen Lernprozess eingeübt werden. Man muss sich daran gewöhnen, den Kranken und sich selber nicht zu überfordern. Man muss mit ihm in einfachen Sätzen und mit grosser Geduld sprechen. Auch darf man ihm schon in der ersten Phase der Krankheit nur noch sehr einfache Aufgaben zumuten. Wichtig ist, immer Ruhe und Zuversicht auszustrahlen. Man soll nicht versuchen, den Kranken zu erziehen. Man muss ihn so nehmen, wie er ist. Er kann sich nicht mehr anpassen, die Umgebung muss sich ihm nähern. Manchmal kann es sich lohnen, vorhandene Angebote der gezielten Angehörigenschulung von einer spezialisierten Institution in Anspruch zu nehmen.

Gedächtnistraining
Es ist sinnvoll, das Gedächtnis des Betroffenen regelmässig zu trainieren und zu unterstützen. Man kann ihn wiederholt daran erinnern, welcher Wochentag gerade ist, wo er sich befindet und wie alt er ist. Durch Konzentrationsübungen, Rechnen, einfache Diskussionen und Entspannungsübungen kann so der Verlauf in einem günstigen Sinn beeinflusst werden.

Auch der Kontakt auf der Gefühlsebene soll intensiv gepflegt werden: Häufiges Streicheln, zusammen singen, altbekannte Geschichten erzählen und Musik hören, die der Kranke immer geschätzt hat, sind für ihn wohltuend. Eine Gehirnabbaukrankheit ist ein schlimmes Leiden, aber es wäre falsch zu denken, dass ein menschlicher Kontakt mit dem Betroffenen nicht mehr möglich ist.

Der Gedanke an eine Hirnabbaukrankheit löst bei vielen Menschen Zukunftssorgen aus. Umso mehr sollten wir dafür sorgen, dass wir mit uns und unserem Leben in jeder Altersphase einigermassen zufrieden sind. Das Leben soll nicht erst aufgehen, wenn wir gesund und rüstig das 95. Altersjahr erreichen. Wir müssen uns darum bemühen, dass wir auch schon mit 50 und erst recht mit 70 innerlich für ein Abschiednehmen bereit sind und auf ein zufriedenes, erfülltes Leben zurückblicken können. Natürlich ist es schön, wenn dann noch ein paar gute Jahre dazukommen. Aber wenn eine Krankheit oder ein vorzeitiger Tod eintritt, sollten unsere Angehörigen nicht das Gefühl haben müssen, wir hätten von unserem Leben viel zu wenig gehabt.

AMALGAM – KRANK DURCH ZAHNFÜLLUNGEN?

Seit längerer Zeit wird immer wieder über mögliche Schädigungen der Gesundheit durch Amalgam-Zahnfüllungen berichtet. Trotzdem empfehlen viele Zahnärzte dieses Metall immer noch zur Behandlung der Zahnkaries. Das hat damit zu tun, dass Amalgam sich als Zahnfüllmaterial ausserordentlich bewährt hat. Es ist widerstandsfähig, lange haltbar und preiswert. Nur relativ teure Ersatzprodukte wie Gold oder Porzellan erfüllen diese Kriterien ebenfalls.

Zusammensetzung von Amalgam

Amalgam ist ein Metallgemisch, das aus etwa 50 Prozent Quecksilber und zusätzlich aus Silber, Kupfer, Zinn und Zink besteht. Quecksilber ist ein Schwermetall, vergleichbar mit Blei oder Cadmium. Man weiss heute, dass Schwermetalle die Gesundheit des Menschen gefährden können. Deshalb unternimmt man Anstrengungen, diese schlecht verträglichen Stoffe im Umfeld des Menschen so weit wie möglich durch andere Materialien zu ersetzen.

Abnützung von Amalgam

Von Amalgam weiss man, dass es sich langsam aus den Plomben in den Zähnen herauslösen und in den Körperorganen ablagern kann. Je mehr Plomben es im Mund gibt und je mehr diese zum Beispiel durch Kaugummikauen oder Zähneknirschen im Schlaf abgeschabt werden, umso grösser ist die Belastung für den Organismus. Bei den meisten Menschen ist dies für die Gesundheit vermutlich problemlos. Bei anderen hingegen kann es mit den Jahren manchmal zu krankhaften Veränderungen kommen.

Chronische Amalgamvergiftung

Eine chronische Amalgamvergiftung kann zu verschiedenartigen Beschwerden führen. Häufig sind es Symptome, die auch im Zusammenhang mit Nervosität und psychischen Belastungen auftreten. Für den Arzt besteht die Schwierigkeit, die Ursache solcher Gesundheitsstörungen genau festzustellen.

Bei einer chronischen Amalgamvergiftung kann es zu Zahnfleischentzündungen in der Umgebung der Plomben kommen. Die Zunge kann brennen, und man stellt verstärkten Speichelfluss fest. Die Betroffenen klagen über chronisches Kopfweh, Nervosität, Reizbarkeit, Zittern und Schwindel. Auch von Vergesslichkeit, Konzentrationsstörungen und Schlaflosigkeit wird berichtet.

In schweren Fällen von Vergiftungen mit starker Quecksilberbelastung des Organismus durch berufliche Zwischenfälle werden auch Depressionen, Schwächung des Abwehrsystems, Nierenversagen, Hormonschwankungen, Haarausfall und verminderte Fruchtbarkeit beschrieben.

Schwierige Diagnose
Ein Arzt stellt seine Diagnose gewöhnlich auf Grund klarer Untersuchungsergebnisse. Bei Amalgamvergiftungen oder -unverträglichkeit ist das bis heute noch sehr schwierig. Es gibt zwar verschiedene Methoden, das Vorkommen von Quecksilber im Organismus festzustellen. Aber man kann aus den Ergebnissen noch keine sicheren Schlüsse auf das Vorhandensein einer Vergiftung oder Unverträglichkeit ziehen.

Messmethoden
Der Arzt kann die Konzentration von Quecksilber im Blut und im Urin messen. Man kann auch kontrollieren, wie viel Quecksilber beim Kaugummikauen aus den Plomben herausgelöst wird. Und schliesslich kann mit einem speziellen Medikament Quecksilber aus den Organen mobilisiert und im Blut und Urin gemessen werden. Damit gewinnt man zwar Hinweise, wie gross die Belastung des Körpers mit Quecksilber ist. Ob diese aber schon zu Vergiftungserscheinungen führt oder ob eine Unverträglichkeit für Quecksilber vorliegt, ist aus diesen Resultaten nicht schlüssig abzuleiten. Schliesslich gibt es Zahnärzte, die elektrische Ströme im Bereich der Zahnplomben im Mund messen. Auch daraus können keine sicheren Rückschlüsse auf eine Amalgamvergiftung oder Quecksilber-Unverträglichkeit gezogen werden.

Belastete Berufsgruppen
Menschen, die im Beruf häufig mit Quecksilber zu tun haben, sind besonders für Vergiftungen gefährdet. Zahnärzte, zahnmedizinische Praxisassistentinnen und Laborpersonal gehören zu dieser Risikogruppe. Man muss dabei jedoch berücksichtigen, dass es offenbar grosse Unterschiede gibt, wie Menschen auf Quecksilber im Körper reagieren. Es gibt besonders empfindliche Menschen, z.B. Allergiker, Raucher, Alkoholiker und Personen mit schweren chronischen Krankheiten. Auch Kinder reagieren viel sensibler auf Amalgam.

Amalgam entfernen?
Was soll man tun, wenn man Amalgamfüllungen in den Zähnen hat? Soll man sie sofort entfernen lassen? Wer voll leistungsfähig ist und keine gesundheitlichen Probleme hat, soll seine Plomben vorerst einmal belassen. Mit einer guten Zahnhygiene kann man dafür sorgen, dass keine neuen Löcher entstehen. Wenn die Amalgamfüllungen wegen ihres Alters (also nach etwa 20 Jahren) ersetzt werden müssen, soll mit dem Zahnarzt besprochen werden, welches andere Material zur Anwendung kommen kann. In Frage kommen Zahnfüllungen aus Gold, Kunststoff und Keramik. Diese sind zwar besser verträglich, aber weniger wider-

standsfähig. Dem Amalgam in der Qualität vergleichbar ist bis jetzt nur Gold, der Preis ist jedoch deutlich höher.

Wenn ein Kind wegen Karies eine Füllung braucht, ist es wichtig, mit dem Zahnarzt zu besprechen, welches alternative Füllmaterial angewendet werden könnte. Wesentlich besser ist es, wenn man alles daransetzt, damit in den Zähnen der Kinder gar nicht erst Löcher entstehen und damit auch keine Füllungen notwendig werden.

Amalgam und Schwangerschaft

Wenn eine Frau eine Schwangerschaft plant, sollte sie schon einige Monate im Voraus ihre Zähne in Ordnung bringen. Eine Zahnbehandlung, bei der Amalgam zum Einsatz kommt oder bei der an quecksilberhaltigen Zahnplomben herumgebohrt wird, bringt dem Organismus eine zusätzliche Belastung mit Quecksilber. Dieses Schwermetall kann durch die Plazenta in den Organismus des ungeborenen Kindes übertreten und dessen Organe belasten. Deshalb soll während einer Schwangerschaft wenn möglich keine Behandlung mit oder am Amalgam vorgenommen werden.

Gesundheitsstörungen durch Amalgam?

Wie soll man vorgehen, wenn man der Meinung ist, dass ernsthaftere Gesundheitsstörungen eventuell auf die Amalgamfüllungen zurückgeführt werden können? Es ist sinnvoll, diese Befürchtung zuerst einmal mit dem Haus- oder dem Zahnarzt zu besprechen. Wenn der Eindruck entsteht, dass man dort nicht ernst genommen wird, kann man sich Literatur beschaffen und sich genauer über das Amalgamproblem informieren.

Es gibt die Möglichkeit, sich mit dem Verein Amalgamgeschädigte in Winterthur in Verbindung zu setzen. Dieser hat ein Kontakttelefon mit der Nummer: 052 202 79 05. Man kann so Namen von Ärzten und Zahnärzten erfahren, die sich mit dem Thema Amalgam intensiver beschäftigen und kompetente Beratung und Therapie anbieten können.

Vorsicht bei Behandlungsangeboten

Bevor man sich für eine sehr teure Behandlung mit vollständiger Entfernung des Amalgams aus dem Gebiss überreden lässt, soll man die Gewissheit haben, dass wirklich ernsthafte Hinweise auf eine Amalgamvergiftung oder -unverträglichkeit vorliegen. Es stellt sich nämlich manchmal die Frage, ob ein beratender Zahnarzt in erster Linie an die Gesundheit des Betroffenen oder nur an sein eigenes Bankkonto denkt. In den meisten Fällen ist es sinnvoll, die Behandlung einer eventuell möglichen Amalgamvergiftung von einem anderen Arzt durchführen zu lassen als die vorangehende Abklärung der Krankheitssymptome.

Sinnvolle Behandlungsmassnahmen

Wenn wirklich ernsthafte Hinweise bestehen, dass das Amalgam für bestehende Krankheitssymptome die Ursache sein könnte, empfiehlt man die langsame und schrittweise Entfernung der Plomben und den Ersatz durch ein anderes Material. Dieser Prozess kann unterstützt werden durch die regelmässige Einnahme der Vitamine B und C. Nach dem Abschluss der Zahnbehandlung kann durch eine Kur mit Selen das Quecksilber in den Organen unschädlich gemacht werden. Während dieser Zahnbehandlung kann es durch das im Mund freigesetzte Amalgam zu einer Verschlimmerung der Krankheitssymptome kommen. Es kann deshalb viele Monate dauern, bis klar wird, ob die radikale Amalgamentfernung zu einer Verbesserung des Befindens führt oder nicht.

Zukunftsaussichten
Ganz allgemein geht es sicher darum, dass die Belastung mit Quecksilber bzw. Amalgam für alle Menschen schrittweise verringert wird. Der Staat muss dringend Richtlinien herausgeben, in welchen Fällen Amalgam noch angewendet werden darf und wo dafür Grenzen gesetzt werden sollen. Vor allem schwangere Frauen und Kinder sollen vor Quecksilbereinwirkungen geschützt werden. Die meisten Zahnärzte haben längst auf gleichwertige Ersatzmaterialien umgestellt und wenden diese selbstverständlich bei ihren Patientinnen und Patienten an.

Es ist wichtig, dafür zu sorgen, dass durch eine gute Zahnhygiene die Zähne der Kinder und Erwachsenen gesund bleiben. Wenn nur noch wenige oder keine neuen Löcher mehr auftreten und in der Folge kaum noch Füllungen gebraucht werden, kann man sich bei Bedarf auch eher einmal eine Behandlung mit teureren Materialien leisten. Dadurch wird Amalgam als Zahnfüllmaterial überflüssig. Das wäre für die Gesundheit aller sicher wünschenswert.

ANGINA UND SCHARLACH

Angina ist eine akute Krankheit mit Fieber, Kopf- und Gliederschmerzen, Hals- und Schluckweh und eitrigen Mandeln. Bei Scharlach kommen noch eine Himbeerzunge und ein feiner Hautausschlag dazu. Beide Krankheiten werden durch Bakterien (Streptokokken) ausgelöst und sind über Tröpfcheninfektion (Sprechen, Niesen, Husten) sehr ansteckend. Es gibt eine wirksame medikamentöse Therapie gegen diese beiden Krankheiten.

Mandeln (Tonsillen)

Der Mensch hat zwei Arten von Mandeln: die Gaumenmandeln, die im hinteren Teil des Mundes am Eingang zum Rachen auf beiden Seiten liegen, und die Rachenmandeln, die im hintersten Teil der Nase im Übergang zum Rachen liegen. Die Mandeln (Tonsillen) spielen eine wichtige Rolle bei der Abwehr von Krankheitserregern (v.a. Bakterien und Viren). Sie filtern die krankheitserregenden Keime aus der Atemluft und bilden gegen sie chemische Abwehrstoffe, so genannte Antikörper. Die Aktivität der Mandeln als Abwehrorgane gegen Krankheitserreger ist vor allem in den ersten fünf Lebensjahren gross. Darum kommt es in dieser Lebensphase immer zu einer mehr oder weniger deutlichen Vergrösserung der Mandeln. Später bilden sie sich zurück und sind im Erwachsenenalter kaum mehr sichtbar.

Ursachen und Symptome

Halsweh ist bei Kindern eines der häufigsten Krankheitssymptome überhaupt. In über 60 Prozent wird es aber durch Erkältungs- und Grippeviren ausgelöst. Nur in einem Drittel der Fälle ist das Hals- und Schluckweh Folge einer eitrigen Angina oder von Scharlach ausgelöst. Angina und Scharlach werden von Bakterien verursacht, und zwar von den so genannten Streptokokken.

Der Anginakranke hat starkes Hals- und Schluckweh, Fieber, Kopfweh, Gelenkschmerzen und schmerzhafte Halslymphknoten. Wenn der Arzt in den Mund schaut, sieht er stark vergrösserte, hochrote Mandeln, die weisse Flecken oder Beläge aufweisen. Wenn gleichzeitig die Zunge himbeerrot ist und ein feinfleckiger, rosaroter Hautausschlag am ganzen Körper besteht, spricht man von Scharlach. Angina und Scharlach sind ansteckend, und zwar über feine Tröpfchen aus Mund und Nase. Die Zeit von der Ansteckung bis zum Ausbruch der Krankheit beträgt zwei bis sechs Tage. Besonders häufig sind Angina und Scharlach im Alter von 5 bis 15 Jahren. In seltenen Fällen kann eine akute Mandelentzündung auch durch besondere Viren (Epstein-Barr-Virus = pfeiffersches Drüsenfieber) ausgelöst werden.

Scharlach und Angina können häufig zu Komplikationen führen, z.B. Mandelabszess, Mittelohrentzündung, Nebenhöhlenentzündung, Hirnhautentzündung und – zum Glück selten – Nierenentzündung und rheumatisches Fieber.

Behandlung
Viele Leute glauben, dass bei jedem Halsweh Antibiotika zur Behandlung eingesetzt werden müssen. Das ist nicht richtig. Wenn keine eitrigen Beläge der Mandeln zu sehen sind und keine Bakterien (Streptokokken) als Erreger nachgewiesen werden können, ist davon auszugehen, dass eine Viruskrankheit (Erkältung, Grippe) des Rachens vorliegt. Da nützen Antibiotika nichts. Viel Tee, Schmerzmittel und Gurgeln mit Kamille oder Salbei können in diesen Fällen die Beschwerden lindern. Nach vier bis sieben Tagen klingt die Krankheit von selbst ab.

Wenn der Arzt im Labor beim Rachenabstrich aber Streptokokken feststellt und damit Angina oder Scharlach diagnostiziert, wird er fast immer eine Antibiotika-Behandlung vorschlagen. Optimal ist, wenn man mit dieser Therapie am dritten oder vierten Krankheitstag beginnt. Damit gibt man dem Körper die Chance, zuerst seine eigene Abwehr möglichst kräftig zu mobilisieren.

Früher wurde bei Angina oder Scharlach immer Penicillin eingesetzt, und zwar über zehn Tage. Heute werden immer häufiger andere antibiotisch wirksame Substanzen eingesetzt, da das Penicillin seine zuverlässige Wirkung bei der Behandlung von Angina zum Teil verloren hat. Auch war es häufig schwierig, die Betroffenen dazu zu motivieren, das Medikament zehn Tage lang einzunehmen, obschon die Beschwerden schon nach kurzer Behandlungsdauer abklangen. Heute hat der Arzt die Möglichkeit, ein Medikament einzusetzen, das man nur noch drei Tage anwenden muss und das trotzdem eine Wirkung von zehn Tagen entfaltet (Zithromax).

Man kann davon ausgehen, dass eine Angina häufig auch ohne Antibiotikum abheilen würde. Aber viele Patienten haben die Erfahrung gemacht, dass Antibiotika die Beschwerden schneller zum Verschwinden bringen, die Ansteckungsgefahr rascher abnimmt und vor allem weniger schwere Komplikationen auftreten. So sind seit dem Einsatz von Antibiotika bei Scharlach und Angina die Nierenentzündungen und das gefürchtete rheumatische Fieber fast völlig verschwunden.

Mandeloperation
Noch vor etwa dreissig Jahren hat man fast der Hälfte der Kinder die Mandeln herausoperiert, weil man zu wenig über die Abwehrfunktion der Mandeln wusste. Auch ging man davon aus, dass das Mandelschneiden gegen die häufigen Halsentzündungen schütze. Das ist heute anders. Die Mandeloperation wird viel seltener empfohlen. Sogar bei sehr grossen Mandeln und bei wiederholter Angina versucht man, ohne Operation auszukommen.

Die Operation ist zu diskutieren, wenn die Mandeln so gross sind, dass Schluckstörungen auftreten oder wegen grosser Rachenmandeln das Atmen durch die Nase verunmöglicht wird. Ein typisches Zeichen für Probleme mit den

Mandeln ist auch, wenn das Kind in der Nacht stark schnarcht. Auch wenn immer wieder Infektionen der Nebenhöhlen oder Mittelohren auftreten, muss die Mandeloperation als sinnvolle Behandlung diskutiert werden. Und wenn eine chronische Entzündung der Mandeln mit häufigem Halsweh und schmerzhaft vergrösserten Halslymphknoten festgestellt wird, muss ebenfalls eine Mandeloperation in Betracht gezogen werden.

Eine Mandeloperation eilt selten. Man hat also fast immer genügend Zeit, die Situation mit dem Haus-, Kinder- oder Hals-, Nasen- und Ohrenarzt zu besprechen. Wenn man unsicher ist, ob eine empfohlene Operation wirklich sinnvoll und nötig ist, kann man meistens zuwarten und beobachten, ob es nicht zu einer spontanen Besserung der Situation kommt. Im Zweifelsfall kann man auch einen weiteren Arzt beiziehen und ihn fragen, ob auch er eine Operation befürwortet.

Wenn immer möglich, wird man die Operation erst nach dem vierten Lebensjahr des Kindes durchführen, um die Abwehrfunktion der Mandeln in dieser Lebensphase nicht zu stören. Gewöhnlich muss ein Kind für etwa drei bis fünf Tage ins Spital, damit es nach der Operation gut überwacht werden kann und man bei einer Nachblutung aus dem Operationsfeld sofort helfen kann. Die Operation dauert etwa 20 bis 30 Minuten und wird in Allgemeinnarkose durchgeführt. Meistens werden dabei sowohl die Gaumen- als auch die Rachenmandeln herausgeschnitten.

Zum Glück müssen heute nur noch bei einer Minderheit der Kinder die Mandeln geschnitten werden. Zwar kommt auch heute die Angina bei Kindern und Erwachsenen recht häufig vor, doch hat diese Krankheit bei einer vernünftigen Behandlung ihren früheren Schrecken verloren.

ANGSTKRANKHEIT UND PANIKATTACKEN

Viele Menschen leiden unter häufigen Angstzuständen, welche das Leben zur Hölle machen können. Angst äussert sich oft über körperliche Beschwerden. Wer häufig unter Angst leidet, braucht dringend Hilfe durch kompetente Fachleute. Meist helfen Gespräche, Entspannungsübungen und Medikamente.

Natürliche Angst
Die Angst ist eine natürliche Reaktion jedes Menschen. Sie ist eine sinnvolle Antwort des Organismus auf eine plötzlich auftauchende Gefahr. Bei Angst überschwemmt das Hormon Adrenalin aus den Nebennieren den Körper und versetzt ihn in höchste Wachsamkeit. Der Betroffene reagiert entweder mit einem Angriff, um die Gefahr zu bekämpfen, oder er entscheidet sich fürs Flüchten, um ihr auszuweichen. Der Körper reagiert bei Angst mit Zittern, Herzklopfen, Schweissausbruch und trockenem Mund.

Jeder kennt Situationen, in denen Angst einfühlsam und sinnvoll ist. Wenn ein Schäferhund plötzlich mit fletschenden Zähnen auf einen Jogger losgeht oder wenn eine Mutter beobachtet, wie ihr kleines Kind sorglos auf die stark befahrene Strasse hinausrennt, kommt grösste Angst auf. Es gibt auch chronische Ängste, die verständlich und vernünftig sind, z.B. die Existenzangst eines Arbeitslosen. Auch die Angst vieler Menschen, die in der immer weiter fortschreitenden Umweltzerstörung gründet, ist einfühlbar und gerechtfertigt.

Krankhafte Angst
Ganz anders verhält es sich bei krankhaften Angstzuständen. Da tritt die Angst ohne erkennbare Ursache auf, oder die Ursache der Angst steht in keinem vernünftigen Zusammenhang mit ihrer Intensität.

Ein Beispiel für einen krankhaften Angstzustand ist die so genannte Panikattacke. Man versteht darunter einen intensiven Angstanfall, der bis zu einer halben Stunde oder länger dauert und beim Betroffenen Zittern, Schwitzen, Schwindel, Atemnot, Herzrasen, Druck auf der Brust, Kribbeln, Kälte- und Wärmegefühl sowie Erstickungsangst auslöst. Neben diesen bedrohlichen körperlichen Empfindungen besteht eine gewaltige Panik, verbunden mit der grossen Sorge, dass eine Katastrophe geschehen oder sogar der Tod eintreten könnte.

Es gibt auch andere, weniger dramatische Formen von krankhafter Angst, z.B. die so genannten Phobien. Man versteht darunter eine übertriebene Angst vor ungefährlichen Alltagssituationen. Dazu zählt die Angst vor geschlossenen Räumen (Klaustrophobie), die einem das Liftfahren oder das Fliegen verunmöglichen kann, oder die Angst vor offenen Plätzen, die Angst vor Menschenansammlungen und die übertriebene Angst vor Krankheiten, z.B. Aids. Schliesslich kennen wir auch die gar nicht so seltene Herzphobie. Der Betroffene lebt in der panischen Angst, sein Herz könne plötzlich stillstehen oder er werde das Opfer eines schweren Herzinfarktes. Es gibt auch Menschen, die von grausamer Angst vor Spinnen, Insekten oder Mäusen gequält werden.

Diese Ängste können so weit gehen, dass sie die Bewegungsfreiheit und die Leistungsfähigkeit des Betroffenen ganz empfindlich stören. Die Arbeit, das Zusammenleben mit anderen Menschen, die Partnerschaft, die Familie und letztlich auch die Sexualität können sehr darunter leiden.

Körperliche Symptome
Die Angst ist sehr oft auch von starken körperlichen Beschwerden begleitet. So treten häufig gleichzeitig Kopfweh, Schwindel, Magenschmerzen, Übelkeit, Würgen, Appetitstörungen, Herzjagen, Erstickungsgefühl, Brustwandschmerzen und Gefühlsstörungen mit eingeschlafenen Armen und Beinen auf. Diese dramatischen Beschwerden lassen den Verdacht aufkommen, es liege ein Herzinfarkt, eine Lungenembolie, ein Hirnschlag oder ein Magengeschwür vor. Das führt nicht selten zu aufwändigen körperlichen Abklärungen, die sowohl den Patienten als auch den Arzt frustrieren, weil sie zu keinem brauchbaren Ergebnis führen. Ein einfühlsames Gespräch wäre da in den meisten Fällen angemessener, als die grosse Medizin-Maschinerie oder den Computer auf den Patienten loszulassen.

Ursachen
Krankhafte Ängste haben sehr verschiedene Ursachen. Häufig steckt dahinter ein tiefes Gefühl von Einsamkeit und Verlassenheit. Auch ein intensiver, aber unerfüllter Wunsch nach Liebe, Wärme und Geborgenheit lässt sich in vielen Fällen finden. Und schliesslich leiden die meisten Angstpatienten unter dem Gefühl, dass das Leben schwer, kompliziert und anstrengend sei. Sie tragen den kräftigen Wunsch in sich, einmal völlig loslassen und sich – wenigstens für kurze Zeit – aus dem endlosen Lebenskampf verabschieden zu können, um einfach Ruhe zu haben.

Angstpatienten berichten nicht selten von einer sehr belasteten Jugend, in der sie viel Angst vor Gewalt und Brutalität erlebt haben. Manchmal war einer oder beide Elternteile alkoholkrank. Auch körperliche Misshandlungen und sexueller Missbrauch können als tiefere Ursache zum Vorschein kommen. Solche gravierenden Erfahrungen stören beim Kind die Entwicklung von Vertrauen und Selbstsicherheit in schwer wiegender Art. Es kommt zur ständigen Angst vor dem Verlassenwerden, Versagen und vor dem Tod. Eine gesunde Freude am Leben und die Überzeugung, den Herausforderungen des Alltags gewachsen zu sein, können sich dabei nicht richtig entwickeln.

Behandlungsmöglichkeiten
Auch die realen, verständlichen Ängste können die Lebensqualität der Betroffenen deutlich herabmindern. Diese Befürchtungen haben zwar nichts mit Krankheit zu tun, aber die Betroffenen können trotzdem stark darunter leiden, zum Beispiel die Todesangst älterer Menschen oder die Furcht von Frauen vor einer Vergewaltigung in der Nacht. Auch diese Menschen brauchen Hilfe. Denn es besteht die Gefahr, dass sie sich zurückziehen, sich isolieren und sogar resignieren. Man kann den Betroffenen Mut machen, sich der Angst zu stellen und ein neues Selbstbewusstsein und eine gewisse Gelassenheit zu entwickeln. Helfen kann vor allem, wenn man sich mit anderen Betroffenen zusammentut, sich in Selbsthilfe- und Selbstverteidigungsgruppen trifft und die Kraft der Solidarität spüren lernt.

Die Behandlung von krankhaften Angstzuständen ist sehr viel schwieriger. Zwar zeigen leichtere Formen von Angstzuständen und Panikattacken die Tendenz zu spontaner Besserung. Veränderungen am Arbeitsplatz, Entlastung bei Überforderungssituationen und eine neue Partnerschaft können Angstzustände zum Abklingen bringen. Aber meist kommt die Heilung nicht so einfach auf dem Servierbrett daher. Es braucht vielmehr den Mut, sich kompetente Hilfe beim Hausarzt oder bei einer Psychotherapeutin zu holen.

Man sollte sich seinen Psychotherapeuten aber nicht einfach im Telefonbuch suchen, sondern sich genau erkundigen, wo ein kompetenter und menschlicher Psychiater oder Psychotherapeut zu finden ist. Der Hausarzt kann mit seiner Erfahrung kompetent helfen. Er kennt bei Bedarf auch die Adressen von Beratungsstellen, die bei der Suche von geeigneten Therapeuten behilflich sein können.

Behandlungsformen
Im Zentrum einer Behandlung von krankhaften Angstzuständen steht das Gespräch. Der Therapeut möchte zuerst herausfinden, wann genau die Angst auftritt, welches die Begleitumstände sind und welche lebensgeschichtlichen Erlebnisse in einem direkten Zusammenhang mit den heutigen Angst- und Panikzuständen stehen können. Meistens wird der Berater beim Betroffenen das Verständnis für sein Leiden fördern, sodass er die bestehenden Ängste langsam verstehen und abbauen kann.

Auch die Selbstsicherheit und das Selbstbewusstsein des Patienten können gefördert werden. Mit Entspannungsübungen wie autogenem Training oder Yoga können Möglichkeiten gezeigt und vermittelt werden, die Angst und Anspannungen im Körper abbauen helfen. Nur in schweren und hartnäckigen Fällen braucht es eine längere, intensive Psychotherapie. Meist reicht aber ein einfühlsamer psychotherapeutischer Gesprächspartner, der sich Zeit für mehrere Angst abbauende Gespräche nimmt.

Medikamente
Beruhigungsmittel spielen bei der Behandlung von akuten Angstzuständen eine zentrale Rolle. Die so genannten Tranquilizer wie Valium, Seresta, Temesta, Lexo-

tanil oder Xanax können in einem Angst-Notfall zu einer raschen und guten Entspannung verhelfen. Auch bei chronischer Angst können diese Mittel eine angenehme Wirkung haben und sind deshalb bei Angstpatienten sehr beliebt.

Aber Achtung: Diese Mittel eignen sich nur sehr beschränkt für eine länger dauernde Anwendung. Ausnahmslos alle Beruhigungsmittel führen bei unsachgemässer Anwendung zur Sucht, das heisst, dass beim Patienten schon nach einer drei- bis vierwöchigen regelmässigen Einnahme das Gefühl entsteht, nicht mehr ohne seine beruhigenden Tabletten leben zu können.

In der Folge entsteht bei ihm immer mehr der Eindruck, dass das Mittel an Wirksamkeit verliert und dass eine Erhöhung der Dosis unbedingt notwendig sei. Der Teufelskreis der Sucht hat begonnen. Beruhigungsmittel sind wegen dieser Gefahr rezeptpflichtig und sollten nie ohne ärztliche Beratung längerfristig eingenommen werden.

Der Arzt hat die Aufgabe, dem Patienten so zu helfen, dass nicht durch die regelmässige Einnahme von Beruhigungsmitteln ein neues Problem entsteht. Als sinnvolle Alternative zu Beruhigungsmitteln stehen pflanzliche Mittel in Form von Tees und Tabletten mit Baldrian, Zitronenmelisse, Hopfen und Johanniskraut zur Verfügung, die bei längerer Anwendung nicht selten einen günstigen Einfluss auf das angeschlagene Nervensystem haben können. Auch Behandlungen mit Akupunktur und Homöopathie können manchmal Ängste abbauen und dem Patienten wieder zu einem gesunden Gleichgewicht und zu Wohlbefinden verhelfen.

Panikattacken und Angstzustände können das Lebensgefühl stark beeinträchtigen und jede Freude und jeden Optimismus zerstören. Als Betroffener oder Betroffene soll man den Mut haben, sich aus dieser verzweifelten Situation heraushelfen zu lassen. An kompetenten Beratern fehlt es nicht. Der Hausarzt kann helfen, einen kompetenten Therapeuten zu finden.

ANTIBABYPILLE

Trotz der viel zitierten Pillenmüdigkeit ist die Antibabypille (Ovulationshemmer) auch heute noch als Verhütungsmittel sehr beliebt. Vor allem junge Frauen schätzen die hohe Sicherheit, die gute Verträglichkeit und die einfache Anwendung. Trotzdem hat die «Pille» auch Nachteile. Es ist empfehlenswert, dass Frauen, welche die Ovulationshemmer zur Verhütung einsetzen, über den richtigen Gebrauch und mögliche Komplikationen Bescheid wissen.

Sicherheit und Verträglichkeit

Ovulationshemmer sind auch heute noch die sicherste Verhütungsmethode, welche jederzeit rückgängig gemacht werden kann. Zu Recht werden sie heute in erster Linie von jüngeren Frauen angewendet. Denn die Ovulationshemmer wurden in den letzten Jahrzehnten deutlich verbessert. Die heute benützten Hormonmengen entsprechen nur noch etwa einem Drittel der ursprünglichen Dosierung. Dadurch ist die Verträglichkeit deutlich besser und gefährliche Nebenwirkungen sind seltener geworden.

Wirkungsweise

Heute kommen vor allem Präparate zum Einsatz, die wenig Östrogen (weibliches Geschlechtshormon) und ein gut verträgliches Progesteron (Gelbkörperhormon) enthalten. Sie erreichen ihre zuverlässige Wirkung durch die Verhinderung der Eireifung und des Eisprungs. Die bekanntesten Markenprodukte sind: Microgynon 30, Stediril 30, Cilest, Gynera, Yasmin, Harmonet, Meloden, Minulet, Diane 35 und Mercilon. Eine Monatspackung kostet im Allgemeinen zwischen 14 und 20 Franken. Die Krankenkasse übernimmt die Kosten von Verhütungsmitteln nicht.

Mögliche Nebenwirkungen

Auch wenn die neueren Präparate besser verträglich sind, können bei einigen Frauen mehr oder weniger lästige Nebenwirkungen auftreten. Bei den älteren, hoch dosierten Präparaten waren Übelkeit, Erbrechen, Kopfweh, Brustspannen und Gewichtszunahme häufig. Heute treten als Folge der tiefen Hormondosen eher Blutungsstörungen auf. Die Periode in der Pillenpause kann völlig ausbleiben, oder es kommt zu leichten Zwischenblutungen.

Es kann auch vorkommen, dass bei einer Frau durch die Pille das sexuelle Interesse nachlässt oder sogar ganz einschläft. Auch seelische Veränderungen mit verstärkten Stimmungsschwankungen bis hin zu leichten Depressionen können auftreten. Solche Nebenwirkungen sind gravierend und erfordern eine rasche Kontaktaufnahme mit dem Hausarzt oder der Gynäkologin.

Gefährliche Komplikationen
Die Pille kann in seltenen Fällen auch Ursache von gefährlichen Gesundheitsstörungen sein. Vor allem bei Raucherinnen, bei Frauen mit hohem Blutdruck und erhöhten Cholesterinwerten im Blut kann das Risiko für Herz- und Kreislaufkrankheiten (Herzinfarkt, Hirnschlag usw.) erhöht sein. Diese Gefährdung ist vor allem nach dem 35. Altersjahr ausgeprägter. Gefährdete Frauen sollten sich daher immer überlegen, ob als Alternative zur Pille eine andere, ähnlich sichere Verhütungsmethode eingesetzt werden kann (Kondome, Spirale, Unterbindung). Spätestens im Alter von 35 Jahren sollten Raucherinnen die Pille definitiv absetzen und eine andere Methode der Verhütung wählen.

Auch bei Krampfadern oder bei einem erhöhten Thromboserisiko (familiäre Belastung, frühere Thrombose) sollte die Pille nur mit grösster Zurückhaltung verordnet werden. Frauen mit Leberleiden (z.B. chronische Gelbsucht), Epilepsie, Migräne oder Zuckerkrankheit müssen mit dem Arzt unbedingt die Möglichkeit einer anderen Verhütungsmethode diskutieren.

Positive Pillenwirkungen
Zum Glück hat die Pille nur relativ selten störende Nebenwirkungen. Auch ernsthafte oder sogar gefährliche Komplikationen sind bei sachlich korrekter Verordnung und Anwendung sehr selten. Umso angenehmer ist es für Pillenanwenderinnen, dass Ovulationshemmer häufig lästige Beschwerden im Zusammenhang mit dem Monatszyklus lindern helfen. So kommt es während der Pilleneinnahme kaum noch zu stärkeren Periodenschmerzen. Auch die Monatsblutung ist im Allgemeinen deutlich schwächer, und eine Blutarmut als Folge von starken Perioden kann kaum noch auftreten.

Auch die weit verbreiteten psychischen Schwankungen, die gewisse Frauen in der zweiten Zyklushälfte fast zur Verzweiflung bringen können, verschwinden mit der Antibabypille meistens. Schliesslich hat sich sogar gezeigt, dass eine längere Pilleneinnahme möglicherweise eine gewisse Schutzwirkung gegen das Auftreten von Eierstock- und Gebärmutterkrebs aufweist.

Besserung der Akne
Bei jungen Frauen besonders geschätzt ist die beruhigende und sogar heilende Wirkung gewisser Antibabypillen auf die Akne im Gesicht, auf der Brust und dem Rücken. Besonders das Präparat Diane 35 hat eine günstige Wirkung auf die verstopften Talgdrüsen und die vermehrte Horn- und Talgbildung. Auch Störungen im Bereich des Kopfhaares (fettiges Haar, Haarausfall) können durch dieses Präparat in einem positiven Sinn beeinflusst werden.

Wie kommt man zur Pille?

Alle Ovulationshemmer sind rezeptpflichtig und müssen von einem Arzt verordnet werden. Sie werden aber von der Krankenkasse nicht bezahlt. Wer also als Verhütungsmittel die Pille wünscht, kommt nicht darum herum, den Hausarzt oder die Gynäkologin zu konsultieren. Das ist durchaus sinnvoll. Der Arzt muss sorgfältig prüfen, ob bei einer Frau nicht Gesundheitsstörungen oder Risiken vorliegen, welche gegen eine Pillenanwendung sprechen.

Dafür braucht es eine kurze Befragung der Frau über den Gesundheitszustand und durchgemachte Krankheiten. Anschliessend wird vom Arzt eine körperliche Untersuchung (Herz, Blutdruck) und eine gynäkologische Kontrolle vorgenommen. Auch gewisse Laborwerte (Hämoglobin, Cholesterin, Urin, evtl. HIV-Test) werden gewöhnlich überprüft. Schliesslich ist es empfehlenswert, dass der Arzt die Frau eingehend instruiert, wie die Pille korrekt eingenommen wird.

Eine Frau sollte das Sprechzimmer des Arztes erst verlassen, wenn sie keine offenen Fragen im Zusammenhang mit der Pilleneinnahme mehr hat. Gewöhnlich gibt der Arzt oder die Ärztin ein Pillenrezept ab, das ein volles Jahr gültig ist. Nach Ablauf dieser Zeit soll man sich wieder für eine Jahreskontrolle mit Krebsabstrich, Blutdruckkontrolle usw. melden.

Korrekte Anwendung

Wenn Ovulationshemmer zum ersten Mal oder nach einer Pillenpause erneut angewendet werden, muss die erste Pille der neuen Packung am ersten Tag der Monatsblutung eingenommen werden. Damit wird schon im ersten Anwendungszyklus eine sichere Verhütung erreicht. Wenn nach 21 Tagen die Packung fertig ist, folgt eine einwöchige Einnahmepause. Ohne darauf zu achten, ob, wie lange und wann die Periode in diesen Tagen kommt, beginnt man nach sieben Tagen mit der nächsten Packung. Auch während der einwöchigen Einnahmepause ist eine sichere Verhütung gewährleistet.

Pillenpause ja oder nein?

Früher hat man den Frauen alle zwei bis drei Jahre eine Pillenpause von etwa drei Monaten empfohlen. Das hat sich jedoch als unnötig, ja sinnlos erwiesen und die Gefahr unerwünschter Schwangerschaften stark erhöht. Heute soll man die Einnahme der Pille nur bei wichtigen Gründen (ernsthafte Nebenwirkungen, längere Abwesenheit des Partners, kein Bedarf nach Verhütung) unterbrechen. Untersuchungen haben gezeigt, dass auch eine jahrzehntelange ununterbrochene Einnahme der Antibabypille in den meisten Fällen vom Körper problemlos ertragen wird.

Keine Beeinträchtigung der Fruchtbarkeit

Viele Frauen haben Angst, dass durch eine längere Pilleneinnahme später die Fruchtbarkeit herabgesetzt sein könnte. Diese Angst ist unbegründet. Auch Fehl- und Frühgeburten oder Missbildungen bei Neugeborenen treten nach der Anwendung eines Ovulationshemmers nicht häufiger auf.

Eine Frau kann bei Kinderwunsch ohne weiteres die Pilleneinnahme am Ende einer Packung stoppen und sofort ungeschützt Verkehr mit dem Partner haben. Manchmal dauert es nach dem Absetzen der Pille etwa drei Monate, bis sich der Zyklus eingependelt hat. Die ersten Zyklen sind häufig etwas verlängert (bis 6 Wochen). Bei ungeschütztem Geschlechtsverkehr dauert es bei allen Frauen im Durchschnitt etwa sechs Monate, bis eine Schwangerschaft eintritt. Es braucht also manchmal etwas Geduld, und es wäre falsch, schon nach der ersten oder zweiten Periode Angst zu haben, mit dem Eintreten einer Schwangerschaft funktionierte es nicht.

Stillen und Pille
Die heute normalerweise gebrauchten Pillen eignen sich während der Stillzeit nicht als Verhütungsmittel. Da sie ja aus Hormonen zusammengesetzt sind, bremsen sie die Milchproduktion relativ stark. Es ist vernünftig, in dieser Zeit mit Kondomen zu verhüten oder eine Spirale einlegen zu lassen. Wer unbedingt die Pille wünscht, kann eine so genannte Minipille (z.B. Microlut, Micronovum, Cerazette) anwenden. Diese enthält deutlich weniger Hormone, hat aber den Nachteil, dass sie manchmal Zwischenblutungen auslöst oder dass die Periode ganz verschwindet. Die Sicherheit bei der Minipille ist nur dann gewährleistet, wenn sie relativ genau auf die Stunde eingenommen wird (Ausnahme Cerazette: 12 Stunden Toleranz).

Sicherheit der Pille
Die Sicherheit bei der Einnahme der Antibabypille ist nur gewährleistet, wenn man sie ganz regelmässig täglich und möglichst zur gleichen Zeit einnimmt. Es ist empfehlenswert, die Pillenpackung z.B. im Zahnglas zu deponieren und jeden Morgen vor dem Zähneputzen zuerst die Pille einzunehmen. Wenn man sie einmal vergisst, soll man sie sofort einnehmen, sobald man es merkt. Im Extremfall kann am darauf folgenden Tag die vergessene Pille zusammen mit der aktuellen Pille eingenommen werden. Zur Sicherheit soll man sich für einige Tage zusätzlich mit Kondomen schützen. Wer sich an diese Empfehlung hält, muss nicht mit einer unerwünschten Schwangerschaft wegen einer vergessenen Pille rechnen.

Achtung: Wichtige Warnung
Es gibt Medikamente, welche den Stoffwechsel der Pille so verändern können, dass die Wirkung als Verhütungsmittel abgeschwächt ist. Dies gilt besonders für antiepileptische Medikamente, aber auch für gewisse Beruhigungs- und Schmerzmittel, Antibiotika, Antidepressiva und antiallergische Produkte. Man muss also den Arzt fragen, ob ein verordnetes Medikament die Sicherheit der Verhütung beeinträchtigt. Sollte dieses Risiko bestehen, ist es empfehlenswert, während der Einnahmezeit zusätzlich Kondome zur Verhütung anzuwenden.

Die heute gebrauchten Antibabypillen sind sehr sicher und gut verträglich. Sie können von Frauen, die nicht rauchen und keine anderen Risikofaktoren aufweisen, bedenkenlos von der Pubertät bis zu den Wechseljahren eingenommen werden. Besonders günstig sind sie für Lebensphasen, in denen eine hohe Verhütungssicherheit gewünscht wird, also in erster Linie bei jungen Frauen. Die Anwenderinnen müssen sich aber immer bewusst sein, dass die Pille zwar gegen eine Schwangerschaft, nicht aber gegen eine HIV-Infektion oder andere beim Sex übertragene Krankheiten schützt. Wer Gelegenheitsbeziehungen pflegt oder einen Partner erst neu kennen gelernt hat, soll sich unbedingt zusätzlich mit Kondomen schützen.

ARTERIENVERSCHLÜSSE DER BEINE

Die so genannte Schaufensterkrankheit ist häufiger, als man denkt. Bei rund 10 Prozent der Männer und etwas seltener auch bei Frauen kommt es im Alter zu arteriellen Durchblutungsstörungen der Beine. Schon nach kurzer Marschstrecke entsteht ein Sauerstoffmangel in der Muskulatur, der zu starken Schmerzen in den Beinen führt. Diese verschwinden beim Stillstehen (Betrachten der Schaufenster) wieder. Bei starken Rauchern können die Symptome schon im jüngeren Alter auftreten.

Gefässverkalkung

Arterien sind Blutgefässe, die das sauerstoffreiche Blut in die Gewebe befördern und die Verantwortung für das Funktionieren der Muskeln und für die Gesundheit der anderen Gewebe tragen. Bei einer Arterienverkalkung (Arteriosklerose) kommt es zur Einlagerung von Fett, Bindegewebe und Kalk in die Gefässwände und später auch zur Ausbildung von Gerinnseln im Innern der Arterien. Dadurch wird der innere Durchmesser der Arterien immer kleiner, bis in einem späteren Stadium ein völliger Verschluss resultiert.

Ursache und Symptome

Die Arteriosklerose ist das Resultat von verschiedenen ungünstigen Einwirkungen auf die Gefässe. Am schwerwiegendsten ist das Rauchen, welches eine Verengung aller Gefässe im Körper (z.B. Herz, Nieren und Gehirn) bewirkt. Auch ein erhöhtes Cholesterin, ein hoher Blutdruck und ein zu hohes Körpergewicht wirken sich negativ auf die Gesundheit der Arterien aus.

Eine Durchblutungsstörung der Beine äussert sich in der Anfangsphase in erster Linie durch Schmerzen, die bei Belastungen auftreten. Beim Gehen kommt es zu einer Mangeldurchblutung in den Muskeln der Ober- und Unterschenkel. Dadurch werden krampfartige Schmerzen ausgelöst. Der betroffene Patient oder die Patientin muss nach einer gewissen Laufstrecke stillstehen und warten, bis die Beschwerden nachlassen.

Wenn die Durchblutungsstörungen schlimmer werden, treten auch Schmerzen in Ruhe auf. In der Nacht, nach drei bis vier Stunden Liegen, melden sich starke Schmerzen, und die Betroffenen müssen aufstehen, damit wieder genügend Blut in die Beine gelangt. Auch die Haut leidet unter dem Sauerstoffmangel. Man muss zur Kenntnis nehmen, dass Verletzungen oder Schäden durch Hitze oder Kälte kaum mehr heilen.

Akuter Gefässverschluss
Manchmal kommt es auch zu einem plötzlichen Verschluss einer Beinarterie. Dieser Verschluss entsteht, wenn ein Blutkoagulum aus der linken Herzkammer in eine Beinarterie eingeschwemmt wird oder wenn sich direkt an der geschädigten Gefässwand der Beinarterie ein Gerinnsel bildet und sie verstopft. Dadurch entsteht ein plötzlicher starker Schmerz im Bein, die Haut wird blass und kalt, die Pulsschläge in den Arterien können nicht mehr getastet werden, im betroffen Bein treten Gefühlsstörungen und eine deutliche Schwäche auf. Bei einem solchen Ereignis ist eine sofortige Spitaleinweisung unbedingt notwendig.

Diagnose
Der Arzt kann die Diagnose einer arteriellen Durchblutungsstörung meist schon nach einer Befragung des Patienten und der Untersuchung des Beins stellen. Wenn die typischen Schmerzen bestehen, die bei Anstrengungen auftreten und bei Ruhe wieder verschwinden, und wenn das betroffene Bein heller, kühler und ohne spürbaren Puls ist, steht die Diagnose einer arteriellen Verschlusskrankheit fest. Kompliziertere technische Untersuchungen mit Ultraschall und Röntgen werden vorgenommen, wenn wegen der starken Beschwerden als Behandlungsmassnahme eine Operation zur Diskussion steht.

Therapie leichterer Fälle
Die Therapie einer leichten Durchblutungsstörung besteht in einem intensiven Gehtraining. Darunter versteht man ein tägliches Intervall-Training, bei dem man so weit läuft, bis der Schmerz auftritt. Nach einer Ruhepause wiederholt man diese Übung möglichst etwa zehn bis zwanzig Mal pro Tag. Man kann auch schwimmen, walken oder zu Hause immer wieder auf die Zehen stehen. Ein solches Training regt die Durchblutung an, bewirkt die Erweiterung und Neubildung kleiner Blutgefässe und die Verbesserung der Sauerstoffversorgung in den Geweben. Bei einem längeren und vor allem konsequenten Training können die Beschwerden wieder völlig verschwinden.

Medikamente
Gewisse Medikamente unterstützen die Wirkung dieser empfohlenen Übungen in einem beschränkten Mass. Es gibt Mittel, welche offenbar die Durchblutung in den Beinen verbessern. Für die Medikamente Trental, Praxilen und Loftyl konnte eine positive Wirkung nachgewiesen werden. Für andere durchblutungsfördernde Mittel, und davon gibt es in Apotheken und Drogerien sehr viele, steht der Beweis einer positiven Wirkung auf die verengten oder verschlossenen Arterien bis heute noch aus.

Vorsichtsmassnahmen
Schon bei leichteren Durchblutungsstörungen muss jeder längere Druck auf die Haut des Fusses (enge Schuhe) und des Unterschenkels vermieden werden, weil sehr leicht ein schwer heilendes Hautgeschwür entstehen kann. Auch die Fuss-

pflegerin muss vorsichtig sein, damit beim Nägelschneiden und beim Behandeln von Hühneraugen keine Verletzung entsteht, aus der eine grössere Infektion oder ein Geschwür resultieren kann.

Operation
Bei schweren chronischen und bei akuten Durchblutungsstörungen der Beine kann meist nur mit operativen Massnahmen ein therapeutischer Erfolg erzielt werden. Wenn über Wochen ein Ruheschmerz besteht, wenn die schmerzfreie Gehstrecke unter 200 Meter gesunken ist oder wenn schwer heilbare Hautgeschwüre bestehen, muss unbedingt aktiv vorgegangen werden.

Der Gefässchirurg kann versuchen, einen Katheter in das verengte Gefäss einzuführen, um mit einem aufblasbaren Ballon die verengte Stelle zu erweitern. Es besteht auch die Möglichkeit, das verschlossene Gefäss direkt an der Verschlussstelle zu öffnen und das störende Blutgerinnsel auszuräumen. Schliesslich kann mit einer Vene oder einem künstlichen Gefäss eine Umleitung gebaut werden, um so wieder eine ausreichende Blutversorgung des Beins zu erreichen.

Therapie bei schweren Fällen
Leider bringt eine Operation nicht bei allen schweren Durchblutungsstörungen einen bleibenden Erfolg. Gerade bei zuckerkranken Menschen und bei jungen Patienten mit einem Raucherbein sind meist nicht die grossen, sondern vor allem ganz kleine Arterien verschlossen, die operativ nicht erreicht werden können. Hier kann versucht werden, die Fasern des vegetativen Nervensystems im Bereich des Rückenmarks zu durchtrennen, welche für die Verengung der Arterien der Beine verantwortlich sind. Damit wird eine deutliche Erweiterung der kranken Gefässe der Beine erreicht. Manchmal kann jedoch nur noch eine Amputation der brandigen Gewebe des Fusses oder des Unterschenkels eine Katastrophe für die Gesundheit verhindern.

Sinnvolle Vorsorgemassnahmen
Die Verengung der Arterien in unserem Körper ist nicht einfach Schicksal oder eine normale Alterskrankheit. Mit vernünftigem Verhalten und sinnvollen Vorsorgemassnahmen kann die Wahrscheinlichkeit einer Erkrankung der Arterien in den Beinen, aber auch im Herz, in den Nieren und im Gehirn deutlich gesenkt werden.

Eindeutig im Vordergrund steht dabei das Aufhören mit dem Rauchen. Noch besser ist es, wenn man gar nie damit angefangen hat. Empfehlenswert ist auch, wenn man hin und wieder den Blutdruck kontrollieren lässt. Ist er zu hoch, muss eine passende Behandlung durchgeführt werden. Beim Essen soll darauf geachtet werden, dass das Cholesterin im Blut nicht durch die Einnahme von zu fetthaltigen Speisen ansteigt. Schliesslich lohnt es sich, das Körpergewicht in einem einigermassen vernünftigen Rahmen zu halten.

Wer auf eine kalorien- und fettarme Ernährung achtet, für genügend Bewegung sorgt und das Rauchen sein lässt, sichert sich mit grosser Wahrscheinlichkeit eine gute Durchblutung der Beine und der anderen lebenswichtigen Organe bis ins hohe Alter. Nur in wenigen Fällen sind operative Massnahmen erforderlich, um die Durchblutung wieder ins Gleichgewicht zu bringen. Wie in kaum einem anderen Bereich gilt bei der arteriellen Durchblutung: Vorbeugen ist besser als Heilen.

ARTHRITIS (GELENKENTZÜNDUNG)

Eine Gelenkentzündung (Arthritis) äussert sich vor allem durch sehr starke Schmerzen. Das entzündete Gelenk ist vermehrt durchblutet und daher gerötet, geschwollen und überwärmt. Manchmal bildet sich im Innern des Gelenks Entzündungsflüssigkeit. Bewegungen lösen besonders starke Beschwerden aus.

Arthritis nach Infektionskrankheiten
Eine Gelenkentzündung kann sehr unterschiedliche Ursachen haben. Manchmal tritt einige Wochen nach einer Infektionskrankheit eine Arthritis auf. Nach Viruskrankheiten wie Röteln, Gelbsucht, Windpocken oder Grippe kommt es plötzlich zum Anschwellen eines einzelnen Gelenkes, z.B. des Knies. Auch nach bakteriellen Darmkrankheiten (z.B. Salmonelleninfektion) ist eine solche Komplikation möglich. Gewöhnlich kann der Erreger der vorangegangenen Krankheit im Körper nicht mehr nachgewiesen werden.

Diese Form der Arthritis ist das Resultat einer gestörten Reaktion des menschlichen Abwehrsystems. Sie äussert sich meist als akuter Entzündungsprozess in einem einzelnen Gelenk. Manchmal können aber auch Entzündungsvorgänge in den Harnwegen, auf der Haut, im Darm oder in den Augen festgestellt werden.

Eine Arthritis als Komplikation einer akuten Infektionskrankheit hat meistens einen günstigen Verlauf und heilt ohne spezielle Therapie nach wenigen Wochen wieder ab. Der Heilungsprozess kann durch Ruhigstellen und Kühlen des betroffenen Gelenkes gefördert werden.

Andere Arthritisursachen
Eine Arthritis tritt auch im Zusammenhang mit anderen Krankheiten auf. So sieht man bei der häufigen Hautkrankheit Schuppenflechte (Psoriasis) in etwa zehn Prozent der Fälle eine Mitbeteiligung gewisser Gelenke (vor allem Fingergelenke). Diese weisen alle Zeichen einer starken Entzündung auf. Eine solche Psoriasis-Arthritis ist äusserst schmerzhaft und hat häufig einen schlechten Verlauf. Auch bei intensiver Therapie kann nur bedingt mit einer Besserung der Beschwerden gerechnet werden. Oft führt die Krankheit zur Zerstörung der betroffenen Gelenke.

Auch bei den chronisch entzündlichen Darmkrankheiten (crohnsche Krankheit, Colitis ulcerosa) findet man nicht selten eine Gelenkbeteiligung. Auch bei diesen Arthritisformen spielt als Auslöser ein Irrtum des Immunsystems eine zentrale Rolle. Bei diesen Krankheiten müssen Medikamente zum Einsatz kommen, welche das Abwehrsystem in günstiger Weise beeinflussen.

Eitrige Arthritisformen
Eine völlig andere Ursache haben eitrige Gelenkentzündungen. Hier besteht eine akute Infektion mit Bakterien. Bei einem Unfall mit offenen Verletzungen können diese Erreger ins Gelenk eindringen. Auch bei einer unsorgfältig durchgeführten Gelenkpunktion durch den Arzt können Bakterien ins Gelenk eingeschleppt werden. Manchmal dringen die Eitererreger auch über die Haut, die Lungen oder die Harnwege in den Körper ein und werden über das Blut in ein beliebiges Gelenk eingeschwemmt.

Diese eitrige Form der Arthritis braucht als Behandlung unbedingt die Spülung des Gelenks und eine intensive, erregergerechte antibiotische Behandlung. Nur so kann eine rasche Zerstörung des Gelenks verhindert werden. Je früher mit der richtigen Behandlung begonnen werden kann, umso grösser ist die Aussicht auf vollständige Heilung.

Gelenkentzündung durch Gicht
Gicht ist eine relativ häufige Stoffwechselkrankheit, die auf einer familiären Veranlagung beruht und bei der in erster Linie starke Gelenkentzündungen auftreten. Im Blut wird zu viel Harnsäure gemessen. Die Erhöhung der Harnsäure entsteht, wenn die Ausscheidung dieses Abbauproduktes durch die Nieren nicht mehr richtig funktioniert. Die Gichtkristalle werden in der Folge unter der Haut und im Bereich gewisser Gelenke abgelagert. Das kann zu einer akuten Gelenkentzündung führen.

Bei der Gichtarthritis kommt es zu einer typischen Rötung, Schwellung und Schmerzhaftigkeit des betroffenen Gelenks. Am häufigsten ist das Grundgelenk der Grosszehe davon betroffen. Es können aber auch andere Gelenke des Körpers von einer Gichtentzündung befallen werden.

Ein akuter Gichtanfall kann durch ein Festessen, hohen Alkoholkonsum, Infektionen, Operationen, Anstrengungen, Medikamente und seelische Belastungen ausgelöst werden. Die Gicht ist heute dank neuer Medikamente heilbar. Es gibt Mittel, welche die Bildung von Harnsäure bremsen oder die Ausscheidung fördern können. Man muss diese Mittel jedoch über längere Zeit regelmässig einnehmen. Die früher empfohlenen, einschneidenden Diäten sind heute nur noch in schweren Fällen nötig.

Chronische Polyarthritis (cP)
Die chronische Polyarthritis ist eine schwere chronische Gelenkkrankheit, die etwa jeden hundertsten Menschen früher oder später befällt. Dieses belastende Leiden fängt meist mit einer mehrwöchigen, starken morgendlichen Steifigkeit und Schmerzhaftigkeit vor allem der Finger- und Handgelenke an. Es kommt dabei zu einer Schwellung und Überwärmung. Die Muskeln der Umgebung bilden sich langsam zurück. Auch im Röntgenbild stellt man zerstörerische Prozesse im Bereich des Knochens und Knorpels der betroffenen Gelenke fest.

Je länger die Krankheit dauert, umso mehr tritt eine Verrenkung und Verstümmelung der kranken Gelenke auf. Meist verläuft eine chronische Polyarthritis schubartig. Relativ gute Zeiten wechseln mit akuten Schmerzschüben. In seltenen Fällen kommt es zu einer raschen Verschlechterung des Zustandes der Gelenke. Hie und da können sich die typischen Beschwerden auch wieder zurückbilden.

Man geht heute davon aus, dass eine Polyarthritis auf der Basis einer besonderen erblichen Anlage entsteht. Das Immunsystem hat die Neigung, krankhaft auf körpereigenes Bindegewebe zu reagieren. Vermutlich wird der Prozess durch gewisse Viruskrankheiten oder andere Infektionen in Gang gesetzt. Der Arzt hat heute meistens die Möglichkeit, im Blut der betroffenen Menschen typische Veränderungen festzustellen, welche die Diagnose sichern können.

Therapie einer Arthritis
Bei allen entzündlichen Prozessen im Körper – und ganz besonders bei allen Gelenkentzündungen – kann man die Beschwerden mit kalten Umschlägen und Eispackungen behandeln. Auch die Ruhigstellung der betroffenen Gelenke ist wichtig und hilft, die starken Schmerzen zu lindern. Auch eine Schiene zur Hochlagerung des entzündeten Gelenkes hilft, die Schmerzen zu vermindern. Nach Abklingen der akuten Schmerzen kann mit einer schonenden Bewegungstherapie eine weitere Verbesserung erzielt werden.

Eine wichtige Rolle bei der Therapie einer Arthritis spielen die antirheumatischen Medikamente (z.B. Optifen, Olfen, Spiralgin, Bonidon usw.). Sie können als Tabletten, Zäpfchen oder Spritzen verabreicht werden. Auch Salben und Gels können lokal eine günstige Wirkung entfalten. Alle diese Mittel wirken schmerzlindernd und entzündungshemmend und können bei regelmässiger Einnahme rasch zu einer deutlichen Besserung der Beschwerden führen. Man muss aber im Gebrauch dieser Medikamente vorsichtig sein, weil sie bei gewissen Menschen Magenbeschwerden, Schwindel oder Durchfall auslösen können. Wenn während der Einnahme Magenschmerzen auftreten, muss das Mittel sofort abgesetzt und mit dem Arzt Kontakt aufgenommen werden.

Therapie der Polyarthritis
Bei der chronischen Polyarthritis besteht die Behandlung aus sehr verschiedenen Massnahmen. Im Zentrum steht die regelmässige Physiotherapie, bei der man mit sanften Bewegungen hilft, dass die kranken Gelenke nicht versteifen. Auch die Ergotherapie ist wichtig, weil man mit dem Üben gängiger Alltagshandhabungen dem Patienten oder der Patientin helfen kann, trotz der stark behindernden Krankheit eine gewisse Selbstständigkeit zu bewahren.

Im Zentrum der medikamentösen Therapie stehen die schon erwähnten antirheumatischen Mittel. Häufig wird bei starken Entzündungssymptomen für eine gewisse Zeit auch Cortison in Tabletten- oder Spritzenform eingesetzt. Dieses starke Mittel hilft, den akuten Schub rascher abklingen zu lassen; so entsteht weniger Schaden für die Gelenke, und die Beweglichkeit wird wieder deutlich verbessert.

Schliesslich kommen bei schweren Verläufen auch so genannte Basistherapeutika zur Anwendung, z.B. Gold, Resochin, Methothrexat usw. Das sind Mittel, die erfahrungsgemäss den Verlauf der Krankheit im positiven Sinn beeinflussen können. Sie dämpfen die überschiessende Reaktion des Immunsystems und bringen eine Besserung der Beschwerden. Leider verursachen sie nicht selten auch Nebenwirkungen. Zusammen mit dem verantwortlichen Arzt muss man überlegen, wo Vorteile zu erwarten sind und welches die möglichen Nachteile der Behandlung sein können.

Arthritis-Diät
Viele von Gelenkbeschwerden betroffene Patienten und Patientinnen haben den Wunsch, ihre hartnäckigen und lästigen Beschwerden mit einer Diät zu verbessern. Leider gibt es bis heute keine sicheren Hinweise, dass eine gewisse Ernährungsform eindeutig positive Auswirkungen auf die Gesundheit der Gelenke zeigt.

Trotzdem machen viele Menschen die Erfahrung, dass mit einer ausgewogenen, vitaminreichen und fleischarmen Diät eine spürbare Besserung der Beschwerden erreicht wird. Manchmal wird auch empfohlen, Milchprodukte und Eierspeisen zu meiden und auf fetthaltige und süsse Esswaren zu verzichten. Auch Zitrusfrüchte sollen sich negativ auf die Gesundheit der Gelenke auswirken. Die Diät steht sicher nicht im Zentrum der Therapie von Gelenkkrankheiten. Trotzdem ist es vernünftig, dass man mit einer leichten, fettarmen Ernährung den Krankheitsprozess so gut wie möglich positiv zu beeinflussen versucht.

Wer unter einer schweren chronischen Polyarthritis leidet, muss im Leben viele Schmerzen und Behinderungen auf sich nehmen. Es braucht in gewissen Krankheitsphasen viel Mut, nicht zu verzweifeln. Es ist daher besonders wichtig, dass die Betroffenen von der Umgebung jede mögliche Hilfe bekommen. Man muss ihnen helfen, im Leben weiterhin möglichst viel von dem erleben zu können, was Freude bereitet. Es liegt an den Gesunden, auf die von diesem schweren rheumatischen Leiden betroffenen Menschen zuzugehen.

ARTHROSE (GELENKABNÜTZUNG)

Unter Arthrose versteht man eine chronische Abnützungskrankheit eines Gelenkes. Alle Gelenke des Körpers können davon betroffen sein. Dabei wird vor allem der Knorpel der Gelenkfläche geschädigt und schliesslich vollständig abgeschliffen. Es gibt heute verschiedene Erfolg versprechende Massnahmen, um die Zunahme der Beschwerden bei Arthrose in einem erträglichen Rahmen zu halten.

Ursache
Eine Arthrose ist nicht einfach eine Alterserscheinung. Vielmehr können in den meisten Fällen die schädigenden Einwirkungen auf die betroffenen Gelenke klar definiert werden. So werden Gelenke häufig durch eine angeborene Veränderung der Knochenform ein Leben lang falsch belastet und dadurch geschädigt. Menschen mit starken X- oder O-Beinen, einer Wirbelsäulen-Verkrümmung oder einer Hüftgelenkmissbildung sind davon besonders betroffen.

Zu Arthrose kommt es auch als Spätfolge von Knochenbrüchen, die in einer schlechten Stellung geheilt sind und so die Belastung auf die benachbarten Gelenke verändern. Auch nach Frakturen, bei denen das Gelenk mitbetroffen ist, kommt es häufig zur Arthrosebildung. Auch gewisse Stoffwechselstörungen (Zuckerkrankheit, Gicht) können die vorzeitige Abnützung von Gelenken fördern. Eine einseitige Belastung in Beruf oder Sport sowie ein zu hohes Körpergewicht kommen als Ursache für eine Arthrose ebenfalls in Frage.

Symptome
Im Frühstadium der Arthrose ist der Knorpel an der Oberfläche des Gelenks leicht geschädigt. In dieser Phase treten noch kaum Beschwerden auf. Erst wenn der Knorpel tiefe Risse aufweist, kommt es zu Gelenkschmerzen. Typisch für diese Krankheitsphase sind Schmerzen beim Anlaufen am Morgen, nach langem Sitzen oder nach grösseren Anstrengungen.

In einer fortgeschritteneren Phase der Krankheit, wenn der Knorpel stärker abgenützt ist, treten häufig Schmerzschübe im Zusammenhang mit Gelenkentzündungen mit Schwellung und Rötung auf. Typisch sind dabei auch schmerzhafte Verspannungen in den umliegenden Muskeln.

Sinnvolle Massnahmen
Eine beginnende Arthrose reagiert günstig auf regelmässige Bewegung der betroffenen Gelenke. Dabei ist aber darauf zu achten, dass keine zu grossen Belastungen oder Schläge auf die Gelenke einwirken. Es ist also empfehlenswert, dass

man häufig spaziert oder walkt, schwimmt, wandert, tanzt oder mit dem Velo fährt.

Günstig ist auch der regelmässige Besuch in einem Thermalbad. Schwimmen und Bewegen im warmen Wasser löst die schmerzhaften Muskelverspannungen und wirkt sich somit lindernd auf die Beschwerden der abgenützten Gelenke aus. Im Sprudelbad und an den Wasserdüsen kann die entsprechende therapeutische Wirkung noch verstärkt werden.

Ungünstig für Arthrosegelenke sind einseitige Belastungen durch immer wiederkehrende, gleichförmige Bewegungen. Gefährlich sind auch Schläge durch Sprünge, Lastentragen oder das Hinuntersteigen auf einer Treppe. Beim Wandern soll man den Berg hochgehen und für den Weg zurück wenn möglich die Bahn nehmen. Es ist günstig, beim Gehen einen Stock zu benützen, weil dadurch ein abgenütztes Knie- oder Hüftgelenk entlastet werden kann. Wenn es bei Übergewicht gelingt, einige Kilos abzuspecken, bringt das für die Gelenke eine merkliche Erleichterung und dadurch eine Linderung der Beschwerden.

Physiotherapie
Bei akuten Gelenkschmerzen und -schwellungen können kühle Umschläge und Packungen mit Eiswürfeln Linderung bringen. Bei chronischen Schmerzen und Verspannungen der Muskeln hilft hingegen Wärme (Bettflasche, Heizkissen, Fango). Ein warmes Schaffell auf einem schmerzhaften Gelenk kann manchmal Wunder wirken. Auch die Physiotherapeutin kann mit Lagern, Massagen, Gymnastik, gezieltem Muskeltraining und Bewegungsübungen zu einer spürbaren Besserung beitragen.

Medikamente
Bei starken Schmerzen können antirheumatische Medikamente eine grosse Hilfe sein. Die schmerzhafte Entzündung von abgenützten Gelenken reagiert gut auf Mittel wie Voltaren, Olfen, Brufen, Optifen, Ponstan, Bonidon und wie sie alle heissen. Meistens verschreibt der Arzt diese Mittel als Tabletten oder Zäpfchen. Bei sehr akuten Schmerzen kann eine Spritze grosse Linderung bringen.

Antirheumatische Mittel können manchmal beträchtliche Nebenwirkungen haben. Sie führen zu starken Magenschmerzen oder auch Durchfall oder Schwindel. In diesen Fällen muss man das Mittel sofort weglassen und mit dem Arzt Kontakt aufnehmen.

Wer einen sehr empfindlichen Magen hat, kann ein antirheumatisches Mittel lokal anwenden. Es ist in dieser Form besser verträglich und kann trotzdem eine einigermassen günstige Wirkung entfalten. Häufig verwendet werden Voltaren Emulgel, Dolobene Gel, Mobilisin Salbe, Ecofenac Lipogel und Rheumon Gel.

Knorpelschonende Mittel
Bei einer Arthrose im Anfangsstadium wird vom Arzt eine Behandlung empfohlen, die den Knorpelabbau wenigstens vorübergehend stoppen und die Beschwerden lindern kann. Es gibt Medikamente (Condrosulf oder Structum), die

einen der wichtigsten Knorpelbestandteile (Chondroitinsulfat) enthalten. Diese Mittel müssen während rund drei Monaten als Kapseln täglich geschluckt werden. In über der Hälfte der Fälle kommt es zu einer spürbaren Besserung der Beschwerden.

Operation
In schweren Fällen von Arthrose, vor allem der grossen Gelenke, muss die Möglichkeit einer Operation in Betracht gezogen werden. An eine Operation soll man aber erst denken, wenn alle anderen Behandlungsoptionen versagt haben und die Beschwerden dauernd und stark sind.

Bei jüngeren Menschen besteht das Ziel der Operation darin, die Belastung auf das Knie- oder Hüftgelenk zu verändern. Zu diesem Zweck korrigiert der Chirurg die Achse des Knochens vor oder im Gelenk. Das kann häufig zu einer wenigstens vorübergehenden Besserung der Beschwerden führen.

Bei älteren Menschen mit fortgeschrittener, stark schmerzhafter Arthrose ersetzt man bei der Operation den abgenützten Gelenkkopf und häufig auch die Gelenkpfanne des Hüft- oder Kniegelenks mit einer Kunststoffprothese. Erst einige Monate nach der Operation wird eine bessere und schmerzfreie Beweglichkeit erreicht. In der Erholungsphase können physiotherapeutische Massnahmen und die Entlastung des operierten Gelenks durch Gehen mit Stöcken für den Heilungsprozess förderlich sein.

Eine Arthrose-Operation eilt in den meisten Fällen nicht. Wer unsicher ist, ob der vom Spezialisten vorgeschlagene Eingriff wirklich notwendig ist, soll sich zuerst gut informieren. Man kann dafür den Hausarzt oder einen Facharzt für Rheumatologie aufsuchen und mit ihm über Vor- und Nachteile einer operativen Therapie sprechen.

Bei wiederkehrenden Beschwerden in den grossen Gelenken soll man den Hausarzt aufsuchen. Dieser wird abklären, welche Ursachen für die Schmerzen verantwortlich sind und welche therapeutischen Massnahmen Linderung bringen können. Bei fortgeschrittener Arthrose wird er einen kompetenten Spezialisten (orthopädischer Chirurg) zuziehen und eine operative Lösung in Betracht ziehen.

ASTHMA (ASTHMA BRONCHIALE)

Asthma ist eine häufige Krankheit. Über 5 Prozent der Erwachsenen und sogar rund 15 Prozent der Kinder sind davon betroffen. Asthma ist die häufigste chronische Kinderkrankheit und kann schon bei Säuglingen und Kleinkindern auftreten. Glücklicherweise verliert rund die Hälfte der Kinder ihre Beschwerden bis zur Pubertät.

Zunehmende Häufigkeit
Die Zahl der Asthmaerkrankungen ist in den letzten Jahren deutlich gestiegen. Diese Entwicklung läuft parallel zur zunehmenden Häufigkeit von Allergien, wie z.B. Heuschnupfen oder allergische Hautkrankheiten. Als Ursache werden die Zunahme von allergieauslösenden Stoffen in der Umwelt, unser moderner Lebensstil und die wachsende Luftverschmutzung vermutet.

Früher ging man davon aus, dass Asthma bei Knaben häufiger sei als bei Mädchen. Heute weiss man, dass das nicht der Fall ist. Aber Asthmasymptome bei Mädchen werden erstaunlicherweise häufig falsch gedeutet. Als Folge davon wird ihnen manchmal die richtige Behandlung vorenthalten.

Was ist Asthma?
Bronchialasthma äussert sich mit anfallweise auftretender Atemnot oder chronischem Husten. Als Grund für diese belastenden Beschwerden wird eine chronische Entzündung in den tieferen Luftwegen gefunden. Dabei kommt es zu einer Schwellung der Schleimhäute, zu einer Verkrampfung der Bronchialmuskulatur und zu einer verstärkten Schleimabsonderung. Diese Entzündung der Bronchien führt zu einer Überempfindlichkeit der Schleimhäute, welche beim Asthmakranken meist ein Dauerzustand ist. Trotzdem äussert sich Asthma fast immer nur als zeitlich beschränkter Anfall. Hingegen kann der chronische Husten über längere Zeit andauern.

Verschiedene Stärkegrade
Asthma kann in ganz verschiedener Stärke auftreten. Bei den leichten Formen entsteht ein- bis dreimal pro Woche eine gewisse Enge beim Atmen. Diese Atemnot wird vor allem durch Anstrengungen oder Kälte ausgelöst. Besonders bei kleinen Kindern kann sich ein leichtes Asthma auch mit einem länger dauernden, hartnäckigen Reizhusten äussern, der vor allem nachts auftritt und auf Hustenmittel praktisch nicht anspricht.

Schweres Asthma zeigt sich mit mehr als drei Anfällen von Atemnot pro Woche. Der Betroffene hat beim Ausatmen ein deutliches Pfeifen als Ausdruck einer

Verkrampfung der Bronchien. Mit dem Husten entleert sich glasig-zäher Schleim. Die Atemnot kann auch in Ruhe und nachts auftreten. Nicht selten kommt es wegen des Asthmas zu einem stark gestörten Schlaf.

Als schwerste und manchmal lebensgefährliche Form kennt man den schweren, akuten Asthmaanfall. Darunter versteht man einen manchmal länger dauernden Zustand von grösster Atemnot. Der Betroffene leidet unter massivem Lufthunger, kann kaum mehr ausatmen und empfindet grosse Angst. Ein solch schwerer Anfall reagiert auf die gängigen Behandlungsmassnahmen nur sehr schwach.

Wichtige Ursache: Erbliche Anlage
Wenn bei einem Menschen Bronchialasthma auftritt, ist das meist das Resultat verschiedener ungünstiger Faktoren. Wichtige Voraussetzung für Asthma ist fast immer eine vererbte Bereitschaft für überempfindliche Bronchien. Auch Allergiker auf Blütenpollen, Tierhaare, Milben und Hausstaub neigen häufiger zu Bronchialasthma. Etwa 30 Prozent der Schweizer Bevölkerung tragen eine Erbanlage für Allergien und/oder Asthma in sich.

Auslöser von Asthmaanfällen
Als häufige Auslöser von Asthmaanfällen kommen Infektionskrankheiten der Luftwege durch Viren oder Bakterien in Frage. Dies wird vor allem bei kleinen Kindern beobachtet. Auch andere Reizungen der Luftwege können Anfälle von Atemnot auslösen, z.B. Kälte, Wärme, Nebel, trockene Luft und Anstrengungen. Auch die bekannten Luftschadstoffe wie Staub, Rauch, Ozon und Autoabgase wirken sich negativ auf die Gesundheit der Bronchien aus. Besonders belastend für die Bronchien von Asthmakindern ist es, wenn die Eltern in den Wohnräumen rauchen.

Seelische Einflüsse
Auch seelische Belastungen (Stress, Überforderung, Angst) können einen Anfall auslösen und den Verlauf der Krankheit in negativer Weise beeinflussen. Zudem wird ein Anfall von Atemnot oft durch die starke Angst des Betroffenen verschlimmert. Dass Asthma als chronische Krankheit auch Rückwirkungen auf das seelische Gleichgewicht der Betroffenen haben kann, liegt auf der Hand. Ein solcher Teufelskreis ist vor allem bei Kindern festzustellen.

Frühe Diagnose wichtig
Die Diagnose einer Asthmakrankheit muss möglichst früh gestellt werden. Gerade bei kleinen Kindern muss bei länger dauerndem Husten und pfeifender Atmung in der Nacht an eine Asthmakrankheit gedacht werden. Durch eine sorgfältige Untersuchung der Lunge, aussagekräftige Lungenfunktionstests, die Kontrolle gewisser Blutwerte und eventuell Hauttests kann der Haus- oder Kinderarzt die Diagnose erhärten.

Die frühe Diagnose erlaubt, sofort mit wirksamen Therapien zu beginnen. Dadurch können schädigende Einwirkungen der Krankheit auf die Lunge, die Bronchien und das seelische Gleichgewicht der Betroffenen verhindert werden.

Ziel der Asthmatherapie
In der heutigen Zeit muss das Ziel jeder Asthmabehandlung die völlige Symptomfreiheit, das Wohlbefinden und eine normale Leistungsfähigkeit des Patienten oder der Patientin sein. Asthmatiker können dank der sehr wirksamen medikamentösen Therapien körperlich und seelisch völlig gesund leben. Bei einem grossen Teil der Betroffenen kann dieser günstige Zustand erreicht werden, wenn die richtige Behandlung frühzeitig und über eine genügend lange Zeit zur Anwendung kommt.

Leichtere Fälle: Nur Anfallbehandlung
In leichten Fällen mit seltener, kurzer Atemnot oder chronischem Husten reicht die Anwendung von bronchienerweiternden Mitteln in Form von Sprays (Ventolin, Bricanyl oder Berotec) oder regelmässiges Inhalieren dieser Substanzen. Bei kleinen Kindern können auch bronchienerweiternde Tropfen oder Sirups verabreicht werden.

Man muss diese Medikamente sofort anwenden, wenn die Beschwerden auftreten. Dies führt zu einer raschen Besserung der mühsamen Atmung. Je besser man die auslösenden Momente für die Atemnot kennt, umso mehr kann das Mittel bereits präventiv verabreicht werden. So kann ein Stoss Ventolin vor dem Verlassen des Hauses bei Kälte einen Anfall von Atemnot verhindern. Auch vor einer sportlichen Betätigung wirkt sich das Mittel positiv auf die Leistung des Asthmatikers aus und verhindert einen Anfall von Atemnot.

Schwerere Fälle: Dauertherapie
Wenn die Beschwerden mit der Atmung häufiger sind und auch in der Nacht Schwierigkeiten auftreten, reicht eine solche Anfallbehandlung oder -prävention nicht mehr. Hier ist eine Dauerbehandlung zur Bekämpfung der chronischen Bronchialschleimhaut-Entzündung mit einem cortisonhaltigen Spray (z.B. Pulmicort oder Becloforte) von grosser Bedeutung. Diese äusserst wirksame Behandlung muss über mehrere Wochen und Monate zur Anwendung kommen. Sie soll auch dann weitergeführt werden, wenn die akuten Beschwerden längst abgeklungen sind.

Wird auch mit dieser Dauertherapie keine Beschwerdefreiheit erreicht, kommen zusätzlich lang wirkende, bronchienerweiternde Sprays zur Anwendung (Foradil oder Serevent). Manchmal kann auch die Kombination einer entzündungshemmenden und einer bronchienerweiternden Substanz in Form eines Sprays zur Anwendung kommen (Symbicort). In besonders hartnäckigen Fällen muss gleichzeitig mit kurz wirksamen Präparaten (Ventolin, Berotec) Beschwerdefreiheit angestrebt werden.

Sprays: Vorschaltkammer günstig
Die Wirkung der Asthmasprays kann deutlich gesteigert werden, wenn man sich in der Apotheke eine so genannte Vorschaltkammer (Spacer) kauft. Das ist ein kegelförmiger Plastikbehälter, den man sich vor den Mund hält und in den man das Aerosol zum Inhalieren hineinsprayt, um es dann mit Geduld einzuatmen.

Behandlung des schweren Asthmaanfalls
Bei schweren akuten Anfällen genügen diese Sprays allein nicht mehr, weil grosse Schleimmassen die Bronchien bedecken und das gesprayte Medikament nicht mehr richtig wirken kann. In einem solchen Fall muss sofort ein Arzt beigezogen werden. Manchmal muss der Betroffene wegen der Stärke der Symptome sofort ins Spital gebracht werden, denn es geht manchmal um Leben oder Tod.

Der Arzt wird dem Notfallpatienten sofort eine grössere Dosis Cortison in die Vene spritzen, um ein rasches Abklingen der schweren Bronchienentzündung zu erreichen. Als weitere Massnahme kommen bronchienerweiternde Medikamente, Antibiotika, schleimlösende Mittel sowie das ganze Angebot der erwähnten Asthmasprays zur Anwendung. Bei der Behandlung eines Asthmaanfalls ist es besonders wichtig, dass man ruhig bleibt und den Betroffenen nicht durch grosse Unruhe und Hektik zusätzlich verängstigt.

Cortison: Von grosser Bedeutung
Es mag erstaunen, dass bei der Beschreibung der Therapie immer wieder cortisonhaltige Produkte erwähnt werden. Dabei haben doch viele Menschen eine grosse Abneigung gegen diesen Stoff. Es ist richtig, dass Cortison bei unsachgemässer Anwendung negative Auswirkungen auf die Gesundheit haben kann, z.B. bei unbegründeter, zu langer oder zu hoch dosierter Anwendung in Form von Tabletten oder Hautcremen.

Bei sachgemässer Anwendung durch einen medizinischen Fachmann ist Cortison im Zusammenhang mit Asthma jedoch ein wahres Wundermittel. Ein cortisonhaltiger Spray wird von der entzündeten Bronchialschleimhaut auch bei längerer Anwendung ausserordentlich gut vertragen. Die positiven Wirkungen übertreffen die möglichen unerwünschten Effekte bei weitem. Von ebenso grosser Bedeutung ist die Anwendung von Cortison in hoher Dosierung bei schweren Asthmaanfällen. Cortison kann hier Leben retten.

Wenn man heute einem schwer asthmakranken Patienten ein dringend benötigtes Cortison-Präparat aus Angst vor Nebenwirkungen nicht verabreicht, verweigert man ihm ein ausserordentlich wirksames und gewöhnlich gut verträgliches Medikament. Zudem nimmt man in Kauf, dass der Krankheitsverlauf in negativer Weise beeinflusst wird.

Behandlung bei Kindern
Die Behandlung von asthmakranken Kindern unterscheidet sich teilweise von jener der Erwachsenen. Bei Kindern im Wachstum ist man bei leichteren Formen mit der Verabreichung von Cortison zurückhaltend. Man versucht, mit antialler-

gischen und bronchienerweiternden Sprays sowie entsprechenden Sirups eine möglichst gute Besserung der Asthmakrankheit herbeizuführen.

Gerade beim Kind sind nicht nur die Bronchien vom Asthma betroffen. Die ganze Person mit Leib und Seele leidet unter den belastenden Beschwerden. Auch die Umgebung hat einen Einfluss auf den Verlauf. Wenn eine Mutter ängstlich ist und vom Kind übermässige Schonung verlangt, kann sie die körperliche und psychische Entwicklung des asthmakranken Kindes negativ beeinflussen. Bei jeder Asthmabehandlung müssen die seelischen Aspekte intensiv mit einbezogen werden.

Alternative Behandlungsmethoden
Bei Kindern und in leichten Fällen von Asthma kann es sich manchmal günstig auswirken, wenn die schulmedizinischen Therapiemassnahmen durch komplementäre Methoden wie Homöopathie und Akupunktur ergänzt werden. Damit kann erreicht werden, dass das innere Gleichgewicht des Betroffenen positiv beeinflusst und ein besserer Verlauf der Krankheit erreicht wird. Das spart Medikamente und verhilft dem Betroffenen zu einem besseren Selbstbewusstsein.

Vorsorgemassnahmen
Wenn in einer Familie gewisse Personen unter Allergien oder Asthma leiden, soll man den häufigsten Allergieauslösern aus dem Weg gehen. Es ist besser, keine Haustiere zu halten, keine Pflanzen in den Schlafzimmern aufzustellen und dafür zu sorgen, dass Teppiche, Kopfkissen, Matratzen und Plüschtiere möglichst staubarm sind. Die Luft in den Zimmern soll niemals zu trocken sein (mindestens 40 Prozent Feuchtigkeit), und das Rauchen in den Räumen soll vollständig unterbleiben.

Der erfolgreiche Radrennfahrer Tony Rominger und die Weltmeisterin im Eiskunstlauf, Denise Biellmann, waren Asthmapatienten. Dank der heute möglichen guten Behandlungen sind sie gesund und voll leistungsfähig. Es lohnt sich, alles zu tun, um diese belastende Krankheit zu überwinden.

AUGENENTZÜNDUNG

Augenentzündungen sind häufig und meistens auch lästig. Verschiedene Umwelteinflüsse können zur Rötung und zu anderen Beschwerden eines oder beider Augen führen. Bei stärkeren Symptomen ist eine kompetente Behandlung durch den Haus- oder Augenarzt unbedingt nötig.

Beschwerden
Wenn das Weisse des Auges plötzlich rötlich wird, steckt dahinter in den meisten Fällen eine Entzündung. Zur Rötung kommt es, weil dabei die Blutgefässe vor allem der Bindehaut erweitert sind und die Durchblutung verstärkt ist. Im Auge können die verschiedensten Bereiche entzündet sein: das Augenlid, die Bindehaut, die Regenbogenhaut, die Netzhaut und auch die Hornhaut.

Die Beschwerden bei diesen verschiedenen Entzündungen sind in vielen Fällen ähnlich. Meist handelt es sich um eine Rötung des weissen Abschnittes im Auge. Häufig kommt es zum Tränen oder sogar zur Absonderung einer klebrig-eitrigen Flüssigkeit. Sodann hat man oft ein Jucken oder Brennen und das lästige Empfinden, einen Fremdkörper oder Sand im Auge zu haben.

Bei stärkeren Formen von Augenentzündungen entsteht eine Unverträglichkeit für Licht. Es kann sich sogar ein Lidkrampf bilden: Das entzündete Auge kann nicht mehr offen gehalten werden.

Bindehautentzündung
Meistens entsteht die Rötung des Auges im Zusammenhang mit einer infektiösen Bindehautentzündung (Conjunctivitis). Sie wird von Krankheitserregern, z.B. Viren, ausgelöst. So hat man bei einer Erkältung, einer Grippe, aber auch bei Masern nicht selten als Begleitkrankheit eine Bindehautentzündung. Die Augen sind gerötet, sie jucken, brennen und können überlaufen. Manchmal können Viren allein eine Bindehautentzündung auslösen, ohne dass eine andere Krankheit besteht. Gerade im Winter treten solche Augenstörungen häufig auf und können sehr ansteckend sein.

Auch Bakterien können für die Auslösung einer Bindehautentzündung verantwortlich sein. Typisch bei dieser Form von Bindehautentzündung ist, dass die Augen ein zähes, eitriges Sekret absondern und vor allem am Morgen völlig verkrustet und verklebt sind.

Schon beim Säugling findet man manchmal verklebte Augen. Diese werden zum Glück meist nicht durch eine bakterielle Bindehautentzündung ausgelöst, sondern durch verklebte Tränengänge. Meist bessert sich die Krustenbildung, wenn man die Augen regelmässig mit warmem Wasser auswäscht. Kamille ist zu scharf für kleine Kinder und sollte vermieden werden. Nur selten muss der Arzt in dieser Situation Antibiotika-Tröpfchen verordnen oder den Tränengang sondieren.

Eine Bindehautentzündung kann auch ohne Krankheitserreger entstehen. Schon die Reizung der Augen durch Zugluft, Zigarettenrauch, Seife, Staub, Dämpfe oder Autoabgase kann ausreichen für eine lästige Rötung. Auch das Chlor im Wasser der Schwimmbäder kann vor allem bei Kindern zu stark geröteten Augen führen. Und schliesslich bildet sich auch bei Allergien, also z.B. beim Heuschnupfen, eine starke Rötung der Augen.

Bei älteren Menschen kann der Mangel an Tränenflüssigkeit die Ursache für eine chronische Bindehautentzündung sein.

Hornhautentzündung
Eine Entzündung der Hornhaut als Ursache für rote Augen ist deutlich seltener. Sie kann entstehen, wenn die Augen starkem Ultraviolett-Licht ausgesetzt sind. Das kann beim Skifahren in starker Sonne und ohne Schutz durch eine gute Sonnenbrille geschehen. Man spricht von Schneeblindheit. Die Entzündung der Hornhaut schmerzt ausserordentlich stark, und die Augen können nicht mehr offen gehalten werden.

Dasselbe geschieht bei Schweissarbeiten, die ohne ein dunkles Schutzglas vorgenommen werden. Eine schmerzhafte Entzündung kann auch durch Verletzungen der Hornhaut entstehen, z.B. durch einen kleinen Zweig auf einem Waldspaziergang. Und schliesslich gibt es auch Viren, die eine Entzündung der Hornhaut auslösen können.

Akuter und chronischer grüner Star
Zu einer Rötung im Auge kommt es auch beim akuten grünen Star (Glaukom). Durch die plötzliche Zunahme des Innendrucks im Auge entstehen starke Schmerzen im Auge, an der Stirn und den Schläfen. Ein Glaukom erfordert dringend eine kompetente Behandlung, weil durch den zu hohen Augendruck in kürzester Zeit die Netzhaut und damit die Sehkraft für immer geschädigt werden kann.

Wenn der grüne Star (chronisches Glaukom) langsam auftritt, gibt es keine Rötung und auch keine Schmerzen. Hingegen kommt es zu einer langsamen Verkleinerung des Gesichtsfeldes. Man sieht vor allem auf beiden Seiten immer weniger. Auch diese Form des Glaukoms ruft unbedingt nach schneller ärztlicher Hilfe.

Bindehautblutung
Zu einer besonders starken Rötung im Auge kommt es bei einer Blutung unter die Bindehaut. Häufig ohne klaren Grund, aber auch bei starkem Pressen (bei der Geburt), beim Heben eines grossen Gewichts, bei einem Schlag aufs Auge und bei zu hohem Blutdruck kann es zum Platzen eines kleinen Bindehaut-Blutgefässes

kommen. Das Weisse des Auges färbt sich in kürzester Zeit dunkelrot, was Furcht erregend aussehen kann. Zum Glück ist die starke Rötung aber meist völlig harmlos, macht kaum Beschwerden und heilt gewöhnlich innerhalb von zwei bis drei Wochen ohne Behandlung völlig aus. Wenn ein hoher Blutdruck die Ursache ist, ist eine rasche und kompetente Behandlung durch den Hausarzt am Platz.

Augenfremdkörper
Zu einer starken Rötung kommt es auch, wenn ein Fremdkörper ins Auge eingedrungen ist, sei es ein Metallsplitter beim Schleifen oder ein kleines Holzstückchen beim Sägen. Auch kann beim Gipsen einer Decke Kalk ins Auge gelangen, oder Spritzer von Säure oder Lauge können eine starke Augenreizung verursachen. Bei solchen Ereignissen ist es wichtig, dass man die Augen sofort intensiv mit Wasser spült. Man kann dazu den Kopf einfach in einen Eimer mit kaltem Wasser stecken oder unter der Dusche oder am Wasserhahn die Augen spülen. Anschliessend sollte man sofort den Arzt konsultieren.

Einen Fremdkörper, der sich auf der Innenseite des Unterlids befindet, kann man mit einem kleinen, mit Wasser befeuchteten Wattebausch vorsichtig zu entfernen versuchen. Wenn dies nicht gelingt, kann der Arzt helfen. Das gilt auch für Metallfremdkörper, die manchmal richtig in die Hornhaut eingebrannt sind. Der Arzt braucht dann ein spezielles, spitzes Instrument, um in Lokalanästhesie den Fremdkörper zu entfernen.

Behandlungsmöglichkeiten der Bindehautentzündung
Eine leichte Bindehautentzündung, die eher lästig ist und keine Schmerzen verursacht, braucht gewöhnlich keinen Arztbesuch. Man schützt seine Augen vor schädigenden Einwirkungen, z. B. vor hellem Licht, vor Zigarettenrauch und vor Chlorwasser im Schwimmbad. Eine Behandlung mit Augentropfen kann die Reizung bessern. Es gibt entzündungshemmende Tropfen wie Oculosan, abschwellende Mittel wie Visine und antiallergische Produkte wie Antistin-Privin. Diese Produkte sind in der Apotheke ohne Rezept erhältlich. Wenn es innerhalb von drei Tagen nicht zu einer eindeutigen Besserung kommt, sollte man hingegen zum Arzt gehen. Ohne ärztliche Beratung sollte man solche Mittel auf jeden Fall nicht über längere Zeit anwenden.

Arztbesuch
Wenn ein entzündetes Auge schmerzt, stark juckt oder brennt, sollte man zum Arzt gehen. Auch wenn im Auge eitrige Beläge auftreten, braucht es eine kompetente Behandlung. Und wenn stärkere Schädigungen von aussen aufs Auge eingewirkt haben, also Schläge, Stiche, starkes Licht, Eindringen von Fremdkörpern, Gips und reizenden chemischen Stoffen, sollte man sofort ärztliche Hilfe in Anspruch nehmen. Am gefährlichsten ist es, wenn man plötzlich nichts mehr sieht, das Sehen sich rasch verschlechtert oder Teile des Gesichtsfeldes plötzlich ausfallen. Wenn innerhalb einer Stunde keine deutliche Besserung eintritt, sollte man schnell den Spezialisten aufsuchen oder direkt ins Spital gehen.

Der Besuch beim Hausarzt im Falle von Augenentzündungen und Störungen des Sehens hat den Vorteil, dass durch Untersuchungen rasch festgestellt werden kann, was genau die Ursache des Leidens ist. Der Arzt hat dann häufig die Möglichkeit, mit antibiotischen, antientzündlichen oder antiallergischen Produkten die Beschwerden rasch zu bessern. Und bei schwereren Augenkrankheiten oder -unfällen kann er helfen, möglichst rasch zum richtigen Spezialisten oder in die richtige Spezialklinik zu kommen. Zum Glück gibt es bei vielen Augenkrankheiten recht wirksame Behandlungsmöglichkeiten.

Die Augen sind ausserordentlich empfindliche Organe. Wir müssen ihnen grosse Sorge tragen. So sollte man nicht mit schmutzigen Fingern in die Augen greifen oder stärker darin reiben. Beim Schweissen, Schleifen, Sägen und Gipsen soll man unbedingt eine gute Schutzbrille tragen. Eine geeignete Sonnenbrille gehört im Sommer und im Winter unbedingt zur Ausrüstung, wenn man bei hellem Licht an der frischen Luft ist. Und schliesslich ist es auch sinnvoll, dass Kinder mit empfindlichen Augen beim Schwimmen und Tauchen im Chlorwasser konsequent eine Schwimmbrille tragen. Eigentlich sollte auch im Schul-Schwimmunterricht darauf geachtet werden.

Eine gute Präventionsmassnahme zu Gunsten gesunder Augen ist auch das Vermeiden des Rauchens in geschlossenen Räumen. Das gilt vor allem daheim, wenn Kinder oder sogar Säuglinge anwesend sind. In Restaurants soll man das Verpesten der Luft mit Rauch auch dem Personal zuliebe unterlassen.

Wenn im Sommer bei schönem Wetter die Ozonwerte in der Luft erhöht sind, soll man ganz bewusst auf den Gebrauch des Autos verzichten oder, wenn das nicht möglich ist, mindestens wenig und so langsam wie im Verkehr verantwortbar fahren. Ozon reizt nicht nur die Bindehaut der Augen, sondern kann auch die Schleimhäute der Nase und der Bronchien schädigen. Noch besser wäre natürlich, wenn man das Autofahren generell wieder auf ein Mass reduzieren könnte, bei dem es gar nicht mehr zu erhöhten Schadstoffwerten in der Luft kommen würde.

BANDSCHEIBENSCHADEN

Die Bandscheiben bilden das bewegliche, elastische Element der Wirbelsäule. Sie wirken als Stossdämpfer zwischen den Wirbelkörpern und ermöglichen die grosse Beweglichkeit des Rückens. Bei einer Schädigung der Bandscheiben können starke Schmerzen, Gefühlsstörungen und sogar Lähmungen auftreten. Im Volksmund spricht man von einem «Ischias». Eine sofortige, sachgemässe ärztliche Behandlung ist wichtig.

Anatomie der Wirbelsäule

Die menschliche Wirbelsäule ist ein sehr vielseitiges Organ. Einerseits ermöglicht sie durch ihre knöcherne Stabilität den aufrechten Gang des Menschen, und andererseits sorgen die vielen Gelenke für eine grosse Beweglichkeit der Wirbelsäule. Schliesslich federn die Bandscheiben, die zwischen je zwei Wirbelkörpern liegen, auch Schläge auf die Wirbelsäule ab.

Eine Bandscheibe besteht aus einer festen Hülle aus Bindegewebe und einem weichen, gallertartigen Kern. Durch Abnützungs- und Alterungserscheinungen, die im Verlaufe des Lebens entstehen können, treten an den Bandscheiben häufig Schädigungen auf. Ursache dieser Schäden können eine schlechte Haltung, übertriebene Belastungen, aber auch Fehlbildungen oder Instabilitäten der Wirbelsäule sein. Nicht selten kommt es zu Rissen in der faserigen Hülle und zum teilweisen Austreten des weichen Kerns. Dadurch kann ein Druck auf Nervenwurzeln entstehen, der in den Armen (Halswirbelsäule) oder Beinen (Lendenwirbelsäule) zu starken Schmerzen führt. Man spricht von einem Bandscheibenvorfall (Diskushernie). Diese tritt am häufigsten im Bereich der unteren Lendenwirbelsäule auf, weil dort die Belastung der Bandscheiben am grössten ist.

Symptome

Ein Bandscheibenvorfall der unteren Wirbelsäule verursacht in erster Linie starke Schmerzen im Kreuz. Der Rücken ist beinahe steif, und jede Bewegung löst kräftige Beschwerden aus. Es gibt kaum noch eine Stellung, in der man nicht gewaltig leidet. Typisch ist, dass die Schmerzen in ein Bein ausstrahlen und beim Husten, Niesen und Springen stärker werden. Häufig treten Gefühlsstörungen der Haut (Kribbeln, Ameisenlaufen, Taubheit, Überempfindlichkeit) im Bereich des Fusses und/oder des Unterschenkels auf. Auch eine Schwächung oder Lähmung gewisser Beinmuskeln wird manchmal beobachtet. Der Betroffene kann mit einem Bein nicht mehr auf den Zehen stehen oder den Fuss (Fersengang) beziehungsweise die grosse Zehe nicht mehr anheben. In manchen Fällen ist sogar die Funktion der Blase, des Darms oder der Geschlechtsorgane gestört.

Andere Rückenleiden
Nur ein kleiner Teil der Patienten mit Rückenschmerzen leidet an einer Diskushernie. Häufig haben die Beschwerden im unteren Rückenbereich ihre Ursache in Muskelverspannungen durch Trainingsmangel, Haltungsfehlern oder Überlastung. Aber auch Abnützungserscheinungen, Knochenabbau (Osteoporose) und Geschwülste können starke Rückenschmerzen auslösen.

Auch Schmerzen, die ins Bein ausstrahlen, haben ihre Ursache nicht immer in einem Bandscheibenvorfall. So können Blockierungen von Gelenken im unteren Rückenbereich und Reizungen von Muskeln, Sehnen und Bändern in der Nachbarschaft der Lendenwirbelsäule und des Hüftgelenks ins Bein ausstrahlen. Auch bei Nervenentzündungen, wie sie bei Alkoholkranken und Diabetikern häufig auftreten, werden Schmerzen in den Beinen festgestellt. Und auch bei Durchblutungsstörungen wegen einer Verengung der Arterien können ähnliche Beschwerden auftreten.

Ob es sich bei Schmerzen im Bereich der unteren Lendenwirbelsäule um einen Bandscheibenschaden handelt, ist auch für Fachleute nicht immer sofort klar. Der Hausarzt braucht deshalb bestimmte zusätzliche Untersuchungen, damit er die richtige Behandlung in die Wege leiten kann.

Sinnvolle Abklärungsschritte
Die wichtigsten Hinweise auf das Wesen und die Ursache der Krankheit erfährt der Arzt im Gespräch mit dem Patienten. Er erkundigt sich dabei sehr genau über die Art und das Auftreten der Beschwerden. Wichtig ist auch eine sorgfältige körperliche Untersuchung. Er kontrolliert dabei die Haltung und die Beweglichkeit der Wirbelsäule und des Hüftgelenks. Nachher prüft er die Muskulatur auf Schmerzhaftigkeit, Verkrampfungen, Schwächezeichen und Lähmungserscheinungen sowie die Empfindlichkeit der Haut in beiden Beinen. Mit Röntgenbildern des betroffenen Wirbelsäulenabschnittes kann festgestellt werden, wie die Wirbelkörper, die Gelenke und die Bandscheiben aussehen. In den meisten Fällen reichen die Resultate dieser ersten Abklärungen, um eine zuverlässige Diagnose stellen zu können und eine sinnvolle Behandlung zu beginnen.

Therapie in der akuten Phase
Bei einem akuten «Ischias» steht für den Arzt die Schmerzbekämpfung an erster Stelle. Man muss sofort die Wirbelsäule entlasten, was durch konsequente Bettruhe erreicht wird. Am besten liegt der Patient auf dem Rücken mit leicht angewinkelten Hüft- und Kniegelenken. Die Unterschenkel können auf ein dickes Kissen gelagert werden. Auch Eisbeutel und kalte Wickel können die starken Schmerzen lindern. Manchmal sind die Schmerzen so unangenehm, dass keine Stellung über längere Zeit ertragen wird. Hier kann nur ein häufiger Wechsel der Position eine gewisse Linderung bringen.

Der Hausarzt kann zusätzlich mit schmerzstillenden, antirheumatischen und muskelentspannenden Medikamenten helfen. Gewöhnlich kommen Spritzen, Zäpfchen oder Tabletten zur Anwendung. Es braucht manchmal einige Tage, bis die Schmerzen nachlassen. In den meisten Fällen kann die Behandlung zu Hause unter Anleitung des Hausarztes durchgeführt werden. Nur bei sehr starken Beschwerden und wenn eine gute Betreuung und Pflege daheim nicht möglich ist, muss der Betroffene ins Spital.

Physiotherapeutische Massnahmen
Wenn die schlimmsten Schmerzen etwas nachgelassen haben, kommen zusätzlich physiotherapeutische Massnahmen zur Anwendung. Wärme- oder Kältepackungen, Elektrotherapie und Massagen können die Schmerzen zusätzlich lindern, die verspannte Muskulatur lockern und die Beweglichkeit fördern. Etwas später helfen auch Gymnastik, Haltungstraining und Übungen zur Stärkung der Muskulatur. In hartnäckigen Fällen lässt sich manchmal mit dem Strecken der Wirbelsäule eine Besserung der Schmerzen erreichen. Gewöhnlich sollte nach wenigen Wochen ein Zustand erreicht werden, bei dem kaum mehr Schmerzen oder Gefühlsstörungen vorhanden sind.

Wann ist eine Operation sinnvoll?
Wenn Lähmungen im Bereich des Beins festgestellt werden, wenn sich nach einigen Wochen mit intensiver Behandlung keine Besserung der Schmerzen und Gefühlsstörungen einstellt oder wenn die Beschwerden sogar zunehmen, kommen Spezialärzte (Rheumatologe oder Neurologe) und aufwändigere Untersuchungen (Computertomografie, MRI) zum Einsatz. Zusammen mit dem Neurochirurgen und dem orthopädischen Chirurgen muss in diesen Fällen über Möglichkeiten und Grenzen einer operativen Therapie diskutiert werden. Für eine notfallmässige Operation der Bandscheibe spricht das Vorliegen von zunehmenden Lähmungen im Unterschenkel und Fuss sowie Störungen der Blasen- und Darmfunktion.

Wenn vor allem die Rückenschmerzen im Vordergrund stehen und kaum ausstrahlende Symptome festgestellt werden können, wird gewöhnlich nicht operiert. Auch wenn während der Therapie eine eindeutige Besserung der Beschwerden beobachtet wird, soll von einer Operation abgesehen werden.

Erfolg der Operation
Eine neuere Studie zeigt, dass von den operierten Patientinnen und Patienten fast 90 Prozent mit dem Resultat des Eingriffs zufrieden sind. Rund die Hälfte hat nur noch selten oder überhaupt keine Schmerzen mehr. Nur knapp 10 Prozent sind vom Operationsergebnis enttäuscht, weil sie noch die gleichen oder sogar noch stärkere Beschwerden haben.

Nicht alle Bandscheibenpatienten eignen sich für eine erfolgreiche Operation. Auch die neuen, schonenderen Operationsverfahren haben nur Aussicht auf Erfolg, wenn die nichtoperativen Massnahmen kein zufrieden stellendes Resultat gebracht haben.

Präventive Massnahmen

Die ständige Bemühung, den Rücken kräftig und gesund zu halten, ist sicher sinnvoller, als einen Bandscheibenschaden behandeln zu müssen. Denn Rückenschmerzen sind häufig eine direkte Antwort auf die Lebensweise und Trainingsintensität des Betroffenen.

Sinnvoll und sehr empfehlenswert ist ein regelmässiges Training zur Verbesserung der Kraft von Rücken- und Bauchmuskeln sowie der allgemeinen Fitness. Günstig ist regelmässiges Schwimmen, Krafttraining und zusätzlich Gymnastik. Man sollte sich auch ganz bewusst mit seiner Körperhaltung im Alltag und bei der Arbeit auseinander setzen. Regelmässige Lockerungsübungen der Schultern und des Kreuzes am Arbeitsplatz sind sinnvoll. Schliesslich soll man sich daran gewöhnen, beim Anheben und Tragen von Lasten einen rückenschonenden Ablauf zu wählen.

Ganz allgemein kann jede Massnahme, die zur Kräftigung und Entspannung von Körper und Seele führt, die Gesundheit im Ganzen und diejenige des Rückens im Speziellen verbessern. Doch bei allem, was man tut, soll sich auch Lust und Freude einstellen. So kann der Besuch in einem Thermal- oder Plauschbad mit Schwimmbecken, Sauna, Sprudelbad, Düsen, Dampf- und Solebad sowie einem Ruheraum ein echtes Vergnügen sein. Nach zwei Stunden in einer solch entspannenden Atmosphäre fühlt man sich wie neu geboren.

Jeder und jede muss zur Erhaltung und Förderung der Gesundheit und zur Stärkung des Rückens den Weg wählen, der ihm oder ihr am meisten Freude, Kraft und Entspannung bringt. So profitieren Körper und Seele, und man spürt intensiv, dass man viel Energie und Lebensfreude getankt hat.

BEINVENENTHROMBOSE

Man unterscheidet zwei Formen von Venenthrombosen in den Beinen: Thrombosen im oberflächlichen Venensystem (oberflächliche Thrombosen) entstehen vor allem bei Menschen mit Krampfadern. Sie sind zwar lästig, aber meist harmlos. Ganz anders muss hingegen eine Thrombose der tiefen Beinvenen (tiefe Thrombose) eingestuft werden. Hier kann sich aus der verschlossenen Vene leicht ein Blutgerinnsel lösen und in der Lunge einen Arterienverschluss (Lungenembolie) verursachen. Dadurch entsteht eine lebensgefährliche Situation.

Oberflächliche Thrombose
Die oberflächlichen Beinvenen liegen direkt unter der Haut. Sie sammeln das Blut der Haut und des Unterhautgewebes und leiten es über Verbindungsvenen in die Tiefe. Wenn diese oberflächlichen Venen erweitert sind (Krampfadern) oder wenn das Blut langsamer fliesst, kann das zur Bildung von Blutgerinnseln und zum Verschluss der oberflächlichen Venen führen.

Eine oberflächliche Thrombose zeigt sich als gut tastbarer harter Strang direkt unter der Haut. Die betroffene Stelle ist gerötet, leicht geschwollen, und die Vene ist entzündet und schmerzhaft. Besonders häufig betroffen sind Menschen mit starken Krampfadern. Oberflächliche Venenthrombosen sind zwar sehr unangenehm, stören aber den Gesundheitszustand meist nur unbedeutend. Wenn der Venenverschluss jedoch am Oberschenkel, direkt unter der Leiste liegt, kann ein losgelöstes Gerinnsel durch die grosse Verbindungsvene in der Leiste ins Herz und weiter in die Lunge gelangen.

Therapie der oberflächlichen Thrombose
Die Behandlung besteht in erster Linie in kühlenden Umschlägen mit Alkoholwickeln oder Quarkauflagen. Auch entzündungshemmende Gels oder Cremen wie Thrombocid, Reparil, Olfen oder Venoruton wirken lindernd. Bei stärkeren Schmerzen helfen auch antirheumatische Medikamente (Brufen, Ponstan, Voltaren).

Wenn die Thrombose ganz frisch ist, kann der Hausarzt die betroffene Vene anstechen und das Gerinnsel auspressen. Gewöhnlich klingen die Beschwerden des oberflächlichen Venenverschlusses nach wenigen Tagen ab, und die Entzündung und Verhärtung verschwinden langsam wieder. Wenn bei stärkeren Krampfadern wiederholt oberflächliche Thrombosen oder andere Komplikationen (Blutungen, offenes Bein, Ekzem) auftreten, muss eine Operation der Krampfadern (Varizen) in Betracht gezogen werden.

Symptome der tiefen Thrombose
Die tiefen Beinvenen liegen in der Muskulatur des Unterschenkels eingebettet. Sie leiten das Blut mit Hilfe von Ventilen und der Aktivität der Muskeln (Muskelpumpe) gegen die Schwerkraft dem Herz zu. Wenn sich eine solche Vene verschliesst, kommt es rasch zu einer Schwellung und Schwere im Bereich des Fusses, des Unterschenkels und evtl. auch des Oberschenkels. Gleichzeitig treten Schmerzen im Fuss und entlang der verschlossenen Vene auf. Häufig zeigt sich im Stehen eine leicht bläuliche Verfärbung der Haut und eine verstärkte Zeichnung der Venen des Unterschenkels.

Nicht immer sind die Symptome der tiefen Thrombose so typisch und deutlich. Manchmal tritt nur ein leichtes Ziehen im Unterschenkel und eine leichte Schwellung des Fusses auf. Wenn der Verdacht auf eine tiefe Beinvenenthrombose besteht, hat der Röntgenarzt die Möglichkeit, das Venensystem der Beine mit einer Ultraschall-Untersuchung zu beurteilen oder mit einem Kontrastmittel darzustellen und so die Diagnose zu bestätigen.

Ursache der tiefen Thrombose
Drei Faktoren können die Bildung eines Blutgerinnsels in einer tiefen Beinvene begünstigen: Wenn das Blut verlangsamt fliesst, weil die Muskeln durch Ruhigstellung keine Pumpwirkung ausüben, kann es zur Gerinnselbildung kommen. Diese Gefahr besteht zum Beispiel bei bettlägerigen Patientinnen und Patienten nach einer Operation oder Geburt. Auch wenn ein Gipsverband das Bein ruhig stellt oder wenn auf einer langen Auto- oder Flugreise nur wenig Bewegungsspielraum bleibt, kann sich eine tiefe Venenthrombose bilden. Schliesslich werden Verschlüsse der tiefen Beinvenen oft bei übergewichtigen Menschen und Menschen mit Herzschwäche festgestellt.

Eine tiefe Venenthrombose kann auch als Folge eines Unfalls auftreten. Wenn bei einer Quetschung oder bei einem Beinbruch die Gefässwand der Vene mitverletzt wird, kann als Komplikation eine Thrombose entstehen. Auch bei länger dauernden Operationen im Bereich der Beine, des Hüftgelenks und des Unterbauchs treten Verschlüsse der tiefen Venen öfter auf.

Schliesslich sind auch vererbte Gerinnungsstörungen im Blut bekannt. Dabei können bei gewissen sonst gesunden Menschen wichtige Gerinnungsfaktoren im Blut fehlen oder zu selten vorkommen, sodass die Gerinnungsneigung erhöht ist. Diese Menschen müssen besonders vorsichtig sein und thromboseauslösende Situationen meiden oder im Zusammenhang mit Geburt, Unfällen, Operationen oder auch längeren Reisen blutverdünnende Mittel zu sich nehmen.

Bei gewissen Blutkrankheiten und als Begleiterscheinung von Krebsleiden können ebenfalls Beinvenenthrombosen auftreten. Auch gewisse Medikamente können die Gerinnungsmechanismen im Blut verändern und so Thrombosen auslösen.

Thrombosen als Komplikation bei Ovulationshemmern («Pille»)

Bekannt ist diese unerwünschte Komplikation auch bei der Einnahme der Antibabypille. Vor allem Frauen mit starken Krampfadern oder Raucherinnen im Alter über 35 Jahre sind durch die Einnahme der Antibabypille vermehrt für Thrombosen und andere Kreislaufkrankheiten anfällig. Sie sollten wenn möglich auf andere Verhütungsmethoden ausweichen. Bei gesunden Nichtraucherinnen ist die Thrombosegefahr durch die Einnahme von Ovulationshemmern hingegen gering. Man kann sogar sagen, dass bei einer Schwangerschaft das Risiko für eine Beinvenenthrombose viel höher ist als bei der Pilleneinnahme und diese sichere Verhütungsart also sogar als Thromboseprophylaxe angesehen werden kann.

Gefürchtete Komplikation: Lungenembolie

Die Thrombose in einer tiefen Beinvene ist eine gefürchtete Krankheit. Nicht wegen der Symptome, sondern weil sie häufig ein oder mehrere Blutgerinnsel (Emboli) in die Blutbahn abgibt, welche über die rechte Herzkammer in die Lungengefässe gelangen können. Je nach der Grösse des Gerinnsels kommt es zum Verschluss einer mehr oder weniger grossen Lungenarterie. Man spricht von einer Lungenembolie. Wenn ein grosses Gefäss oder viele kleine Gefässe betroffen sind, kann unter Umständen der Tod durch Herzversagen eintreten.

Kleine Lungenembolien verursachen manchmal nur diskrete Beschwerden. Im Anschluss an eine tiefe Thrombose im Bein oder im Bereich des Beckens treten leichte Atemnot und ein schneller Puls auf. Wenn ein grösseres Lungengefäss betroffen ist, kommt es plötzlich zu einer starken Atemnot. Der oder die Betroffene wird blass, hat blaue Lippen, schwitzt stark und hat grosse Angst. Die Patienten klagen über Brustschmerzen, haben manchmal Husten mit blutigem Auswurf, einen schnellen Puls und einen absinkenden Blutdruck. Im Extremfall kann ein Schock mit Bewusstlosigkeit und der Tod eintreten.

Wenn der Verdacht auf eine Lungenembolie besteht, kann der Arzt im Lungen-Röntgenbild nach einer verdächtigen Verschattung suchen. Leider ist dieses Diagnosemittel sehr ungenau. Deshalb muss im Spital ein so genanntes Lungen-Szintigramm (Darstellung der Lungengewebe mit radioaktiven Stoffen) durchgeführt werden, um zu einer sicheren Diagnose zu kommen.

Therapie der tiefen Thrombose

Hauptziel der Behandlung einer tiefen Thrombose ist die Verhinderung einer Lungenembolie. Sobald der Verdacht auf eine tiefe Beinvenenthrombose besteht, muss sofort das Blut verdünnt werden. Das bedeutet, dass dem Patienten Medikamente verabreicht werden, welche die Blutgerinnung deutlich verzögern. Dadurch kann die Ausbreitung der Gerinnselbildung und das Loslösen von Emboli einigermassen verhindert werden. Auch wird die Wiedereröffnung der verschlossenen Beinvene beschleunigt.

In der ersten Zeit wird das blutverdünnende Mittel durch Spritzen verabreicht. Schon nach wenigen Tagen erfolgt die Umstellung auf Medikamente, die eingenommen werden müssen (Sintrom, Marcoumar). Gewöhnlich wird die Blutverdünnung auf Grund einer tiefen Venenthrombose während drei bis sechs Monaten durchgeführt. In dieser Zeit muss der Patient oder die Patientin regelmässig beim Hausarzt einen Wert im Blut (Quick) kontrollieren lassen, der die gute Einstellung der Blutverdünnung gewährleistet.

Der Arzt verordnet anhand des Quick-Ergebnisses die genaue Dosis des Medikaments. Wer sein Blut verdünnt hat, trägt vorsichtshalber immer Vitamin-K-Dragées (Konakion) auf sich. Sollte eine stärkere Blutung (z.B. bei einem Unfall oder spontan) auftreten, können Konakion-Dragées eingenommen werden. Dadurch kommt es rasch zu einer normalen Blutgerinnung.

Schädigungen nach Beinvenenthrombose
Auch wenn eine tiefe Venenthrombose noch so gut behandelt wird, kann nicht immer verhindert werden, dass das Venensystem des betroffenen Beins geschädigt bleibt (postthrombotisches Syndrom). Vor allem die Ventile, die den Rückfluss des Blutes gegen die Schwerkraft ermöglichen, können geschädigt sein. Dadurch kommt es zur Störung des Blutrückflusses und zu Stauungen im Bereich des Fusses, des Fussgelenks und des Unterschenkels: Das Bein bleibt mehr oder weniger stark geschwollen, die Venen sind erweitert, und die Haut ist verfärbt (braun, rot und bläulich) und verdickt. Häufig bildet sich ein Ekzem mit Rötung, Schuppung und Juckreiz. Schliesslich kann ein Geschwür auftreten, das nur sehr schwer heilt.

Da diese Symptome sehr belastend sind, ist es wichtig, tagsüber regelmässig elastische Binden oder Kompressionsstrümpfe zu tragen. Auch kalte Duschen haben eine günstige Wirkung. Ein offenes Bein kann mit Kompressen von Kochsalzlösung und mit konsequentem Tragen von elastischen Binden behandelt werden.

Prävention der Thrombose
Heute gehört es zur Routine, dass Menschen nach einer Geburt oder Operation schon früh mit eingebundenen Beinen das Bett verlassen müssen, um die Zirkulation in den Beinvenen anzuregen. Wenn längeres Liegen oder eine Behandlung mit einem Gipsverband nötig ist, wird das Blut meist über eine gewisse Zeit mit Medikamenten verdünnt.

Während einer längeren Flug- oder Autoreise muss man dafür sorgen, dass man die Beine genügend durchbewegt. Bei einer Autoreise müssen genügend Pausen eingeschaltet und bei einer Flugreise ganz bewusst die Füsse und Beine bewegt werden. Bei übergewichtigen Menschen und solchen, die schon einmal eine tiefe Venenthrombose durchgemacht haben, wird empfohlen, sich für eine längere Flugreise ein blutverdünnendes Mittel zu spritzen.

Thrombosen der tiefen Beinvenen können lebensgefährliche Lungenembolien auslösen und sollen daher mit allen Mitteln verhindert werden. Glücklicherweise kennt man heute die Umstände, durch die die Gefässverschlüsse der tiefen Beinvenen entstehen, und die Möglichkeiten, diese Krankheit zu verhindern. Wenn Verdacht auf eine tiefe Beinvenenthrombose oder eine Lungenembolie besteht, muss sofort der Arzt konsultiert werden.

BETTNÄSSEN

Als Bettnässer wird ein Kind bezeichnet, das über den fünften Geburtstag hinaus in der Nacht noch einnässt. Die meisten Bettnässer sind genauso gesund wie andere Kinder. Sie haben lediglich eine in Bezug auf das Trockenwerden verzögerte Reifung im Gehirn. Die meisten betroffenen Kinder leiden stark unter dieser Schwäche. Umso ungeschickter ist es, wenn man sie auslacht oder als psychisch gestört hinstellt.

Häufigkeit

Bettnässen ist häufiger, als man denkt. Zwar werden die meisten Kinder gewöhnlich zwischen zwei und drei Jahren trocken. Aber mit vier Jahren macht immer noch jedes dritte und mit fünf Jahren jedes fünfte Kind ins Bett. Auch im Alter von sechs Jahren sind noch zehn Prozent und mit fünfzehn Jahren noch zwei Prozent der Kinder beziehungsweise der Jugendlichen Bettnässer. Knaben sind von dieser Gesundheitsstörung häufiger betroffen als Mädchen.

Verschiedene Ursachen

Bis heute weiss man nicht genau, warum gewisse Kinder Probleme mit dem Trockenwerden haben. Hingegen ist man sicher, dass die früher häufig genannten Gründe fürs Bettnässen nicht stimmen. Es ist falsch zu meinen, Bettnässer hätten eine kleinere Blase als andere Kinder. Auch schlafen Kinder, die nachts einnässen, nicht tiefer als andere.

Es gibt wichtige Argumente, die darauf hinweisen, dass das Bettnässen mit einer erblichen Komponente zusammenhängt. So stellte man eine Häufung dieser Schwäche in gewissen Familien fest. Wenn ein Elternteil länger eingenässt hat, leidet im Durchschnitt jedes zweite seiner Kinder unter der gleichen Schwierigkeit. Wenn beide Elternteile betroffen waren, sind es drei von vier Nachkommen. Der Bettnässer trägt also meist keine direkte Verantwortung für sein Problem.

Bettnässen = Reifungsverzögerung

Bettnässen ist in fast allen Fällen keine Krankheit, sondern eine angeborene Verzögerung von Reifungsprozessen, die das Trockenwerden fördern sollten. Genauso, wie Kinder früher oder später gehen oder sprechen lernen.

Ab einem gewissen Alter produziert das Kind in der Hypophyse – der Steuerungsdrüse im Gehirn – das Hormon Vasopressin. Dieses sorgt dafür, dass die Nieren nachts weniger Urin ausscheiden. Bei den Bettnässern wird dieses Steuerungshormon noch in ungenügender Menge ausgeschüttet. Daher füllt sich nachts die Blase übermässig, und das führt zum unfreiwilligen Einnässen.

Körperliche Ursachen
In gewissen, eher seltenen Fällen kann der Arzt eine körperliche Veränderung im Bereich der Schamlippen, am «Schwänzchen», in der Blase, im Harnleiter oder in den Nieren feststellen. Dabei kann es sich um eine Missbildung oder Infektion handeln. Es ist daher wichtig, dass bei jedem Bettnässer mindestens eine kurze körperliche Untersuchung und eine Urinuntersuchung vorgenommen werden, bevor man mit einer Behandlung beginnt.

Die Rolle der Psyche
Viele Menschen sind der Meinung, das Bettnässen habe psychische Ursachen. Sogar die Eltern der betroffenen Kinder leiden unter der Angst, sie hätten Fehler bei der Erziehung gemacht. Das trifft meistens nicht zu. Die seelische Entwicklung ist bei fast allen Bettnässern absolut unauffällig, und es liegt keine psychische Störung vor.

Eine psychische Ursache kann jedoch vorliegen, wenn ein Kind schon einmal während einer gewissen Zeit trocken war und plötzlich in der Nacht wieder einnässt. Das kann eine Reaktion auf die Geburt eines Geschwisters oder eine verzweifelte Antwort auf eine ehrgeizige oder zu harte Erziehung sein. Auch bei grosser Rivalität unter Geschwistern kann das kleinste Kind wieder das Bett einnässen und so seinen Protest ausdrücken.

Grosse seelische Belastung
Bettnässen bedeutet für die meisten Betroffenen und ihre Angehörigen eine grosse psychische Belastung. Man kann sich kaum vorstellen, was ein Klassenlager oder das Übernachten bei einem Freund für einen Primar- oder Sekundarschüler bedeutet, der nachts noch einnässt. Viele Kinder reagieren darauf mit vermehrter Aggressivität oder mit Depressionen. Die ungeschickte Reaktion der Umgebung, Schimpfen oder Auslachen ist nicht nur keine Hilfe, sondern eine zusätzliche Belastung. Das Kind fühlt sich wehrlos und unverstanden.

Auch die Eltern leiden meist stark unter der Situation. Die Mutter verzweifelt an den Bergen von Bettwäsche. Auch die Angst vor den uneinfühlsamen Reaktionen der Freunde und Nachbarn kann sehr belastend sein. Je länger das Leiden des Kindes dauert und die getroffenen Massnahmen keinen Erfolg bringen, umso eher bildet sich die Haltung, man könne ja doch nichts tun oder das Kind nässe aus Böswilligkeit ein.

Erfolg versprechende Therapie
Zum Glück gibt es heute Therapien, die über kurz oder lang Erfolg versprechen. Man muss den Mut haben, sich Beratung bei einem Fachmann zu holen. Und man kann die Gewissheit haben, dass Bettnässen ein harmloses Problem ist, das fast immer gelöst werden kann. Allerdings ist häufig viel Geduld erforderlich.

Der wichtigste Schritt für die Eltern ist, dass sie sich über diese besondere Gesundheitsstörung informieren. Man kann mit dem Haus- oder Kinderarzt offen darüber sprechen. Hilfreich kann auch das Buch von Dr. Urs Eiholzer «Über das

Bettnässen und wie man es los wird» sein (erhältlich bei: Stiftung Wachstum, Pubertät, Adoleszenz, Möhrlistrasse 69, 8006 Zürich).

In einem nächsten Schritt muss das Kind dazu gebracht werden, dass es selbst seine Schwäche definitiv loswerden möchte. Häufig hat es schon verschiedenste Behandlungsversuche und zahlreiche Niederlagen hinter sich. Man muss ihm die Gewissheit geben, dass seine Schwäche überwunden werden kann. Entscheidend für Erfolg oder Misserfolg ist, dass man nicht zu früh mit einer Behandlung beginnt. Ein Kind muss bei Therapiebeginn selbst realisieren, dass ihm das Bettnässen Nachteile bringt. Meist ist das erst der Fall, wenn es mit der Primarschule begonnen hat.

Weckapparat

Ein bewährtes Mittel, um den nächtlichen Harndrang unter Kontrolle zu bringen, ist der so genannte Weckapparat. Sobald der erste Tropfen Urin in die Hose fliesst, wird das Kind durch einen Wecker aus dem Schlaf gerissen. Es muss das Gerät abstellen und aufs WC gehen, um die Blase zu leeren. Besonders bewährt hat sich das Modell «Rapido sec». An der Unterhose oder Windel des Kindes wird ein Kontakt angebracht, der bei Nässe sofort reagiert. Wenn das Wecksystem über mehrere Monate angewendet wird, kann bei drei von vier Kindern mit dem Verschwinden des Bettnässens gerechnet werden.

Medikamentöse Therapie

Früher setzte man antidepressive Mittel (z.B. Tofranil) ein, die jedoch nur in seltenen Fällen eine Besserung brachten. Da der nur beschränkte Erfolg in keinem vernünftigen Verhältnis zu den möglichen Nebenwirkungen steht, sollten diese Mittel heute nicht mehr eingesetzt werden.

Es gibt heute die Möglichkeit, das Hypophysen-Hormon, das beim Bettnässer wegen der verzögerten Reifung noch fehlt, regelmässig zu verabreichen. Das Medikament Minirin (deutlich billigeres Generikum: Nocutil Spray) wird am Abend mit zwei bis vier Spraystössen in die Nase verabreicht. In der Folge produziert der Körper in der Nacht deutlich weniger Urin. In rund 80 Prozent der Fälle kommt es damit zum Verschwinden des Bettnässens.

Mit der Verabreichung von Minirin oder Nocutil wird nur das Symptom, nicht aber die Ursache des Bettnässens behandelt. Deshalb eignet sich das Mittel beim jüngeren Kind nur zur kürzeren Anwendung, zum Beispiel während eines Schullagers. Erst bei älteren Kindern (z.B. über zehn Jahre) kann das Mittel mehrere Monate lang verabreicht werden. In dieser Zeit lernt der Körper, die Urinproduktion durch die Hypophyse selbst zu steuern. Das Mittel muss durch den Arzt mit einem Rezept verordnet werden und wird von der Krankenkasse bezahlt.

Psychotherapie

Wenn das Bettnässen durch ein psychisches Problem ausgelöst wird, sollte die ganze Familie für eine Therapie bereit sein. Zusammen mit einer Therapeutin oder einem Therapeuten muss festgestellt werden, welcher konkrete Konflikt beim betroffenen Kind zum Bettnässen führt. Manchmal braucht es längere Zeit und viel Geduld, bis ein Kind so viel Selbstbewusstsein entwickelt, dass es in der Nacht wieder trocken bleibt.

Bettnässen ist eine lästige Angelegenheit und braucht vom betroffenen Kind und den Angehörigen viel Geduld. Trotzdem soll man nicht verzweifeln und den Kopf in den Sand stecken. Man soll sich durch Fachleute beraten lassen und den Mut finden, mit Optimismus und Ausdauer dahinter zu gehen. In den meisten Fällen bleibt der Erfolg nicht aus.

BLASENENTZÜNDUNG

Blasenentzündungen kommen oft vor und treten bei Frauen rund 50-mal häufiger auf als bei Männern. Meist sind sie zwar lästig, aber eher harmlos. Es ist gut zu wissen, was man dagegen unternehmen kann, ohne dass jedes Mal sofort der Arzt aufgesucht werden muss. In hartnäckigeren Fällen lässt sich eine Konsultation in der Praxis des Mediziners aber nicht verhindern.

Symptome

Eine Blasenentzündung äussert sich im Allgemeinen durch Brennen und Schmerzen beim Wasserlösen. Man spürt einen starken Harndrang und muss alle fünf bis zehn Minuten dringend aufs WC. Manchmal verspürt man einen Druck im mittleren Unterbauch. Der Urin ist eher trüb und riecht übel. Wenn Schmerzen im Bereich der Nieren und Fieber auftreten, besteht die Gefahr, dass eine Nierenbeckenentzündung als Komplikation aufgetreten ist. Dies ist eine ernsthafte Krankheit, die sofort ärztliche Hilfe erfordert.

Ursachen

Eine Blasenentzündung wird fast immer von Bakterien ausgelöst. In den meisten Fällen sind es Stuhlbakterien (E. coli), die vom Damm durch die Harnröhre in die Blase aufsteigen. Da die Harnröhre bei der Frau sehr kurz ist, können die Krankheitserreger das Abwehrsystem der Schleimhaut leichter überlisten als beim Mann, dessen Harnröhre von der Penisspitze bis zur Blase um einiges länger ist.

Die Anfälligkeit für eine Blasenentzündung kann zunehmen, wenn jemand die Hygiene vernachlässigt. Ein erhöhtes Risiko besteht aber auch, wenn sie sich so häufig mit Seife wäscht, dass die Schleimhaut darunter leidet. Auch die Einwirkung von Kälte kann sich negativ auf die Abwehrkräfte der Schleimhäute auswirken und die Anfälligkeit für eine Infektion der Blase erhöhen. Und schliesslich kommt es auch nach häufigem oder besonders intensivem Geschlechtsverkehr zu Entzündungen, weil durch die Gliedbewegungen des Mannes die Bakterien im Bereich des Scheideneingangs in die Harnröhre gelangen können.

Auch Infektionen der Scheide oder der Gebärmutter können Ausgangspunkt für eine Blasenentzündung sein. In der zweiten Zyklushälfte und in den Wechseljahren kommt die Krankheit bei Frauen häufiger vor. Man kann davon ausgehen, dass die Hormonkonzentration im Körper der Frau eine wichtige Bedeutung für die Abwehrfunktion der Schleimhäute im Unterleib hat. Je tiefer der Hormonspiegel ist, umso grösser ist die Anfälligkeit für eine Infektion.

Vorkommen
Blasenentzündungen kommen nicht nur bei Frauen, sondern auch bei Säuglingen, Kindern und eher selten bei Männern vor. Bei Säuglingen und Knaben muss der Arzt daran denken, dass sich hinter einer Blasenentzündung eventuell eine Missbildung der Harnwege verstecken kann. Dies trifft auch für Mädchen zu, wenn sie häufig unter solchen Infektionen leiden. Dies erfordert zusätzliche Abklärungen der Nierenbecken und Harnleiter (z.B. Ultraschall, Röntgen).

Beim Säugling ist die Diagnose einer Blasenentzündung schwierig, weil keine Angaben über die Beschwerden vorliegen. Bei einer fieberhaften Erkrankung ohne klaren Grund muss man daher immer auch an eine Blasenentzündung denken und rasch zum Arzt gehen.

Bei jüngeren Männern sind Blasenentzündungen meistens an eine Entzündung der Harnröhre, bei Senioren an eine Vergrösserung oder Entzündung der Prostata gekoppelt. In solchen Fällen ist der Besuch beim Hausarzt besonders wichtig, weil häufig eine längere Behandlung mit Antibiotika erforderlich ist.

Auch schwangere Frauen sollten wegen einer Blasenentzündung zum Arzt gehen, weil während der Schwangerschaft aus einer banalen Blasenentzündung sehr leicht eine Nierenbeckenentzündung entstehen kann. Nur wenn sofort richtig behandelt wird (Verabreichung von gut verträglichen Antibiotika), kann diese belastende Komplikation verhindert werden.

Behandlungsmöglichkeiten
Frauen können zuerst versuchen, das lästige Blasenleiden mit einfachen Hausmitteln zu behandeln. Die wichtigste Massnahme ist Trinken, Trinken und nochmals Trinken. Günstig ist, wenn man pro Stunde mindestens einen halben Liter Flüssigkeit (z.B. Tee oder Mineralwasser) zu sich nimmt.

In der Apotheke oder Drogerie werden Blasen- und Nierentees angeboten. Das sind pflanzliche Mittel, die bei gewissen Personen eine positive Wirkung auf die gereizte Blase haben können. Man bekommt auch rezeptfreie harnwegdesinfizierende Medikamente, die oft helfen können, die lästigen Symptome zum Verschwinden zu bringen.

Gegen die Schmerzen im Unterbauch hilft eine warme Bettflasche. Ein Treuphadol, Panadol oder Aspirin kann zusätzlich Linderung bringen. Günstig für den Heilungsprozess ist sicher Schonung, bei stärkeren Beschwerden ist sogar Bettruhe zu empfehlen. Wenn nach zwei bis drei Tagen keine Besserung eintritt, soll man sich beim Hausarzt melden.

Medikamente
Der Arzt wird die Patientin oder den Patienten über die vorliegenden Beschwerden befragen, eine kurze Untersuchung des Körpers vornehmen und im Labor den Urin untersuchen lassen. Wenn es sich bestätigt, dass eine Blaseninfektion vorliegt, kann er ein hochwirksames Antibiotikum verordnen und die Blasenentzündung in den meisten Fällen in zwei bis drei Tagen zum Verschwinden bringen.

Seit einiger Zeit gibt es die Möglichkeit, die akute Blasenentzündung einer Frau mit einer einmaligen Antibiotikum-Dosis am Abend zu behandeln (z.B. Monuril 3,0 Sachet oder Amoxicillin 3 g) Bei einem Mann, kleinen Kindern, schwangeren Frauen oder wenn die Blasenentzündung schon länger als drei Tage dauert, von Fieber begleitet ist und die Neigung zu Rückfällen zeigt, ist es besser, eine Antibiotika-Behandlung durchzuführen, welche mindestens fünf bis sieben Tage dauert.

Häufige Blasenentzündungen
Wenn ein Patient oder eine Patientin immer wieder Blasenentzündungen durchmacht, sollte man zusammen mit dem Arzt versuchen, die Ursache für das lästige Leiden herauszufinden. Das wiederholte Auftreten der Krankheit kann mit dem Hormonhaushalt zusammenhängen oder Folge mangelnder Hygiene oder übertriebenen Gebrauchs der Seife sein. Auch die Sexualität in all ihren verschiedenen Formen kommt als Ursache für wiederholte Infektionen der Blase in Frage, und nach den Wechseljahren kann eine trockene, abwehrschwache Schleimhaut im Bereich des Unterleibes der Grund für häufige Blasenentzündungen sein. Je nach Situation kann der Arzt einer Frau mit Ratschlägen und gezielten Behandlungsmassnahmen helfen, sodass die häufigen Blaseninfektionen verschwinden oder wenigstens viel seltener auftreten.

Es wäre falsch, wenn eine Frau mit wiederholten Blasenentzündungen einfach kapituliert und dies als unabwendbares Schicksal betrachtet. Sie sollte vielmehr ihren Hausarzt oder einen Facharzt/eine Fachärztin für Gynäkologie oder Urologie aufsuchen und den Mut haben, offen über das lästige Problem zu sprechen.

BLASENSCHWÄCHE (INKONTINENZ) DER FRAU

Bei einer Blasenschwäche verliert die Frau in gewissen Situationen kleine oder grössere Mengen Urin. Sie hat keine Möglichkeit, dieses spontane Einnässen zu kontrollieren. Dies kann sehr störend sein und bei der Betroffenen grosse Verzweiflung auslösen. Die Blasenschwäche führt manchmal zur Isolation von der Umgebung und zu Depressionen. Es ist gut, die möglichen Behandlungsmethoden zu kennen. Nicht immer ist eine Operation notwendig.

Beginn der Beschwerden
Wenn eine Frau über 40 Jahre alt ist, treten nicht selten erste Wechseljahrbeschwerden im Unterleib auf. Die Schleimhäute in und vor der Scheide können trockener werden. Dadurch ist die lokale Abwehr geschwächt, und es treten häufiger Entzündungen der Scheide und der Blase auf. Es kann auch zu schlaffen Scheidenwänden und zu einem Absinken der Blase kommen. Dies alles kann sich auch durch Schwierigkeiten und sogar Schmerzen beim Geschlechtsverkehr äussern.

Auch die Blase funktioniert nicht mehr wie in jungen Jahren. Die Frau kann in gewissen Momenten das Wasser nicht mehr zuverlässig zurückhalten und verliert immer wieder eine mehr oder weniger grosse Menge davon. Dies ist äusserst unangenehm und beeinträchtigt nicht nur die körperliche Gesundheit, sondern auch das seelische Gleichgewicht der Betroffenen. Etwa jede dritte Frau ist in den Wechseljahren von diesen Schwierigkeiten betroffen. Bei älteren Frauen ist es mehr als die Hälfte.

Arten von Inkontinenz
Die Blasenschwäche kann sich auf unterschiedliche Art äussern. Am häufigsten ist die so genannte Stressinkontinenz. Das bedeutet, dass eine Frau Urin verliert, wenn der Druck in der Bauchhöhle erhöht ist, z.B. beim Husten, Niesen oder Lachen, aber auch beim Bücken, Springen, Heben und Treppensteigen. Normalerweise ist der Blasenverschluss so gut, dass eine Druckerhöhung im Bauch keine Auswirkungen zeigt. Wenn aber der Aufhängeapparat der Blase geschwächt ist und die Schleimhäute dünner geworden sind, kann der Verschluss in solchen Momenten versagen.

Eine andere Form von Blasenschwäche ist die so genannte Dranginkontinenz. Bei dieser Blasenstörung leidet die Frau unter einem ständigen, starken Harndrang, und manchmal verliert sie auch Urin. Normalerweise hat die Blase ein Fassungsvermögen von drei bis fünf Dezilitern. Bei der Dranginkontinenz wird sie immer kleiner. So tritt der Harndrang immer noch früher und kräftiger auf, und der Urin kann nur noch mit grösster Mühe oder nicht mehr zurückgehalten werden. Die Dranginkontinenz entwickelt sich vor allem bei Frauen, die zu wenig Flüssigkeit zu sich nehmen.

Ursachen
Eine Blasenschwäche entsteht vor allem bei Frauen, die drei oder mehr Geburten hinter sich haben. Auch schwere Geburten können im Beckenboden eine Verletzung und damit eine Schwäche hinterlassen. Auch übergewichtige Frauen haben gelegentlich Probleme mit dem Blasenverschluss. Und wenn sich in den Wechseljahren die Hormone zurückbilden, wird der Blasenverschluss dadurch geschwächt. Akute und chronische Blasenentzündungen können die Beschwerden noch verschlimmern. Nervöse Frauen leiden eher unter Blasenproblemen. Auch ausschwemmende Medikamente und Beruhigungsmittel können eine Blasenschwäche verschlimmern.

Einfache Hilfsmassnahmen
Viele Frauen leben mit ihrer leichten Blasenschwäche ohne grössere Probleme. Sie tragen eine sehr saugkräftige und einigermassen flache Einlage im Slip und sorgen regelmässig für eine gute Hygiene. Andere haben grössere Mühe mit ihrer schwachen Blase, vor allem wenn die Beschwerden stärker sind und die Menge des abgehenden Urins beträchtlich ist. Sie fürchten, man könne bei ihnen einen unangenehmen Geruch wahrnehmen.

In dieser Situation haben manche Frauen die Neigung, sich von der Umgebung zurückzuziehen und liebe Gewohnheiten wie Turnen und Wandern aufzugeben. Dadurch gehen Freundschaften in Brüche, und die Aussenkontakte werden seltener. Daraus entsteht nicht selten eine zunehmende Isolation. Sogar Depressionen können auf Grund einer Blasenschwäche entstehen.

Das muss nicht sein. Eine Blasenschwäche mit spontanem Abgang von Urin ist nicht einfach ein unabänderliches Schicksal. Es gibt in der heutigen Zeit gute Möglichkeiten, die unangenehme Situation mit gezieltem Muskeltraining, Medikamenten und manchmal auch mit einer Operation zu verbessern.

Abklärung notwendig
Am Anfang jeder erfolgreichen Behandlung steht die genaue Abklärung der Beschwerden durch den Haus- oder Frauenarzt. In einem offenen Gespräch muss festgestellt werden, welche Schwierigkeiten vorliegen. Die körperliche und gynäkologische Untersuchung kann weitere Anhaltspunkte über die Ursache, Form und Schwere der Blasenschwäche geben. Bei ernsthafteren Fällen ist es notwendig, mit spezialisierten Zusatzuntersuchungen die Funktion der Blase genau zu prüfen.

Behandlungsmöglichkeiten
Das Ziel jeder Behandlung muss sein, die Funktion der Blase zu verbessern und wenn möglich wieder herzustellen. Damit kann die Lebensqualität erhöht und das Selbstbewusstsein der Frau gestärkt werden.

Bei der Stressinkontinenz, also bei Verlust von Urin beim Husten, Springen und Lachen, hilft in erster Linie ein intensives Beckenboden-Training. Dieses sollte in der ersten Phase wenn möglich unter Anleitung einer kompetenten Beckenbodentherapeutin stattfinden. Bei diesem Training versucht man, die Muskulatur des Beckenbodens besser wahrzunehmen und sie dann durch gezieltes Zusammenziehen zu stärken. Auch das häufige starke Zusammenziehen des Beckenbodens mit Zählen auf zehn kann helfen. Und schliesslich kann man mit gefüllter Blase springen und rennen und dabei mit voller Konzentration den Urin zurückhalten. Nach wenigen Wochen kommt es gewöhnlich zu einer spürbaren Verbesserung der Funktion des Schliessmuskels.

Auch wenn die Frau unter häufigem intensivem Harndrang, also einer Reizblase, leidet, können einfache Übungen eine Besserung herbeiführen. Die Voraussetzung für ein erfolgreiches Training ist die Steigerung der täglichen Trinkmenge auf 1,5 bis 2 Liter Flüssigkeit. Jetzt sollte die Zeit zwischen zwei Toilettengängen langsam vergrössert werden. Man soll beim Harndrang mit ganzer Konzentration den Blasenschliessmuskel anspannen und dem heftigen Drang nicht sofort nachgeben. Langsam kann man damit erreichen, dass sich das Blasenvolumen wieder vergrössert und sich die Blase spürbar beruhigt. Nach einer gewissen Zeit kann man in der Nacht wieder durchschlafen, ohne alle ein bis zwei Stunden aufs WC rennen zu müssen. Wichtig ist auch, dass man sich auf der Toilette die Zeit nimmt, um die Blase völlig zu entleeren.

Manchmal kann auch bei dieser Form von Blasenschwäche eine kompetente physiotherapeutische Behandlung ein gutes Resultat bringen. Auch der Haus- oder Frauenarzt kann der betroffenen Frau mit Ratschlägen helfen, sodass sie die Geduld für die Beckenbodenübungen und das Blasentraining aufbringt.

Medikamente
Gegen die Blasenschwäche gibt es auch medikamentöse Hilfe. Im Zentrum steht die Behandlung mit Östrogen, dem weiblichen Geschlechtshormon. Dieses Mittel, das in den Wechseljahren häufig zur Anwendung kommt, kann die Schleimhaut der Scheide und der Blase kräftigen und die Muskulatur des Beckenbodens stärken. Man kann es in der Form von Tabletten zu sich nehmen, Östrogen-Pflaster auf die Haut kleben oder lokal als Scheidenzäpfchen oder Creme anwenden. Dadurch kann der Blasenverschluss wieder besser funktionieren.

Dann gibt es auch krampflösende Mittel wie Spasmo-Urgenin Neo Drag. oder Detrusitol 4 SR Retardkapseln, welche die gereizte Blasenmuskulatur beruhigen können. Und schliesslich gibt es Medikamente, welche die Verschlussmuskeln der Blase stärken. Bekannt sind Kontexin retard Tabletten und Cetiprin 200 Tabletten.

Operation
Wenn alle diese Massnahmen nicht zum Erfolg führen, muss eine operative Lösung in Betracht gezogen werden. Wenn bei der Stressinkontinenz das Beckenbodentraining und die Östrogenbehandlung nichts gebracht haben, wird der Frauenarzt vorschlagen, dass man mit einer Operation die abgesenkte Blase im Becken wieder besser befestigt. Neuerdings wird dafür ein Kunststoffband von der Scheide aus durch die Bauchhöhle geführt und im Bereich der Bauchmuskulatur befestigt. Häufig ist eine Frau nach diesem einfachen Eingriff beschwerdefrei.

Es ist wichtig, dass eine Frau vor dem Eingriff weiss, was bei ihr genau operiert werden soll. Die Erfolgsrate einer solchen Operation liegt bei rund 80 Prozent, d.h., dass jede fünfte Frau mit dem Ergebnis des chirurgischen Eingriffs nicht zufrieden ist. Man muss auch wissen, dass bei einigen Frauen nach einem solchen Eingriff erneut Beschwerden wie Harndrang, Blasenreizung und Schmerzen beim Wasserlösen auftreten können. Und schliesslich hat zehn Jahre nach dem operativen Eingriff rund die Hälfte der Frauen wieder Probleme mit dem Wasserlösen und dem Zurückhalten des Urins.

Wichtig ist, dass eine Frau weiss, dass bei einer Blasenschwäche die Operation nicht die einzig mögliche Lösung ist. Ob ein solcher Eingriff gemacht werden soll, hängt vor allem vom Willen und vom Leidensdruck der betroffenen Person ab. Der Arzt ist zwar Berater, aber die Entscheidung liegt allein bei der Patientin. Wenn eine Frau verunsichert ist, soll sie lieber zuwarten und vielleicht einen zweiten Arzt konsultieren, der ihr bei der schwierigen Entscheidung hilft. Manchmal ist es empfehlenswert, für eine solche zweite Meinung einen Arzt zu konsultieren, der sein Geld nicht mit Operieren verdient, also z.B. den Hausarzt.

Eine Frau soll nicht verzweifeln, wenn der Verschluss der Blase nicht mehr perfekt funktioniert. Es gibt heute ganz verschiedenartige und sehr bewährte Behandlungsmöglichkeiten. Statt einfach den Kopf in den Sand zu stecken, sollte man sich einen ärztlichen Berater suchen, zu dem man Vertrauen hat und der die bewährteste Lösung für das Problem aufzeigen kann.

BLINDDARMENTZÜNDUNG

Bei der Blinddarmentzündung (Appendizitis) treten plötzlich Schmerzen im Bereich des rechten Unterbauchs auf. Jeder Mensch kann in jedem beliebigen Alter von dieser akuten Gesundheitsstörung betroffen werden. Wenn die Diagnose feststeht, muss sofort operiert werden. Wird zu lange zugewartet, platzt der Blinddarm. Diese Komplikation kann lebensgefährlich sein.

Entstehung

Der Blinddarm ist ein orangengrosser Darmsack, der direkt an der Einmündung des Dünndarms in das obere Ende des Dickdarms in der Gegend des rechten Unterbauches sitzt. Am Blinddarm angehängt ist ein zirka 5 mm dickes und 8 bis 10 cm langes Darmschläuchlein (Wurmfortsatz), das beim Menschen keine Funktion mehr hat. Bei der Blinddarmentzündung ist nicht der Blinddarm selbst, sondern dieser feine so genannte Appendix entzündet. Zu einer Infektion kommt es, wenn zum Beispiel ein harter Stuhlpartikel, ein Fremdkörper oder ein Parasit den Wurmfortsatz verstopft hat.

In der Folge kommt es zu einer Stauung von Schleim und später von Eiter. Die Schleimhaut im Wurmfortsatz ist geschwollen, gerötet und schmerzhaft. Es bildet sich ein eitriger Abszess. Eine akute Blinddarmentzündung kann in jedem beliebigen Alter auftreten. Schon ein Säugling kann davon betroffen sein, aber auch sehr alte Menschen können von dieser heimtückischen Krankheit heimgesucht werden. Meistens trifft sie jedoch Menschen im Alter zwischen 8 und 30 Jahren.

Symptome

Eine akute Blinddarmentzündung läuft in den meisten Fällen in verschiedenen Phasen ab. Am Anfang treten Schmerzen im Bereich des mittleren Oberbauches und um den Bauchnabel herum auf. Gleichzeitig spürt der Patient oder die Patientin auch Übelkeit, und es kann zum Erbrechen kommen. Nach wenigen Stunden lokalisieren sich die Beschwerden im rechten Unterbauch. Der Schmerz ist jetzt sehr kräftig und kann noch verstärkt werden, wenn man mit der Hand auf den rechten Unterbauch drückt. Meist steigt die Körpertemperatur leicht an.

Nicht immer ist der Verlauf dieser Krankheit so typisch. Vor allem bei kleinen Kindern und bei alten Menschen können die Symptome eher untypisch sein, sodass man die Diagnose in der Anfangsphase der Krankheit leicht verpasst. Auch bei schwangeren Frauen und bei übergewichtigen Menschen können Bauchschmerzen im rechten Unterbauch falsch interpretiert werden. Dadurch wird man eventuell nicht sofort auf die richtige Diagnose kommen, was zum Platzen des Blinddarms und zu einer gefährlichen, eitrigen Bauchfellentzündung führen kann.

Andere Ursachen für Bauchschmerzen
Schmerzen im rechten Unterbauch müssen nicht immer von einer akuten Blinddarmentzündung herrühren. Häufig kann ein Unterbauchschmerz auf der rechten Seite auch durch eine Magen-Darm-Grippe ausgelöst werden. Auch Krankheiten der Blase, des Nierenbeckens und Nierensteine können ähnliche Beschwerden verursachen. Auch gynäkologische Störungen wie Eileiterentzündungen und Bauchfellreizungen beim Eisprung (so genannter Mittelschmerz) können vergleichbare Schmerzen provozieren.

Besonders wenn die Beschwerden im rechten Unterbauch nicht akut auftreten oder die Stärke der Schmerzen häufig wechselt, ist von einer anderen Ursache auszugehen. In jedem Fall muss bei solchen unklaren Beschwerden schnell ein Arzt aufgesucht werden.

Ärztliche Abklärung
Bei einer akuten Blinddarmentzündung muss häufig sehr rasch in Vollnarkose operiert werden. Es ist daher sinnvoll, schon vor dem Arztbesuch nichts mehr zu essen und zu trinken. Auch auf die Einnahme von Schmerzmitteln ist wenn möglich zu verzichten. Hingegen kann ein Eisbeutel die Schmerzen im Bereich des rechten Unterbauches etwas erträglicher machen.

Zuerst wird der Arzt fragen, wann und wie die Beschwerden aufgetreten sind. Dann wird er den Bauch genau abtasten. Häufig hilft auch eine Untersuchung mit dem Finger durch den After und bei Frauen durch die Scheide, um genauere Informationen über die Ursache der Schmerzen zu bekommen. Im Labor können die Zahl der weissen Blutkörperchen und andere Entzündungswerte bestimmt werden. Auf eine akute Infektion weisen deutlich erhöhte Werte hin. Manchmal hilft eine Ultraschallkontrolle des Bauches, um die Diagnose zu erhärten oder eine andere Ursache für den Schmerz festzustellen.

Spitaleinweisung
Wenn auf Grund der Beschwerden und der erhobenen Laborbefunde ein ernsthafter Verdacht auf eine Blinddarmentzündung besteht, gehört das betroffene Kind oder der Erwachsene sofort ins Spital. Wenn dort der Verdacht bestätigt wird, muss möglichst bald operiert werden. Da bei dieser Diagnose nicht beliebig lange zugewartet werden kann, wird im Zweifelsfall eher einmal zu viel als zu wenig operiert. Damit wird versucht, das Platzen des Blinddarms zu vermeiden. Man riskiert damit zwar, dass in der Bauchhöhle ein nicht gereizter Wurmfortsatz gefunden wird, weil eine andere Ursache für die Bauchschmerzen vorliegt. Doch ist dies nicht auf das Versagen der Ärzte zurückzuführen, sondern Folge der gebotenen Vorsicht beim Verdacht auf einen entzündeten Blinddarm.

Operation

Bei der Blinddarmoperation macht der Chirurg einen kleinen Schnitt von etwa 8 cm Länge im Bereich des rechten Unterbauches. Die Haut, die Muskeln und das Bauchfell werden durchtrennt, und der entzündete Wurmfortsatz des Blinddarms wird entfernt. Der Patient oder die Patientin bleibt etwa vier bis fünf Tage im Spital und ist schon nach zwei bis drei Wochen wieder voll leistungsfähig.

In letzter Zeit wird manchmal auch mit der neuen «Schlüssellochmethode» (Laparoskopie) durch kleine Schnittchen im Bereich des Nabels und des Unterbauches operiert. Bei dieser Methode können die Betroffenen das Spital noch schneller verlassen und sind schon nach einer guten Woche völlig beschwerdefrei.

Geplatzter Blinddarm

Wenn der Blinddarm platzt, entsteht häufig eine gefährliche Situation für den Betroffenen. Die Operation ist jetzt besonders dringend, viel aufwändiger und besonders risikoreich. Man muss den Bauch vom ausgeflossenen Eiter säubern und das infektiöse Sekret des entzündeten Bauchfells nach aussen ableiten. Über längere Zeit müssen den Patienten Antibiotika verabreicht werden. Der oder die Betroffene muss mindestens zwei Wochen im Spital bleiben, und es kann bis zu einem Monat dauern, bis eine vollständige Erholung eintritt.

Keine Prävention möglich

Leider gibt es keine präventiven Massnahmen, um das Auftreten einer akuten Blinddarmentzündung zu verhindern. Manchmal stellt sich die Frage, ob vor einem längeren Aufenthalt in der Dritten Welt der Blinddarm präventiv herausgenommen werden sollte, um eine akute Entzündung in einem Gebiet mit ungenügender medizinischer Versorgung zu verhindern. Meist wird man davon abraten, weil das Risiko einer plötzlichen Blinddarmentzündung sehr klein ist.

Hingegen kann ein Chirurg bei einer Bauchoperation, z.B. bei Unterleibskrankheiten, gleichzeitig den Wurmfortsatz entfernen und so eine weitere Bauchoperation zu einem späteren Zeitpunkt vermeiden.

Wenn ein Erwachsener oder ein Kind plötzlich konstante Schmerzen im rechten Unterbauch hat, geht man lieber einmal zu viel als einmal zu wenig zum Haus- oder Notfallarzt. Eine akute Blinddarmentzündung braucht dringend die richtige operative Behandlung.

BLUTARMUT

Blutarmut ist erstaunlich häufig. Fast jede zehnte Frau leidet darunter. Auch Kinder sind oft davon betroffen. Wenn typische Beschwerden wie Müdigkeit, Herzklopfen und Blässe vorliegen, sollte der Hausarzt die Menge des Blutes messen. Die Behandlung ist in den meisten Fällen relativ einfach.

Was ist eine Blutarmut?
Von einer Blutarmut (Anämie) spricht man, wenn die Menge des Blutfarbstoffes (Hämoglobin) im Blut vermindert ist. Dies ist der Fall, wenn das Hämoglobin beim Mann unter 14 g und bei der Frau unter 12 g pro 100 ml Blut abgesunken ist. Meist ist dabei auch die Anzahl der roten Blutkörperchen vermindert. Weil das Hämoglobin in den roten Blutkörperchen die wichtige Aufgabe habt, den Sauerstoff aus den Lungen in die Körperzellen zu transportieren, bedeutet Blutarmut eine spürbare Störung der Gesundheit bzw. der Leistungsfähigkeit.

Symptome
Blutarmut äussert sich in erster Linie durch eine rasche Ermüdbarkeit. Man fühlt sich schwach, lustlos und innerlich unruhig. Bei Anstrengungen tritt Kurzatmigkeit und Atemnot auf. Der oder die Betroffene ist blass, hat hellrote Schleimhäute und einen schnellen Puls. Manchmal kommt es zu Kopfdruck, Appetitlosigkeit, Ohnmachtsanfällen und Frieren auch in warmer Umgebung. Wenn eine Anämie sich langsam entwickelt, treten oft während längerer Zeit keine eindeutigen Beschwerden auf, weil sich die Patienten an ihren Zustand mit sinkendem Leistungsvermögen gewöhnen.

Ursachen
Die häufigste Ursache für eine Blutarmut ist Eisenmangel. Eisen ist der wichtigste Bestandteil des Hämoglobins und deshalb für die Blutbildung besonders wichtig. Daneben kann auch ein Mangel an Vitamin B12, Vitamin C, Folsäure oder Kupfer Blutarmut auslösen. Blutarmut entsteht auch häufig in Begleitung einer schweren chronischen Krankheit oder einer Störung in den blutbildenden Organen. Auch gibt es Erbkrankheiten und Stoffwechselstörungen, welche die Blutbildung im negativen Sinn beeinflussen können.

Blutarmut durch Eisenmangel
Diese Form der Blutarmut ist bei weitem am häufigsten. Sie tritt bei ganz verschiedenen Krankheiten auf. Eisenmangel entsteht im Körper meist bei einem

chronischen Blutverlust. Ein blutendes Magen- oder Zwölffingerdarm-Geschwür kann ebenso dafür verantwortlich sein wie eine chronische Darmentzündung, blutende Hämorrhoiden oder ein Krebsgeschwür des Magen-Darm-Traktes.

Eine weitere, häufige Ursache einer Eisenmangelanämie ist die starke Periode bei Frauen. Wenn eine Frau Monat für Monat mehr Blut verliert, als im Körper in der gleichen Zeit wieder gebildet werden kann, sinkt die Blutmenge langsam ab. Das ist häufig schon bei jungen Frauen der Fall. Bei Frauen nahe der Wechseljahre kann die Periode durch einen Myomknoten in der Gebärmutter massiv verstärkt sein. Im Extremfall muss bei starker Blutarmut die Gebärmutter operativ herausgenommen werden.

Eine Blutarmut tritt auch bei einer grösseren Verletzung mit starkem Blutverlust auf. Auch nach Operationen oder nach einer schweren Geburt mit grossem Blutverlust kann das Hämoglobin stark absinken. In gewissen Lebensphasen besteht ein erhöhter Eisenbedarf (Kinder im Wachstum, Schwangerschaft) und damit eine grössere Anfälligkeit für Blutarmut.

Es gibt auch Menschen, die mit der Nahrung zu wenig Eisen aufnehmen. Extreme Vegetarier, die weder Fleisch noch Milchprodukte zu sich nehmen, sind diesbezüglich besonders gefährdet. Auch bei Verwahrlosten oder Alkoholikern kann durch eine sehr einseitige Ernährung eine Blutarmut entstehen. Und schliesslich gibt es Menschen, die dem Körper zwar durchaus genügend Eisen zuführen, deren Magen-Darm-Trakt aber nur einen kleinen Teil davon aufnimmt. Dies trifft manchmal für magenoperierte Patienten zu. Auch völlig gesunde Menschen können davon betroffen sein. Ein Vitamin-C-Mangel kann dafür verantwortlich sein.

Diagnose der Blutarmut
Wenn der Arzt auf Grund von typischen Beschwerden eine Blutarmut vermutet, kann er im eigenen Labor in wenigen Minuten das Hämoglobin bestimmen lassen. Wird eine Anämie festgestellt, muss die Ursache abgeklärt werden. Erst wenn der Grund klar ist, kann mit einer Erfolg versprechenden Behandlung begonnen werden. So ist es völlig falsch, einem Patienten mit einem blutenden Magengeschwür oder einem Darmkrebs Eisen zu verabreichen, ohne die Ursache zu diagnostizieren und aus der Welt zu schaffen.

Normale Eisenzufuhr
Im Normalfall enthält eine gesunde, ausgewogene Mischkost genügend Eisen, um im Körper das nötige Blut bilden zu können. Eisen ist vor allem in Fleisch, Getreide, Eiern, Kartoffeln und in verschiedenen Gemüsen enthalten. Erfahrungsgemäss kann der Körper das verabreichte Eisen besser aufnehmen, wenn gleichzeitig genügend Vitamin C aufgenommen wird. Ein Glas Orangensaft zum Essen wirkt sich also bei erhöhtem Eisenbedarf günstig aus.

Behandlung des Eisenmangels
Bei einer deutlichen Blutarmut beziehungsweise Eisenmangelsituation genügt auch eine noch so gute Ernährung nicht, um dem Körper genügend Eisen zuzu-

führen. Hier ist die Einnahme von Eisen in Form von Tabletten oder Tropfen dringend angezeigt.

Das ist bei Kindern mit Blutarmut, schwangeren Frauen und bei anämischen Patienten nach einer Operation oder Verletzung sinnvoll. Es gibt eine grosse Zahl von guten Medikamenten, z.B. Resoferon, Tardyferon, Aktiferrin oder Duofer. Bei richtiger Dosierung steigt das Hämoglobin schon nach zwei Wochen deutlich an, und meist wird schon nach ein bis drei Monaten wieder ein normaler Hämoglobinwert erreicht. In dieser Situation sollte noch für rund drei weitere Monate mit Eisen weiterbehandelt werden, damit sich alle Eisenreservoire im Körper auffüllen können. Bei Patienten, die wegen einer Magenkrankheit Mühe mit der Aufnahme von Eisen haben, muss es in Form von Spritzen in die Venen und in die Muskulatur zugeführt werden.

Nebenwirkungen
Eisenpräparate haben bei rund 15 Prozent der Patienten unerwünschte Nebenwirkungen. Häufig und harmlos ist die Schwarzfärbung des Stuhls. Eher lästig ist, dass Eisenmittel Durchfall oder Verstopfung auslösen können. Bei gewissen Patienten kommt es zu einer Reizung der Magenschleimhaut mit Übelkeit und Erbrechen. Zusammen mit dem Arzt muss bei schwereren Nebenwirkungen entschieden werden, ob die Dosierung und die Einnahmeart geändert oder sogar das Medikament abgesetzt werden muss.

Schwere Fälle von Blutarmut
Manchmal reicht es bei einer schweren akuten oder chronischen Blutarmut nicht, dem Körper Eisen zuzuführen. Es braucht eine oder mehrere Bluttransfusionen, damit der Körper durch den grossen Blutverlust keinen Schaden nimmt. Zum Glück hat man heute die Möglichkeit, die Gefahr der Übertragung von Gelbsucht und einer HIV-Infektion so klein zu halten, dass dieses Risiko im Vergleich zum Nutzen nicht ins Gewicht fällt. Wer aus religiösen Gründen keine Bluttransfusionen wünscht, sollte das mit seinem Hausarzt besprechen und immer einen entsprechenden Ausweis auf sich tragen. Es gehört zur Pflicht jedes Arztes, diesen wichtigen Wunsch und Willen so weit wie möglich zu respektieren.

Weitere Anämieformen
Es gibt verschiedene Erbkrankheiten, welche die Anfälligkeit für eine Blutarmut erhöhen. Dazu gehört die Bluterkrankheit, bei der durch eine Störung des Gerinnungssystems innere oder äussere Blutungen häufig sind. Auch können die roten Blutkörperchen durch körpereigene Abwehrstoffe, Medikamente oder giftige Chemikalien aufgelöst werden. Eine Blutarmut findet man auch in Begleitung von chronischen Krankheiten wie Nierenleiden, Leukämie oder Infektionskrankheiten. Die Behandlung richtet sich bei diesen Formen von Blutarmut nach der Ursache. Die Zufuhr von Eisen bringt hier in den meisten Fällen keine Besserung.

Wer eine grössere Operation vor sich hat, bei der möglicherweise eine oder mehrere Bluttransfusionen gebraucht werden, kann sich heute rechtzeitig mit dem Spital in Verbindung setzen und eine Eigenblutspende verlangen. Das heisst, dass man in den Wochen vor der Operation zwei- bis dreimal Blut spendet und dieses Eigenblut im Bedarfsfall bei der Operation zur Anwendung kommt. Diese sinnvolle Methode ist heute in immer mehr Spitälern möglich und auch gewünscht.

HOHER BLUTDRUCK (ARTERIELLE HYPERTONIE)

Hoher Blutdruck (arterielle Hypertonie) ist in der Allgemeinpraxis eine sehr häufige Diagnose. Rund 15 Prozent der Erwachsenen leiden darunter, und rund ein Viertel der Todesfälle über 40 Jahre haben direkt oder indirekt damit zu tun. Umso erstaunlicher ist, dass fast die Hälfte der Menschen mit hohem Blutdruck nichts davon weiss, weil sie ihn nie kontrollieren lässt. Und diejenigen, die von ihrer Hypertonie wissen, lassen sich häufig nur ungenügend behandeln.

Zu hoher Blutdruck
Der Blutdruckwert soll bei völliger Ruhe des Patienten oder der Patientin gemessen werden. Nur so kann der Wert vom Arzt richtig interpretiert werden. Diese Entspannung und Lockerheit ist jedoch in der Praxis des Arztes (weisser Kittel!), in der Apotheke und zu Hause nicht immer gegeben. Der Arzt muss also darauf achten, dass er nicht eine medikamentöse Blutdruckbehandlung beginnt, nur weil bei einem aufgeregten Patienten einmal ein zu hoher Wert gemessen wurde.

Ein hoher Blutdruck liegt vor, wenn der obere (systolische) Blutdruck wiederholt mehr als 145 mm Hg und/oder der untere (diastolische) Wert mehr als 95 mm Hg beträgt. Ein normaler Blutdruck liegt vor, wenn der obere Wert bei 140 und darunter und der untere Wert bei 90 und darunter liegt. Werte zwischen einem normalen und einem zu hohen Blutdruck bezeichnet man als grenzwertigen Blutdruck (obere Werte zwischen 140 und 145 und untere Werte zwischen 90 und 95). Bei einem grenzwertigen Blutdruck ist vorerst keine Behandlung erforderlich, aber man soll ihn regelmässig kontrollieren lassen.

Symptome des hohen Blutdruckes
Die meisten Leute haben auch bei einem deutlich erhöhten Blutdruck keine Beschwerden. Häufig findet man die Ansicht, dass man sich über seine Gesundheit erst dann Sorgen machen muss, wenn das körperliche oder seelische Befinden gestört ist. Diese Meinung ist beim hohen Blutdruck gefährlich. Man kann über Jahre hinweg einen hohen Blutdruck haben, ohne dass man überhaupt etwas davon spürt. Trotzdem kommt es durch die Hypertonie zu Schädigungen an den Gefässen von Herz, Nieren und Gehirn usw.

Es gibt aber auch Patientinnen und Patienten, die ihren zu hohen Blutdruck direkt spüren. Sie leiden unter Schwindel, Kopfdruck und inneren Spannungen.

Bei sehr stark erhöhten Werten (diastolisch über 120 und systolisch über 200 mm Hg) kann es zusätzlich zu Atemnot bei Anstrengungen, zu Druck über der linken Brustseite und zu Bewusstseinsstörungen kommen.

Wenn solche Symptome auftreten (hypertone Krise), besteht eine akute Gefahr für die Gesundheit. Es besteht das Risiko für einen akuten Hirn- oder Herzschlag. Man soll sofort den Arzt aufsuchen oder kommen lassen. Er wird den Grund für die verdächtigen Beschwerden suchen und wenn nötig sofort mit einer wirksamen Behandlung beginnen, um schlimmere Komplikationen zu verhindern.

Gefahren für die Gesundheit
Nicht nur ein plötzlich stark erhöhter Blutdruck ist für die Gesundheit gefährlich. Wenn ein unbehandelter Blutdruck über Monate und Jahre zu hoch ist, kommt es zu einer Schädigung der Gefässwände, d.h. zu einer Einlagerung von Fett und Kalk und damit zu einer Verengung der Arterien. Damit sind die Voraussetzungen für einen Herzinfarkt, einen Hirnschlag, ein Nierenversagen oder einen Gefässverschluss in den Augen, den Beinen und auch in anderen Organen des Körpers gegeben.

Ursachen
Bei ungefähr 20 Prozent der Menschen mit hohem Blutdruck kann eine körperliche Krankheit als Ursache dafür gefunden werden. Es kann sich um eine Nierenkrankheit, ein Schilddrüsenleiden, eine Herz- oder Gefässmissbildung oder eine Hirnkrankheit handeln. Auch bei einer Schwangerschaft kann in den letzten drei Monaten ein hoher Blutdruck als Folge einer Nierenstörung auftreten.

Bei der grossen Mehrzahl der Patientinnen und Patienten mit hohem Blutdruck kann kein körperlicher Grund dafür gefunden werden. Es liegt vielmehr eine Veranlagung vor, welche gewisse Personen unter bestimmten Lebensbedingungen einen hohen Blutdruck entwickeln lässt. Als Einwirkungen, die diese Anlage verstärken, gelten Übergewicht, konstanter mittlerer oder hoher Alkoholkonsum, zu hohe Zufuhr von Kochsalz in der Nahrung und chronischer Stress. Auch Probleme im Leben, Spannungen bei der Arbeit oder in der Familie und zu wenig Erholungsmöglichkeiten können sich negativ auswirken.

Ein zu hoher Blutdruck kann auch in den Wechseljahren als Folge der Hormonveränderungen auftreten. Auch eine Zuckerkrankheit und zu hohe Blutfettwerte können eine Steigerung des Blutdruckwertes auslösen.

Abklärung wichtig
Bei einem neu entdeckten hohen Blutdruck muss der Hausarzt eine genaue medizinische Abklärung vornehmen, um die Ursache herauszufinden. Vor allem muss er feststellen, ob eine körperliche Krankheit als Ursache für die Hypertonie vorliegt. In diesem Fall reicht es nicht, den Blutdruck mit Medikamenten zu senken. Es ist vielmehr notwendig, die Ursache der Störung (z.B. Nieren- oder Gefässkrankheit) direkt zu behandeln. Manchmal ist dafür sogar eine Operation nötig.

Allgemeine Massnahmen

Als Erstes soll ein Patient mit hohem Blutdruck versuchen, sein Leben zu verändern. Eine Blutdrucksenkung kann manchmal schon durch Stressabbau mit genügend Entspannung, Schlaf und Ferien erreicht werden. Es kann für die Gesundheit auch vorteilhaft sein, wenn man sich täglich mindestens 20 Minuten mit dem Velo oder zu Fuss bewegt. Vorteilhaft ist auch, wenn man den Alkoholkonsum einschränkt, mit dem Rauchen aufhört und mit einer sinnvollen Diät sein Gewicht reduziert. Und schliesslich kann man den Konsum von Kochsalz, Zucker und Fett in der Nahrung einschränken. Günstig für den Blutdruck ist hingegen die Einnahme von Knoblauch sowie Weissdorntee oder -tropfen.

Medikamente

In vielen Fällen reichen diese Massnahmen jedoch nicht zur genügenden Senkung des erhöhten Blutdruckes. Hier ist es sinnvoll und nötig, dass der Arzt ein Medikament verordnet. Je nach Höhe des Blutdruckwertes, Wirkungsweise des Mittels und Alter des Patienten können sehr verschiedene Medikamente zur Anwendung kommen. In jedem Fall gilt, dass der Arzt zuerst mit einer tiefen Dosierung beginnt und dann die Dosis steigert, bis ein gutes Blutdruckresultat vorliegt. Manchmal muss auch ein zweites oder sogar drittes Mittel eingesetzt werden, um zufrieden stellende Werte zu erreichen.

Eine Blutdruckbehandlung dauert gewöhnlich viele Monate und manchmal sogar Jahre. Nach dem Absetzen des Medikaments kommt es häufig wieder zu einem Anstieg der Blutdruckwerte. Manchmal sinkt jedoch während der Behandlung der Blutdruckwert so stark, dass eine Reduktion der Dosis oder sogar das Absetzen der medikamentösen Blutdrucktherapie möglich ist. Wichtig sind in jedem Fall regelmässige Blutdruckkontrollen beim Arzt und hie und da eine Kontrolle gewisser Blutwerte.

Der Gesundheit zuliebe sollte man den Blutdruck hie und da beim Arzt oder in der Apotheke kontrollieren lassen. Man muss sich bewusst sein, dass ein hoher Blutdruck kaum Beschwerden macht. Trotzdem können nach einiger Zeit schwere Schäden für die Gesundheit auftreten. Wenn ein zu hoher Blutdruckwert festgestellt wird, ist zuerst eine genaue Abklärung beim Arzt und in den meisten Fällen auch eine länger dauernde Behandlung mit Medikamenten nötig.

TIEFER BLUTDRUCK

Tiefer Blutdruck ist eine lästige Gesundheitsstörung. Er äussert sich mit Beschwerden, die auf eine mehr oder weniger starke Blutleere im Gehirn zurückzuführen sind. Es kommt zu Schwindel und Müdigkeit, und es wird einem vor allem beim Aufstehen schwarz vor den Augen. Man sieht Sternchen, ist blass, schwitzt, fühlt sich schwach und spürt manchmal Übelkeit. Hie und da können auch Herzklopfen und ein schneller Puls festgestellt werden.

Kollaps
Im Extremfall kann es durch den Blutdruckabfall zu einer kurzen Bewusstlosigkeit kommen. Der Betroffene sinkt in sich zusammen und ist kurze Zeit nicht ansprechbar. Sobald er am Boden liegt, fliesst das Blut wieder in voller Stärke ins Gehirn. So kommt es innerhalb von ein bis drei Minuten zum Erwachen. Ein Kollaps ist normalerweise ungefährlich. Manchmal kommt es jedoch durch den Sturz zu Verletzungen.

Beschwerden
Beschwerden treten beim tiefen Blutdruck vor allem bei einem Lagewechsel auf, zum Beispiel beim Aufstehen nach längerem Sitzen oder Liegen. So hat eine Patientin mit tiefem Blutdruck am Morgen beim Aufstehen Mühe. Auch wenn man in der Nacht zum Wasserlösen oder wegen Durchfall plötzlich aufs WC muss, können starke Beschwerden auftreten. In dieser Situation muss man sogar aufpassen, dass man nicht zusammenbricht. Zu starken Beschwerden oder zu einem Kollaps kommt es bei gefährdeten Menschen auch bei langem Stehen (in der Kirche, Soldaten auf der Wache). Ungünstig wirken sich warme Räume, schwer verdauliche Speisen und das Trinken von alkoholischen Getränken aus.

Allgemeine Symptome
Wer unter einem tiefen Blutdruck leidet, fühlt sich müde, hat eine reduzierte Leistungsfähigkeit, ist lustlos und klagt häufig über Schlafstörungen. Auch Schwindel ist ein häufiges, lästiges Symptom. Und schliesslich besteht die Neigung zu kalten Händen und Füssen.

Unter tiefem Blutdruck leiden rund zwei Prozent der Bevölkerung. Junge Frauen mit schlankem Körperbau, blauen Augen und heller Haut sind besonders gefährdet. Auch während der Schwangerschaft und nach der Geburt treten Probleme, die durch tiefen Blutdruck ausgelöst sind, häufiger auf. Auch in den Wechseljahren sind Störungen dieser Art häufig. Nicht selten leiden auch ältere Menschen unter Beschwerden wegen tiefen Blutdrucks.

Ursache

Der Blutdruck wird im Körper durch ein kompliziertes Reglersystem gesteuert. In der Hauptschlagader und in den Kopfarterien gibt es Fühler, die dem Blutdruckzentrum im Gehirn laufend Auskunft über den Druck in den Gefässen geben. Das Gehirn sendet dann Impulse ans Herz, an die Nieren und an die Blutgefässe, damit ein stabiler Blutdruck garantiert ist. Die Körper- und Gehirnzellen werden dadurch mit genügend Sauerstoff versorgt.

Wer die genetische Anlage zu einem tiefen Blutdruck hat, dessen Reglersystem ist schlecht eingestellt, und so neigt er oder sie zu Beschwerden wegen einer verminderten Hirndurchblutung. Auf der einen Seite besteht dauernd ein relativ knapper Blutdruck. Andererseits kommt der Körper bei einem Lagewechsel mit der Korrektur des Drucks in den Arterien zu spät. Wegen der schlechten Blutdruckregelung kann das Blut auch in den Venen der Beine versacken und im oberen Teil des Körpers ein Blutmangel entstehen.

Krankheiten mit tiefem Blutdruck

Nicht nur eine genetische Veranlagung kann Blutdruckschwierigkeiten verursachen. Auch Krankheiten des Nervensystems (z.B. bei Diabetikern, Querschnittgelähmten und Alkoholkranken) können zu starken Blutdruckstörungen führen. Die Ernährung spielt ebenfalls eine gewisse Rolle. Bei Leuten, die zu wenig Salz aufnehmen, zu wenig trinken, sich einseitig ernähren oder eine extreme Abmagerungskur durchführen, sind Beschwerden wegen zu tiefen Blutdrucks häufig.

Medikamente

Verschiedene Medikamente können auch einen zu starken Blutdruckabfall bewirken. Wenn blutdrucksenkende Mittel zu hoch dosiert werden, kann es zu Beschwerden kommen. Auch wasserausschwemmende Produkte (z.B. Lasix, Torem), herzkranzgefässerweiternde Medikamente (z.B. Nitroglyzerin) und vor allem Psychopharmaka (Beruhigungs-, Schlaf- und antidepressive Mittel) können als Nebenwirkung tiefen Blutdruck oder sogar einen Kollaps auslösen. Der Arzt muss daher diese Medikamente sehr vorsichtig dosieren. Gerade bei älteren Leuten kann ein Kollaps zu schweren Verletzungen (z.B. Bruch des Oberschenkelhalsknochens) führen.

Wann zum Hausarzt?

Wer neu unter Beschwerden, die durch einen tiefen Blutdruck verursacht sind, leidet oder einen Kollaps gehabt hat, soll dringend zum Hausarzt gehen. Dieser muss abklären, wo die Ursachen dieser Schwierigkeiten liegen. Nur eine exakte Diagnose garantiert auch eine richtige Behandlung. Wenn zum Beispiel als Ursache eines Schwindels ein Herzfehler, eine Stoffwechsel- oder eine Kreislaufkrankheit gefunden wird, muss selbstverständlich diese Krankheit behandelt werden. In dieser Situation wäre es fatal, den Blutdruck unkritisch mit Medikamenten anzuheben.

Behandlungsmassnahmen

Die wirksamste Massnahme gegen den tiefen Blutdruck ist ein regelmässiges Körper- und Kreislauftraining. Laufen, Velofahren oder Schwimmen sind besonders geeignete Sportarten. Auch Krafttraining und Gymnastik wirken sich positiv auf den Kreislauf aus. Helfen können auch Wechselduschen mit kaltem und warmem Wasser und das Bürsten des Körpers mit einem Massagehandschuh. Vor allem bei schwangeren Frauen hat es sich bewährt, elastische Binden oder Stützstrümpfe an beiden Beinen zu tragen. Das Blut kann dann weniger in den Beinen versacken.

Betroffene Menschen müssen lernen, mit dem tiefen Blutdruck zu leben. Es ist günstig, wenn man in der Nacht mit leicht erhöhtem Oberkörper schläft. Beim Aufstehen soll man sich genügend Zeit lassen, einige Momente gemütlich am Bettrand sitzen, die Beine gut durchbewegen und anschliessend etwas Gymnastik machen. Günstig ist auch ein gemütliches Frühstück mit einem oder zwei Kaffees. Wer tagsüber länger sitzen oder stehen muss, sollte zwischendurch immer wieder etwas herumgehen.

Medikamente

Es ist wichtig, dass der Arzt beim Patienten nicht einen tiefen Blutdruckwert, sondern die lästigen Beschwerden behandelt. Wenn ein gut trainierter Athlet einen Blutdruck von 90/60 mm Hg hat und sich dabei wohl fühlt, braucht er keine Behandlung. Wenn hingegen eine fein gewachsene Frau bei Blutdruckwerten von 100/60 mm Hg ernsthafte Beschwerden hat, muss wenigstens vorübergehend eine medikamentöse Behandlung diskutiert werden.

Es gibt keine Medikamente, welche die Veranlagung zu tiefem Blutdruck korrigieren können. Der Einsatz von Mitteln, die den Blutdruck erhöhen, ist eine reine Symptombehandlung. Sie sollen daher nur bei ernsthaften Beschwerden und für kurze Zeit zur Anwendung kommen. Gleichzeitig sollen die vorher erwähnten Trainingsmassnahmen durchgeführt werden. Ohne intensives Körper- und Kreislauftraining kommt es nach dem Weglassen von Medikamenten sofort wieder zu den gleichen Beschwerden.

Wirkung der Medikamente

Blutdruckerhöhende Mittel können an verschiedenen Organen eine Wirkung haben. Es gibt Medikamente, die das Herz stimulieren und die kleinen Arterien und Venen zusammenziehen (Effortil, Novadral). Eine andere Substanzgruppe kann das Blutvolumen in den Venen verkleinern und damit die Durchblutung des Gehirns verbessern (z.B. Dihydergot, Ergotonin).

Alternative Behandlungsmethoden

Auch Akupunktur und homöopathische Behandlungen bringen manchmal vorübergehend gute Resultate. Sie können eine Verbesserung der Steuerung des Kreislaufs erreichen und damit die lästigen Beschwerden mildern oder sogar zum Verschwinden bringen.

Ein hoher und ein tiefer Blutdruck sind zwei völlig verschiedene Krankheiten. Ein hoher Blutdruck verursacht manchmal kaum Beschwerden, ist aber für das Herz, die Gefässe und das Gehirn mittelfristig gefährlich und muss immer behandelt werden. Ein tiefer Blutdruck hingegen ist im Allgemeinen ungefährlich und muss nur behandelt werden, wenn der oder die Betroffene unter starken Beschwerden leidet.

CHRONISCHE BRONCHITIS

Von einer chronischen Bronchitis spricht man, wenn jemand während mindestens drei Monaten pro Jahr unter ständigem Husten mit Auswurf leidet. Dazu gehört, dass diese längeren Hustenphasen nicht nur einmal, sondern in mindestens zwei aufeinander folgenden Jahren festgestellt werden. Es besteht eine auffällige Ähnlichkeit zur Asthmakrankheit.

Typischer Beginn
Meist fängt diese Krankheit harmlos an. Man hat empfindliche Bronchien und hustet hie und da in verrauchten oder trockenen Räumen. Immer mehr kommt es aber zu einem ständigen Husten, bei dem weisslicher, zäher Schleim ausgeworfen wird. Nach einer gewissen Zeit treten immer häufiger Schwierigkeiten beim Ausatmen auf, und zwar vor allem im Winter und bei Anstrengungen.

Häufigkeit
Die chronische Bronchitis ist bei Männern deutlich häufiger als bei Frauen. Sie beginnt meistens im Alter zwischen 40 und 60 Jahren. Mit 50 Jahren leidet schon jeder zehnte Erwachsene darunter. Je älter man wird, umso häufiger wird die Krankheit. Zudem kommt es nicht selten zu einer langsamen Verschlimmerung der Symptome und zu einer Abnahme der Leistungsfähigkeit.

So ist die chronische Bronchitis oftmals eine Ursache von Invalidität. Im Durchschnitt muss ein Patient mit chronischer Bronchitis seine Arbeit rund drei Jahre zu früh aufgeben. Diese Krankheit steht bei uns nach den Herz- und Kreislaufleiden und dem Krebs an vierter Stelle der Todesursachen.

Ursache
Die wichtigste Ursache für diese schwere chronische Krankheit ist das Rauchen. Wie Lungenkrebs, Herzinfarkt und Hirnschlag wird auch die chronische Bronchitis sehr häufig vom Tabak ausgelöst.

Nicht nur die Raucher, sondern auch die passiven Mitraucher können davon betroffen sein. Wer in einem verrauchten Büro oder Restaurant arbeitet, kann durch die Reizung der Bronchien später eine chronische Bronchitis entwickeln. Gefährlich sind auch Arbeitsplätze mit ständiger Einwirkung von Staub (Schreinereien) oder ätzenden Gasen (chemische Betriebe).

Veranlagung
Gewisse Erbanlagen können bestimmte Menschen für Lungenkrankheiten anfälliger machen. Bevor eine chronische Bronchitis auftritt, besteht meist schon vor-

her ein überempfindliches Bronchialsystem, worunter fast ein Drittel der Menschen leidet.

Gefährlich: Luftschadstoffe
Auch die klassischen Luftschadstoffe, die aus den Fabrik- und privaten Heizungskaminen sowie den Auspuffen von Autos und Lastwagen kommen, spielen als Ursache für diese gefährliche Erkrankung eine wichtige Rolle. In den letzten 50 Jahren haben sich die Schwefelgase in der Luft verdoppelt und die Stickstoffverbindungen und Kohlenwasserstoffe verachtfacht. Studien zeigen, dass es einen eindeutigen Zusammenhang zwischen der Konzentration der Luftschadstoffe und der Häufigkeit und Schwere von Krankheiten der Luftwege gibt.

Krankheitsverlauf
Die chronische Bronchitis ist gekennzeichnet durch eine starke Entzündung der Schleimhaut der Bronchien. Die Schleimhaut ist geschwollen, und es besteht eine stark vermehrte Produktion von zähem, weisslichem Schleim. Die Bronchien sind verengt, sodass der Betroffene mit dem Ausatmen Probleme hat. Die Luft bleibt in den Lungen gefangen, und es kommt zum Abbau von Lungengewebe. Als Folge davon entwickelt sich oft eine so genannte Lungenblähung (Emphysem).

Wenn die Krankheit dieses Stadium erreicht hat, kann der Sauerstoff aus der Atemluft vom Blut in den Lungenkapillaren nicht mehr genügend aufgenommen werden. Es entsteht ein Sauerstoffmangel im ganzen Organismus. Die Lippen verfärben sich blau, und vor allem bei Anstrengungen macht sich eine deutliche Atemnot bemerkbar. Schliesslich wird auch das Herz überlastet: Es ist nicht mehr im Stande, das Blut durch die abgebauten Lungen zu pumpen. Mehr und mehr kommt es zu einer Schädigung lebenswichtiger Organe. Schlussendlich brechen alle lebenswichtigen Funktionen zusammen, und der Tod tritt ein.

Diagnose der Krankheit
In fortgeschrittenen Fällen erkennt der Arzt die chronische Bronchitis schon am Aussehen des Betroffenen. Er hat blaue Lippen, hat beim Sprechen Mühe mit dem Atmen und weist einen aufgeblähten, starren Brustkorb auf. Auch leidet er unter einem sehr kräftigen Husten mit starkem Auswurf. Genauere Hinweise über die Schwere der Krankheit bekommt der Arzt im Gespräch und bei der Untersuchung des Patienten.

Vor allem die Prüfung der Lungenfunktionen mit einem speziellen Atemtestgerät ergibt zuverlässige Werte über das Ausmass der Schädigung der Bronchien und der Lungen. Dabei kann gemessen werden, wie gross das Luftvolumen ist, das der Patient beim Atmen noch bewegen kann. Auch kann man feststellen, in welchem Ausmass die Bronchien verengt sind. Dazu misst man, wie viel Luft der Betroffene in einer Sekunde aus den Lungen ausstossen kann. Beim Raucher geht dieser Wert jedes Jahr um fast einen Deziliter zurück. Je kleiner das Volumen ist, desto schlechter ist erfahrungsgemäss die Lebensqualität und die Lebenserwartung.

Therapie: Oft ungenügend
Weil die chronische Bronchitis häufig sehr langsam mit einem lästigen Husten anfängt, gewöhnen sich viele Menschen (v.a. die Raucher) daran und fühlen sich gar nicht krank. Sie nehmen ihre Beschwerden nicht ernst und versuchen, sie mit einfachen Kräuter- oder Hustenmitteln loszuwerden. Es ist eine fatale Tatsache, dass vielen Betroffenen eine absolut ungenügende Behandlung zuteil wird.

Die chronische Bronchitis ist eine sehr ernste Krankheit und eignet sich nicht für eine Selbstbehandlung. Sie braucht vielmehr eine kompetente Abklärung durch den Hausarzt oder einen Lungenspezialisten. Erst wenn das Ausmass der Erkrankung feststeht, kann der Arzt mit dem Betroffenen besprechen, welche Behandlungen dringend indiziert sind. Ziel der Therapie ist, die lästigen Beschwerden zu lindern, die Leistungsfähigkeit zu verbessern und den Verlauf so gut wie möglich in eine günstige Richtung zu bringen.

Wirksame Therapiemassnahmen
Im Zentrum der Behandlung steht die Bekämpfung der Entzündung, der Schwellung und der Verengung der Bronchien. Dieses Ziel kann durch die länger dauernde Anwendung von cortisonhaltigen Sprays oder Turbuhaler (Pulmicort, Becloforte) am raschesten erreicht werden. Das lokale Cortison beeinflusst den Krankheitsprozess in einer äusserst wirksamen Weise, wird von der Schleimhaut auch bei längerer Anwendung sehr gut vertragen und erzeugt keine Nebenwirkungen im übrigen Körper.

Daneben kommen bronchienerweiternde Sprays (Foradil, Ventolin, Berotec) zur Anwendung. Neuerdings können das lokale Cortison und die bronchienerweiternden Mittel kombiniert in einem Spray/Turbuhaler verabreicht werden (Symbicort). Manchmal kommen auch ähnlich wirkende Tabletten (Unifyl, Theolair) zur Anwendung. Schliesslich bringen sekretverflüssigende Medikamente (Fluimucil, Solmucol) Erleichterung.

Antibiotika
Ein Patient oder eine Patientin mit einer chronischen Bronchitis ist deutlich anfälliger für akute Luftwegserkrankungen (akute Bronchitis, Lungenentzündung). Wenn ein solcher akuter Krankheitsschub der Lungen auftritt, müssen auch Antibiotika eingesetzt werden. Wenn eine starke Atemnot besteht, muss dem Patienten zusätzlich Cortison in Tablettenform verabreicht werden.

Sauerstoffbehandlung
Im Endstadium der Krankheit leiden die Patienten unter einem dramatischen Mangel an Sauerstoff im Organismus. Es muss ihnen daher manchmal während 15 Stunden am Tag Sauerstoff zugeführt werden. Damit kann für eine gewisse Zeit verhindert werden, dass es zu einem raschen Versagen der verschiedenen Organsysteme kommt.

Andere wichtige Massnahmen
Der Betroffene hat nur eine Chance: Er muss das Rauchen sofort und vollständig aufgeben. Erfahrungsgemäss können sich die bestehenden Beschwerden schon kurze Zeit nach dem Rauchstopp verbessern. Eine gute Beratung über Erfolg versprechende Nikotin-Entwöhnungskuren durch den Hausarzt oder die Krebs- und Lungenliga lohnt sich.

Empfohlen: Grippeimpfung
Es ist empfehlenswert, wenn sich ein Patient oder eine Patientin mit chronischer Bronchitis im Herbst gegen Grippe impfen lässt, weil bei der chronischen Bronchitis eine erhöhte Anfälligkeit für Krankheiten der Luftwege besteht. Auch wird alle fünf Jahre eine Impfung (Pneumovax) gegen eine besonders gefährliche Form von Lungenentzündung empfohlen.

Auch Physiotherapie und Atemgymnastik leisten gute Dienste, um das Abhusten des Schleims zu fördern und eine Verbesserung der Atmung herbeizuführen. Auf eine eiweissreiche, ausgewogene Ernährung soll Wert gelegt werden. Viele Menschen mit chronischer Bronchitis sind eher untergewichtig und haben daher ganz allgemein einen schlechteren Schutz gegen Krankheiten.

Auch Nichtraucher können einen Beitrag zur Verminderung der Luftverschmutzung leisten. Man soll die Raumheizung und heisses Wasser möglichst sparsam gebrauchen. Auch bei der Benutzung des Autos soll man sich bewusst sein, dass seine Abgase Krankheiten erzeugen können.

BRUSTKREBS

Brustkrebs ist die häufigste Krebserkrankung der Frauen. Er ist für die Betroffenen eine grosse körperliche und seelische Belastung. Auch wenn nur ein Teil der Frauen von ihrer Krankheit geheilt werden kann, bestehen heute gute Möglichkeiten, den Verlauf des Leidens in einem positiven Sinn zu beeinflussen.

Krebskrankheiten

Unter Krebs versteht man Krankheiten, bei denen gewisse Körperzellen plötzlich wild drauflos wuchern und andere Gewebe und Organe in der Umgebung zerstören. Sie halten sich nicht mehr an die vorbestimmte Ordnung im Körper. Viele Krebskrankheiten haben zudem die fatale Eigenschaft, dass sich Zellverbände aus der Erstgeschwulst loslösen können und sich über Blut- und Lymphgefässe in andere Organe ausbreiten. Man spricht von Ablegern oder Metastasen.

Krebs entsteht durch eine Störung im Programm einer Zelle: Eine einzelne Körperzelle eines bestimmten Organs und später eine ganze bösartige Geschwulst halten sich nicht mehr an die vorgegebene Rolle im Körper. Ein solcher Programmfehler kann schon bei der Geburt im Erbgut vorbestimmt sein. Später können schädigende Umwelteinflüsse das Programm einer Zelle schädigen (z.B. Rauchen, Sonne, Ernährung).

Im Körper arbeitet ein sehr ausgeklügeltes Abwehrsystem, welches Zellen mit einem gestörten Programm (also Krebszellen) entdecken und zerstören soll. Arbeitet dieser Teil des Abwehrsystems schlecht, kann es zur Bildung einer bösartigen Geschwulst kommen.

In der Schweiz haben wir jedes Jahr rund 30 000 neue Krebspatientinnen und -patienten. Etwa die Hälfte kann geheilt werden. Von den übrigen Betroffenen kann einem grossen Teil mit Behandlungen geholfen werden, ohne dass der Krebs ganz zum Verschwinden gebracht werden kann. Die Beschwerden können deutlich verringert und die Lebensqualität verbessert werden.

Häufigkeit des Brustkrebses

Der Brustkrebs ist in der Schweiz die häufigste Krebskrankheit der Frau. Jedes Jahr gibt es rund 4000 Neuerkrankungen. Etwa jede 13. Frau ist in ihrem Leben davon betroffen. Ein Drittel von ihnen erkrankt bereits im Alter unter 50 Jahren, der Grossteil zwischen 50 und 70.

Nicht jede Frau hat die gleichen Voraussetzungen, an einem Brustkrebs zu erkranken. Es gibt Familien, bei denen der Brustkrebs gehäuft vorkommt. Eine Veranlagung ist für die höhere Gefährdung verantwortlich. Übergewicht, ein hoher

Fettanteil in der Nahrung und regelmässiger Alkoholkonsum gehen mit einem erhöhten Risiko für einen Brustkrebs einher. Und schliesslich sind auch Frauen vermehrt betroffen, bei denen die Pubertät früh eingesetzt hat, die nicht oder erst spät geboren und die nie gestillt haben.

In jüngster Zeit weisen Forschungen darauf hin, dass auch ein seelischer Faktor bei der Auslösung des Brustkrebses eine gewisse Rolle spielen kann. Frauen, die über längere Zeit psychisch belastet sind und die Neigung haben, alles in sich hineinzufressen, und solche, die unter Depressionen leiden, können eher an Brustkrebs erkranken. Interessant und bis heute nicht erklärbar ist, dass die Frauen in Europa und in den USA rund viermal häufiger von Brustkrebs betroffen sind als die Frauen in Asien und Japan.

Verlauf
Der Brustkrebs hat die Eigenheit, dass er sehr langsam wächst. Bis ein Knoten in der Brust tastbar ist, wächst er gewöhnlich schon seit rund vier bis acht Jahren. Im Weiteren zeichnet er sich dadurch aus, dass er schon sehr früh Ableger über die Blut- und Lymphbahnen setzt. Das Vorkommen von Ablegern verschlechtert die Heilungsaussichten beträchtlich.

Rund zwei Drittel der Frauen haben bei der Diagnose eines Brustkrebses bereits Metastasen im Körper. Trotzdem kann den meisten von ihnen wegen des langsamen Wachstums der Geschwulst mit einer angemessenen Behandlung noch für viele Jahre ein gutes Leben ermöglicht werden.

Abklärungsschritte und Behandlungsaussichten
Wenn man bei der Diagnose des Brustkrebses noch keine Ableger in der Umgebung und im Körper findet, haben nach einer angemessenen Behandlung rund 80 Prozent der betroffenen Frauen auch nach zehn Jahren keinen Rückfall. Wenn aber bei der Diagnose schon Metastasen da sind, sinkt diese Zahl auf 50 und weniger Prozent. Es bestehen kaum Zweifel, dass die Verlaufsaussichten einer Krebspatientin umso besser sind, je früher man die Geschwulst feststellen und mit einer Behandlung beginnen kann.

Der wichtigste Befund, der darüber Auskunft gibt, ob eine Frau bei der Diagnosestellung schon Metastasen in der Umgebung oder in andern Organen hat, ist der Zustand der Lymphknoten in der seitengleichen Achselhöhle. Der Chirurg wird im Zusammenhang mit der Entfernung der Krebsgeschwulst aus der betroffenen Brust auch alle Lymphknoten aus der Achselhöhle entfernen und untersuchen lassen.

Neuerdings versucht man, nur noch den Pförtner-Lymphknoten zu entfernen, also denjenigen, in den die Lymphe aus der Brust zuerst abfliesst. Dieses Verfahren ist viel schonender und trotzdem sehr aussagekräftig. Jedenfalls kann auf Grund des Untersuchungsresultats dieses Lymphknotens die weitere Therapie geplant werden (Notwendigkeit von Bestrahlung und Chemotherapie).

Es ist die Aufgabe des Arztes, die betroffene Frau genau über die geplanten Schritte der Abklärung und die vorgesehene Behandlung zu informieren. Eine betroffene Frau soll den Arzt so lange mit Fragen bombardieren, bis sie über jede Massnahme genau Bescheid weiss. Sie braucht in dieser Phase genaue Informationen und grosse Unterstützung, weil nichts so quälend sein kann wie die Ungewissheit.

Behandlungsmöglichkeiten
Bei der Behandlung des Brustkrebses steht heute in fast allen Fällen die Operation an erster Stelle. Seit über fünfzehn Jahren entfernt man aber nicht mehr einfach die ganze Brust und den darunter liegenden Muskel, sondern man beschränkt sich – je nach Situation – meist auf das Wegschneiden der Geschwulst oder der ganzen Brustdrüse. Die Erfahrung hat gezeigt, dass durch die anschliessende Bestrahlung die lokalen Ableger viel wirkungsvoller eliminiert werden als durch eine noch so radikale Operation.

Nach der Operation und der lokalen Bestrahlung wird vielen Frauen eine Chemotherapie (Behandlung mit krebsabtötenden Substanzen) vorgeschlagen, die das Wachstum der Metastasen in den übrigen Körperorganen bremsen soll.

Die Nebenwirkungen der Bestrahlung und der Chemotherapie können beträchtlich sein: Übelkeit, Brechreiz, Kopfweh, Appetitstörungen, Erschöpfung, Depressionen, Haarausfall und Veränderungen im Blut werden häufig festgestellt und belasten die Patientin sehr stark. Trotzdem muten die Ärzte einer betroffenen Frau diese radikale Behandlung zu, weil es die hoffnungsvollste Möglichkeit ist, den Verlauf mittelfristig im positiven Sinn zu beeinflussen.

Alternativmedizinische Massnahmen
Viele Frauen suchen Unterstützung bei den so genannten Alternativ- oder Komplementärmethoden. Es gibt Behandlungen, welche vermutlich die Leistungen des Abwehrsystems gegen Krebszellen verbessern können. Am bekanntesten ist ein Mistelpräparat (Iscador), das seit Jahrzehnten angewendet wird. Eine solche Zusatzbehandlung kann eine sinnvolle Ergänzung zu den schulmedizinischen Massnahmen sein. Es wäre aber vermessen, wenn jemand behaupten würde, eine solche Zusatzbehandlung könne die Operation, die Bestrahlung und die Chemotherapie ersetzen.

Früherkennung
Eine wichtige Massnahme zur relativ frühen Entdeckung eines Brustkrebses ist die Selbstuntersuchung. Jede Frau soll einmal im Monat, am besten direkt nach der Periode, beide Brüste genau betrachten und abtasten. Wenn sie dabei Einziehungen, Rötungen, Absonderungen oder Knoten feststellt, muss sie den Befund vom Haus- oder Frauenarzt kontrollieren lassen. Längst nicht alle Veränderungen der Brust sind bösartige Krankheiten.

Auch beim jährlichen Krebsabstrich und bei anderen Gesundheitskontrollen sollte der Haus- oder Frauenarzt die Brüste der Frau sorgfältig kontrollieren. Bei neuen Veränderungen oder bei schwer beurteilbaren Brustdrüsen kann es sinnvoll sein, eine Mammografie (spezielle Röntgenaufnahme der Brüste) anzuordnen. Bei unklaren oder verdächtigen Knoten kann auch eine Punktion des Befundes wichtige Aufschlüsse geben. Manchmal wird der Arzt empfehlen, dass der ganze Knoten herausgeschnitten und unter dem Mikroskop untersucht wird.

Ein Brustkrebs ist nicht nur körperlich, sondern auch seelisch eine verletzende Krankheit. Viele Frauen erleben den Krebs und auch die einschneidende und anstrengende Behandlung als eine Bedrohung ihres Frauseins. Sie brauchen deshalb in dieser schwierigen Situation Unterstützung zur Bewältigung ihrer Ängste und Depressionen. Die Angehörigen, der Partner, aber auch der Arzt können durch Gespräche, Wärme und einfühlsame Begleitung ein grosses Mass an Hilfe geben. Es gibt auch Selbsthilfegruppen, die einer Frau helfen können, ihr Selbstbewusstsein wieder zu finden und besser mit dieser belastenden Situation fertig zu werden. Man hat festgestellt, dass eine seelisch gut unterstützte Frau eine bessere Prognose hat als eine Patientin, die in dieser Situation allein gelassen ist.

CHECK-UP – SINN UND UNSINN

«Check-up» ist in der heutigen Medizin und auch bei Patientinnen und Patienten ein Modewort geworden. Man versteht darunter die Befragung, Untersuchung und Beratung von Leuten durch den Hausarzt oder einen Spezialisten, ohne dass bereits konkrete Beschwerden oder eine definierte Krankheit vorliegen. Die Frage ist offen, ob sich solche Untersuchungen wirklich positiv auf die Gesundheit der Betroffenen auswirken und ob sich der materielle Aufwand dieser Abklärungen tatsächlich lohnt.

Zielsetzung
Das erklärte Ziel eines Check-ups ist, gesundheitsschädigende Anlagen (familiäre Belastungen, z.B. für Brustkrebs) und Risikofaktoren für Krankheiten (z.B. hoher Blutdruck, erhöhtes Cholesterin, Zuckerkrankheit) frühzeitig festzustellen und damit eine rechtzeitige Behandlung in die Wege leiten zu können. Auch sollen gefährliche Krankheiten wie Krebs oder Herz- und Kreislaufleiden im Frühstadium diagnostiziert werden. Man erwartet, dass so in den meisten Fällen noch eine erfolgreiche Therapie möglich ist.

Genauso wichtig wie das Suchen nach ersten Symptomen einer ernsthaften Krankheit ist das Feststellen von Verhaltensweisen, die für die Gesundheit gefährlich sein können. So muss zum Beispiel eingehend nach einer einseitigen oder zu fettreichen Ernährung, nach den Rauchgewohnheiten oder nach einem zu hohen Alkoholkonsum gefragt werden. Auch Übergewicht und Bewegungsmangel müssen vom Arzt offen angesprochen werden. Ein Check-up ist nur sinnvoll und Erfolg versprechend, wenn es dem Arzt gelingt, seinen Klienten auf dessen Schwächen aufmerksam zu machen und ihn für ein gesünderes Leben zu motivieren.

Wichtig: Eingehende Befragung
Bei einem Check-up soll schon von Beginn an das Gespräch mit dem Patienten oder der Patientin im Mittelpunkt stehen. Der Arzt wird meistens mit der Frage beginnen, warum er oder sie gerade jetzt zu einer eingehenderen Untersuchung gekommen ist. Er möchte wissen, ob gewisse Ängste oder Schwierigkeiten bestehen, die ihn/sie dazu motiviert haben. Nicht selten kommen die Leute, weil ein Arbeitskollege einen Herz- oder Hirnschlag erlitten hat oder weil beim Vater ein Krebs diagnostiziert worden ist.

Von grosser Bedeutung ist auch eine eingehende Befragung über frühere Krankheiten, Operationen und Unfälle. Interessant ist, ob in der Familie vermehrt Krebsleiden oder Herz- und Kreislaufkrankheiten aufgetreten sind. Vor allem

Brust- und Dickdarmkrebs, aber auch Herzinfarkte und Hirnschläge kommen in gewissen Familien vermehrt vor.

Dann wird sich der Arzt auch nach Verhaltensweisen erkundigen, die gesundheitsschädigend sein können. Und schliesslich wird er wissen wollen, ob Beschwerden vorliegen, die an eine gefährliche Krankheit denken lassen, z.B. Druck auf der Brust bei Anstrengungen, chronischer Husten, häufiger Durchfall oder schwarzer Stuhl usw.

Sinnvolle körperliche Untersuchungen

Nach diesem Gespräch wird der Arzt eine sorgfältige körperliche Untersuchung von Kopf bis Fuss vornehmen. Dazu gehört die Kontrolle der Grösse und des Gewichts, das Absuchen der Haut am ganzen Körper nach Ausschlägen, Gewächsen oder verdächtigen Flecken. Auch die Kontrolle der Kopforgane, das Abtasten der Lymphknoten am Hals, der Schilddrüse und bei Frauen der Brust sind Bestandteil der Untersuchung. Das Herz und die Lungen werden ebenfalls genau überprüft. Im Bereich des Bauches wird nach Verhärtungen, Schwellungen oder Schmerzstellen gesucht. Bei Männern im Alter zwischen 50 und 70 Jahren gehört das Abtasten der Prostata durch den After dazu. Und schliesslich wird der Blutdruck im Ruhezustand kontrolliert. Bei älteren Menschen kommt der Kontrolle der Augen und der Ohren grosse Bedeutung zu.

Untersuchung von Blut, Urin und Stuhl

Ein weiterer wichtiger Teil der Untersuchung sind Analysen des Blutes, des Urins und eventuell des Stuhls. Es ist sinnvoll, im Blut die Blutsenkung, die Blutmenge (Hämoglobin), den Blutzuckerspiegel und das Cholesterin zu kontrollieren. Im Urin kann nach Zeichen einer Infektion oder anderen Nierenveränderungen gesucht werden, und im Stuhl wird getestet, ob Blut darin vorhanden ist.

Andere Laboruntersuchungen werden je nach Situation zusätzlich verordnet. So kann es sinnvoll sein, bei einer jüngeren Frau im Hinblick auf eine bevorstehende Schwangerschaft ihren Schutz gegen eine Rötelninfektion zu testen. Wenn ein entsprechendes Risiko angegeben wird oder wenn vor kurzem eine neue Beziehung eingegangen wurde, kann ein HIV-Test sinnvoll sein. Und wenn ein übermässiger Alkoholkonsum vermutet wird, sollen besondere Leberwerte kontrolliert werden.

Technische Untersuchungen

Dem Arzt steht eine grosse Zahl technischer Untersuchungsmöglichkeiten zur Verfügung, um noch andere krankhafte Veränderungen zu diagnostizieren. Dazu gehören die Herzstromkurve (EKG), verschiedene Röntgenaufnahmen und Kontrollmöglichkeiten mit dem Ultraschallgerät.

Diese meist kostspieligeren Kontrollen sind nur dann gerechtfertigt, wenn ganz spezielle Gefährdungen oder verdächtige Symptome bestehen. Es ist also nicht sinnvoll, bei einem jungen, gesunden und beschwerdefreien Menschen ohne verdächtige Symptome eine Herzstromkurve zu schreiben oder ihn sogar aufs Velo zu setzen und die Herzfunktion unter Belastung zu testen.

Auch ein Lungen-Röntgenbild ist nur nötig, wenn durch starkes Rauchen ein erhöhtes Risiko für Lungenkrankheiten besteht oder wenn chronischer Husten oder Atemnot festgestellt wird. Viele Leute denken, dass mit der modernen Computertomografie im Körper jede Form von krankhafter Veränderung leicht und rasch festgestellt werden kann. Das ist falsch. Diese teure und sehr aufwändige Technik kann zwar einige Fragen im Zusammenhang mit besonderen Rücken- und Krebsleiden beantworten. Eine universale Abklärungsmaschine für Krankheiten jeder Art ist sie hingegen nie und nimmer.

Im Allgemeinen werden deutlich zu viele technische Untersuchungen gemacht. Sie sind teuer und bringen für die Gesundheit meist viel weniger, als man denkt. Man soll sich also nicht einfach vom Arzt zu aufwändigen Abklärungen überreden lassen, ohne dass eine einleuchtende Begründung für die Untersuchung abgegeben wird. Auf der andern Seite soll man vom Arzt auch nicht unsinnige Untersuchungsmassnahmen erzwingen, nur weil man vom Arbeitskollegen, vom Schwager oder im Fernsehen über moderne Techniken gehört hat.

Am wichtigsten: Besprechung der Resultate
Der Patient oder die Patientin muss darauf beharren, dass sich der Arzt genügend Zeit nimmt, um die Resultate der Abklärungen eingehend zu besprechen. Dabei muss zur Sprache kommen, wo Gesundheitsrisiken und krankhafte Befunde festgestellt worden sind. Jedes auffällige Resultat muss in seiner Bedeutung für die Gesundheit gewertet werden.

Schliesslich muss zusammen erarbeitet werden, welche Massnahmen und Verhaltensänderungen sinnvoll sind, um die Gesundheit zu verbessern. Es braucht dazu die Bereitschaft des Betroffenen, die bestehenden Gefahren für seine Gesundheit ernst zu nehmen. Er oder sie sollte bereit sein, sich auf ein gesünderes Leben einzustellen.

Verhaltensänderung
Natürlich kann man nicht alle Schwierigkeiten auf einmal aus der Welt schaffen. Zusammen mit dem Arzt müssen Prioritäten festgelegt werden. Vielleicht wird zuerst der hohe Blutdruck mit sinnvollen Verhaltensmassnahmen und einem Medikament normalisiert, und zu einem späteren Zeitpunkt soll mit dem Rauchen aufgehört werden. Schliesslich kann auch die Ernährungsweise verbessert werden, und regelmässige sportliche Aktivitäten können in den Alltag eingebaut werden.

Man soll nicht vergessen, dass für die Gesundheit des Menschen nicht nur das körperliche Wohlbefinden, sondern auch das seelische Gleichgewicht eine sehr wichtige Rolle spielt. Manchmal ist es wichtiger, zuerst Probleme in der Partnerschaft zu lösen oder sich zu trennen, als sich ohne Erfolg anzustrengen, um den übermässigen Alkoholkonsum zu senken. Das zweite Ziel kann vielleicht mühelos erreicht werden, wenn das erste Problem gelöst ist.

Check-up: Wann und wie häufig?

Wenn ein Mann gesund, voll leistungsfähig und von der Vererbung her nicht besonders belastet ist, reicht es, wenn er zwischen 30 und 40 eine erste grössere Gesundheitskontrolle durchführen lässt. Wenn aber Beschwerden oder ernsthafte Gesundheitsprobleme vorhanden sind, ist eine frühere Untersuchung am Platz.

Bei einer Frau ist es sicher sinnvoll, wenn sie bereits in jüngeren Jahren die gynäkologischen Vorsorgeuntersuchungen durchführen lässt. Sobald sie sexuell aktiv wird und die Anwendung von Verhütungsmitteln zur Diskussion steht, soll beim Haus- oder Frauenarzt jährlich der Krebsabstrich gemacht werden. Besonders wenn die Antibabypille gewünscht wird, ist es wichtig, auch den Blutdruck und das Cholesterin, aber auch den Urin und das Hämoglobin zu kontrollieren.

Je nach Resultat der Untersuchungen beim Check-up muss mit dem Arzt vereinbart werden, wann eine weitere Kontrolle nötig ist. Bei gesunden Menschen ohne erfassbares Gesundheitsrisiko kann das in 5 Jahren sein. Wenn ein klares Gesundheitsrisiko (hoher Blutdruck, Zuckerkrankheit, verdächtige dunkle Hautgewächse usw.) festgestellt worden ist, sind frühere Kontrollen angezeigt. Der Krebsabstrich der Frau ist anfänglich jährlich und später alle 2–3 Jahre zu wiederholen.

Die Falschen kommen zum Check-up

Es ist enttäuschend, dass für solche Vorsorgeuntersuchungen besonders die gesundheitsbewussten, sportlichen, idealgewichtigen Nichtraucher in die Arztpraxis kommen, die sich gesund ernähren und mit dem Alkohol zurückhaltend umgehen. Dabei könnten gerade jene, die in ihrem Gesundheitsverhalten Fehler machen, von einem Check-up am ehesten profitieren. Gerade diese Menschen sollten den Mut haben, über ihren Schatten zu springen und sich für einen Check-up anzumelden.

Welcher Arzt ist kompetent?

Viele Leute fragen sich, bei wem man denn einen solchen Check-up machen lassen soll. Braucht es dazu einen besonderen Spezialisten oder sogar einen berühmten Professor mit grossen Maschinen und Computern?

Im Allgemeinen ist für eine solche Gesundheitskontrolle der Hausarzt die beste Adresse. Er hat mit Sicherheit die nötige Erfahrung, die geforderte Fachkenntnis und das notwendige Instrumentarium. Er kennt die Patientin oder den Patienten meist schon seit langem und recht gut. Und er geniesst das nötige Vertrauen, um über alle heiklen Themen offen zu sprechen.

Hoch spezialisierte Untersuchungen sind bei einem Check-up nur selten nötig. Im Bedarfsfall kann der Hausarzt sofort einen geeigneten Spezialisten empfehlen. Ein weiterer, nicht zu unterschätzender Vorteil: Die Rechnung für die Untersuchungen ist beim Hausarzt erfahrungsgemäss deutlich kleiner. Das bedeutet noch lange nicht, dass die Untersuchung deswegen weniger aussagekräftig und angemessen war.

Kosten des Check-up

Bei einem gesunden Menschen ohne Beschwerden kann man für etwa 200 Franken einen Check-up mit allen wichtigen Untersuchungen und Labortests durchführen. Wenn wegen besonderer Risiken zusätzliche Abklärungen wie EKG, Röntgen oder Ultraschall nötig sind, kann es schnell das Doppelte oder noch mehr kosten. Auch unter dem neuen Krankenversicherungsgesetz wird ein Check-up in der Grundversicherung von den Krankenkassen nicht bezahlt. Nur wenn die Untersuchungen als Abklärung von verdächtigen Beschwerden laufen, z.B. Brustschmerzen oder Kopfweh, werden die Kosten von den Kassen ohne grössere Probleme übernommen.

Jeder Erwachsene sollte einen Hausarzt haben, von dem er sich ernst genommen fühlt und der eine solche Abklärung nicht einfach mit teilnahmsloser Gleichgültigkeit durchführt. Es ist von grösster Wichtigkeit, dass der Mediziner auf die Stärken und Schwächen seines Gegenübers Rücksicht nimmt. Ein Check-up soll nicht eine bedeutungslose Routineuntersuchung sein. Im Gegenteil: Der Patient oder die Patientin muss spüren, dass der Arzt zuhört und ihn so akzeptiert, wie er oder sie ist. Der Arzt soll allein mit dem Interesse handeln, dem Patienten Hilfe zur Verbesserung seiner Gesundheit und seines Befindens zu geben.

CHOLESTERIN

Ein erhöhter Cholesterinwert im Blut bedeutet für die betroffenen Menschen eine deutlich grössere Gefährdung für Herz- und Kreislaufkrankheiten. Es lohnt sich, den eigenen Cholesterin- und Triglyceridwert im Blut zu kennen. Erhöhte Werte können mit diätetischen und medikamentösen Massnahmen gesenkt werden.

Bedeutung
Cholesterin ist ein fettähnlicher Stoff im Blut, der für unser Leben absolut notwendig ist. Unser Körper kann Cholesterin selbst produzieren. Wir nehmen aber auch grössere Mengen davon in der Nahrung auf. Unser Körper braucht Cholesterin zur Bildung von Nervenfasern, Zellen, Hormonen und Gallensäure.

Risiko
Der Arzt kann mit einer Blutuntersuchung feststellen, wie hoch der Cholesterin- und Triglyceridgehalt im Blut ist. Diese Untersuchung ergibt nur zuverlässige Werte, wenn sie beim nüchternen Menschen vorgenommen wird. Wenn im Blut zu viel Cholesterin zirkuliert, kann es zur Einlagerung dieses Fettstoffes in die Gefässwände kommen. Es bilden sich darin Fettpolster, die verkalken können und eine Gefässverengung (Arteriosklerose) bewirken. So kann ein Herzinfarkt, ein Hirnschlag und/oder eine Durchblutungsstörung in den Beinen entstehen.

Erhöhte Cholesterinwerte spürt man nicht. Es bestehen auch keine messbaren, krankhaften Veränderungen im Körper. Man ist völlig gesund und voll leistungsfähig. Ein erhöhter Cholesterinwert ist also keine Krankheit, sondern ein so genannter Risikofaktor. Das heisst, dass der oder die Betroffene gefährdeter für Gefässverschlüsse der Arterien im Herz, Gehirn und im übrigen Körper ist.

Daneben gibt es auch andere Risikofaktoren für Gefässkrankheiten. Auch ein hoher Blutdruck, Übergewicht, das Rauchen, Bewegungsmangel und die Zuckerkrankheit erhöhen die Gefahr für eine Herz- und Kreislaufkrankheit. Wer mit 50 Jahren einen stark erhöhten Cholesterinwert hat, unterliegt einer Wahrscheinlichkeit für den Herztod, die dreimal so hoch ist wie das Risiko eines Menschen mit normalem Cholesterin.

Cholesterinwerte
Es ist für jeden Menschen wichtig zu wissen, ob der eigene Wert normal ist oder ob Massnahmen zur Senkung des Cholesterins im Blut nötig sind. Normal und risikoarm sind gewöhnlich Cholesterinwerte unter 5,2 mmol/l. Leicht erhöht, aber beim Gesunden immer noch ohne grosse Auswirkungen auf die Gesundheit

sind Cholesterinwerte zwischen 5,2 und 6,5 mmol/l. Deutlich erhöht ist das Risiko erst, wenn der Wert über 6,5 mmol/l liegt. Bei diesen Werten muss man mit dem Arzt über sinnvolle Massnahmen diskutieren, um die Gefahr für Herz- und Kreislaufkrankheiten zu senken.

Gutes (HDL) und schlechtes Cholesterin (LDL)
Zur differenzierteren Beurteilung des Cholesterinwertes unterscheidet der Arzt zwischen dem guten (HDL) und dem schlechten Cholesterinwert (LDL). Das HDL-Cholesterin hat eine schützende Wirkung auf die Gefässe und wirkt der Bildung von Arteriosklerose in den Gefässwänden entgegen. Das LDL-Cholesterin lagert sich hingegen in die Gefässwände ein und wirkt somit gefässschädigend. Für den Arzt entscheidend ist das Verhältnis zwischen dem LDL- und dem HDL-Cholesterin im Blut. Wenn über viermal mehr LDL- als HDL-Cholesterin im Blut gemessen wird, muss das Risiko für eine Herz- und Kreislaufkrankheit als deutlich erhöht bezeichnet werden.

Triglyceride
Neben den erwähnten Cholesterinarten (Gesamt-, HDL- und LDL-Cholesterin) prüft der Arzt im Blut gewöhnlich auch die Triglyceride. Das sind ebenfalls besondere Fettstoffe, die bei gewissen Menschen erhöht sein können. Erhöhte Werte kommen bei Übergewichtigen, Zuckerkranken, Menschen mit hohem Alkoholkonsum, Krankheiten der Schilddrüse, der Nieren und der Bauchspeicheldrüse und bei einer entsprechenden erblichen Anlage vor. Auch hohe Triglycerid-Werte schädigen die Gefässwände.

Sinnvolle Cholesterinkontrollen
Regelmässige Cholesterinkontrollen sind bei allen Menschen mit erhöhtem Risiko für Herz- und Kreislaufkrankheiten (Raucher, Zuckerkranke, Übergewichtige und Angehörige von Familien mit einem entsprechenden erblichen Risiko) sinnvoll. Auch Menschen, die unter Angina pectoris leiden oder einen Herzinfarkt oder Hirnschlag hinter sich haben, sollten das Cholesterin im Blut regelmässig kontrollieren lassen.

Auch alle übrigen Menschen tun gut daran, sich bei einer Gesundheitskontrolle im nüchternen Zustand (letzte Nahrungsaufnahme 12 Stunden vorher) den Cholesterin- und Triglyceridwert testen zu lassen. Wichtig ist, dass dabei auch der Blutzucker, das Gewicht, der Blutdruck, die Rauchgewohnheiten und die sportlichen Aktivitäten kontrolliert bzw. beurteilt werden. Ein Cholesterinwert allein hat praktisch keine Aussagekraft über das konkrete Risiko. Deshalb hat es keinen grossen Sinn, sich den Wert an einer Messe, in einer Apotheke oder in einem Labor bestimmen zu lassen und die Gefahr für Herz- und Kreislaufleiden allein anhand einer Cholestrin-Risikotabelle zu bewerten.

Prioritäten setzen
Der Hausarzt soll zusammen mit dem Betroffenen beurteilen, welche Faktoren und Verhaltensweisen sich ungünstig auf die Gesundheit und die Lebenserwartung auswirken können. So kann eine Prioritätenliste erarbeitet werden, mit welchen konkreten Verhaltensänderungen eine spürbare Verbesserung der Gesundheit und der Lebenserwartung erreicht werden kann. Das kann sowohl das Aufhören mit Rauchen, die Reduktion des Körpergewichts, aber auch das Senken des Blutdruckes oder des Cholesterinspiegels im Blut sein.

Diät
Wenn der Cholesterinwert im Blut gesenkt werden soll, ist es sinnvoll, dass man statt fetter Würste, Speck oder Koteletts mageres Fleisch isst. Auch bei den Milchprodukten sollte man sich auf entrahmte und fettarme Produkte beschränken: Teilentrahmte Milch und Einviertel-Fett-Käse sind günstiger als Vollmilch und Doppelrahmprodukte. Ganz allgemein sind Esswaren mit einem hohen Gehalt an pflanzlichen Fasern, z.B. Salat, Gemüse, Obst und Kleie, sinnvoll. Zweimal pro Woche sollte man mageren Fisch essen und gelegentlich Knoblauch zu sich nehmen. Eier hingegen sind eigentliche Cholesterinbomben. Wer unter zu hohen Cholesterinwerten leidet, sollte pro Woche höchstens ein Ei essen.

Bei alkoholischen Getränken ist grosse Zurückhaltung geboten. Ein bis zwei Glas Wein, Bier oder Schnaps pro Tag können noch toleriert werden. Was aber darüber hinausgeht, ist schädlich für das Cholesterin, das Triglycerid, das Gewicht, die Leber und das Gehirn.

Medikamente
Wenn der Cholesterinwert stark erhöht ist, muss über die Einnahme von cholesterinsenkenden Medikamenten diskutiert werden. Am meisten angewendet werden Selipran, Sortis und Zocor. Diese Mittel bringen eine nachgewiesene Senkung des Risikos für Herz- und Kreislaufkrankheiten. Obschon sie sehr teuer sind, muss bei entsprechendem Risiko an ihre Anwendung gedacht werden. Besonders wirksam sind sie bei Menschen, die unter Angina pectoris leiden oder schon einen Herzinfarkt oder einen Hirnschlag durchgemacht haben. Hier behandelt man bei den Betroffenen routinemässig sogar normale Cholesterinwerte mit Medikamenten und erreicht damit eine deutliche Senkung des Rückfall- oder Komplikationsrisikos.

Auch wenn heute viel vom erhöhten Cholesterin geredet wird, gibt es doch keinen Grund zur Panik. Es ist sinnvoll, im Rahmen einer Gesundheitskontrolle den Cholesterinwert bestimmen zu lassen und mit dem Hausarzt das Risiko für Herz- und Kreislaufkrankheiten zu besprechen. Viele werden erfahren, dass sie völlig gesund sind und keine weiteren Massnahmen oder Medikamente brauchen. Mit dieser Auskunft kann man sein Cholesterin vergessen und unbeschwert seine bisherigen Lebensgewohnheiten geniessen.

Wenn ein erhöhtes Risiko für Herz- und Kreislaufkrankheiten festgestellt wird, sei es wegen stark erhöhten Cholesterins im Blut, wegen Zuckerkrankheit, Rauchen, hohen Blutdrucks, Bewegungsmangel oder Übergewicht, lohnen sich Massnahmen zur Verbesserung der Gesundheit und regelmässige Kontrollen beim Hausarzt.

DARMKREBS

Der Dickdarmkrebs gehört mit dem Lungen-, Brust- und Prostatakrebs zu den häufigsten Krebsarten. Etwa jeder zwanzigste Mensch bekommt diese Krankheit. Das sind in der Schweiz jedes Jahr etwa 3000 neue Fälle. Dickdarmkrebs ist eine Krankheit der älteren Menschen. Rund drei Viertel der Neuerkrankungen betrifft Menschen über 65 Jahre. Erbfaktoren und Umwelteinflüsse spielen als Auslöser eine gewisse Rolle.

Verbreitung

Interessant ist die Tatsache, dass der Dickdarmkrebs nicht überall auf der Welt gleich häufig vorkommt. In Japan und in gewissen Gebieten Afrikas und Südamerikas tritt er viel seltener auf als bei uns. Offenbar wirken auf unseren Darm Faktoren ein, welche die Anfälligkeit der Europäer und der Nordamerikaner für Darmkrebs vergrössern. Man geht davon aus, dass dies mit der Ernährung zusammenhängen könnte.

Bedeutung von Erbfaktoren

Die Vererbung spielt für das Auftreten des Dickdarmkrebses in gewissen Fällen eine wichtige Rolle. Wie beim Brustkrebs gibt es Menschen, die in ihrem Erbgut Veränderungen tragen, die sie für den Dickdarmkrebs anfälliger machen. Vererbt wird dabei nicht der Krebs selbst, sondern eine besondere Veranlagung, welche die Entstehung einer Krebserkrankung begünstigt. Wenn in der Familie gehäuft Fälle von Darmkrebs aufgetreten sind, sollte man sich regelmässig auf diese Krankheit untersuchen lassen.

Als Vorstufe des Dickdarmkrebses findet man im Darm von gefährdeten Menschen Ausstülpungen der Schleimhäute, so genannte Polypen. Etwa jeder zehnte Polyp kann sich nach Jahren in einen bösartigen Darmkrebs verwandeln. Es gibt Menschen, die eine Veranlagung zur häufigen Bildung von Polypen haben. Sie sind ganz besonders anfällig für Dickdarmkrebs.

Schliesslich sind auch Menschen vermehrt gefährdet, die unter einer stärkeren Form von chronischer Entzündung des Dünn- oder Dickdarms leiden. Auch da ist eine regelmässige Spiegelung des Dickdarms sinnvoll.

Rolle der Ernährung

Trotz intensiver Forschung hat man bis heute noch keine definitiven Ergebnisse darüber, welche Nahrungsmittelbestandteile für das Entstehen eines Dickdarmkrebses mitverantwortlich sind. Auf Grund von bisherigen Beobachtungen glaubt man immer mehr, dass sich tierisches Fett, rotes Fleisch, also z.B. Rind-

und Lammfleisch, alkoholische Getränke und Rauchen negativ auf die Gesundheit des Darms auswirken können. Geflügelfleisch oder Fisch sind offenbar für den Darm bekömmlicher. Auch genügend Ballaststoffe, wie man sie in Vollkornprodukten, Salat, Gemüse und in Früchten findet, sollen für die Gesundheit des Darms günstig sein.

Frühentdeckung
Je früher man einen Krebs entdeckt, umso grösser sind die Chancen, dass er geheilt werden kann. Es ist die Aufgabe des Arztes, zusammen mit den Patientinnen und Patienten möglichst früh Zeichen von Polypen oder eines frühen Darmkrebses herauszufinden. Das regelmässige Suchen von Blut im Stuhl bei Leuten über 50 Jahre kann Hinweise auf eine mögliche Gefährdung geben. Auch beim Betasten des Darmausgangs mit dem Finger können dem Arzt Veränderungen auffallen, die an den Anfang eines Enddarmkrebses denken lassen. Wenn bei älteren Menschen plötzlich Veränderungen in den Stuhlgewohnheiten auftreten, also Verstopfung, Durchfall, Blähungen, Völlegefühl oder regelmässige Schmerzen oder Krämpfe im Bauch, muss an eine Krebserkrankung gedacht werden. Bei Menschen, die gefährdet sind oder verdächtige Zeichen aufweisen, ist eine Spiegelung des Dickdarms angezeigt.
    Die Darmspiegelung ist eine unangenehme Untersuchung. Sie gibt aber sehr zuverlässige Resultate über das Vorliegen von Polypen oder eines Darmkrebses. Der Magen-Darm-Spezialist wird bei dieser Untersuchung alle vorhandenen Polypen entfernen und damit mögliche Gefahrenherde aus dem Darm eliminieren. Beim Spiegeln wird ein feines Rohr vom After in den Darm eingeführt und der ganze Dickdarm, den man vorher medikamentös völlig entleert hat, sorgfältig untersucht und die Schleimhaut auf Veränderungen kontrolliert.

Behandlungsmöglichkeiten
Die wichtigste Massnahme zur Behandlung eines Dickdarmkrebses ist die Operation. Der Chirurg muss jenen Teil des Darms entfernen, in dem der Krebs gefunden worden ist. Der Darmteil vor dem Krebs und der Teil dahinter werden nachher wieder miteinander verbunden. So ist es in den meisten Fällen möglich, dass der Betroffene nach der Operation wieder auf natürlichem Weg den Stuhl entleeren kann. Nur in seltenen Fällen von Krebs im Enddarm ist es nötig, einen künstlichen Darmausgang zu schaffen. Der Patient muss jetzt den Stuhl durch eine Öffnung in der Bauchwand in ein luft- und feuchtigkeitsdichtes Plastiksäckchen entleeren.
    Wenn der Darmkrebs bereits Ableger in die Umgebung oder in andere Organe gesandt hat, wird im Anschluss an die Operation auch eine Bestrahlung oder Chemotherapie, also eine Behandlung mit krebshemmenden Mitteln, in Betracht gezogen.

Nachsorge

Häufig fühlt sich der Betroffene nach der Operation sehr erleichtert. Endlich ist der böse Herd aus dem Körper entfernt. Aber schon bald kommt die Sorge, ob die Krankheit wirklich geheilt sei oder ob sich nicht über kurz oder lang wieder Zeichen eines Rückfalls melden können. Auch die behandelnden Ärzte können diese Frage nicht definitiv beantworten.

Umso wichtiger ist ein regelmässiger Kontakt mit dem Hausarzt. Bei ihm kann man über seine gesundheitlichen Probleme, seine Sorgen und Ängste sprechen. In regelmässigen Abständen wird er eine sorgfältige körperliche Untersuchung vornehmen und im Blut gewisse Werte kontrollieren, die auf das Wiederaufflammen des Krebses hinweisen. Wenn sich bei einer solchen Kontrolle Zeichen eines Rückfalls ergeben, ist es notwendig, mit einer Spiegelung des Darms, einem Röntgenbild der Lungen und einer Ultraschall-Untersuchung des Bauches Angaben über die vorliegende Situation zu sammeln.

Es lohnt sich, seinem Darm Sorge zu tragen. Eine gesunde, ausgewogene, vitamin- und ballaststoffreiche Ernährung bildet dafür die Grundlage. Die von Krebs Betroffenen können bei guter Nachsorge durch den Haus- und/oder Facharzt in den meisten Fällen noch viele gute Lebensjahre erleben.

DEPRESSIONEN

Depressionen sind häufig und lassen die betroffenen Menschen manchmal über längere Zeit sehr stark leiden. Die Krankheit hat unterschiedliche Ursachen, und auch die Behandlung basiert auf sehr verschiedenen Massnahmen.

Symptome
Eine Depression ist meistens eine sehr belastende Krankheit. Im Vordergrund steht die bedrückte Stimmung. Der Patient oder die Patientin erlebt grosse Angst, Hoffnungslosigkeit und Resignation. Die Betroffenen sind innerlich gelähmt, manchmal auch unruhig. Sie grübeln Tag und Nacht. Manchmal werden sie vom intensiven Wunsch gequält, einfach Ruhe zu haben und nichts mehr spüren zu müssen.

Auch die geistige Leistungsfähigkeit ist vermindert. Man kann sich nicht richtig konzentrieren, ist vergesslich und fantasielos. Auch verschwinden die Interessen. Die Gedanken sind wie blockiert, und so kann man sich zu nichts mehr entscheiden.

Aber auch der Körper ist kraftlos. Der Depressive ist erschöpft, seine Bewegungen und die Mimik sind verlangsamt und manchmal wie eingefroren. Das vegetative Nervensystem streikt. Der Depressive leidet unter Kopfdruck, Rückenschmerzen, Schwindel, Appetitlosigkeit, Verstopfung, Schlafstörungen und Druckgefühl in der Brust und im Bauch.

Schwere Formen von Depressionen
Bei schweren Depressionen sind die Gefühle wie abgestorben. Der Betroffene fühlt sich völlig leer und ohne Willen. Die Morgenstunden sind besonders bedrückend und schwer, während am Abend die Stimmung etwas besser ist. Häufig gibt es auch jahreszeitliche Schwankungen. Depressionen kommen im Herbst und im Winter deutlich häufiger vor als im Frühling und Sommer.

Versteckte Depressionen
Bei den versteckten Depressionen stehen körperliche Beschwerden im Vordergrund. Der oder die Betroffene leidet vor allem unter Kopfschmerzen, Herzdruck, Muskelverspannungen, Magenbeschwerden, Darmstörungen, Zyklusproblemen und sexuellen Schwierigkeiten.

Als Ursache für diese Beschwerden findet man bei der Abklärung meist keine organische Ursache. Bei einem einfühlsamen Gespräch kann hingegen eine Depression festgestellt werden. Bei genauerer Abklärung zeigt sich hinter einer

Suchtkrankheit mit Alkohol, Medikamenten oder harten Drogen nicht selten eine Depression.

Häufigkeit
Schwere Depressionen mit häufigen Schüben und wiederholten Aufenthalten in einer psychiatrischen Klinik kommen bei etwa einem Prozent der Bevölkerung vor. Leichtere Depressionsformen findet man bei rund 20 Prozent der erwachsenen Bevölkerung. Frauen leiden doppelt so häufig unter Depressionen wie Männer. Frauen sind nicht weniger belastungsfähig als Männer, aber sie sind in unserer Gesellschaft besonders stark krank machenden Belastungen ausgesetzt.

Ursachen
Depressionen können aus verschiedenen Gründen auftreten. Die bekanntesten Auslöser sind belastende Lebensumstände. Zu einer Depression kann es durch den Tod des Lebenspartners, eines Kindes oder der Eltern kommen. Auch eine Scheidung kommt als Ursache in Frage. Besonders belastend wirken sich ein zermürbender Kampf und grosse seelische Verletzungen aus. Schliesslich kann eine Depression auch durch häufige Einsamkeit entstehen.

Eine Depression kann auch das Resultat einer grossen Anstrengung oder einer chronischen Belastungssituation sein. Wenn am Arbeitsplatz die beruflichen Anforderungen die Leistungsfähigkeit übersteigen, kann eine langsame Erschöpfung eintreten. Auch eine Mutter mit kleinen Kindern kann in eine Erschöpfungsdepression geraten, weil durch den anstrengenden Alltagsbetrieb von Montag bis Sonntag und rund um die Uhr die Kräfte langsam abnehmen.

Schliesslich können auch schwere Erlebnisse in der Jugend eine Depression beim Erwachsenen verursachen. Der Verlust von geliebten Bezugspersonen in der Kindheit, aber auch Lieblosigkeit, konstante Unterdrückung, körperliche oder sexuelle Misshandlung können Ursprung einer späteren depressiven Krise sein.

Nicht selten gibt es auch innere Gründe für eine Depression, eine Veranlagung, die gewisse Personen für diese Krankheit anfälliger macht. Auch die Hormone spielen eine wichtige Rolle. In der Schwangerschaft, im Wochenbett und in den Wechseljahren treten Depressionen bei Frauen deutlich häufiger auf. Schliesslich kommt es im Zusammenhang mit Abbauvorgängen im Alter zu Depressionen, wobei hier oft auch die Lebenssituation mit Einsamkeit und Verlusterlebnissen eine wichtige ursächliche Rolle spielt.

Behandlungsmöglichkeiten
Die Behandlung einer Depression ist nicht immer einfach. Die Betroffenen verstehen meist nicht, was los ist. Sie fühlen sich nicht krank, sondern als Versager und/oder als Schuldige. Meistens versuchen sie über eine gewisse Zeit erfolglos, eine Lösung der Krise zu erzwingen.

Der Hausarzt oder der Psychotherapeut/die Psychotherapeutin hat die Aufgabe, dem Patienten das Wesen und die Ursache einer Depression zu erklären.

Der Betroffene muss lernen, sich nicht gegen die belastende Krankheit zu wehren. Er muss loslassen können, nicht mehr kämpfen und Ruhe und Schonung annehmen. Er muss akzeptieren, dass er krank ist.

Die eigentliche Behandlung der Depression besteht im Gespräch. Das ist vor allem am Anfang schwierig, weil der Kranke nicht glaubt, dass man ihm überhaupt helfen kann. Zudem macht ihm das Reden grosse Mühe und belastet ihn sehr. Es braucht also viel Geduld und Zeit, bis endlich eine therapeutische Wirkung der Gespräche spürbar wird.

Medikamente
In mittelschweren und schweren Fällen spielen Medikamente bei der Behandlung der Depressionen eine sehr wichtige Rolle. Die antidepressiven Mittel bringen in rund zwei Dritteln der Fälle eine spürbare Besserung. Die Wirkung tritt allerdings nicht sofort ein. Erst nach 7 bis 10 Tagen kann eine Aufhellung der Stimmung spürbar werden. Hingegen können vom ersten Behandlungstag an gewisse Nebenwirkungen (z.B. Übelkeit) auftreten, die unangenehm sind und bis zum Eintreten der gewünschten Besserung ausgehalten werden müssen.

Wenn eine therapeutische Wirkung ausbleibt, muss der Arzt den Mut haben, die Dosis langsam zu steigern, bis die gewünschte Wirkung spürbar wird. Manchmal braucht es bei einer schweren Depression vorübergehend zusätzliche Mittel zur Behebung der hartnäckigen Schlafstörung.

Weitere Therapiemassnahmen
Wenn es der Patientin oder dem Patienten besser geht, kommen auch andere Behandlungsmöglichkeiten zum Tragen, z.B. Physiotherapie mit Bewegung und Ergotherapie mit leichteren Beschäftigungen. Bei schweren, saisonabhängigen Depressionen hat man auch damit begonnen, die Patienten während einer gewissen Zeit intensivem Licht auszusetzen, womit man erstaunlich gute Erfahrungen gemacht hat.

Wann ins Spital?
In schweren Fällen stellt sich manchmal die Frage, ob ein Patient daheim behandelt werden kann oder ob eine Spitaleinweisung notwendig wird. Bei einer Depression ist diese Entscheidung besonders schwer, weil man den Betroffenen möglichst nicht aus seiner gewohnten Umgebung herausnehmen will. Auch möchte man ihn in seiner Verletzlichkeit nicht zu etwas zwingen, was er nicht will.

Wenn alle Behandlungen keinen Erfolg zeigen, der Patient nicht mehr in der Lage ist, die Verantwortung für sich zu tragen, und wenn die ernsthafte Gefahr besteht, dass er sich ein Leid antun könnte, muss man eine Spitaleinweisung in Betracht ziehen. Auch wenn die betreuenden Angehörigen nach tage- oder wochenlanger Betreuung völlig erschöpft sind, muss eine Hospitalisation diskutiert werden. Nicht selten möchte der Betroffene aus eigenem Wunsch ins Spital, weil er Schutz und Hilfe dringend wünscht und es zu Hause nicht mehr aushält.

Probleme der Betreuung

Die Betreuung eines depressiven Patienten ist äusserst belastend. Die Depression wirkt ansteckend auf die Menschen in der Umgebung. Es ist schwierig, neben einem depressiven Patienten seine innere Kraft und gute Laune zu behalten. Man kann sich noch so einfühlsam und kompetent für den Betroffenen einsetzen, es kommt kaum etwas zurück. Man darf kein positives Signal, keinen Dank und keine Anerkennung erwarten. Der Kranke strahlt nur Pessimismus, schlechte Stimmung und Hoffnungslosigkeit aus. Man muss sich als Betreuende und Angehörige immer wieder sehr zusammennehmen, dass man den Kranken aus Frustration und Enttäuschung nicht beschimpft, ihn im Stich lässt und sich zurückzieht.

Aber auch der Depressive hat meistens Mühe mit seiner Umgebung. Er fühlt sich häufig unverstanden. Zu oft wird er von anderen Menschen dazu aufgefordert, sich zusammenzunehmen, auf die Zähne zu beissen und mit eisernem Willen seine Krise zu bewältigen. Man möchte ihn ständig aus seiner Situation herausreissen, ihn aufheitern, mit nichts sagenden Worten trösten oder ihn an die frische Luft, an die Sonne und in die schöne Natur schleppen. Es liegt im Wesen seiner Krankheit, dass er sich nicht freuen kann. Es ist zwecklos, ihn aus seiner schweren Stimmung herauszuzwingen. Sein Wille ist völlig gelähmt.

Akzeptieren

Als Angehörige sollte man den Depressiven so akzeptieren, wie er ist. Das Beste ist, den Patienten oder die Patientin einfach zu begleiten und zur Verfügung zu stehen, wenn er oder sie unsere Hilfe wünscht. Aufmuntern, ablenken, den Willen wecken und Aktivitäten erzwingen ist sinnlos. Das hinterlässt beim Kranken erst recht das Gefühl, er sei ein Versager und falle der ganzen Umgebung nur zur Last. Es hat auch keinen Sinn, einen depressiven Patienten gegen seinen Willen in eine Kur oder in die Ferien zu schicken. Am wohlsten ist es ihm meistens zu Hause. Jede Umstellung bringt eine neue Überforderungssituation mit sich.

Am besten ist eine geduldige, ruhige, unaufdringliche und menschlich warme Begleitung. Der Kranke soll die Sicherheit spüren, dass er nicht allein ist und jederzeit Hilfe bekommt, wenn er sie wünscht. Man soll ihm täglich Mut machen, die verordneten Medikamente zuverlässig einzunehmen. Von allen Behandlungsmöglichkeiten bringen sie am ehesten eine spürbare Besserung der Situation. Der Dank, den man während der schwierigen Zeit manchmal so stark vermisst, kommt manchmal doppelt intensiv, wenn die Krise vorbei ist.

AKUTER DURCHFALL

Akuter Durchfall gehört zu den häufigsten Krankheiten überhaupt. In den meisten Fällen ist er harmlos und lässt sich mit einfachen Therapiemassnahmen behandeln. Bei Säuglingen, Kleinkindern und alten Menschen kann ein Durchfall jedoch wegen der hohen Wasserverluste bedrohlich werden.

Definition
Von Durchfall spricht man, wenn jemand mehr als dreimal täglich den Darm entleeren muss und der Stuhl ungeformt oder sogar flüssig ist. Durchfall kommt in jedem Lebensalter vor und kann jederzeit und überall auftreten. Jeder dritte Tourist, der seine Ferien in südlichen bzw. tropischen Regionen verbringt, wird durchfallkrank. Akut ist ein Durchfall, wenn er aus voller (Darm-)Gesundheit auftritt. Wenn eine solche Krankheit länger als zwei Wochen andauert oder immer wieder Beschwerden macht, spricht man von einer chronischen Durchfallkrankheit.

Beschwerden
Typisch für die Durchfallkrankheit sind häufige Darmentleerungen, in schweren Fällen bis zwanzigmal pro Tag. Häufig sind sie begleitet von Bauchkrämpfen, die vor allem nach dem Essen stärker auftreten können. Im Weitern wird ein Patient auch über Blähungen und ein «Rumpeln» im Bauch klagen. Nicht selten leidet er auch unter Schwindel, Gliederschmerzen und grossem Durst. Bei starkem Durchfall kann es manchmal zu einem Kreislaufzusammenbruch (Kollaps) kommen, weil sich das Blut im kranken Bauch sammelt und bei Lagewechseln (z.B. Aufstehen) eine Blutleere im Kopf auftritt. Der Durchfall kann auch von Fieber und Erbrechen begleitet sein. Häufig dauert eine akute Durchfallkrankheit nur ein bis drei Tage. Manchmal kann es aber auch sieben bis zehn Tage dauern, bis der oder die Betroffene wieder völlig gesund ist und die Blähungen und die Übelkeit verschwunden sind.

Ursache
Ein akuter Durchfall wird in mehr als der Hälfte der Fälle von Viren ausgelöst. Besonders bei Kindern sind diese superkleinen Krankheitserreger sehr häufig die Ursache der lästigen Beschwerden. Es gibt aber auch Bakterien, die den Darm krank machen können, z.B. Salmonellen, Camphylobacter und andere. Und schliesslich wird ein akuter Durchfall in eher seltenen Fällen auch von tropischen Einzellern, also Amöben, Lamblien oder Würmern verursacht. Manchmal lösen

auch Medikamente (Antibiotika, antirheumatische Mittel oder Herztabletten) Durchfall aus.

Bakterielle Durchfälle
Immer wieder hört man vom gehäuften Auftreten von Durchfall z.B. in Heimen. Nicht selten sind dafür die genannten Bakterien wie z.B. Salmonellen verantwortlich. Sie können gewisse Lebensmittel, vor allem Eier und Pouletfleisch, verseuchen. Gefährlich als Auslöser von Durchfallkrankheiten sind somit vor allem Speisen, die mit ungekochten oder halb rohen Eiern hergestellt werden, z.B. Mayonnaise, Tiramisù, Eiersauce, aber auch 3-Minuten-Eier. Gleicherweise gefährlich ist Pouletfleisch, das nicht gut durchgekocht oder durchgebraten ist.

Die Eier werden zum Teil schon im Eierstock des Huhns mit Salmonellen angesteckt oder später durch den infizierten Hühnerkot verschmutzt. Die Erreger dringen durch kleine Risse in der Schale ins Ei ein. Wenn das Ei ungekühlt aufbewahrt wird oder wenn die Eierspeise mehrere Stunden in der Wärme herumsteht, können sich die Salmonellen explosionsartig vermehren und eine Infektion hervorrufen.

Behandlung
Die Meinung ist verbreitet, dass man zur Behandlung einer Durchfallkrankheit sofort Medikamente und sogar Antibiotika einsetzen muss. Das ist falsch. Die wichtigste Massnahme ist eine sofortige konsequente Teediät von mindestens 24 Stunden. Man soll also gar nichts essen. Umso wichtiger ist in dieser Zeit das Trinken. Der Körper verliert über den Darm und durch Erbrechen ziemlich viel Flüssigkeit, Zucker und Salz, das ihm wieder zugeführt werden muss.

Geeignet ist gesüsster Tee, Bouillonsuppe und wenig Orangensaft. Bei kleinen Kindern und bei starkem Brechreiz sollte man die Flüssigkeit schluck- oder teelöffelweise eingeben. Wenn sich nach 24 bis 48 Stunden der Magen und der Darm etwas beruhigt haben, kann man versuchen, leichte Kost zu verabreichen, z.B. Schleim- oder Karottensuppe und weissen Reis.

Medikamente
Nur wenn sich nach 24 bis 48 Stunden der Darm nicht beruhigt hat, kann man mit einem Medikament (Imodium lingual, Kapseln oder Sirup) nachhelfen. Imodium kann den Durchfall stoppen. Auch Bioflorin oder Perenterol wird häufig eingesetzt. Mit diesen Mitteln wird im Darm das Wachstum der natürlichen Verdauungsbakterien gefördert. Hingegen hilft Kohle in den meisten Fällen nichts.

Antibiotika werden bei Durchfall nur sehr selten gebraucht. Bei schweren, fiebrigen Formen oder wenn ein bakterieller Erreger nach wenigen Tagen nicht aus dem Darm verschwunden ist, kann eine antibiotische Therapie notwendig werden. Sogar bei Salmonelleninfektionen braucht man Antibiotika nur, wenn sich die Krankheitserreger auch nach einer Woche immer noch im Stuhl nachweisen lassen. Der Arzt kann bei Bedarf den Stuhl im spezialisierten Labor darauf untersuchen lassen, welcher Erreger für die Krankheit verantwortlich ist.

Säuglinge und Kleinkinder
Säuglinge und Kleinkinder sind bei Magen-Darm-Infektionen durch den hohen Flüssigkeitsverlust durch Erbrechen und Durchfall besonders gefährdet. Wenn die Mutter eines durchfallkranken Säuglings noch stillt, soll sie damit sicher nicht aufhören. Hingegen kann sie die Milch mit gesüsstem Tee ergänzen. Es kann hilfreich sein, dass die Mutter oder der Vater das Kind ständig auf dem Arm hält und ihm löffelchenweise Flüssigkeit verabreicht.

Man kann selber eine sinnvoll zusammengesetzte Trinklösung zur Kompensation des Flüssigkeitsverlustes herstellen. In einen Liter Wasser werden drei Prisen Salz, drei gestrichene Esslöffel Zucker und ein Glas Orangensaft gegeben. Als Alternative kann in der Apotheke Oralpädon beschafft werden. Wenn sich der Zustand des Betroffenen bessert, kann man Karottensuppe, weissen Reis oder Zwieback dazugeben. Wenn sich ein Kleinkind trotz der intensiven Flüssigkeitsbehandlung nicht erholt, muss sofort ein Arzt beigezogen werden, oder man bringt den kleinen Patienten direkt ins Spital.

Präventivmassnahmen
Wichtig zur Verhinderung der Verbreitung von Durchfallerkrankungen ist eine gute Hygiene. Es sollte selbstverständlich sein, dass man die Hände nach jedem Toilettenbesuch sorgfältig wäscht. Eine besonders gründliche Reinigung ist angesagt, wenn man unter Durchfall leidet. Auch auf die Hygiene in der Küche beim Zubereiten von Essen muss besonders geachtet werden. Man soll immer mit sauberen Händen und auf einer gut gereinigten Unterlage arbeiten. Zur Verhütung von Salmonellen-Infektionen soll man Eier wenn möglich im Kühlschrank aufbewahren und kalte Eierspeisen oder mayonnaisehaltige Saucen möglichst rasch essen. Wenn sie über zwei Stunden ungekühlt gewesen sind, sollte man sie wegwerfen. Wo rohe Poulets verarbeitet werden, muss der Saft besonders gewissenhaft abgewaschen werden, bevor auf der gleichen Oberfläche andere Speisen (z.B. Salat) gerüstet werden.

Durchfall ist zwar eine lästige, aber meist harmlose Krankheit. Beim Befolgen der empfohlenen Behandlungsmassnahmen kann häufig auch ohne Arzt eine rasche Heilung erreicht werden. Besondere Vorsicht ist aber bei Kleinkindern und alten Menschen am Platz. Hier geht man lieber einmal zu früh als zu spät zum Arzt.

EPILEPSIE

Über Epilepsie wird nur selten gesprochen. Sie gilt als unheimliche Krankheit. Dabei ist die Epilepsie eine Gesundheitsstörung wie jede andere auch. Sie basiert auf einer Funktionsstörung im Gehirn. Ein epileptischer Anfall kann bereits durch stressende Einflüsse wie zu wenig Schlaf oder exzessiven Alkoholgenuss ausgelöst werden. Man spricht von einem Gelegenheitsanfall, der einmal oder auch mehrmals auftreten kann. Unter solchen Anfällen leiden rund drei Prozent der Menschen.

Klassischer epileptischer Anfall

Von einer eigentlichen epileptischen Krankheit spricht man erst, wenn die epileptischen Anfälle wiederholt auftreten und nicht auf aussergewöhnliche äussere Stresseinwirkung zurückgeführt werden können. Rund ein Prozent der Bevölkerung leidet unter dieser Krankheit. In der Schweiz sind also über 50 000 Menschen davon betroffen. Fast die Hälfte der Fälle von Epilepsie hat ihren Anfang im Kindesalter.

Der typische, so genannte generalisierte epileptische Anfall ist sehr eindrücklich. Die betroffene Person fällt plötzlich bewusstlos auf den Boden. Gleich zu Beginn tritt ein kurzer Atemstillstand ein, auf den stossendes Atmen mit Schaum vor dem Mund folgt. Die Arme und die Beine werden steif und fangen immer heftiger an zu zucken.

Häufig beisst sich der Patient oder die Patientin in die Zunge, sodass auch etwas Blut aus dem Mund austreten kann. Nach wenigen Minuten beruhigt sich das Geschehen wieder, und der Patient erwacht oder wechselt in einen tiefen Schlaf. In seltenen Fällen klingt der Anfall nicht sofort wieder ab: Es kommt zu einem epileptischen Dauerkrampf, der sehr dringend ärztliche Hilfe benötigt.

Kleine Anfälle

Eine weitere, häufige Form, wie sich eine Epilepsiekrankheit äussern kann, ist die Absenz. Das Kind oder der Erwachsene bekommt plötzlich einen starren Blick, ist nicht ansprechbar und stoppt für kurze Zeit seine Tätigkeit. Das Ganze sieht aus, als ob er in einem lebhaften Tagtraum stecken würde. Der Zustand löst sich innerhalb von Sekunden wieder auf, und der Betroffene weiss gewöhnlich nicht, was mit ihm geschehen ist.

Eine epileptische Krankheit manifestiert sich gelegentlich auch durch ein plötzliches, starkes Muskelzucken am ganzen Körper oder an gewissen Teilen davon. Es sieht aus, als ob der Patient einen elektrischen Schlag bekommen hätte. Es gibt auch andere Formen von kleinen Anfällen. Je nach der Region des Gehirns, welche von einem Anfall betroffen ist, werden Körperbewegungen oder -gefühle provoziert. Der Patient gestikuliert, es ist ihm übel, oder der Körper kann heftig «kribbeln».

Manchmal treten auch heftige Schmerzzustände auf. Ebenfalls möglich sind Dämmerzustände mit Halluzinationen, starken inneren Bildern und wahnhaften Gedanken. Auch Erregungszustände mit Aggressionen sind zu beobachten. Solche Zustände werden manchmal mit einem Alkoholrausch verwechselt, was für den Patienten oder die Patientin dramatische Folgen haben kann. Jeder kleine epileptische Anfall kann gelegentlich in einen generalisierten Anfall übergehen.

Epileptiker: Meist gesund und leistungsfähig
Die meisten Epilepsiekranken sind psychisch gesund und körperlich voll leistungsfähig. Viele Leute aber meinen, ein Epileptiker müsse minder intelligent, geistig gestört und psychisch labil sein. Das ist für die Patienten sehr belastend. Sie leiden unter dem Misstrauen und den Vorurteilen einer Umgebung, die ihre Krankheit nicht kennt und die Betroffenen daher nicht selten diskriminiert. So kann man oft hören, dass Epileptiker in der Ausbildung und bei der Stellensuche Nachteile erleben. Manchmal sind es auch die Eltern, die aus lauter Sorge um die Gesundheit die normale Entwicklung eines epileptischen Kindes bremsen. Dabei ist es besonders wichtig, dass sich bei diesen Menschen ein gesundes Selbstbewusstsein entwickeln kann.

Selten: Psychische Veränderungen
In eher seltenen Fällen kann durch eine schwere Epilepsiekrankheit eine psychische Wesensveränderung des Patienten oder der Patientin entstehen. Diese Veränderung muss auf eine schwere Schädigung des Gehirns zurückgeführt werden. Es kommt zu einer Verlangsamung, Umständlichkeit und Haltlosigkeit des Betroffenen. Manchmal treten auch Reizbarkeit und nervöse Ausbrüche auf. Schliesslich kann auch eine deutliche Verzögerung in der intellektuellen Entwicklung beobachtet werden. Dabei handelt es sich nicht um eine Charakterschwäche, sondern um eine direkte Auswirkung dieser schweren Krankheit.

Ursachen der Epilepsiekrankheit
Als Ursache für eine epileptische Krankheit kommen verschiedene Faktoren in Frage. Häufig spielt eine vererbte Krankheitsanlage eine Rolle. Die Epilepsie kommt also in gewissen Familien gehäuft vor. Auch eine Hirnverletzung oder ein längerer Sauerstoffmangel des Gehirns bei der Geburt kann der Ursprung einer Epilepsie sein. Eine Epilepsie kann auch im Anschluss an eine Hirnhaut- oder Hirnentzündung entstehen. Hirnverletzungen bei Unfällen führen manchmal zu einem Anfallleiden. Eine Hirnblutung, ein Hirnschlag, ein Hirntumor oder Durchblutungsstörungen des Gehirns können ebenfalls die Ursache einer Epilepsiekrankheit sein.

Gelegenheitsanfälle

Epileptische Gelegenheitsanfälle sind harmlos und auf eine vergrösserte Anfallsbereitschaft des Gehirns zurückzuführen. Sie können durch Schlafstörungen, Alkoholexzesse, Drogenkonsum, Medikamente, hohes Fieber und Stoffwechselentgleisungen bei Zuckerkrankheit oder in den letzten Wochen der Schwangerschaft ausgelöst werden.

Abklärungen

Es ist die Aufgabe des Arztes, die Ursache und Form einer Epilepsiekrankheit herauszufinden. Dazu dienen ausführliche Gespräche mit dem betroffenen Patienten und seinen Angehörigen. Eine eingehende körperliche Untersuchung ist ebenfalls sinnvoll. Und schliesslich bringt auch eine Hirnstromkurve (EEG) wichtige Informationen. In unklaren Fällen oder wenn der Verdacht auf einen lokalen Hirnbefund (z.B. Hirntumor) besteht, wird ein so genanntes MRI (Magnetresonanztomografie) durchgeführt. Diese Untersuchung liefert sehr genaue Informationen über den Zustand des Gehirns.

Therapie

Die Behandlungsmöglichkeiten der Epilepsiekrankheit waren noch nie so gut wie heute. Weit über 50 Prozent der Epilepsiekranken können durch Medikamente so eingestellt werden, dass sie anfallfrei bleiben und ein völlig normales Leben führen können. Der Hausarzt muss zusammen mit einem Epilepsiespezialisten (Neurologe) je nach Form der Krankheit das richtige Medikament oder die richtige Therapiekombination finden. Sehr häufig reicht ein einziges Mittel. In komplizierteren Fällen werden zwei oder noch mehr verschiedene Medikamente eingesetzt. Wenn sie jedoch zu hoch dosiert werden, kann das zu Schläfrigkeit, Konzentrationsstörungen, Kopfweh und Schwindel führen. Es ist sinnvoll, die richtige Dosierung der Medikamente regelmässig durch Blutuntersuchungen beim Hausarzt oder Neurologen kontrollieren zu lassen

Dauerbehandlung wichtig

Die Behandlung einer Epilepsie dauert meist viele Jahre. Zur sicheren Verhinderung von Anfällen ist es wichtig, dass die verordneten Medikamente sehr regelmässig eingenommen werden. Trotzdem kommt es bei etwa 20 Prozent der Betroffenen selbst bei bester medikamentöser Einstellung weiterhin zu Anfällen. In gewissen seltenen Fällen (Temporallappen-Epilepsie) gibt es die Möglichkeit einer heilenden Operation.

Wenn mit der Medikamentenbehandlung während einiger Jahre eine Anfallfreiheit erreicht wird, stellt sich die Frage, ob das Medikament weggelassen werden kann. Die Erfahrung zeigt, dass in 30 bis 60 Prozent der Fälle auch nach mehrjähriger Stabilität das Weglassen der Tabletten zu einem Rückfall führt. Das ist bei Personen, die auf den Führerausweis angewiesen sind, eine Katastrophe. Nach jedem neuen Anfall muss mindestens zwei Jahre gewartet werden, bis erneut das Lenken eines Fahrzeugs in Betracht gezogen werden darf.

Gesundes Leben
Neben der medikamentösen Behandlung muss der Epileptiker darauf achten, dass er genügend schläft, Alkohol und Drogen meidet und mit anfallauslösenden Medikamenten (Antidepressiva und Asthmamitteln) sehr zurückhaltend ist. Manchmal ist es sinnvoll, mit einer Selbsthilfeorganisation Kontakt aufzunehmen. Hier kann der Betroffene mit anderen Epileptikern Erfahrungen austauschen und sich viele wertvolle Informationen über seine Krankheit holen. Einschlägige Adressen werden durch die Schweizerische Liga gegen Epilepsie, Postfach, 8042 Zürich, vermittelt.

Erste Hilfe beim epileptischen Anfall
Wenn man Zeuge eines epileptischen Anfalls wird, sollte man nicht vor lauter Schreck sofort eine Spitaleinweisung organisieren. Vielmehr ist darauf zu achten, dass sich der Betroffene während seines Anfalls nicht verletzt. Im Übrigen kann man zuwarten, bis der Anfall abgeklungen ist, um dann möglichst mit dem Betroffenen selbst zu besprechen, was passieren soll.

In gewissen Fällen macht es Sinn, dass ein Kind nach einem Anfall in der Schule oder ein Erwachsener im Geschäft bleibt, weil der Betroffene sich vom Anfall schnell wieder vollständig erholt. In anderen Fällen ist es besser, wenn der Betroffene nach Hause geht, um sich von den Strapazen des Anfalls zu erholen. Nur in den seltenen Fällen von länger dauernden epileptischen Krämpfen oder bei Verletzungen durch den Sturz muss ein Arzt beigezogen oder sogar eine Spitaleinweisung veranlasst werden. Mit einem Arzt sollte der Betroffene auch Kontakt aufnehmen, wenn ein epileptischer Anfall zum ersten Mal aufgetreten ist.

Obschon die Epilepsie eine ungewöhnliche und eindrückliche Krankheit ist, sollte man daran denken, dass die Betroffenen fast immer völlig normale Menschen sind. Sie leben genauso gerne und haben die gleichen Freuden wie wir. Es ist also gut, sie zum Beispiel zu Sportanlässen, Diskussionen, zum Ausgehen, Tanzen und Reisen einzuladen. Es gibt keinen Grund, sie an all diesen Anlässen nicht auch teilnehmen zu lassen. Sie sind auf unsere Offenheit angewiesen, um ein ganz normales Leben führen zu können.

ERKÄLTUNGSKRANKHEITEN UND FALSCHER KRUPP

Eine Erkältung ist eine ähnliche Krankheit wie eine Grippe. Beide treten bevorzugt im Winter auf. Und bei beiden sind Viren die auslösenden Krankheitserreger. Auch die Übertragung ist gleich: Die Kranken scheiden über den Speichel und das Nasensekret die Krankheitserreger aus und können beim Reden, Niesen und Husten andere Menschen anstecken (Tröpfcheninfektion).

Unterschied zwischen Erkältung und Grippe

Von einer Grippe spricht man, wenn die Krankheitssymptome relativ stark sind, die Betroffenen sich eindeutig krank und schwach fühlen und über Fieber, Halsweh, Schnupfen, Husten, Kopfweh und Gliederschmerzen klagen. Eine Grippe dauert häufig 7 bis 10 Tage und schwächt vor allem ältere Menschen für weitere ein bis zwei Wochen.

Eine Erkältung liegt vor, wenn die Symptome eher leicht sind und nur aus einem Schnupfen, Augenbrennen und vielleicht noch Halsweh bestehen. Eine Erkältung ist beim Erwachsenen immer eine banale, ungefährliche Angelegenheit. Das Befinden ist zwar beeinträchtigt, aber die Leistungsfähigkeit ist kaum herabgesetzt. Der ganze Spuk ist nach wenigen Tagen wieder vollständig vorbei.

Erkältung bei Säuglingen und Kleinkindern

Einen anderen Stellenwert haben Erkältungen bei Säuglingen und Kleinkindern. Da ist schon ein Schnupfen alles andere als banal. Weil der Säugling gewöhnlich nur durch die Nase atmet, kommt es bei einer Erkältung wegen der verstopften Nase zu einer starken Störung des Befindens. Das Baby ist schlecht gelaunt, unruhig, schreit vermehrt und hat wegen des Schleims, der seine Nase verstopft, Schwierigkeiten mit dem Atmen, dem Trinken und dem Schlafen. Eine Erkältung ist für ein Baby oder Kleinkind eine grosse Belastung. Auch die Mutter und der Vater leiden mit dem kleinen Wesen mit.

Komplikationen sind häufig

Aber nicht nur die Beschwerden und die Beeinträchtigung des Allgemeinzustandes sind beim Säugling oder Kleinkind mit einer Erkältung stärker, auch Komplikationen können häufiger auftreten. Durch die starke Schwellung der Schleimhäute kann der Verbindungskanal von der Nase ins Mittelohr verstopft sein. Ein Tubenkatarr oder sogar eine Mittelohrentzündung können die Folge sein. Auch Nebenhöhlenentzündungen und eine Bronchitis treten nicht selten auf. Schliesslich kann sogar ein Asthmaanfall ausgelöst werden. Das Atemgeräusch ist dabei pfeifend, und vor allem das Ausatmen ist für das Kind mühsam. Asthma kann sich bei kleinen Kindern auch mit einem starken, bellenden chronischen Husten äussern. Schliesslich kommt es im Zusammenhang mit einer Erkältungskrankheit manchmal zum gefürchteten Pseudokrupp.

Pseudokrupp (falscher Krupp)
Von einem Pseudokrupp spricht man, wenn bei einem Kleinkind im Zusammenhang mit einer Erkältungskrankheit plötzlich Schwierigkeiten mit der Atmung auftreten. Betroffen sind vor allem Kinder im Alter zwischen einem und vier Jahren. Diese ungemütliche Komplikation der Erkältung fängt meistens am Abend zwischen 20 und 22 Uhr an, und zwar nachdem das Kind ein bis zwei Stunden geschlafen hat.

Das schlafende Kleinkind erwacht plötzlich mit einem bellenden Husten. Auch zeigt es Mühe mit dem Einatmen. Jeder Atemzug ist von einem lauten Geräusch begleitet. Die Stimme ist heiser und krächzend. Sie erinnert an eine so genannte Bierstimme. Es kann auch leichtes Fieber vorliegen. Erstaunlicherweise ist der Allgemeinzustand des Kleinkindes trotz der eindrücklichen Symptome recht gut. Das Kind ist zufrieden und reagiert gut auf die Eltern.

Als Ursache für die Angst erzeugenden Symptome wird eine Schleimhautschwellung der Luftwege unter dem Kehlkopf gefunden. Weil die Luftwege beim Kleinkind noch sehr eng sind, entstehen Atemnot, Husten und eine Veränderung der Stimme. Diese häufige Form des falschen Krupps ist eindrücklich, aber zum Glück meist ungefährlich.

Pseudokrupp als Notfallsituation
Es gibt jedoch eine seltene, sehr dramatische Form des Pseudokrupps. Die Ursache ist in diesem Fall ein bakterieller Krankheitserreger (Haemophilus influenzae). Das Krankheitsbild ist viel schwerer, das Kind hat hohes Fieber, sieht sehr krank aus und fühlt sich elend und schwach. Es zeigt eine rasch zunehmende Atemnot mit Blaufärbung der Lippen.

Wenn der Verdacht besteht, dass es sich bei einem Kleinkind um diese Form eines Pseudokrupps handeln könnte, muss das Kind möglichst rasch ins Spital gebracht werden. In diesem Fall geht es nicht selten um Leben und Tod.

Impfung gegen Pseudokrupp und Hirnhautentzündung
Seit die neue Impfung gegen das Haemophilus-Bakterium routinemässig bei den meisten Babys im ersten Lebensjahr zusammen mit den Impfungen gegen Tetanus, Diphtherie, Keuchhusten und Kinderlähmung verabreicht wird, sind diese schweren Pseudokrupp-Formen fast vollständig verschwunden.

Es lohnt sich also, beim Säugling die so genannte Meningitisimpfung in fester Kombination mit den oben erwähnten Grundimpfungen zu verabreichen. Drei Impfungen im ersten Lebensjahr (2., 4. und 6. Lebensmonat) und eine Auffrischungsimpfung im zweiten Jahr (zirka mit 18 Monaten) reichen zur Verhinderung dieser lebensgefährlichen Erkrankung. Eine seltene, aber sehr schwere und gefährliche bakterielle Hirnhautentzündung, die vom gleichen Krankheitserreger ausgelöst werden kann, wird damit ebenfalls fast vollständig verhindert.

Therapie einer Erkältung
Die Behandlung einer Erkältung beim Erwachsenen ist einfach. Der Körper übernimmt mit seinen Abwehrkräften die Hauptarbeit des Heilungsprozesses. Man kann durch die Verabreichung eines Schmerz- und Fiebermittels (Panadol, Dafalgan, Treuphadol, Aspirin oder Alcacyl) und abschwellender Nasentropfen (Otrivin, Triofan, Nasivin) die lästigen Symptome lindern und mögliche Komplikationen verhindern helfen.

Behandlung beim Säugling
Beim Säugling ist die Behandlung anspruchsvoller und braucht viel Geduld. Es geht darum, mit möglichst unschädlichen, aber wirkungsvollen Mitteln die freie Nasenatmung zu ermöglichen. Es kann hilfreich sein, dem Kind genügend Flüssigkeit zu trinken zu geben und ihm durch die Anwendung von Fieberzäpfchen die Unruhe zu nehmen und die Entzündung der Schleimhäute zu vermindern. Am wichtigsten ist das ständige Befeuchten der Nasenöffnungen mit Kochsalzlösung und das Entfernen von Schleim aus der Tiefe der Nase.

Kochsalzlösung zur Behandlung einer Nasenentzündung kann in jeder Apotheke gekauft werden. Im Notfall kann diese wichtige Flüssigkeit auch selbst hergestellt werden: Man nimmt einen halben Liter Wasser und gibt einen gestrichenen Kaffeelöffel Salz dazu. Mit einem Tropfenzähler träufelt man alle 30 Minuten ein paar Tropfen der Lösung in beide Nasenöffnungen. Anschliessend kann mit dem gleichen Tropfenzähler oder mit einer kleinen Nasenpumpe (in der Apotheke erhältlich) der Schleim aus der Nase entfernt werden.

Vorsicht mit abschwellenden Nasentropfen
Abschwellende Nasentropfen können bei Säuglingen und Kleinkindern bei längerem Gebrauch gefährliche Nebenwirkungen auslösen. Man sollte daher mit der Anwendung sehr zurückhaltend sein. Auch die kampferhaltigen Salben, die bei Erkältungen oft auf die Brust gerieben werden, sollen nur in kleinsten Mengen oder überhaupt nicht angewendet werden. Kampfer ist für kleine Kinder bei häufiger Anwendung gefährlich.

Therapeutische Massnahmen beim Pseudokrupp
Tritt bei einem Kind im Zusammenhang mit einer Erkältung plötzlich leichte Atemnot, eine heisere Stimme und ein bellender Husten auf, kann man die Symptome meistens durch einfache Massnahmen in den Griff bekommen. Es ist wichtig, ganz ruhig zu bleiben, das Kind aufzunehmen und ihm zu trinken zu geben. Dann kann man ihm ein Fieberzäpfchen (Tylenol, Dafalgan, Treuphadol) verabreichen.

Es ist sinnvoll, sich mit dem Kind ins Badezimmer zu setzen, die heisse Dusche laufen zu lassen, die Tür zu schliessen und so ein richtiges Dampfbad zu machen. Zur Ablenkung kann man dem kleinen Patienten ein Lied singen oder eine Geschichte erzählen. So bleibt es bei guter Laune und wird nicht weinen. Jede Aufregung verschlechtert die Symptome unnötigerweise.

Wenn sich die Atmung und der Husten des Kindes gebessert haben, kann man im Schlafzimmer einen Luftbefeuchter anstellen und das Kind zu sich ins Bett nehmen. Da ist es durch die Körperwärme und -feuchtigkeit der Eltern besonders gut aufgehoben. Zudem ist es für das Kind, die Mutter und den Vater beruhigend, wenn man in einer solchen Nacht zusammenbleibt.

Pseudokrupp: Wann zum Arzt oder ins Spital?
Wenn die Symptome mit den beschriebenen Massnahmen nicht abnehmen oder wenn gar eine Verschlechterung eintritt, sollte man unbedingt sofort den Haus- oder Kinderarzt benachrichtigen. Vor allem bei hohem Fieber, stärkerer Atemnot, blauen Lippen und schlechtem Allgemeinzustand des Kindes drängt sich ein rasches Handeln auf. Wenn nicht sofort ein Arzt erreichbar ist, sollte das Kind so rasch wie möglich ins nächste Kinderspital gebracht werden. Im Notfall kann der Krankenwagen direkt über die Telefonnummer 144 angefordert werden.

Komplikationen der Erkältung
Wenn bei einer Erkältung Zeichen einer Komplikation, z.B. Husten mit eitrigem Auswurf oder gelbliche Sekretion aus der Nase oder den Ohren auftritt, sollte man zum Arzt gehen. Diese Symptome weisen auf eine bakterielle Infektion des Mittelohrs, der Nebenhöhlen und der Bronchien hin, und da braucht es häufig eine intensivere Behandlung. In solchen Fällen müssen nicht selten Antibiotika verabreicht werden.

Häufige Erkältungen
Wenn ein Kind häufig erkältet ist, machen sich die Eltern oft ernsthafte Sorgen. Man befürchtet, dass das Kleine unter einer Blutkrankheit oder Abwehrschwäche leidet. Das ist aber fast nie der Fall. Die Ursache für diese gehäuften Infektionskrankheiten liegt darin, dass das körpereigene Abwehrsystem des Kindes in den ersten Lebensjahren erst gebildet wird. In dieser Phase können bis zu zehn Erkältungen und Grippen pro Jahr auftreten, ohne dass das schon Besorgnis erregend wäre.

Dass die Luftverschmutzung durch Industrie, Verkehr und Ölheizungen sich negativ auf den Verlauf von Erkältungskrankheiten bei kleinen Kindern auswirken kann und dass deshalb auch häufiger Komplikationen auftreten können, gilt als ziemlich erwiesen. Noch deutlich schädlicher für die Gesundheit der Kleinen wirkt sich aus, wenn in Wohnräumen und Schlafzimmern, in denen Kinder leben, geraucht wird. Diesbezüglich kann also jedermann einen positiven Beitrag zur Verbesserung der Gesundheit unserer Kleinen leisten.

ERSCHÖPFUNGSZUSTÄNDE

Länger dauernde Müdigkeit und Erschöpfungszustände sind häufig. In der Hausarztpraxis klagen über das ganze Jahr viele Patienten und Patientinnen über einen Mangel an Energie. Vor allem Mütter mit kleinen Kindern sind davon betroffen. Es ist die Aufgabe des Arztes, die Ursache der Erschöpfung festzustellen und den Betroffenen Möglichkeiten zur Verbesserung ihres unangenehmen Zustandes aufzuzeigen.

Akute Erschöpfungszustände

Die meisten Menschen kennen akute Erschöpfungszustände, und viele haben selbst schon darunter gelitten. Eine solche Erschöpfung kann sich nach einer grossen körperlichen oder seelischen Anstrengung einstellen, z.B. nach einer anstrengenden Prüfungsvorbereitung oder bei der anforderungsreichen Pflege eines schwer kranken Angehörigen.

Die Erschöpfung zeigt sich mit allgemeiner Schwäche, grosser Müdigkeit, innerer Unruhe, Nervosität und Schlafstörungen. Man hat das Gefühl, man sei völlig am Ende. Ein akuter Erschöpfungszustand ist keine Krankheit, sondern das logische Resultat einer grossen Anstrengung oder einer akuten Überforderung. Wenn man abschalten, sich entspannen und genügend schlafen kann, kommt es normalerweise innerhalb von sieben bis vierzehn Tagen wieder zur völligen Erholung.

Chronischer Erschöpfungszustand

Einen ganz anderen Stellenwert haben die chronischen Erschöpfungszustände. Hier geht es um einen längeren oder sogar dauernden Schwächezustand, der das Befinden des oder der Betroffenen stark beeinträchtigt. Er oder sie hat grosse Mühe, die täglichen Aufgaben überhaupt noch zu erfüllen. Erschöpfungszustände treten gehäuft im späten Herbst und im Frühling auf.

Ein chronischer Erschöpfungszustand äussert sich mit grosser Müdigkeit und einem starken Schlafbedürfnis. Das Besondere ist, dass man sich in der Nacht nicht mehr erholt. Man erwacht am Morgen erschöpft und weiss nicht, wie man den bevorstehenden Tag meistern kann. Man hat keine Kraft mehr, kann sich nicht konzentrieren und ist sehr reizbar. Häufig stellt man eine verstärkte Anfälligkeit für Infektionskrankheiten (Erkältungen, Nebenhöhlenentzündungen) oder Gelenkschmerzen fest.

Gefährdet: Mütter mit kleinen Kindern

Chronische Erschöpfungszustände treten oft bei Müttern mit kleinen Kindern auf. Obschon sie ihre Kinder lieben und die Tätigkeit zu Hause gern verrichten, leiden sie plötzlich unter einer inneren Leere, einer grossen Verzweiflung und sogar unter Aggressionen gegen die Kinder. Manchmal möchten sie am liebsten davonlaufen oder aus allem aussteigen.

Schon bald kommt auch ein schlechtes Gewissen dazu. Die Frau und Mutter fühlt sich als Versagerin. Auch in der Partnerschaft entstehen Reibereien, und im Bett geht häufig nichts mehr. Neben der körperlichen Erschöpfung kann die Frau immer mehr auch in grosse seelische Nöte geraten.

Körperliche Symptome und Ursachen

Die körperlichen Symptome eines chronischen Erschöpfungszustandes (Schwäche, Rückenschmerzen, Muskelverspannungen, Kopfweh, Zittrigkeit, Leistungsabfall usw.) gleichen stark den Beschwerden, die bei einer chronischen Krankheit auftreten können (Tuberkulose, Blutarmut, Krebskrankheit). Daher leiden chronisch erschöpfte Patientinnen und Patienten oft unter der Angst, sie könnten schwer krank sein. Es ist die Aufgabe des Hausarztes, die nötigen Abklärungen durchzuführen, um festzustellen, ob eine körperliche Krankheit als Ursache des Schwächezustandes in Frage kommt. Erst wenn dies ausgeschlossen werden kann, darf man von einem chronischen Erschöpfungszustand sprechen.

Nicht immer liegt die Ursache für den chronischen Erschöpfungszustand klar auf der Hand. Manchmal kann keine eindeutige psychische Überforderung festgestellt werden. Es stellt sich dann die Frage, ob verdrängte Konflikte Grund für den Energieverlust sein können. Manchmal spielen auch innere Reaktionen auf den Wechsel der Jahreszeiten eine Rolle. Man darf nicht vergessen, dass eine längere Erschöpfung auch das erste Zeichen einer Depression sein kann.

Isolation von Müttern mit Kleinkindern

Wichtig ist, dass der Ehemann und die Angehörigen realisieren, welch grosse Anstrengungen die Mutter von kleinen Kindern leistet. Weil Kleinkinder noch nicht für sich allein leben können, muss die Mutter ihnen praktisch rund um die Uhr und übers ganze Jahr Hilfe, Unterstützung, Schutz und Aufsicht bieten. Sie muss sich permanent ins Kind einfühlen, und sie betrachtet die Welt praktisch immer auch durch seine Augen. Dadurch kommt es zu einer zunehmenden Isolation der Frau. Ihr Leben dreht sich fast nur noch um Schoppen, Windeln, Schlafen und Töpfchen. Erschwerend kommt hinzu, dass die Umgebung oft wenig Verständnis für ihre Erschöpfung, ihre Unzufriedenheit und ihre Aggressionen hat. Auch werden frühere Kontakte und Freundschaften aus Mangel an Zeit aufgegeben.

Sinnvolle Entlastungsmassnahmen

Wenn eine Frau mit kleinen Kindern plötzlich zusammenbricht oder einfach nicht mehr mag, muss sie so rasch und so gut wie möglich entlastet werden. Man sollte alle Menschen mobilisieren, die Unterstützung bieten können. Der Ehepartner,

Eltern und Schwiegereltern, aber auch Nachbarinnen und Freundinnen müssen der erschöpften Mutter unter die Arme greifen. Das ist gar nicht immer einfach, weil gerade Mütter mit hohen Ansprüchen an sich selbst von einem Zusammenbruch betroffen sein können. Und diese Menschen haben häufig Mühe, Hilfe von aussen anzunehmen.

Es gibt auch die Möglichkeit, dass Spitexdienste (Gemeindeschwester, Hauspflege) zur Unterstützung beigezogen werden können. Das Ziel der Entlastung muss sein, dass die betroffene Mutter wieder einmal ruhig schlafen kann, dass sie einen freien Nachmittag hat und dass sie ihre Kinder problemlos anderen Menschen anvertrauen kann.

Für die Partnerschaft, die meist durch die Erschöpfung der Mutter ebenfalls belastet ist, kann es sehr wichtig sein, wenn das Paar wieder einmal allein ausgehen kann. Es ist von grosser Bedeutung für die Kommunikation zwischen Mann und Frau, dass sie wieder einmal ohne Kinder miteinander reden und sich begegnen können.

Wann zum Arzt?
Manchmal reicht die Unterstützung der Umgebung aus, um die schwierige Situation der ganzen Familie zu meistern. Manchmal kann es sinnvoll sein, dass schon früh der Hausarzt konsultiert wird. Dank seiner Untersuchungsmöglichkeiten kann eine körperliche Krankheit ausgeschlossen werden. Anschliessend kann er mit aufklärenden und beratenden Gesprächen die Situation analysieren und lösen helfen.

Manchmal fühlt sich eine Frau schon deutlich entlastet, wenn sie vom Arzt erfährt, dass auch andere Mütter in der gleichen Lebenssituation die gleichen Probleme haben. Auch kann der Mutter geholfen werden, indem man ihr ihre zu hohen Ziele bewusst macht, sie auf ein vernünftiges Mass reduziert und ihr zeigt, dass man auch in einem nicht perfekten Haushalt einigermassen zufrieden leben kann. Manchmal ist es schon hilfreich, wenn eine Frau sich vom Hausarzt verstanden und ernst genommen fühlt.

Medikamente
Medikamente spielen bei der Behandlung von Erschöpfungszuständen eine untergeordnete Rolle. Gelegentlich bringen pflanzliche oder andere Beruhigungsmittel vorübergehend Entspannung. Die störende innere Unruhe, die Aggressionen und die Schlafstörungen können gelindert werden. Auch antidepressive Substanzen kommen in besonderen Fällen zur Anwendung. Schliesslich helfen manchmal auch Vitamine und andere Aufbaumittel zur Verbesserung des körperlichen Zustandes. Medikamente und Aufbaumittel können jedoch einen chronischen Erschöpfungszustand niemals allein zum Verschwinden bringen.

Wann zum Psychiater?
Nur in seltenen Fällen ist bei Erschöpfungszuständen die psychische Situation so kompliziert, dass eine spezialisierte Behandlung durch eine Psychologin oder ei-

nen Psychiater nötig ist. Wenn jedoch durch die beschriebenen Massnahmen keine deutliche Entlastung der Situation eintritt, soll der Hausarzt mithelfen, eine passende Fachperson zu finden. Manchmal ist eine intensivere Psychotherapie notwendig, um einen Ausweg aus der verfahrenen Situation zu finden. Dabei braucht die betroffene Frau Unterstützung durch die Umgebung, um sich die nötige Zeit für die Behandlung nehmen zu können.

Vorbeugende Massnahmen
Wenn ein Mann und eine Frau zusammen eine Familie planen, sollten sie sich bewusst sein, dass das Aufziehen von kleinen Kindern eine körperlich und seelisch sehr anspruchsvolle Tätigkeit ist. Früher haben die jungen Eltern in dieser Lebensphase noch mit den Eltern und sogar Grosseltern zusammengewohnt und von ihnen grosse Unterstützung in der Betreuung der Kinder bekommen. Heute ist eine Frau mit dieser anspruchsvollen Aufgabe oft sehr allein.

Viele Mütter haben es zudem schwer, sich in dieser schwierigen Aufgabe Entlastung zu organisieren. Auch Möglichkeiten, andere Menschen (Geschwister, Kolleginnen) zu treffen, lassen sich nur selten oder überhaupt nicht realisieren. Es ist sinnvoll, dass man schon früh daran denkt und darauf hinarbeitet, dass eine Frau später auch wieder ausserhalb der Familie eine Tätigkeit aufnehmen kann, wenn sie das wünscht.

Es ist gut, wenn sich die Eltern nicht von vornherein auf die traditionellen Rollen in der Familie fixieren, sondern offen sind für frauenfreundlichere Modelle. Vielleicht besteht die Möglichkeit, dass ein Mann Teilzeit arbeiten kann und damit seiner Frau mehr Spielraum für ihre eigenen Wünsche lässt.

Kein Versagen
Alle erschöpften Frauen mit kleinen Kindern müssen wissen, dass ihre Müdigkeit, ihre Unlust und Schwäche nicht das Resultat eines Versagens, einer Unfähigkeit oder mangelnder Mutterliebe ist. Es ist vielmehr eine sehr verständliche Antwort von Körper und Seele auf eine sehr belastende Lebensphase und -aufgabe. Diese fordert von der Frau nicht selten deutlich mehr, als ihr an Kräften zur Verfügung steht.

Wenn eine Frau spürt, dass sie völlig erschöpft ist, darf sie nicht einfach auf die Zähne beissen und der ganzen Umgebung etwas vormachen. Sie muss sofort mit ihrem Partner oder einer guten Freundin darüber sprechen. Besteht diese Möglichkeit nicht oder bringt das Gespräch keine Erleichterung, soll unbedingt der Hausarzt um Beratung und Unterstützung angegangen werden. Allein kommt eine überforderte Frau meist nicht aus ihrer Krise heraus. Es braucht viel Mut und Kraft sowie gute Berater und Helfer, damit diese schwierige Zeit vorübergehen kann.

ESSSTÖRUNGEN (ANOREXIE UND BULIMIE)

Essstörungen sind vor allem bei jungen Frauen häufig. Sich halb zu Tode hungern (Anorexie) oder das Gegessene gleich wieder erbrechen (Bulimie) sind Symptome, die bei Nichtbetroffenen Kopfschütteln auslösen. Oft spielen ernsthafte psychische Konflikte als Auslöser dieser schweren Gesundheitsstörungen eine entscheidende Rolle.

Magersucht – was ist das?
Eine Pubertätsmagersucht (Anorexie) kommt vor allem bei Mädchen und jungen Frauen vor. Im Zentrum dieser Störung steht meist eine starke Abwehr gegen jede Form von Nahrungsaufnahme. Die junge Frau verweigert das Essen und wehrt sich mit eisernem Willen gegen Hunger und Essgelüste. Es besteht also keine Appetitstörung wie bei einem schwer Kranken, der einfach nicht mehr essen mag und dadurch stark abnimmt.

Eine magersüchtige Frau interessiert sich erstaunlich stark für das Essen. Sie spricht häufig davon und kocht unter Umständen sogar gern und häufig. Nur serviert sie dann das Essen den andern und hält sich selbst an ihre konsequente Fastenkur. Damit sie ihr Körpergewicht noch schneller senken kann, nimmt sie manchmal auch Ausschwemmungs- und Abführmittel ein. Und wenn sie trotzdem einmal vom Hunger überwältigt wird, erbricht sie anschliessend wieder, was sie zu sich genommen hat. Gewisse Magersüchtige verbringen täglich Stunden im Fitnessclub, auf dem Sportplatz oder auf dem Velo. Sie versuchen, mit übertriebener Aktivität und sportlicher Betätigung die Fettverbrennung des Körpers noch zusätzlich anzuheizen.

Gestörtes Körperempfinden
Eine magersüchtige Frau hat ihrem Körper gegenüber eine veränderte Wahrnehmung. Auch wenn sie schon übertrieben schlank ist, findet sie immer noch, sie habe zu dicke Oberschenkel, einen zu grossen Bauch und zu mollige Hüften. Zu einem Zeitpunkt, da sie wegen ihrer extremen Magerkeit den Angehörigen schon grosse Sorgen macht, hat sie selbst nicht im Geringsten das Gefühl, mit ihr stimme etwas nicht oder sie sei krank.

Dramatische Auswirkungen
Eine so extreme Fastenkur geht an einem jungen Körper nicht spurlos vorbei. Nicht selten bleibt schon früh die Monatsblutung aus. Auch der Blutdruck kann absinken oder labil werden. Weil eine magersüchtige Patientin erfahrungsgemäss fast ständig sehr aktiv ist, kommt es auch immer häufiger zu Erschöpfungszuständen. Schliesslich lassen sich auch Zeichen von Vitamin-, Mineralien- und Eiweissmangel feststellen. Es kommt zu einer spürbaren Schädigung der Gesundheit. Im Extremfall kann daraus eine lebensbedrohliche Situation entstehen.

Ess-Brech-Sucht (Bulimie)

Eine andere häufige Essstörung ist die Ess-Brech-Sucht (Bulimie). Bei dieser Krankheit wird die betroffene Frau einmal oder mehrmals täglich von starken Appetitanfällen heimgesucht. Es kommt zu unkontrollierten Ess-Attacken. Dabei werden die verschiedensten Nahrungsmittel gierig verschlungen. Unmittelbar nach dieser Fressorgie fühlt sich die betroffene Person erbärmlich. Sie hat ein schlechtes Gewissen, ist innerlich gespannt und traurig über ihre Unbeherrschtheit. Sie geht auf die Toilette, löst mit dem Finger im Rachen Erbrechen aus und gibt alles heraus, was sie in sich hineingestopft hat. Das Erbrechen löst seinerseits wieder Schuldgefühle und oft sogar Depressionen aus.

Bulimie: Gewicht normal

Bei der Bulimie bleibt das Körpergewicht oft einigermassen normal. Manchmal kann gar ein leichtes Übergewicht vorliegen. Daher wird diese Form von Essstörung von der Umgebung oft lange nicht bemerkt. Dabei ist sie häufiger, als man denkt.

Man geht heute davon aus, dass fast zehn Prozent der Frauen in irgendeiner Lebensphase in mehr oder weniger starkem Mass unter Bulimie leiden. Bulimie kann wie die Magersucht zu einem ernsthaften Gesundheitsproblem werden. Auch hier kann es zu einem lebensbedrohlichen Zustand kommen, wenn eine Frau über längere Zeit jeden Tag mehrmals erbricht. Der Stoffwechsel kann durch das Erbrechen immer mehr aus dem Gleichgewicht kommen.

Ursache von Essstörungen

Essstörungen sind seit rund 25 Jahren deutlich im Zunehmen. Man fragt sich, was dafür die Ursache sein könnte. Es lässt sich wissenschaftlich feststellen, dass junge Leute häufig davon überzeugt sind, dass man unbedingt schlank, fit und gut aussehend sein muss, wenn man im Leben glücklich und erfolgreich sein will.

Um dem vermeintlichen Ideal entsprechen zu können, muss man sich also an eine strikte Diät halten, intensives Jogging betreiben und regelmässig einen Fitnessclub besuchen. Für junge Frauen, die von ihrer Veranlagung her zur Bildung von Fettpölsterchen neigen, bedeutet das einen gewaltigen Druck. Die Folge ist eine Störung in der Einstellung zum Aussehen des eigenen Körpers, zum Essen, zum Gewicht und zur Bewegung.

Familiäre Konflikte häufig

Der beschriebene gesellschaftliche Druck im Hinblick auf das ideale Aussehen reicht jedoch in den meisten Fällen nicht, um das Entstehen einer schweren Essstörung zu erklären. Häufig gibt es im Leben der jungen Frau mit einer Essstörung weitere wichtige Faktoren, die zur schweren Erkrankung geführt haben.

Auch wenn jede betroffene junge Frau eine individuell verschiedene Lebensgeschichte hat, findet man doch häufig eine auffällige Familienkonstellation. Dabei versuchen besonders besorgte, engagierte Eltern mit grossem Eifer und fast übertriebener Sorge und Liebe, die Tochter zu beschützen und aus ihr eine wohl erzogene, tüchtige Frau zu machen.

Gerade bei der Mutter findet man die Tendenz, sich auffällig oft und stark in die persönlichen Angelegenheiten der Tochter einzumischen. Auffällig neugierig und ohne vernünftige Grenzen zu respektieren, möchte sie alles wissen, was diese beschäftigt, plant und macht.

Natürlich möchte eine solche Mutter mit ihrer übertriebenen Sorge angeblich nur das Beste für ihre Tochter. Sie merkt gar nicht, dass sie damit wichtige Entwicklungsschritte in Richtung Selbstständigkeit und Loslösung blockiert. Die Tochter versucht mit ihrer Essstörung, die Autonomie zu erzwingen. Eine Magersucht kann so der Versuch einer Loslösung aus einer übermächtigen Mutter-Tochter-Betreuungssituation sein.

Die ganze Familie ist betroffen
Eine Essstörung ist ein sehr kompliziertes Geschehen, bei dem Körper und Seele der betroffenen jungen Frau intensiv beteiligt sind. Schon in der Entstehungsphase spielt aber auch das Umfeld, die Familie, eine wichtige Rolle. Dabei kann man schon bald nicht mehr zwischen «Opfern» und «Tätern» unterscheiden. Eine Familie, in der ein Mitglied unter einer Essstörung leidet, besteht nach kurzer Zeit nur noch aus Opfern. Alle leiden stark, möchten helfen, fühlen sich völlig hilflos und stehen dem traurigen Geschehen ratlos gegenüber.

Behandlung: Schwierig und langwierig
Es ist manchmal ausserordentlich schwierig, die betroffene Person für eine Therapie zu motivieren. Oft nimmt sie ihre schwere Verhaltensstörung über längere Zeit gar nicht als Krankheit wahr. Darum sieht sie auch keinen Grund, Hilfe in Anspruch zu nehmen. Erschwerend kommt dazu, dass es meist wieder die Mutter ist, welche die Schwierigkeiten der Tochter mit besonderer Sorge beobachtet und Hilfe organisieren möchte. Gerade von dieser Seite aber will das betroffene Kind keine Ratschläge annehmen. So entsteht ein echter Teufelskreis, aus dem es keinen Ausweg zu geben scheint.

Sinnvolles Vorgehen
Die besorgten Eltern sollten zuerst einmal mit ihrem Hausarzt Kontakt aufnehmen. Hier können sie ihren Kummer darlegen und ihn um Hilfe für ein vernünftiges Vorgehen bitten. Manchmal können schon einfache Ratschläge über den Umgang mit einem essgestörten Kind eine gewisse Entschärfung der Situation herbeiführen.

So kann es eine gewisse Entlastung bedeuten, wenn die mager- oder essbrechsüchtige Tochter nicht mehr von der ganzen Familie kontrolliert wird. Es ist mit Sicherheit falsch und verschlimmert die Situation, wenn Vater, Mutter und Geschwister in grosser Sorge beobachten, wie viel die Betroffene isst und was nach einer Mahlzeit geschieht. Man soll der jungen Frau vielmehr die Freiheit geben, ihre Ernährung völlig selbstständig und vielleicht auch ausserhalb des Familienrahmens zu gestalten. Sie fühlt sich dadurch entlastet und trägt für ihr Verhalten eindeutig die ganze Verantwortung.

Wann ist eine Psychotherapie nötig?
Eltern können helfen, den Kontakt zwischen dem kranken Mädchen und dem Hausarzt herzustellen. Je nach Schwere des Falles kann dieser wenigstens einen Teil der Betreuung übernehmen. So kann er die notwendigen körperlichen Untersuchungen durchführen und regelmässig die Blutwerte kontrollieren. Auch kann er eine erfahrene Psychotherapeutin (Psychologin, Psychiaterin) vermitteln.

Häufig ist es sinnvoll, dass eine Familientherapie durchgeführt wird. Bei dieser aufwändigen Methode werden nicht nur der oder die Betroffene, sondern auch die Eltern und die Geschwister in das therapeutische Geschehen einbezogen. Im Rahmen dieser Therapie werden Konflikte in der Familie aufgedeckt. Auch wird miteinander geübt, wo in der Familie gegenseitige Unterstützung und Hilfe sinnvoll sind und wo man die Grenzen jedes Einzelnen respektieren muss. So kann schrittweise eine sinnvolle persönliche Entwicklung jedes Familiengliedes ermöglicht werden.

Therapie: Sehr aufwändig
Die Therapie einer Essstörung, ob Einzel- oder Familientherapie, braucht viel Zeit und Geduld. Dies umso mehr, als man im Umgang mit der Betroffenen keinen Druck ausüben darf. Man muss ihr vielmehr helfen, sich einen persönlichen Raum zu schaffen, um die Realisierung des eigenen Weges und der persönlichen Wünsche zu ermöglichen.

Verschlimmerung: Spitaleinweisung nötig
Es kann sein, dass sich eine Essstörung trotz intensiver Therapie verschlimmert und der Allgemeinzustand der Betroffenen immer mehr darunter leidet. In dieser Situation ist es dringend, dass eine rasche Spitaleinweisung erfolgt. Manchmal muss sogar in Kauf genommen werden, dass man wegen der Schwere der Situation gegen den Willen der Betroffenen vorgehen muss.

Manchmal wird eine magersüchtige Frau im Spital vorübergehend künstlich ernährt, um die Kräfte des erschöpften Körpers zu regenerieren. Dies ist eine erste lebensrettende Sofortmassnahme, die so bald wie möglich durch intensive Psychotherapie und andere Therapiemassnahmen (Physiotherapie, Malen usw.) ergänzt werden muss. Meist kann eine Besserung des Zustandes nur sehr langsam erreicht werden. Manchmal kann es sinnvoll sein, dass die Betroffene nach der Spitalentlassung nicht sofort wieder in ihre Familie zurückkehrt.

Vorbeugemassnahmen
Eltern fragen sich manchmal schon früh, was sie tun können, um ihre Kinder vor einer so schweren Gesundheitsstörung zu schützen. Die Antwort auf diese Frage ist darum so schwierig, weil Essstörungen besonders häufig in Familien vorkommen, in denen sich die Eltern besonders intensiv und engagiert für ihre Kinder einsetzen. Sie können sich daher gar nicht vorstellen, dass bei ihnen je einmal etwas schief laufen könnte. Im Weiteren sind gerade diejenigen jungen Frauen besonders gefährdet, die als Kinder auffällig problemlos, brav und angepasst waren.

Kämpfe am Esstisch: Nutzlos!
Es ist erstaunlich, wie oft an Familientischen um das Essen gestritten und gekämpft wird. Schon früh hören Kinder, dass sie ihren Teller leer essen müssen, auch wenn sie keinen Hunger mehr haben. Auch bestehen Eltern darauf, dass der ungeliebte Spinat gegessen werden muss, weil er gesund ist, und der Konsum von Schokolade wird verboten, weil sie schädlich sein soll. Für das Kind bedeutet das, dass es dann von den Eltern besonders geliebt wird, wenn es genauso viel und auch genau das isst, was sie wünschen und erwarten.

Eltern müssen sich immer wieder in Erinnerung rufen, dass sie den Kindern nicht nur Wärme, Liebe, Geborgenheit und Schutz geben müssen. Ebenso wichtig ist es, dass sie die Jungen langsam loslassen können und akzeptieren, dass ein Kind sich schrittweise zur Selbstständigkeit entwickelt. Nur so kann ein ausgeglichener, selbstbewusster und unabhängiger Mensch heranwachsen. Schliesslich können ja Mutter und Vater nicht ein Leben lang mitbestimmen, was für die Tochter oder den Sohn wichtig, bekömmlich oder gefährlich ist.

Natürlich muss man den Kindern beibringen, dass es gewisse sinnvolle Essregeln gibt. Aber im Allgemeinen sollte man die Ernährung schon bei den Kleinen durch ihre Gelüste und den Appetit steuern lassen. Die angebliche Vernunft der Eltern und ihr Bedürfnis, den Kindern die Regeln einer gesunden Ernährung beibringen zu müssen, wirken sich nicht selten sehr negativ aus. Essen soll eine Lust sein. Dabei holt sich der Körper gewöhnlich automatisch das, was er unbedingt braucht.

FEHLGEBURT (ABORT)

Von einer Fehlgeburt spricht man, wenn während der Schwangerschaft die Frucht (der Fetus) zu einem Zeitpunkt aus der Gebärmutter ausgestossen wird, da noch keine Chance besteht, dass sie ausserhalb des Mutterleibes überleben kann. Das ist heute zirka bis zur 26. Schwangerschaftswoche der Fall. Die meisten Fehlgeburten finden jedoch viel früher statt, nämlich zwischen der 7. und der 16. Schwangerschaftswoche.

Fehlgeburten: Häufiger, als man denkt
Fehlgeburten sind zahlreicher, als nicht betroffene Frauen gewöhnlich vermuten. Mindestens jede sechste Schwangerschaft endet mit einem Abort. Und weil eine Frau gewöhnlich mehr als eine Schwangerschaft in ihrem Leben hat, kommt es etwa bei jeder dritten Frau zu einer Fehlgeburt. Nicht selten geht eine Schwangerschaft schon drei Wochen nach der Befruchtung zu Ende. Das bedeutet, dass die betroffene Frau bis zu diesem Zeitpunkt noch gar nicht realisiert hat, dass sie schwanger war.

Warnzeichen: Blutung aus der Scheide
Die wichtigsten Warnzeichen einer drohenden oder beginnenden Fehlgeburt sind Blutungen aus der Scheide. Häufig bestehen auch konstante oder wechselnde Schmerzen im mittleren Unterbauch. Wenn die Schwangerschaft fortgeschrittener ist (nach der 20. Woche), kann es zu wehenartigen Schmerzen und sogar zum Abgang von Fruchtwasser kommen. Zu diesem Zeitpunkt realisiert die Frau das Absterben des kleinen Wesens im Bauch auch, weil plötzlich die Kindsbewegungen über längere Zeit nicht mehr spürbar sind.

Andere Blutungsursachen
Längst nicht jede Blutung während der Schwangerschaft muss mit einer Fehlgeburt enden. Es gibt dafür auch harmlose Ursachen, z.B. die so genannte Kontaktblutung. Dabei kommt es unmittelbar nach dem Geschlechtsverkehr zu einer leichten Blutung aus der Scheide. Dieses Blut kommt nicht aus der Gebärmutter, sondern aus kleinen Verletzungen der stark durchbluteten Scheidenschleimhaut. Diese Blutung hört normalerweise rasch wieder auf, und die kleinen Risse heilen aus.

Ursachen der Fehlgeburten
Betroffene Frauen haben oft die Sorge, dass es zu einer Fehlgeburt gekommen sei, weil mit ihrer Gebärmutter, dem Hormongleichgewicht oder anderen Körperorganen etwas nicht stimme. Sie fragen sich, ob sie nach der Fehlgeburt noch je ein

Kind zur Welt bringen können. Manchmal besteht auch die Angst, dass sie die Fehlgeburt durch ein falsches Verhalten oder ungenügende Sorgfalt verursacht haben könnten.

Diese verständlichen Sorgen und Ängste sind zum Glück in den allermeisten Fällen unbegründet. Meist liegt die Ursache einer Fehlgeburt nicht im Organismus der Frau, sondern bei der ungenügenden Entwicklung der Frucht. Ursache dafür sind Veränderungen der Chromosomen oder einzelne fehlerhafte Erbfaktoren. Es liegt also fast immer eine Störung in der Entwicklung der Frucht vor, welche vom weiblichen Körper realisiert und durch Abstossung korrigiert wird.

Schon zu Beginn der Schwangerschaft sind über 20 Prozent der Embryonen nachweisbar verändert und können sich deshalb nicht richtig entwickeln. Fast alle werden dann in den ersten vier Schwangerschaftsmonaten von der Gebärmutter ausgestossen.

Abort durch äussere Einwirkungen

Auch äussere Einflüsse können manchmal eine Fehlgeburt auslösen. Eine durch Viren oder Bakterien verursachte ernsthafte Infektionskrankheit, ein schwerer Unfall oder ein schwerer seelischer Schock während der Schwangerschaft können einen Abort in Gang setzen. Auch Alkohol und Nikotin im Übermass sind manchmal für den Verlust der Frucht verantwortlich. Schliesslich gibt es auch Veränderungen der Gebärmutter (grosses Myom, schwacher Gebärmutterhals) sowie Hormon- oder Stoffwechselkrankheiten der Frau, die eine Schwangerschaft gefährden können. Solche mütterlichen Aborturschen sind selten und fallen im Vergleich zu den Veränderungen des Fetus kaum ins Gewicht.

Drohende Fehlgeburt

Wenn eine Frau während der Schwangerschaft eine Blutung aus der Scheide feststellt, sollte sie rasch mit dem betreuenden Haus- oder Frauenarzt Kontakt aufnehmen. Dieser muss sofort abklären, was die Ursache der Blutung ist. Wenn das Blut aus der Gebärmutter fliesst und der Verdacht auf eine drohende Fehlgeburt besteht, wird er der Frau raten, für eine gewisse Zeit das Bett zu hüten. Manchmal kann eine solche Schonung mithelfen, dass die Blutung wieder aufhört und die Schwangerschaft erhalten bleibt. Das ist jedoch nur möglich, wenn die Frucht ganz gesund ist.

Medikamentöse Massnahmen

Wenn die Schwangerschaft schon etwas weiter fortgeschritten ist, wird der Arzt mit Medikamenten versuchen, die unruhige Gebärmutter zur Ruhe zu bringen. Oft kann diese Beruhigung schon mit der regelmässigen Einnahme von Magnesium erreicht werden. Auch stärkere wehenstoppende Medikamente können zum Einsatz kommen. Hingegen haben sich Hormongaben zur Erhaltung der Schwangerschaft als unwirksam erwiesen. Wenn als seltene Ursache eine Schwäche des Muttermundes festgestellt wird, kann der Frauenarzt den Gebärmutterhals zunähen, damit die gesunde Frucht bis zum Geburtstermin im Uterus bleibt.

Fehlgeburt: Sofort ins Spital

Wenn eine Fehlgeburt nicht mehr aufgehalten werden kann, muss eine Frau gewöhnlich sofort ins Spital eingewiesen werden. Nicht selten kommt es zum spontanen und vollständigen Ausstossen der kleinen Frucht, der Plazenta und der Eihäute. In diesem Fall kann auf eine weitere Behandlung verzichtet werden. Die Blutung kommt meist von selbst vollständig zum Stillstand.

Wenn sich bei der Ultraschall-Untersuchung zeigt, dass Teile der Eihäute, des Mutterkuchens oder sogar die ganze Frucht in der Gebärmutter zurückgeblieben sind, muss eine Auskratzung (Kürettage) in Narkose vorgenommen werden. Wenn die Schwangerschaft beim Absterben der Frucht schon älter als etwa 16 Wochen ist, muss manchmal die Geburt des abgestorbenen Fetus mit wehenauslösenden und Gebärmutterhals erweiternden Medikamenten ausgelöst werden.

Aussichten nach einer Fehlgeburt

Eine Frau, die eine Fehlgeburt durchgemacht hat, möchte meist alles tun, damit ihr dieses traurige Geschehen nicht noch einmal passiert. Trotzdem werden nach einem ersten Abort gewöhnlich keine besonderen Untersuchungen empfohlen. Da ja die Ursache für die Fehlgeburt meist bei der gestörten Entwicklung des Kindes gelegen hat, sind auch keine Behandlungsmassnahmen möglich und sinnvoll.

Eine Frau hat nach einer ersten Fehlgeburt grosse Chancen (über 80 Prozent), dass die nächste Schwangerschaft normal verläuft. Erst wenn eine Frau schon das zweite oder dritte Mal einen Abort gehabt hat, wird man eine genauere Abklärung dieser Störung vornehmen. Es ist dann sinnvoll, die ausgestossene Frucht auf Schädigungen und Chromosomenveränderungen hin zu untersuchen. Auch die Gesundheit der Frau muss genau kontrolliert werden. Leider kann der Arzt nicht in jedem Fall schlüssig erklären, warum eine Schwangerschaft frühzeitig verloren gegangen ist. Auch wenn ein klarer Grund festgestellt wird, besteht nicht immer eine wirksame Therapie.

Nach Fehlgeburt: Erholung wichtig

Für die betroffene Frau ist eine Fehlgeburt meist ein schweres, seelisch belastendes Erlebnis. Viele Frauen leiden unter dem Gedanken, sie seien im Unterleib krank oder mitschuldig, dass die Schwangerschaft nicht gut verlaufen ist. Darum ist es wichtig, dass sich der Arzt Zeit nimmt, um die Frau über die wahrscheinlichen Ursachen der Fehlgeburt genau aufzuklären. Auch muss man ihr helfen, mit ihrer grossen Trauer und den nachfühlbaren Ängsten fertig zu werden. Der Arzt muss ihr Zeit lassen und sie als verständnisvoller Partner und Berater begleiten.

Es kann sinnvoll sein, dass eine Frau nach einer Fehlgeburt drei bis sechs Monate wartet, bis sie sich für eine weitere Schwangerschaft entscheiden kann. So kann sie sich körperlich und seelisch erholen und die nötige Dosis Optimismus tanken, damit es das nächste Mal sicher gut geht. In dieser Zeit ist eine sichere Verhütung wichtig.

FIEBER

Die Körpertemperatur des Menschen wird gewöhnlich im Ohr oder in der Achselhöhle gemessen. Sie schwankt zwischen 35,5 und 37 Grad Celsius. Im Mund und im After ist sie rund ein halbes Grad höher. Von Fieber spricht man bei Temperaturen über 38 Grad. Im Extremfall kann das Fieber bis auf 41 oder 42 Grad ansteigen.

Ursache
Fieber entsteht, wenn das Wärmeregulationszentrum im Gehirn stimuliert wird. Das kann durch Krankheitserreger im Blut (Viren oder Bakterien) geschehen. Auf diese Weise kommt es bei Infektionskrankheiten zum Auftreten von Fieber. Das ist durchaus sinnvoll, weil bei höherer Körpertemperatur die Abwehrkräfte gegen die Infektionserreger geweckt werden. Stimuliert wird das Wärmezentrum aber auch durch Gewebsabbauprodukte im Körper, z. B. nach einem Unfall, einer Operation, einem Herzinfarkt und auch bei Krebs. Das Wärmezentrum im Gehirn kann auch direkt durch einen Hirntumor, eine Hirnblutung oder eine Hirnquetschung stimuliert werden. Auch gewisse Medikamente können im Körper die Temperatur in die Höhe treiben.

Erhöhte Temperatur
Zwischen 37 und 38 Grad spricht man von einer «erhöhten» Temperatur. Diese kommt im Normalfall schon bei warmem Wetter oder in stark geheizten Räumen vor. Auch aktive Kinder haben am Abend manchmal eine Körpertemperatur über 37 Grad, und bei Frauen findet man in der zweiten Zyklushälfte erhöhte Temperaturen. Schliesslich kann auch bei labilen Menschen die Körperwärme häufig zwischen 37 und 38 Grad schwanken. Nur relativ selten ist eine «erhöhte» Temperatur Ausdruck einer Krankheit.

Symptome
Wenn die Körpertemperatur ansteigt und Fieber entsteht, empfindet der Patient oder die Patientin ein Frösteln. Bei einem raschen Temperaturanstieg entsteht sogar ein Schüttelfrost mit Zähneklappern. Die gesamte Muskulatur zuckt rhythmisch und produziert so die nötige Wärme, um die Temperatur im Körper ansteigen zu lassen.

Bei Fieber über 39,5 Grad kann es bei kleinen Kindern zu Fieberkrämpfen kommen. Ein solcher Krampf sieht aus wie ein epileptischer Anfall. Das Kind ist bewusstlos, verdreht die Augen und zuckt am ganzen Körper. Der Fieberkrampf ist die Folge einer Überreizung im Gehirn durch das hohe Fieber. Mit einer epileptischen Krankheit hat dieser Zustand nichts zu tun.

Manchmal führt hohes Fieber auch zu einem Fieberdelirium. Der Betroffene ist verwirrt und nicht ansprechbar. Er fantasiert und lebt in einer Art Traumwelt. Die Behandlung von solchen Ausnahmezuständen besteht in einer raschen Senkung der Körpertemperatur durch Kühlung und Medikamente.

Gründe für Fieber
Wenn jemand Fieber hat, kommen als Ursache eine grosse Zahl von Krankheiten in Frage. Am häufigsten tritt Fieber bei Infektionskrankheiten auf. Eine Grippe macht ebenso Fieber wie eine Nierenbeckenentzündung oder eine Bronchitis. Aber auch eine Eileiter- oder eine Mittelohrentzündung kann die Ursache von Fieber sein. Hinter dem Fieber kann auch eine Stoffwechselstörung, eine Blutkrankheit, ein allergisches Leiden, ein Herzinfarkt oder ein Krebsleiden stehen. Es ist die Aufgabe des Arztes, bei Fieber mit verschiedenen Untersuchungen nach der genauen Ursache zu forschen.

Wann zum Arzt?
Den Arzt soll man aufsuchen, wenn die Temperatur während zwei bis vier Tagen ständig über 39 Grad bleibt oder wenn Fieberkrämpfe oder ein Fieberdelirium vorgekommen sind. Auch wenn der Allgemeinzustand des Kranken schlecht ist, soll man den Arzt informieren. Der Arzt muss auch beigezogen werden, wenn zum Fieber gefährliche Begleiterscheinungen kommen, wie Atemnot, Husten mit blutigem Auswurf, starke Schmerzen im Bauch, in der Brust oder im Kopf, häufiges Erbrechen oder unstillbarer Durchfall über mehr als 24–48 Stunden.

Besonders schnell soll man den Arzt rufen, wenn es sich beim Fieberpatienten um einen Säugling oder ein Kleinkind handelt oder wenn ein alter Mensch über 80 betroffen ist. Auch bei Patienten mit einer Abwehrschwäche – Zuckerkranke, Süchtige und Aidspatienten – muss man schnell Hilfe holen.

Fiebersenkende Massnahmen
Fieber bis zur Höhe von etwa 38,5 Grad braucht keine medikamentöse Behandlung. Ein feucht-kühler Lappen und gesüsste Getränke können etwas Linderung bringen. Bei höheren Körpertemperaturen ist es hingegen sinnvoll und für den Betroffenen angenehm, wenn das Fieber mit verschiedenen Massnahmen gesenkt wird.

Wichtig ist, dass der fiebernde Patient nur leichte Kleider trägt und nur mit einer dünnen Decke oder einem Leintuch zugedeckt ist. Im Weitern soll man darauf achten, dass der Kranke möglichst viel Flüssigkeit aufnimmt: Das kann Tee, Wasser oder Coca-Cola sein. Gut ist, was er oder sie mag und am besten zu sich nehmen kann. Auch kühlende Umschläge auf der Stirne und feucht-warme Wadenwickel, die man alle 15–30 Minuten wechselt, können das Fieber senken.

Bei Kindern mit hartnäckigem hohem Fieber kann ein absteigendes Bad die Körpertemperatur wirkungsvoll senken. Man lässt Wasser von 38 Grad in die Badewanne einlaufen, legt das Kind hinein und senkt die Wassertemperatur innerhalb von 20–30 Minuten auf etwa 32 Grad. Kleine Kinder müssen in der Badewanne von einem Erwachsenen begleitet sein.

Medikamente
Es gibt eine grosse Anzahl von fiebersenkenden Medikamenten. Am besten verträglich sind Mittel mit dem Stoff Paracetamol. Bei Kleinkindern ist die Anwendung von Zäpfchen oder Tropfen, z.B. Panadol, Dafalgan, Ben-u-ron, Tylenol oder Nina, am sinnvollsten. Bei älteren Kindern und Erwachsenen kommen Tabletten, Brausetabletten oder Zäpfchen in Frage, z.B. Treuphadol, Panadol, Zolben oder Dafalgan. Auch andere Mittel haben eine gute fiebersenkende Wirkung: Aspirin 500 Tabl., Novalgin 0,5 Tabl. oder Optifen 400 Drag. Am besten ist es, wenn man diese Mittel mit den oben beschriebenen Massnahmen kombiniert anwendet.

Einen Fieberpatienten sollte man nicht allzu lange mit fiebersenkenden Mitteln «behandeln». Wenn es nach drei bis vier Tagen nicht zum bleibenden Absinken des Fiebers kommt, muss unbedingt der Arzt beigezogen werden.

FIEBERBLÄSCHEN (HERPES SIMPLEX)

Fieberbläschen werden durch ein Virus ausgelöst, das vor allem die Schleimhaut und die Haut in der Gegend der Lippen befällt. Das Herpes-Virus bildet auf der Haut und der Schleimhaut kleine, gruppierte Bläschen. Diese sind mit Flüssigkeit gefüllt und platzen nach wenigen Tagen. Sie vertrocknen und fallen nach sechs bis zehn Tagen ab. Herpes ist weit verbreitet und für die Betroffenen sehr unangenehm.

Erstinfektion
Eine Herpes-Infektion zeigt im Verlauf des Lebens einen bestimmten Ablauf. Die Ansteckung mit dem entsprechenden Virus findet meist schon bei kleinen Kindern über das Küssen oder durch eine Tröpfcheninfektion statt. Diese so genannte Erstinfektion verläuft bei vielen Kindern fast ohne Symptome. Manchmal äussert sie sich aber auch mit einer fieberhaften Erkrankung mit Muskelschmerzen, geschwollenen Lymphknoten und einer Entzündung der Schleimhaut im Mund und an den Lippen. Nach einer guten Woche verschwinden diese Symptome. Im Alter von zwei Jahren haben schon fast 90 Prozent der Kinder eine erste Herpes-Infektion durchgemacht. Sie tragen das Virus in der Folge lebenslang in ihrem Körper.

Herpes-Schübe
In späteren Jahren kann es zu Rückfällen kommen. Dabei tritt gewöhnlich kein Fieber mehr auf, sondern man kann nur noch die typischen Fieberbläschen an den Lippen und manchmal an der Haut um den Mund herum feststellen. Nicht alle, die einmal mit einem Herpes-Virus angesteckt worden sind, bekommen später wiederholt Fieberbläschen. Fast die Hälfte der Menschen hat nie, etwa 40 Prozent hie und da und etwa jeder Zehnte häufig Herpes-Schübe.

Ein typischer Herpes-Schub kündigt sich meist mit einem Ziehen, Kribbeln oder Brennen in der Unter- oder Oberlippe an. Später treten die typischen, gruppierten Bläschen auf. Manchmal sieht man nur wenige kleine Bläschen, ein anderes Mal entsteht fast auf der ganzen Unter- oder Oberlippe ein grosses, schmieriges Geschwür. Ein Schub dauert je nach Schweregrad etwa 6 bis 14 Tage.

Abwehrstoffe
Bei den meisten Virus-Krankheiten bildet unser Körper chemische Abwehrstoffe (Antikörper), die uns lebenslang vor dieser Krankheit schützen. So bekommt man Mumps, Masern oder Röteln gewöhnlich nur einmal im Leben. Dieser Abwehrmechanismus funktioniert bei gewissen Menschen beim Herpes-Virus nur ungenügend. Zwar werden durch das Abwehrsystem Antikörper gebildet, aber ein

paar Viren ziehen sich schadlos über die Nervenbahnen in gewisse Nervenzentren im Bereich des Rückenmarks zurück und «schlafen» dort – vom Abwehrsystem unbemerkt – während Monaten und Jahren.

In gewissen Situationen wachen sie plötzlich auf und wandern die Nervenbahnen entlang wieder zum Mund. An den Lippen bilden sie erneut die typischen Bläschen, bis die Antikörper wieder aktiviert sind und sie töten oder vertreiben.

Auslöser
Fieberbläschen können durch eine fieberhafte Krankheit (z.B. Grippe, Durchfall oder Angina) ausgelöst werden. Auch starke Sonnenbestrahlung, Aufenthalt in den Bergen, die Menstruation, Stress und grosse psychische Belastungen können Herpes auslösen.

Behandlung
Die Hauptarbeit beim Bekämpfen von Herpes leistet unser Abwehrsystem. Herpes-Bläschen heilen auch ohne Behandlung in 6 bis 14 Tagen aus. Weil aber Fieberbläschen schmerzen, spannen und ein störendes, schmierig-krustiges Geschwür bilden, versucht man, mit Salben den Prozess abzukürzen oder wenigstens eine gewisse Linderung der Beschwerden zu erreichen.

Bei leichteren Formen kann man eine trocknende Salbe verwenden, z.B. Oxyplastin Wundpaste (75 g à Fr. 8.80) oder Lipactin Gel (5 g à Fr. 15.85). Auch Zahnpaste kann den gleichen Zweck erfüllen. Der Herpes verschwindet damit zwar nicht schneller, aber die Beschwerden werden gelindert.

Bei Menschen mit der Neigung zu sehr starken Herpes-Ausschlägen kann man virustötende Salben anwenden, z.B. Zovirax Lip Creme oder Aviral Mepha Creme. Diese können den Herpes-Schub abkürzen und die Beschwerden lindern. Dies gelingt jedoch nur, wenn sie gleich bei den ersten Symptomen angewendet werden. Zovirax Lip Creme und Aviral Mepha Creme sind in der Apotheke ohne Rezept erhältlich. Sie sind relativ teuer! Eine Tube à zwei Gramm kostet bei der Zovirax Creme Fr. 22.30, bei der Aviral Mepha Creme Fr. 14.95 (Generikum = gleiche Qualität zu günstigerem Preis).

Andere Herpes-Infektionen
Es gibt auch eine wiederkehrende Herpes-Infektion im Bereich der Geschlechtsorgane. Diese Haut- und Schleimhautkrankheit hat viel Ähnlichkeit mit den Fieberbläschen im Bereich des Mundes und zeigt im Verlauf ähnliche Gesetzmässigkeiten wie der Lippen-Herpes. Auch die wilden Blattern der Kinder sind eine Herpes-Infektion. Manchmal kommt es auch da später zu einem Rückfall, und zwar in Form einer Gürtelrose.

Ein Lippen-Herpes ist eine lästige, aber meist harmlose Krankheit. Der Gang zum Arzt ist in den meisten Fällen nicht nötig. Bis man in die Sprechstunde kommt, ist die Zeit für eine wirkungsvolle Behandlung meist schon vorbei.

FUSSPILZ

Pilze sind – neben Bakterien und Viren – äusserst verbreitete Krankheitserreger. Pilzkrankheiten der Haut und der Nägel gehören zu den häufigsten Infektionskrankheiten des Menschen. Man schätzt, dass ständig etwa zehn Prozent der Leute davon betroffen sind. Eine Pilzkrankheit der Haut ist in den meisten Fällen ungefährlich, aber manchmal äusserst lästig. Dazu kommt, dass eine Hautpilzerkrankung sehr unappetitlich aussieht. Die Behandlung ist häufig recht einfach.

Formen
Die häufigsten Erreger von Pilzkrankheiten sind die Fadenpilze. Sie befallen vor allem die Haut und die Nägel der Füsse und – etwas seltener – auch der Hände.

Der Fusspilz ist die häufigste Pilzkrankheit der Haut. In erster Linie sitzt er zwischen den Zehen, und zwar vor allem im Zwischenraum zwischen der vierten und der fünften Zehe. Manchmal breitet er sich auch auf dem Fussrücken aus. Zuerst bilden sich kleine Bläschen, dann Risse und schliesslich kommt es zur Ablösung ganzer Hautfetzen. Hauptsymptom eines Fusspilzes ist ein äusserst lästiges Jucken.

Daneben gibt es auch trockene, schuppende Formen des Fusspilzes. Diese findet man vor allem auf der Fusssohle und an den Fussrändern. Schliesslich kann ein Fusspilz auch im Fussgewölbe und an den seitlichen Fusspartien mit einzelnen oder gruppierten Bläschen auftreten.

Ausbruch
Die Erreger von Hautpilzen kann man fast überall finden. Wir tragen sie auch ständig auf unserem Körper. Unser Abwehrsystem schützt uns im Normalfall vor einer Erkrankung. Ist die Abwehr aber geschwächt, weil unsere Haut über längere Zeit feucht, überwärmt und aufgedunsen ist, kann es zum Ausbruch einer Hautpilzerkrankung kommen.

Das geschieht z.B. bei Wärme- und Feuchtigkeitsstauungen in den Schuhen. Wenn sie eng geschlossen sind oder aus luftundurchlässigen Materialien bestehen, fühlen sich Pilze darin besonders wohl. So begünstigen Plastikstiefel, synthetische Turn- und billige Bergschuhe den Fusspilz. Es entstehen ein ideales Wachstumsklima für die Pilzerreger und schlechte Abwehrbedingungen für unsere Haut. Das Gleiche gilt für feuchte, schlecht gepflegte Böden in Duschräumen, Saunen und Hallenbädern.

Diagnose

Der Arzt stellt die Diagnose Fusspilz auf Grund seiner praktischen Erfahrung: Er kennt das typische Aussehen und die klassischen Lokalisationen. Dazu kann er ein Präparat von Schuppen der betroffenen Hautstelle herstellen und im Mikroskop nach Pilzfäden suchen. In komplizierteren Fällen kann er die Pilzerreger in einem Speziallabor züchten lassen.

Behandlung

Wenn man aus Erfahrung weiss, dass man an einem Fusspilz leidet, kann man ohne Hilfe eines Arztes mit der Behandlung beginnen. Dabei sollte man auf Folgendes achten: Mit der Therapie soll möglichst schnell angefangen werden. Die geeignete Salbe muss während mindestens drei Wochen aufgetragen werden. Auch wenn die Haut nach einer Woche schon ziemlich gesund aussieht und der lästige Juckreiz verschwunden ist, sollte man die Salbenbehandlung weiterführen. Wer die Behandlung zu schnell abbricht, muss mit einem Rückfall rechnen.

Zur Behandlung eignen sich eine grosse Zahl von Salben, Cremen, Pudern und Sprays. Man bekommt sie in der Apotheke meist ohne Rezept. Kostengünstig und bewährt sind die altbekannten Mittel Canesten, Imazol, Pevaryl und Daktarin. Man muss sie zweimal täglich auf die betroffenen Stellen auftragen. Es gibt auch neuere Mittel, die etwas teurer sind. Sie müssen dafür nur noch einmal täglich aufgetragen werden, z.B. Lamisil, Trosyd, Oceral, Myfungar oder Nizoral.

Wenn man über das Wesen seiner Hautkrankheit am Fuss unsicher ist, wenn sich die Hautveränderung rasch ausgebreitet hat oder wenn die Behandlung kein gutes Ergebnis bringt, sollte man zum Hausarzt gehen. Dieser kann eine genaue Diagnose stellen und hat verschiedene Möglichkeiten, eine Pilzkrankheit des Fusses zu heilen. In hartnäckigen Fällen braucht er zur Behandlung neben den Salben auch Tabletten oder Sirup, z.B. Nizoral, Lamisil und Sporanox.

Hygienemassnahmen

Neben der Behandlung mit Medikamenten sollte man die Füsse täglich mindestens einmal waschen, immer gut trocknen und die Socken täglich wechseln. Günstig ist auch, offene Schuhe zu tragen und sie häufig zu wechseln. Wer Stiefel oder synthetische Turnschuhe tragen muss, sollte sie regelmässig trocknen lassen und hie und da mit einem Pilzmittel sprayen oder pudern.

Viele Menschen haben derart Angst vor einem Fusspilz, dass sie nie eine Sauna oder ein Schwimmbad besuchen würden. Das ist unvernünftig und übertrieben. Doch sollte man nach dem Besuch im Schwimmbad und in der Sauna seine Füsse gut waschen und abtrocknen. Wenn trotzdem Hautveränderungen auftreten, die an Fusspilz denken lassen, sollte sofort mit einer Behandlung begonnen werden.

GALLENSTEINE

Gallensteine kommen bevorzugt bei übergewichtigen Menschen im Alter von 40 Jahren und mehr vor. Frauen, die geboren haben, sind häufiger davon betroffen als andere Menschen. Nur ein Teil der Gallensteinträger oder -trägerinnen hat Beschwerden. Wer unter Gallenkoliken oder anderen Komplikationen leidet, muss operiert werden.

Die Funktion der Gallenblase

Die Galle ist ein Verdauungssaft und wird in der Leber produziert. Sie fliesst durch die Gallengänge in den Darm und unterstützt dort den Abbau von Fett und Eiweiss. Ein Teil der Galle wird in der birnförmigen Gallenblase gesammelt, welche direkt unter der Leber im Bereich des rechten Rippenbogens liegt. Dort wird die Galle auf etwa ein Zehntel eingedickt. Diese Reservegalle ist grün und wird durch einen Reflex in den Darm entleert, wenn man ein sehr fettreiches Essen zu sich genommen hat.

Die Galle besteht zu einem guten Teil aus Gallensäure und aus Cholesterin. Beim starken Eindicken in der Gallenblase kann es zum Kristallisieren von Cholesterin kommen und damit zur Bildung von Gallensteinen. Fast 95 Prozent der Gallensteine bestehen zum grössten Teil aus Cholesterin, oft sind auch Kalziumsalze beigemischt.

Häufigkeit von Gallensteinen

Gallensteine kommen bei rund zehn Prozent der Erwachsenen vor. Sie nehmen im Alter zu, und bei den über Siebzigjährigen ist mehr als ein Drittel betroffen. Glücklicherweise verursachen rund 70 Prozent der Gallensteine praktisch keine Beschwerden. Die meisten Betroffenen wissen daher von ihren Steinen in der Gallenblase nichts.

Gallenkoliken

Leider ist dies nicht immer so. Gallensteine können sehr kräftige Beschwerden auslösen. Am bekanntesten sind die Gallenkoliken. Dabei kommt es plötzlich zu krampfartigen Schmerzen im rechten Oberbauch, die in den Rücken und in die rechte Schulter ausstrahlen. Die Schmerzen sind äusserst stark und manchmal von Übelkeit und Erbrechen begleitet.

Eine Kolik wird ausgelöst, wenn ein Stein aus der Gallenblase ausgepresst und durch die Gallengänge in Richtung des Darms gewürgt wird. Das geschieht meist nach einer stark fetthaltigen Mahlzeit. Je grösser der Stein ist, umso mühsamer ist dieser Vorgang und umso länger dauern die Krämpfe. Manchmal kann ein solcher Gallenstein den Gallengang völlig verschliessen. Dabei entsteht eine massive Gallenstauung. Die Galle aus der Leber kann nicht mehr in den Darm abfliessen und tritt daher ins Blut über. Der Patient bekommt gelbe Augen, und in schweren Fällen kann sich die ganze Haut gelb-grünlich verfärben.

Andere Gallenkrankheiten
Neben Koliken können Gallensteine in der Gallenblase auch lästige Verdauungsbeschwerden verursachen. Häufige Blähungen, ständige leichte Übelkeit und Unverträglichkeit für fetthaltige Speisen treten bei Gallensteinpatienten deutlich häufiger auf. Als Komplikation von Gallensteinen kann eine Infektion der Gallenblase oder der Gallengänge entstehen. Zu den konstanten starken Schmerzen im Bereich des rechten Oberbauchs kommen Übelkeit und Erbrechen. Nicht selten leiden die Patienten unter hohem Fieber und starkem Krankheitsgefühl.

Operation der Gallenblase
Wenn keine oder nur geringe Beschwerden bestehen, können Gallensteine problemlos in der Gallenblase belassen werden. Eine fettarme Diät hilft mit, dass keine stärkere Störung des Befindens auftritt. Wenn aber einmal oder wiederholt Koliken aufgetreten sind, wenn es zu einer Entzündung des Gallensystems gekommen ist oder wenn sich ein Stein im Gallengang verklemmt hat, ist es sinnvoll, eine Operation der Gallenblase in Erwägung zu ziehen.

Auch bei Menschen mit ständigen Oberbauchschmerzen oder Verdauungsstörungen als Folge ihrer Gallensteine muss eine Operation in Betracht gezogen werden. Manchmal kann aber auch der Versuch gewagt werden, die Gallensteine mit Medikamenten aufzulösen oder einen verklemmten Stein im Gallengang über eine Zwölffingerdarm-Sonde zu entfernen.

Traditionelle Operationstechnik
Bis vor einigen Jahren wurde die Gallenblase durch einen 15 bis 20 cm langen Schnitt am rechten Rippenbogen von der Unterseite der Leber abgelöst und herausgeschnitten. Meist blieb man anschliessend noch 10 bis 14 Tage im Spital. Insgesamt brauchte es rund einen Monat, bis man sich von der Operation erholt hatte.

Neue Schlüssellochtechnik
Heute ist diese traditionelle Operationsart durch eine elegante neue Technik abgelöst worden: Man kann die Gallenblase durch ein rund 2 cm grosses Loch direkt beim Nabel sowie drei weitere kleine Einschnitte im Bereich der seitlichen Bauchregion entfernen. Eine solche Schlüsselloch-Operation (Laparoskopie) ist eine viel geringere Belastung für den Patienten. Gewöhnlich kann man das Spital schon nach vier bis fünf Tagen verlassen und ist nach zwei Wochen wieder voll leistungsfähig. Komplikationen sind bei dieser Methode eher seltener als beim Eingriff durch den offenen Bauch.

Operation wann und wie?

Wenn der Arzt einem Patienten oder einer Patientin eine Gallenblasen-Operation vorschlägt, sollte man sich zuerst erkundigen, ob der Eingriff überhaupt nötig ist. Es reicht nicht, dass man zufällig im Ultraschall oder im Röntgenbild Gallensteine entdeckt hat. Operieren sollte man nur, wenn wirklich ernsthafte Beschwerden bestehen.

Wenn eine Gallenblasen-Operation angezeigt ist, sollte man abklären, ob man sich auf die neue Art operieren lassen kann. Ist man verunsichert, was man mit der Empfehlung seines Arztes anfangen soll, kann man noch einen anderen Arzt, z.B. den Hausarzt, konsultieren und eine zweite Meinung einholen.

Sinnvolle Diät

Wer eine schlecht funktionierende Gallenblase hat oder wer nach einer Operation ohne Gallenblase leben muss, wird mit Störungen bei der Fettverdauung rechnen müssen. Es ist empfehlenswert, sich an eine fettarme Ernährung zu halten. Man soll also auf fettes Fleisch verzichten, beim Kochen so wenig Fett, Öl und Butter wie möglich verwenden, und bei den Milchprodukten entrahmte Produkte vorziehen. Auf Eier soll man bei Unverträglichkeit verzichten.

Die meisten Menschen leben mit ihrer Gallenblase ein Leben lang in Frieden. Sogar wenn zufällig Gallensteine entdeckt werden, bedeutet das noch lange nicht, dass eine Operation nötig ist. Wer gesund leben will oder wegen einer schlecht funktionierenden Gallenblase Mühe mit der Verdauung hat, hält sich mit Vorteil an eine fettarme Diät.

GEBÄRMUTTERENTFERNUNG – JA ODER NEIN?

Die operative Gebärmutterentfernung wird häufig vorgenommen. Manchmal kommt der Verdacht auf, dass bei gewissen Frauen die Gebärmutter (Uterus) auch ohne wichtigen medizinischen Grund entfernt wurde. Es ist von grosser Bedeutung, dass eine geplante Gebärmutteroperation für die betroffene Frau einleuchtend und sinnvoll ist. Der Chirurg oder Frauenarzt soll die Gründe für die vorgeschlagene Operation darlegen können und wenn möglich auch alternative Behandlungsmöglichkeiten (Medikamente, Hormone, Auskratzung usw.) in Erwägung ziehen.

Gründe für die Operation
Völlig unbestritten ist die operative Entfernung des Uterus (Hysterektomie) bei krebsartigen Veränderungen im Bereich des Gebärmutterhalses, der Gebärmutter oder der Eierstöcke. Wichtig ist die Gebärmutteroperation auch, wenn ein grosser, schmerzhafter Myomknoten (harmloser Muskelknoten) in der Gebärmutter besteht. Empfehlenswert ist die Hysterektomie, wenn eine Frau sehr starke Periodenblutungen hat und die Gefahr besteht, dass immer wieder eine schwer wiegende Blutarmut auftritt. Auch Frauen, die seit längerer Zeit unter sehr starken Menstruationsschmerzen leiden, welche auf keine Behandlung angesprochen haben, sollen operiert werden.

Fragliche Operationsindikation
Manchmal wird einer Frau die Operation auch vorgeschlagen, wenn sie leichte Blutungsstörungen oder durchschnittliche Periodenschmerzen hat. Ebenso werden manchmal kleine oder mittelgrosse Myomknoten als Gründe für eine Hysterektomie angegeben. Schliesslich wird die Hysterektomie fälschlicherweise als Behandlung einer Blasenschwäche vorgeschlagen, obschon heute deutlich bessere Behandlungsmethoden zur Verfügung stehen. Da stellt sich zu Recht die Frage, ob eine solche Operation auch wirklich notwendig ist.

Wissenschaftlich unhaltbar ist, wenn eine Frau die Gebärmutter entfernen lässt, um sich vor einem möglichen Krebs zu schützen oder um sicher keine Kinder mehr zu bekommen. Das Operations- und Narkoserisiko ist dabei im Vergleich zum erwarteten Nutzen eindeutig zu hoch. Auch bei nervösen Schmerzen im Unterleib oder bei seelisch bedingten Störungen der Sexualität sollte man nicht operieren. Das Resultat eines solchen Eingriffs ist für die Frau meist ganz schlecht.

Andere Behandlungsmöglichkeiten

Ausser bei einer vorliegenden Krebskrankheit des Unterleibes sollte ein Arzt immer zuerst alle nicht operativen Behandlungsmöglichkeiten ausschöpfen, bevor er eine chirurgische Lösung in Betracht zieht. Die Operation sollte der letzte Schritt sein, wenn andere Therapien keinen Erfolg gezeigt haben. Jede Operation ist eine Verletzung der körperlichen und seelischen Integrität. Deshalb soll man damit zurückhaltend sein und nur bei einem gesundheitlich wichtigen Grund operieren.

Myomknoten

Myomknoten in der Gebärmutter sind häufig und ungefährlich. Ein Myom ist eine gutartige Muskelverhärtung, die nichts mit Krebs zu tun hat und aus der auch nie ein Krebsleiden hervorgehen kann. Wenn der Knoten nicht rasch wächst, keine Schmerzen auslöst und keine massiven Blutungen verursacht, ist keine Behandlung notwendig. In der Menopause, also nach dem spontanen Aufhören der Regelblutungen im Alter von rund 50 Jahren, bilden sich Myomknoten im Allgemeinen spontan zurück. Ein Myomknoten ist nur in relativ seltenen Fällen ein ausreichender Grund für eine Entfernung der Gebärmutter. Eine operative Lösung wird vorgeschlagen, wenn der Knoten sehr gross ist, rasch wächst, störende Schmerzen verursacht oder sehr starke Menstruationsblutungen auslöst.

Blutungsstörungen

Auch wenn die Monatsblutung lange dauert, der Blutverlust jedes Mal relativ gross ist und lästige Schmerzen auftreten, soll nicht gleich operiert werden. Blutungsstörungen vor und in den Wechseljahren sind häufig und fast immer ungefährlich. Wenn stärkere Blutungsstörungen vorkommen, sollte man zuerst die Ursache klären (Untersuchung der Gebärmutter) und je nach Ergebnis eine Behandlung mit Hormonpräparaten versuchen. Nur in Fällen von starken und nicht anders behandelbaren Blutungen ist eine Operation in Betracht zu ziehen. Das Gleiche gilt für starke Periodenschmerzen. Auch hier helfen oft entzündungshemmende Medikamente oder Hormonpräparate, das störende Problem zu lösen.

Blasenschwäche

Wenn eine Frau unter einer Blasenschwäche leidet und bei Druckerhöhung im Bauch (Husten, Niesen, Lachen, Treppensteigen, Springen usw.) spontan Urin verliert, soll man immer zuerst mit Medikamenten und einem gezielten Training des Beckenbodens durch eine kompetente Physiotherapeutin behandeln. Führt dies nicht zur erwarteten Besserung, wird heute mit einer recht einfachen Operationstechnik der Blasenboden angehoben und das lästige Symptom zum Verschwinden gebracht.

Überflüssige Gebärmutterentfernungen

Es gibt interessante Zahlen, die daran denken lassen, dass die Gründe für und gegen eine Operation der Gebärmutter nicht von allen Frauenärzten gleich sorgfältig abgewogen werden. So konnte man zum Beispiel feststellen, dass Ärztinnen und Ehefrauen von Ärzten etwa 30 Prozent weniger häufig an der Gebärmutter operiert werden als so genannte «Durchschnittsfrauen». Stutzig macht auch, dass im Kanton Bern pro 10 000 Frauen im Jahr etwa 55, im Kanton Tessin jedoch nur 35 Hysterektomien vorgenommen werden. In Schweden sind es sogar nur 20.

Wenn einer Frau die Gebärmutterentfernung vorgeschlagen wird, ist es vernünftig, dass sie sich gut beraten lässt, ob die Operation wirklich nötig ist. Immer wieder kommt es aber auch vor, dass eine Frau wegen ihrer Unterleibsbeschwerden dringend die Operation wünscht, obwohl andere Behandlungsmethoden erfolgversprechender sein könnten. Hier soll der Frauenarzt nicht einfach dem Wunsch nachkommen, sondern die Frau beraten und auf die besseren Therapiemöglichkeiten aufmerksam machen.

Operationsart

Wenn die Gebärmutter nicht stark vergrössert ist, wird bei der Hysterektomie gewöhnlich durch die Scheide operiert. Dabei werden die Eierstöcke nicht entfernt. Der Vorteil dieser Operationsform ist, dass der chirurgische Eingriff und die Narkose weniger lang dauern und dass keine Narbe am Bauch entsteht. Dieses Vorgehen durch die Scheide ist bei einer Operation wegen Blutungsstörungen, starken Schmerzen bei der Monatsblutung oder mittelgrossen Myomknoten möglich.

Neuerdings gibt es auch die Möglichkeit, die Gebärmutter mit Hilfe der «Schlüssellochtechnik» (Laparoskopie) zu entfernen. Dabei erfolgt die Operation über einen zirka 2 cm grossen Schnitt beim Bauchnabel sowie zusätzliche Schnittchen für den Einsatz gewisser Instrumente auf beiden Bauchseiten. Diese Operationsmethode ist besonders schonend, kann aber nur angewendet werden, wenn die Gebärmutter nicht deutlich vergrössert ist.

Wenn der Bauch schon früher operiert worden ist (Verwachsungen im Bereich der Narbe), wenn ein Krebsleiden radikal behandelt werden muss oder wenn eine stark vergrösserte Gebärmutter entfernt werden muss, wird auch weiterhin durch einen Quer- oder Längsschnitt im Bereich des Unterbauches operiert. Der Chirurg hat auf diese Art einen viel besseren Überblick beim Operieren, und die Erholungszeit für die Frau nach dem Eingriff liegt nur wenig über den Erfahrungswerten bei den anderen Techniken. Einzig die Narbe am Bauch bleibt bei dieser Methode als störende Erinnerung deutlich sichtbar.

Nebenwirkungen

Je besser eine Frau über die Operation informiert ist, je eindeutiger die Gründe für die Hysterektomie sind und je intensiver eine Frau von der Familie, dem Partner, von Freundinnen und vom Arzt begleitet und gestützt wird, umso sicherer übersteht sie den Eingriff ohne grössere Schwierigkeiten. In gewissen Fällen kommt es nach der Gebärmutteroperation zu vorzeitigen Wechseljahrbeschwerden, zu vorübergehender seelischer Instabilität und manchmal zu sexuellen Schwierigkeiten. Und nicht immer verschwinden die Beschwerden, deretwegen man operiert wurde.

Zweite Meinung

Wenn eine Frau unsicher ist, ob sie sich wirklich operieren lassen soll, ist es sinnvoll, sich in erster Linie gut informieren zu lassen. Man kann seiner Frauenärztin oder dem Gynäkologen alle Fragen stellen, die einen beschäftigen. Manchmal ist es auch sinnvoll, eine zweite Meinung einzuholen. Man geht also vor der Operation zu einem zweiten Arzt und fragt, ob die Operation wirklich die einzige richtige Lösung sei. Das kann der Hausarzt sein, wenn man zu ihm das nötige Vertrauen hat. Man kann aber auch einen anderen Frauenarzt fragen, ob er seine Ehepartnerin operieren lassen würde, wenn sie die gleichen Beschwerden hätte.

Wenn eine Krankheit der Gebärmutter vorliegt und eine operative Entfernung vorgeschlagen wird, kann man sich in den meisten Fällen für die Entscheidung Zeit lassen. Es eilt nämlich meistens nicht. Es lohnt sich, bei Unsicherheiten immer wieder Fragen zu stellen und vielleicht auch einen weiteren Arzt (z.B. den Hausarzt) als Berater beizuziehen.

GEBÄRMUTTER- UND GEBÄRMUTTERHALSKREBS

Unter einem Krebs der Gebärmutter versteht man gewöhnlich zwei ganz verschiedene Krankheiten, nämlich den Gebärmutterhalskrebs und den eigentlichen Gebärmutterkrebs. Es gibt heute bewährte Vorsorgeuntersuchungen und gute Behandlungsmöglichkeiten für diese beiden Krankheiten.

Gebärmutterhalskrebs

Der Gebärmutterhalskrebs bildet sich direkt am Eingang der Gebärmutter (Muttermund) zuhinterst in der Scheide. Hier treffen zwei ganz verschiedene Gewebe aufeinander. Die drüsenartige Schleimhaut der Gebärmutter und die robuste Schleimhaut der Scheide wachsen in der fruchtbaren Phase der Frau in- und übereinander. An dieser Stelle kommt es zu einer Unruhe und zu einer vermehrten Anfälligkeit für Krebs. Ein besonderer Virustyp (Papilloma-Virus), der auf der Haut des Menschen Warzen bilden kann, ist auch im Bereich des Gebärmutterhalses nicht selten anzutreffen. Sein Vorkommen bildet die Grundlage für eine krebsartige Veränderung in dieser Gegend.

Das Papilloma-Virus wird beim Geschlechtsverkehr übertragen. Deshalb ist es bei Frauen mit wechselnden Geschlechtspartnern häufiger anzutreffen. Der Gebärmutterhalskrebs ist also eine ansteckende Krankheit, vor der man sich bis zu einem gewissen Grad schützen kann. Schon Frauen im Alter von 30 Jahren können davon betroffen sein.

Jährlicher Krebsabstrich

Bei der gynäkologischen Jahreskontrolle hat die Ärztin bzw. der Arzt die Möglichkeit, das gefährdete Gewebe besonders gut zu untersuchen. Bei dieser Untersuchung kann er mit einem besonderen Mikroskop (Kolposkop) die Schleimhaut am Eingang des Muttermundes genau kontrollieren und feststellen, ob sich verdächtige Veränderungen gebildet haben. Nachher macht er noch den so genannten Krebsabstrich. Dabei schabt er mit einem Plastik- oder Holzstäbchen die oberflächlichen Zellen der Schleimhaut ab und lässt das gewonnene Gewebe in einem spezialisierten Labor darauf untersuchen, ob verdächtige Veränderungen vorliegen.

In den meisten Fällen kann man vom Krebsabstrich ein gutes Resultat erwarten. Der Arzt hat auf seinem Resultatzettel die Note 1 oder 2. Eine 3 bedeutet, dass man leichte bis mittelschwere Veränderungen in den Gebärmutterhalszellen gefunden hat. Das ist kein beunruhigendes Resultat. Es heisst einzig, dass man etwas wachsamer sein soll und häufiger als üblich, also alle drei bis sechs Monate, eine Kontrolle vornehmen muss. Manchmal verbessert sich ein solches Resultat wieder. Wenn sich nach ein bis zwei Jahren noch immer der gleiche Befund (Note 3) zeigt, wird sich der Arzt mit der Frau darüber unterhalten, wie man diesen krankhaften Herd lokal entfernen kann.

Wenn der Krebsabstrich mit der Note 4 klassifiziert ist, heisst das, dass schwere Zellveränderungen im Sinn einer Vorstufe des Gebärmutterhalskrebses vorliegen oder dass die ersten Krebszellen an der Oberfläche der Schleimhaut gefunden worden sind. Auch das ist kein gefährlicher Befund, weil dabei nur eine Frühform eines Krebses vorliegt, der mit einem eigentlichen Krebs, der in das umliegende Gewebe eindringt, noch nicht vergleichbar ist und praktisch immer geheilt werden kann.

Bis sich aus einer Krebsvorstufe oder einer Frühform ein richtiger, gefährlicher Krebs bildet, können bis zu zehn Jahre vergehen.

Behandlungsmöglichkeiten
Bei einer Note 4 als Resultat des Krebsabstriches wird der Arzt zusammen mit der Frau besprechen, welche weiteren Abklärungs- und Behandlungsmassnahmen notwendig sind. Wenn der Herd am Gebärmutterhals klar umschrieben ist, kann man ihn mit Kälte, Wärme oder Laser lokal verschorfen.

Wenn der festgestellte Herd ungünstiger liegt, schneidet man zur Sicherheit einen kegelförmigen Teil des Gebärmutterhalses heraus. Und bei Frauen, die in den Wechseljahren sind oder schon darüber hinaus, kann man auch die Entfernung der ganzen Gebärmutter diskutieren. Wichtig ist, dass nach einer nur lokalen Behandlung regelmässige Kontrollen vorgenommen werden, damit festgestellt werden kann, ob sich erneut Veränderungen bilden.

Eigentlicher Gebärmutterhalskrebs
Die Note 5 beim Krebsabstrich ist nicht mehr harmlos. In diesem Fall hat man alle Zeichen des eigentlichen Gebärmutterhalskrebses gefunden. Es muss davon ausgegangen werden, dass er sich sogar schon im Gebärmuttergewebe ausgebreitet hat und auch schon in die Lymphknoten der Umgebung und sogar in andere Organe eingewachsen ist. In dieser Phase können bei der betroffenen Frau Störungen der Monatsblutungen oder blutiger Schleim aus der Scheide als Symptom der Krankheit auftreten.

Eine Frau, die regelmässig den Krebsabstrich durchführen lässt, sollte heute nicht mehr an diesem Punkt ankommen. Gewöhnlich kündigt sich ein Gebärmutterhalskrebs viele Jahre zuvor mit typischen Veränderungen an. Diese können mit einfachen Behandlungsmethoden therapiert werden. So lässt sich die Entwicklung eines eigentlichen Gebärmutterhalskrebses verhindern.

Therapie des Gebärmutterhalskrebses
Ein Gebärmutterhalskrebs ist eine sehr gefährliche Krankheit und muss mit radikalen Methoden behandelt werden. Meistens wird man die operative Entfernung der Gebärmutter und der Eierstöcke empfehlen, häufig kombiniert mit einer Bestrahlung vor oder nach der Operation.

In fortgeschrittenen Fällen kann man auch nur mit Bestrahlungen oder mit hoch dosierten Krebsmedikamenten (Zytostatika) behandeln. Je früher man die krebsartige Veränderung festgestellt hat, umso grösser ist die Aussicht auf eine erfolgreiche Behandlung.

Gebärmutterkrebs
Eine ganz andere Krankheit ist der eigentliche Gebärmutterkrebs. Er kommt vor allem bei Frauen vor, die in den Wechseljahren oder schon darüber hinaus sind. Auch die älteren und ganz alten Frauen können davon betroffen sein. Weil der Krebs im Inneren der Gebärmutter liegt, gibt es praktisch keine Möglichkeit, Vorstufen oder Frühformen zu diagnostizieren. Gewöhnlich wird der Krebs erst diagnostiziert, wenn Blutungsstörungen auftreten oder nach dem Aufhören der Periode plötzlich wieder Blutungen festgestellt werden. Bei älteren Frauen stösst man erst darauf, wenn die krebsartig veränderte Gebärmutter Schmerzen im Unterbauch verursacht, weil sich eine Eiterung gebildet hat. Der Arzt muss bei einem entsprechenden Verdacht eine Auskratzung vornehmen. Dabei wird in einer kurzen Narkose die Schleimhaut aus der Gebärmutter herausgeholt und werden deren Zellen genau untersucht.

Wenn sich herausstellt, dass die Blutungsstörungen wirklich von einem Krebs herrühren, muss die operative Entfernung der Gebärmutter und der Eierstöcke vorgenommen werden. Anschliessend folgt eine Behandlung mit Bestrahlungen. Auch da hat eine Frau umso grössere Heilungschancen, je früher die Diagnose gestellt wurde. Es lohnt sich also, bei Blutungsstörungen bzw. beim Auftreten von Blutungen oder eitrigem Ausfluss nach den Wechseljahren rasch den Arzt aufzusuchen.

Es ist wichtig, dass eine Frau weiss, wie wichtig und notwendig die regelmässige, meist jährliche gynäkologische Kontrolle mit Krebsabstrich beim Arzt oder der Ärztin ist. Wenn die Untersuchung regelmässig gemacht wird, kann ein Gebärmutterhalskrebs schon in der ersten Phase entdeckt und behandelt werden. Gut ist, wenn man für diese eher unangenehme Untersuchung zu einem Arzt oder einer Ärztin geht, zu der man volles Vertrauen haben kann und bei der man spürt, dass die Untersuchung in einer Art gemacht wird, die auf die besondere Verletzlichkeit der Frau in dieser Situation Rücksicht nimmt.

GELBSUCHT (HEPATITIS)

Unter Gelbsucht versteht man gewöhnlich eine ansteckende Infektion der Leber. Man kennt heute ganz verschiedene Krankheitserreger, welche für diese meist belastenden Infektionskrankheiten verantwortlich sein können. Gewisse Formen heilen problemlos ab. Andere können in chronische Leiden übergehen und nach Jahren sogar zum Tod führen.

Andere Gründe für Gelbfärbung der Haut
Nicht nur die infektiöse (ansteckende) Gelbsucht (Hepatitis) kann die Augen und die Haut des Menschen gelb verfärben. Immer wenn zu viel Gallenfarbstoff im Blut ist, kann dieses Symptom auftreten. Wenn die Gallenwege durch einen Gallenstein oder ein krebsiges Gewächs z.B. im Bereich der Bauchspeicheldrüse verstopft sind, kann sich der Körper ebenfalls gelb verfärben. Auch wenn bei einer Blutkrankheit oder beim Neugeborenen plötzlich viele rote Blutkörperchen abgebaut werden, tritt diese besondere Form von «Gelbsucht» auf. In all diesen Fällen besteht keine Ansteckungsgefahr.

Symptome der Hepatitis A
Die häufigste Form der ansteckenden Leberentzündung ist die Hepatitis A. Etwa zwei bis vier Wochen nach der Ansteckung mit dem Hepatitis-A-Virus bricht die Krankheit aus. Der Patient oder die Patientin fühlt sich erschöpft, hat Gelenkschmerzen und mehr oder weniger starkes Fieber. Auch Übelkeit und Erbrechen treten auf. Schon am zweiten oder dritten Tag der Krankheit verfärbt sich das Weiss der Augen und etwas später meist auch die ganze Haut des Körpers gelb. Gleichzeitig wird der Urin dunkelbraun, und in schweren Fällen kann der Stuhl ganz hell werden.

Bei Kindern läuft die Hepatitis A häufig nur mit relativ schwachen Symptomen ab. Auch bei Erwachsenen hat man manchmal kein voll ausgeprägtes Krankheitsbild. Bei der typischen Hepatitis A kommt es nach etwa ein bis zwei Wochen zum langsamen Abklingen der beschriebenen Symptome. Der Appetit kehrt langsam wieder zurück. Die Erschöpfung bleibt hingegen häufig noch recht lange bestehen. Im Durchschnitt vergeht etwa ein Monat, bis der Hepatitis-A-Patient wieder voll leistungsfähig ist.

Verlauf der Hepatitis A
Hepatitis A ist keine gefährliche Krankheit. Aber durch die Schwere der Symptome und die Dauer kann sie sehr belastend sein. Gar nicht so selten kommt es zu einem verzögerten Verlauf. Dabei kann der Betroffene zwei bis drei Monate un-

ter den klassischen Gelbsuchtsymptomen leiden. Immerhin kann man auch in diesen Fällen damit rechnen, dass die Krankheit wieder vollständig ausheilt. Die Abwehr, die im körpereigenen Immunsystem zurückbleibt, sorgt dafür, dass man später nie mehr Hepatitis A bekommt.

Ansteckungswege
Anstecken kann man sich mit der Hepatitis A vor allem in den Ländern Afrikas, Asiens und Lateinamerikas. In jüngster Zeit tritt die Krankheit auch in den Ländern Osteuropas wieder vermehrt auf. Auch in unseren Kinderhorten kann es zu einer Ansteckung von Kindern und Betreuungspersonal kommen, wenn kleine Kinder aus gefährdeten Gebieten die Krankheit einschleppen.

Die Übertragung läuft über Urin und Stuhl des Kranken. Dieser scheidet grosse Mengen von Viren aus. Wenn die Viren über schmutzige Hände, verunreinigte Nahrungsmittel oder unsauberes Wasser den Weg in den Mund eines anderen Menschen finden, kommt es zu einer Infektion. Bekannt ist auch die Ansteckung über ungenügend gekochte Muscheln und Austern, die in stuhlverschmutztem Wasser gewachsen sind und in denen sich die Hepatitis-Viren enorm anreichern können.

Hepatitis B (Serum- oder Fixergelbsucht)
Eine andere ansteckende Leberentzündung ist die Serum- oder Fixerhepatitis (Hepatitis B). Auch sie ist eine Viruskrankheit, wird aber nicht über den Stuhl des Kranken, sondern über das Blut, den Samen und das Scheidensekret der Betroffenen übertragen. Die Ansteckung erfolgt somit vor allem über den ungeschützten Geschlechtsverkehr und Blut. In tropischen Ländern, in denen das Virus viel häufiger vorkommt als bei uns, ist die Gefahr einer Ansteckung besonders gross. Deshalb kehren viele Sextouristen mit einer Hepatitis B aus Kenya oder Bangkok zurück. Bei uns stecken sich vor allem die Heroinabhängigen untereinander an, wenn sie beim Fixen keine sterilen Spritzen und beim Sex keine Kondome verwenden.

Gefährdet: Medizinalpersonal
Auch das Medizinalpersonal ist gefährdet, sich mit einer Hepatitis B anzustecken. Wer sich mit einem scharfen Instrument oder einer Injektionsnadel verletzt, die mit infiziertem Blut eines Patienten verschmutzt ist, kann diese schwere Krankheit bekommen. Das Virus ist ausserordentlich ansteckend, schon kleinste Blutmengen reichen aus, um die Infektion zu übertragen. Gefährdet sind vor allem Mitarbeiterinnen von Labors, Zahnarzt- und Arztpraxen, aber auch Krankenschwestern, Chirurgen und andere Mediziner, die mit Blut zu tun haben.

Übertragung auf das ungeborene Kind
Eine virustragende schwangere Frau kann den Erreger auch auf das ungeborene Kind übertragen. Darum gehört es heute zu einer sorgfältigen Schwangerschaftsbetreuung, festzustellen, ob eine Frau Trägerin des Hepatitis-B-Virus ist.

Trifft dies zu, müssen Massnahmen ergriffen werden, um eine Ansteckung des Ungeborenen zu vermeiden.

Symptome der Hepatitis B
Die Symptome der Hepatitis B sind jenen der Hepatitis A sehr ähnlich. Vom Krankheitsbild her kann also keine Unterscheidung gemacht werden. Hingegen kann der Hausarzt schon früh im Blut feststellen, welcher Typus vorliegt. Eine Hepatitis B zeigt erst etwa zwei bis vier Monate nach der Ansteckung die typischen Gelbsuchtsymptome.

Gewöhnlich steht auch hier zu Beginn ein ausgesprochenes Müdigkeits- und Krankheitsgefühl im Vordergrund. Später treten Gelenkschmerzen, Kopfweh, Übelkeit, Erbrechen und Fieber auf, und schon bald kommt es zu einer Gelbfärbung der Augen und der Haut.

Unterschiedlicher Verlauf
Auch bei der Hepatitis B können die Symptome in gewissen Fällen relativ bald wieder vollständig abklingen. Es kann jedoch auch zu einem dramatischen Verlauf kommen, bei dem sich der Allgemeinzustand des Kranken rasch verschlechtert. Auch die entsprechenden Blutwerte weisen auf einen schweren Verlauf hin. Bei zehn Prozent der Betroffenen geht eine Hepatitis B in einen chronischen Krankheitszustand über. Die Hälfte dieser chronisch kranken Menschen bleibt Virusträger und für die Umgebung ansteckend. Bei allen chronischen Formen zerstören die Viren langsam, aber sicher die Leber. So kommt es nach Jahren zu einer Leberverhärtung (Leberzirrhose) und manchmal sogar zu einem Leberkrebs. Beides kann schliesslich zum Tod des Patienten führen.

Hepatitis C und weitere Formen
Heute kennt man auch weitere Formen von ansteckender Gelbsucht, nämlich Typus C, D und E. Auch diese Hepatitis-Arten haben einen besonderen Verlauf und können zum Teil chronisch werden. Die Hepatitis C gleicht in vielen Aspekten der Hepatitis B. Sie wird vor allem über Blut und Blutprodukte übertragen. Fixer sind häufig davon betroffen. Aber auch rund 90 Prozent der Empfänger von Blut, die in der Folge eine Hepatitis bekommen, sind mit diesem Typus angesteckt. Auch sie nimmt einen chronischen Verlauf und heilt in über 70 Prozent der Fälle nicht mehr aus.

Therapie der Hepatitis
Alle ansteckenden Leberentzündungen sind Viruskrankheiten. Gegen Viren gibt es bis heute nur sehr bedingt wirksame Behandlungsmöglichkeiten. Die Hauptarbeit der Behandlung leistet bei allen Formen der Hepatitis unser körpereigenes Abwehrsystem. Dieses bekämpft die Viren mit Antikörpern und Abwehrzellen und eliminiert sie aus dem Körper. Der oder die Betroffene muss sich schonen, viel liegen, sich entspannen und hie und da kleinere Spaziergänge machen. So kann der Körper die vorhandenen Energien gezielt für die Krankheitsabwehr einsetzen.

Interferon-Alfa

Seit einigen Jahren wird zur Behandlung der chronischen Hepatitis B und C das so genannte Interferon-Alfa eingesetzt. Heute profitiert von dieser aufwändigen, rund sechs Monate dauernden Therapie etwa die Hälfte der Patienten. Bei ihnen kommt es zu einer Normalisierung der Leberwerte und damit Heilung der Krankheit. Bei den übrigen kommt es schon sehr rasch zu einem Rückfall und zu einem Wiederaufflammen der chronischen Entzündungszeichen.

Sinnvolle Diät bei einer akuten Leberkrankheit

Während einer akuten Gelbsucht ist meist überhaupt kein Appetit mehr vorhanden. So ist es sinnvoll, in den ersten Tagen einfach viel gezuckerten Tee zu trinken. Wenn sich nach ein bis drei Wochen der Hunger langsam wieder meldet, können leichte Nahrungsmittel wie weisser Reis, Zwieback oder Bouillonsuppe eingenommen werden. Schlecht sind fettige Speisen, Eier, Schokolade und vor allem Alkohol, der eine zerstörerische Wirkung auf die kranken Leberzellen hat. Schliesslich gibt es eine grosse Zahl von Medikamenten, die man unbedingt meiden sollte, weil sie die Leber belasten.

Wann ist eine Spitalbehandlung nötig?

Wenn eine Hepatitis ohne Komplikationen abläuft, ist eine Spitaleinweisung meist nicht nötig. Nur bei schweren Verlaufsformen einer Hepatitis B mit schlechten Leberwerten im Blut braucht es eine Spezialbehandlung, bei der neuere Medikamente zur Anwendung kommen.

Vorsichtsmassnahmen (Hepatitis A)

Früher wurden alle Hepatitis-A-Patienten konsequent isoliert und häufig auch hospitalisiert, um eine weitere Ansteckung zu verhindern. Heute weiss man mehr über diese Krankheiten und ihre Ausbreitung. So reicht es, dass der oder die Betroffene auf eine sorgfältige Hygiene im Zusammenhang mit dem Stuhlgang achtet. Absolute Sauberkeit und das konsequente und sorgfältige Waschen der Hände genügen, um die Verbreitung der Hepatitis A zu verhindern. Es leuchtet ein, dass ein Hepatitis-A-Kranker niemals zur Zubereitung von Mahlzeiten eingesetzt werden soll.

Eine Schwierigkeit besteht darin, dass der Betroffene schon zwei Wochen vor dem Auftreten der ersten Krankheitssymptome ansteckend ist. In dieser Zeit können leicht Ansteckungen über Esswaren erfolgen. In den Tropen ist vor allem grosse Vorsicht mit allen ungekochten Nahrungsmitteln am Platz. Sehr gefährlich sind vor allem Austern und schlecht gekochte Muscheln.

Prävention der Hepatitis B

Die Ausbreitung der Hepatitis B über den Sexualverkehr kann verhindert werden, wenn die Kranken und die Dauerausscheider des B-Virus konsequent auf die Anwendung des Kondoms achten. Sextouristen sollten dieses lebensrettende Utensil ohnehin immer benützen. Die Fixer müssen absolut konsequent nur sterile Spritzen und Nadeln benützen. Und das Medizinalpersonal muss beim Hantieren mit blutigem Gerät mit grösster Vorsicht arbeiten. Schliesslich ist das Feststellen von Virusträgerinnen unter den Schwangeren eine weitere wirkungsvolle Massnahme zur Verhinderung der Hepatitis-B-Ausbreitung.

Wirksame Impfungen
Die wirksamste Massnahme zur Verhinderung von Hepatitis A und B ist die Impfung. Seit einigen Jahren bestehen gegen beide Krankheiten gut verträgliche, potente Impfstoffe.

Wenn heute jemand eine Tropenreise plant, gibt es die Möglichkeit, sich mit einer einzigen Spritze mit einem Hepatitis-A-Impfstoff (Havrix 1440) zu schützen. Das lohnt sich vor allem für Rucksacktouristen und Leute, die länger unterwegs sind. Aber auch Menschen, die nur ein oder zwei Wochen Ferien in den Subtropen und Tropen machen, können von der Impfung profitieren. Immerhin geht eine Hepatitis A häufig mit einer einmonatigen Arbeitsunfähigkeit einher. Wenn man sechs bis zwölf Monate nach der ersten Impfung eine zweite Havrix-1440-Spritze machen lässt, bleibt der Impfschutz für viele Jahre erhalten.

Auch gegen Hepatitis B gibt es eine sehr wirksame Schutzimpfung. Damit sollten heute alle Medizinalpersonen geschützt sein. Neuerdings wird empfohlen, dass alle Jugendlichen im Alter zwischen 12 und 16 Jahren gegen Hepatitis B geimpft werden. Für einen jahrelangen Schutz braucht es drei Injektionen im Abstand von ein und sechs Monaten. Zwei Monate nach der letzten Impfdosis kann im Blut getestet werden, ob sich genügend Abwehrstoffe gebildet haben. In seltenen Fällen ist die Abwehrantwort ungenügend, und weitere Impfungen sind nötig.

Auch unter Fixern und Fixerinnen sind gezielte Impfaktionen gegen Hepatitis B sinnvoll. Und schliesslich können Menschen mit häufig wechselnden Geschlechtspartnern von der Hepatitis-B-Impfung profitieren. Trotzdem sollten sie sich konsequent an die gebotenen Schutzmassnahmen halten. Ein Kondom schützt sehr zuverlässig gegen das HIV- und das Hepatitis-B-Virus. Gegen die Hepatitis-C-Infektion gibt es noch keine Impfung.

Die Hepatitis-B-Impfung gehört seit einigen Jahren in der Schweiz ins allgemeine Impfprogramm. Es ist sinnvoll und empfehlenswert, dass unsere Jugendlichen mit diesem Schutzstoff gegen diese gefährliche Krankheit geimpft werden, und zwar bevor sie ihre sexuelle Aktivität beginnen oder ins Drogenmilieu abdriften. Die Hepatitis B ist auch bei uns eine relativ häufige und nicht selten lebensgefährliche Krankheit. Nur eine konsequente Impfung der ganzen Bevölkerung lässt erwarten, dass die Zahl der Hepatitis-B-Fälle spürbar gesenkt werden kann.

GRAUER UND GRÜNER STAR

Der graue und der grüne Star haben zwar sehr ähnliche Namen. Es handelt sich jedoch um zwei völlig unterschiedliche Augenkrankheiten, die kaum Gemeinsamkeiten haben.

Grauer Star (Katarakt)
Als grauen Star bezeichnet man jede Trübung in der Linse des Auges. Solche Veränderungen können in jedem Alter auftreten. Schon in der Schwangerschaft kann es durch eine Virusinfektion der Mutter (Röteln, wilde Blattern, Mumps oder Gelbsucht) zur Schädigung der Linsen des ungeborenen Kindes kommen. So können Neugeborene bereits bei der Geburt einen grauen Star aufweisen.

Später kann ein grauer Star durch eine Verletzung der Linse, starke Einwirkung von Hitze, einen Blitzschlag oder durch Röntgenstrahlen, Stoffwechselkrankheiten (Zuckerkrankheit), Medikamente (Cortison) und Hautkrankheiten (z.B. Ekzeme) auftreten.

Am häufigsten entsteht der graue Star als Alterskrankheit bei Menschen über 60 Jahren. Dabei sind Frauen und Weitsichtige deutlich häufiger betroffen als Männer und Normalsichtige. In der Linse kommt es dabei zu einer Veränderung der Eiweissstoffe und zum Auftreten von Trübungen.

Symptome des grauen Stars
Der gewöhnlich langsam auftretende graue Star führt bei den betroffenen Menschen zur zunehmenden Verminderung der Sehkraft. Vor allem in die Nähe sieht man immer schlechter. Die Bilder oder die Buchstaben werden unscharf und trüb. Auch kommt es zum Blenden durch helles Licht, z.B. durch die Sonne oder durch die Lichter von entgegenkommenden Autos. Der Arzt findet bei der Untersuchung mit dem Augenspiegel deutliche Trübungen, vor allem am Rand der Linse. Mit der Zeit wird immer mehr auch das Zentrum der Linsen trüb. Dann spricht man gelegentlich von einem «reifen» Star.

Staroperation
Ein unbehandelter grauer Star führt im Extremfall zur Erblindung. So ist es wichtig, dass man rechtzeitig eine angepasste Behandlung in die Wege leitet. Bis heute besteht diese in einer Operation. Sie kann in Lokalanästhesie und meist auch ambulant durchgeführt werden. Der Arzt macht einen kleinen Schnitt am Hornhautrand, dringt mit einem Instrument ins Auge ein und zerstört und entfernt den trüben Linsenkern. Dann wird auf der zurückgebliebenen hinteren Linsenkapsel eine Kunststofflinse befestigt.

Operiert wird der graue Star, wenn der Patient eine deutliche Verschlechterung der Funktion des Auges feststellt. Wenn der Betroffene Mühe mit dem Lesen hat oder das Blenden in der Nacht kräftig stört, ist der richtige Zeitpunkt gekommen. Es hat keinen Sinn, die Operation zu lange hinauszuzögern, weil das Auge dadurch Schaden nehmen kann. Auf der anderen Seite muss man sich nicht operieren lassen, wenn der Arzt zwar eine Trübung in der Linse festgestellt hat, der Patient oder die Patientin aber noch keine störenden Beschwerden wahrnimmt.

Nicht immer ist der Patient mit dem Ergebnis der Staroperation völlig zufrieden. Manchmal ist die Sicht auch nach dem Eingriff nur wenig besser als vorher, weil noch andere Sehstörungen vorliegen, die man mit der Operation nicht verbessern konnte. In rund 20 Prozent der Fälle kommt es nach der Staroperation erneut zu Trübungen, weil auch die hintere Kapsel, die bei der Operation nicht entfernt wird, trüb werden kann. Manchmal versucht der Augenarzt, diese lästige Störung mit einer Laserbehandlung zu verbessern.

Die Staroperation wird heute auch bei sehr alten Menschen vorgenommen. Das ist sinnvoll, wenn der Allgemeinzustand der Betroffenen gut, das Augenlicht jedoch durch die Linsentrübung beeinträchtigt ist. Die Verbesserung des Sehens bringt eine deutliche Qualitätsverbesserung im Leben mit sich. Leider gibt es bis heute noch keine Augentropfen, die einen grauen Star bleibend heilen könnten.

Grüner Star (Glaukom)
Eine ganz andere Krankheit ist der grüne Star. Es handelt sich dabei um eine Veränderung des Sehnervs, die meist mit einer Druckerhöhung im Augeninnern einhergeht. Ursache ist häufig eine Abflussstörung des Kammerwassers. Von einem Glaukom sind etwa zwei Prozent der Menschen über 40 Jahre betroffen.

Symptome des grünen Stars
Der grüne Star kann auf zwei Arten auftreten: akut oder chronisch. Bei einem akuten Glaukom-Anfall kommt es zu einer plötzlichen Druckerhöhung im betroffenen Auge. Das löst starke Schmerzen im Auge und in den entsprechenden Stirn- und Schläfenpartien aus. Das Auge ist stark gerötet, und die Hornhaut scheint durch die Schwellung leicht trüb. Häufig leidet der Patient unter Schwindel, Übelkeit und Erbrechen.

Wenn man mit dem Zeige- und Mittelfinger aufs Auge drückt, ist es steinhart und nicht mehr elastisch wie im Normalfall. Ein akuter Glaukom-Anfall ist ein Notfall, weil es dabei zu einer gefährlichen Zirkulationsstörung im Auge kommen kann. Der Betroffene muss sofort zu einem Spezialisten oder direkt in eine Augenklinik überwiesen werden.

Viel weniger dramatisch ist der Verlauf bei einem chronischen Glaukom. Auch da kommt es zu einer Druckerhöhung im Auge, aber ganz langsam und schleichend. Das ist beinahe noch gefährlicher, weil man sehr lange keine Beschwerden hat. Trotzdem entsteht dabei eine Schädigung des Sehnervs und der Netzhaut. Beim chronischen grünen Star kommt es zu einer langsamen Verkleinerung des Gesichtsfeldes: Man nimmt auf der Seite immer weniger wahr. Hingegen ist die

Sicht im Zentrum (z.B. beim Lesen) noch intakt. Typischerweise ist auch das Äussere des Auges unverändert, es gibt keine Rötung und keine Schmerzen. Vom Patienten und vom Arzt braucht es also ein feines Gespür, um ein chronisches Glaukom rechtzeitig, also bevor es im Auge Schäden ausgelöst hat, wahrzunehmen.

Behandlung des grünen Stars

Je früher ein grüner Star behandelt wird, umso besser ist das Ergebnis. Die Therapie des Glaukoms ist eine Dauerbehandlung. Man muss erreichen, dass der Augeninnendruck über 24 Stunden am Tag normal bleibt. Nur schon eine kurze Erhöhung des Augendrucks reicht, um eine bleibende Schädigung des Sehnervs und der Netzhaut auszulösen.

Die Behandlung wird in den meisten Fällen mit Augentropfen gemacht, die der Spezialist verschreibt. Diese bremsen die Produktion von Kammerwasser und verbessern den Abfluss. Diese Wirkung wird durch ausschwemmende Tabletten noch verstärkt. Wenn das Resultat dieser Behandlung nicht reicht, kann der Abfluss zusätzlich durch eine Laserbehandlung verbessert werden. In schweren Fällen braucht es eine Operation, bei der man eine Lücke in die Regenbogenhaut schneidet und so den Abfluss von Kammerwasser von der Hinter- in die Vorderkammer verbessert.

Schädigende Wirkung von Medikamenten

Patienten oder Patientinnen mit einem grünen Star müssen besonders sorgfältig darauf achten, dass sie mit Sicherheit keine Medikamente einnehmen, die den Druck im Auge erhöhen können. Antidepressive und krampflösende Mittel, aber auch Augentropfen, welche die Pupillen erweitern, können gefährlich sein. Man soll den Arzt immer darauf aufmerksam machen, dass er beim Ausstellen eines Rezeptes nicht vergisst, dass man Glaukom-Patient ist.

Sehstörungen im Alter

Jüngere Leute denken oft, dass es einfach zum Alter gehört, unter Abbauprozessen zu leiden, z.B. Arthrose, Herzbeschwerden, Gedächtnisverschlechterung und Sehstörungen, und dass man dagegen kaum etwas unternehmen kann. Das ist nur zum Teil richtig. Gerade bei der Sehkraft kann einiges getan werden, dass es nicht zur schnellen Verschlechterung oder sogar zur Erblindung kommen muss. Das ist umso wichtiger, als der völlige oder teilweise Verlust des Augenlichts auch für ältere Menschen ein grosses Handikap darstellt. Es kann dazu führen, dass sie sich isolieren und mit Depressionen reagieren.

Vorsorgemassnahmen

Zu den Massnahmen, die Sehschäden verhindern können, gehört auch die regelmässige Kontrolle des Blutdrucks und des Cholesterins. Diese Faktoren können die Gefässe im Auge schädigen, wenn sie krankhaft erhöht sind. Auch wenn man unter einer Zuckerkrankheit leidet, sollte man alles daran setzen, dass der Zucker gut eingestellt ist. Eine gute Diät, genügend Bewegung und die regelmässige Einnahme der verordneten Medikamente sind dafür wichtig. Ein dauernd schlecht eingestellter Blutzucker kann zur Schädigung der Gefässe in der Netzhaut führen. Schliesslich soll man sich vom Hausarzt regelmässig die Augen abtasten und im Verdachtsfall den Augendruck kontrollieren lassen, damit auch ein chronischer grüner Star rechtzeitig diagnostiziert werden kann.

Wenn ein Mensch sehbehindert ist und keine Behandlung mehr möglich ist, kann man sich mit einer Beratungsstelle des Schweizerischen Blindenbundes oder des Blinden- und Sehbehindertenverbandes in Verbindung setzen. Diese Organisationen, die in der ganzen Schweiz vertreten sind, können wertvolle Beratung geben und mithelfen, das Schicksal der Betroffenen zu verbessern. Das kann durch die Vermittlung von Sehhilfen, das Instruieren der Blindenschrift oder durch Hilfe beim Umgang mit dem noch verbleibenden Sehrest geschehen.

Wenn mit den Augen etwas nicht stimmt, sollte man sich rasch an den Haus- oder Augenarzt wenden. Das gilt auch und ganz besonders, wenn sich das Sehen beim älteren Menschen rasch verschlechtert.

GRIPPE

Grippeviren und Erkältungserreger fühlen sich bei kalt-feuchtem Wetter ganz besonders wohl. Darum kommen in jedem Winter die Grippe und Erkältungskrankheiten gehäuft vor. Schon im Normalfall gibt es jedes Jahr in der Schweiz mindestens 100 000 Grippefälle. Wenn es wieder einmal zu einer grösseren Grippeepidemie kommen sollte, können in wenigen Wochen mehrere 100 000 Menschen krank werden. Die letzte grosse Grippeepidemie ereignete sich 1968.

Symptome

Eine klassische Grippe ist eine deutlich schlimmere Krankheit als eine gewöhnliche Erkältung. Sie fängt im Allgemeinen ein bis vier Tage nach der Ansteckung mit grosser Müdigkeit, Kopfweh, Gliederschmerzen und Rückenweh an. Schon bald kommt es zu hohem Fieber, manchmal verbunden mit Schüttelfrost. Zusätzlich treten Halsweh, Niesen, eine verstopfte oder laufende Nase und ein trockener Husten auf. Die ganze Krankheit dauert rund fünf bis zehn Tage. Gewisse Menschen machen die Grippe ohne Fieber durch, fühlen sich aber trotzdem sehr schwach und krank. Wenn die Hauptsymptome der Grippe abklingen, kommt es zu einer Erholungs- und Rekonvaleszenzphase von einer bis zu drei Wochen. In dieser Zeit fühlt sich der oder die Betroffene noch schwach und erschöpft, und häufig bleibt noch für längere Zeit ein lästiger Husten zurück. Die Arbeitsunfähigkeit bei einer gewöhnlichen Grippe liegt bei vier bis sieben Tagen.

Ursache

Die Grippe ist eine Viruskrankheit und wird beim Reden, Niesen und Husten durch kleine Tröpfchen übertragen. Auch unsaubere Hände und schmutzige Taschentücher können als Überträger der Krankheitserreger funktionieren. Eine wichtige Rolle spielt der Zustand des Abwehrsystems des Angesteckten. Wer körperlich und seelisch gut drauf ist, hat gegen Grippe einen viel besseren Schutz als gestresste, übermüdete und nervöse Menschen. Dies ist einer der Gründe, weshalb nicht alle Menschen, die mit dem Grippevirus in Kontakt kommen, auch wirklich krank werden.

Behandlung

Das Ziel der Behandlung einer Viruskrankheit besteht darin, die Symptome zu lindern und Komplikationen zu vermeiden. Die Krankheitserreger werden aber nicht durch die Medikamente des Arztes, sondern durch das körpereigene Abwehrsystem vertrieben.

Bei der Grippe ist es vernünftig, dass man – vor allem bei hohem Fieber und bei grosser Schwäche – im Bett bleibt und nicht arbeiten geht. So steckt man nicht die ganze Belegschaft an und wird erst noch schneller wieder gesund. Man kann das Fieber mit verschiedenen Massnahmen senken, und zwar auf etwa 38 bis 39 Grad. Man soll viel trinken und regelmässig feucht-warme Wadenwickel machen. Bei kleinen Kindern kann ein absteigendes Bad helfen. Man lässt Wasser von 38 Grad in die Badewanne fliessen und setzt sich mit dem fiebrigen Kind hinein. Dann senkt man mit kaltem Wasser die Temperatur innerhalb von 20 Minuten auf etwa 32 Grad.

Eine weitere Hilfe sind fiebersenkende und schmerzlindernde Medikamente wie Panadol, Dafalgan, Treuphadol, Tylenol oder Aspirin, und zwar als Tabletten, Tropfen oder Zäpfchen.

Die verstopfte Nase bei einer Grippe soll mit abschwellenden Massnahmen behandelt werden. Günstig ist das regelmässige Einträufeln von Kochsalzlösung. Auch das Inhalieren von Dämpfen mit Kamille, Salbei oder Nasobol kann Linderung bringen. Und schliesslich helfen auch abschwellende Tropfen oder Sprays wie Otrivin, Triofan, Nasivin oder Rinofluimucil, damit sich die Nase wieder öffnet. Gegen den lästigen, trockenen Reizhusten helfen Tabletten, Sirup oder Tropfen wie Bexin, Resyl plus oder Tossamin plus.

Komplikationen
Eine Grippe verursacht nicht selten Komplikationen. Durch die stark geschwollenen Nasenschleimhäute werden die Nebenhöhlen und auch das Mittelohr nicht mehr richtig belüftet. Es kommt zur Vermehrung von Bakterien und damit zum Ausbrechen einer eitrigen Entzündung, also zu einer Kiefer-, Stirnhöhlen- oder Mittelohrentzündung. Bei älteren Menschen kann auch eine Lungenentzündung ausbrechen, die bei geschwächter Abwehr sogar tödlich sein kann.

Wenn man feststellt, dass Zeichen einer Komplikation auftreten, sollte man unbedingt zum Arzt gehen. Bei eitrigem oder blutigem Schleim aus der Nase, bei Husten mit grünlichem oder gelbem Auswurf oder bei starkem Ohrenweh sollte man rasch ärztliche Hilfe holen. Auch wenn sich der Allgemeinzustand täglich verschlechtert oder die Krankheit länger dauert, als man denkt, braucht es kompetente Hilfe. Bei Komplikationen durch eine bakterielle Infektion können als Therapie Antibiotika nötig sein.

Grippeimpfung
Seit vielen Jahren wird ein Grippeimpfstoff angeboten, der für den Winter einen recht guten Schutz gegen Grippe bieten kann. Weil jedes Jahr wieder neue Viren als Grippeerreger auftreten, muss die Impfung jährlich neu zusammengesetzt werden. Man soll sich Ende Oktober oder im November impfen lassen, denn die Impfung gewährt in den ersten drei Monaten den besten Schutz. Es ist falsch, mit der Impfung zuzuwarten, bis gehäufte Grippefälle gemeldet werden. Ein sicherer Schutz tritt nämlich erst zwei Wochen nach der Impfung ein. Die Grippeimpfung kann man in jeder Arztpraxis machen lassen, ohne sich deswegen in die

Sprechstunde des Arztes begeben zu müssen. In den meisten Praxen kann die Praxisassistentin die Impfung durchführen. Sie kostet etwa 35 Franken.

Jeder Mensch kann sich gegen Grippe mit einer Impfung schützen. Wer das Kranksein scheut, soll das auch tun. Besonders wichtig ist die Impfung bei Menschen im Alter von über 65 bis 70 Jahren, und zwar vor allem, wenn sie in einem Heim leben, wo die Verbreitung bei einem Krankheitsausbruch besonders rasant sein kann und Komplikationen recht häufig sind.

Die Impfung ist auch bei allen Menschen empfohlen, die eine geschwächte Gesundheit oder eine chronische Krankheit haben, also bei Herz-, Lungen- und Nierenkranken. Sodann sollten sich auch Zuckerkranke und HIV-Angesteckte gegen Grippe schützen. Und schliesslich ist die Impfung bei all jenen Leuten sinnvoll, welche die Grippe auf gefährdete Menschen übertragen können, also Ärzte, Pflegepersonen und Angehörige von Heimpatienten.

Eine Impfung kann nur gegen die im Voraus diagnostizierten drei häufigsten Grippeerreger des Jahres schützen. Manchmal treten aber im Winter plötzlich neue Krankheitserreger auf, die im Impfstoff noch nicht berücksichtigt sind. Gegen diese kann die Impfung nicht schützen.

Vorsorgemassnahmen

Lange Zeit hat man behauptet, dass man sich mit der Einnahme von hohen Dosen von Vitamin C gegen die Grippe schützen kann. Dies hat sich bei wissenschaftlichen Untersuchungen nicht bestätigt. Trotzdem ist es zur Stärkung des Abwehrsystems wichtig, dass man sich ausgewogen ernährt und sich z.B. durch vitaminreiche Fruchtsäfte Kraft für die Gesundheit holt. Man soll sich auch regelmässig bewegen, genug schlafen, für genügend Entspannung sorgen und alles tun, was hilft, im körperlichen und seelischen Gleichgewicht zu bleiben.

Eine Grippe ist meistens keine gefährliche, aber eine recht belastende Krankheit. Es ist eine Überlegung wert, welche Massnahmen man unternehmen will, um sich dagegen zu schützen. Als Betroffener soll man durch sinnvolle Behandlungsmassnahmen erreichen, dass keine Komplikationen auftreten und dass man die Krankheit nicht in der ganzen Umgebung verbreitet.

GÜRTELROSE (HERPES ZOSTER)

Die Gürtelrose ist eine Viruskrankheit der Haut. Sie wird vom gleichen Virus verursacht wie die wilden Blattern (Varizellen) beim Kind. Der erste Kontakt mit dem kleinen Krankheitserreger löst beim Menschen die wilden Blattern mit Bläschen am ganzen Körper aus. Dabei bildet das Immunsystem nach einigen Tagen Abwehrstoffe gegen die entsprechenden Krankheitserreger. Trotzdem überlebt eine grosse Zahl von Viren in gewissen Nervenzentren in der Nachbarschaft des Rückenmarks. Jahre oder Jahrzehnte später können diese wieder aktiv werden und eine Gürtelrose auslösen.

Verlauf

Die Gürtelrose fängt ähnlich an wie eine Grippe. Man fühlt sich müde und erschöpft, hat Kopfweh und manchmal auch etwas Fieber. Dann treten auf einer Seite des Rückens brennende oder stechende Schmerzen auf. Sie strahlen gegen das Brustbein oder den Bauch aus. Es bilden sich rote Flecken und später kleine Bläschen, die 1 bis 3 mm gross sind und Flüssigkeit enthalten. Bei einer starken Gürtelrose ist der Ausschlag band- oder gürtelförmig. In den meisten Fällen findet man dagegen nur einen oder mehrere Herde von Herpes-Bläschen im Bereich des Brustkorbes oder des Bauches.

Nach einer Woche kommt es zum Abtrocknen der Bläschen und zur Bildung von Krusten. Diese fallen nach etwa zwei bis drei Wochen ab. Bei den meisten Patientinnen und Patienten heilt die Haut wieder völlig aus. Bei anderen kommt es zur Bildung von weisslichen oder bräunlichen Flecken, die lebenslang bestehen bleiben. In schweren Fällen können sich sogar richtige Hautnarben bilden.

Entstehung

Die Wilde-Blattern-Viren haben die Besonderheit, dass sie nach dem Abklingen der Krankheit nicht definitiv aus dem Körper verschwinden. Sie ziehen sich vielmehr in Nervenzellen und -zentren zurück, die neben dem Rückenmark liegen. Dort begleiten sie den Betroffenen lebenslang, ohne dass sie nochmals aktiv werden können. Unser Immunsystem stellt ihnen nämlich eine sichere Schutzbarriere entgegen. Wenn es zum Versagen dieses Schutzes kommt, weil das Abwehrsystem beim älteren Menschen die Erinnerung an frühere Krankheiten verloren hat, kann es zum Ausbruch der Gürtelrose kommen. Dies ist der häufigste Grund für das Ausbrechen dieser Krankheit. Er erklärt auch, warum die meisten Menschen erst zwischen 50 und 70 Jahren an einer Gürtelrose erkranken.

Eine Gürtelrose kann auch auftreten, wenn ein älterer Mensch mit einem Kind in Kontakt kommt, das gerade unter wilden Blattern leidet. Bei Menschen mit schweren Krankheiten, die das Abwehrsystem angreifen, kann es ebenfalls leicht zum Auftreten einer Gürtelrose kommen. Dies ist bei Krebskranken oder bei Aidspatienten der Fall. Manchmal sieht man auch eine Gürtelrose bei Menschen, die sich wegen einer schweren Krankheit Bestrahlungen oder einer Chemotherapie unterziehen müssen.

Komplikationen

Eine Gürtelrose kann unangenehme Komplikationen nach sich ziehen. Je älter der betroffene Mensch ist, umso häufiger kommt es im Anschluss an das Auftreten des Hautausschlags zu ausserordentlich starken, stechenden, brennenden, schneidenden und bohrenden Schmerzen. Dieser Schmerz kann so stark sein, dass der davon Betroffene fast verzweifelt. Der Grund für diese Schmerzen liegt darin, dass die Viren die Nerven im Bereich des Krankheitsherdes schädigen und eine schwere Neuralgie (Nervenentzündung) auslösen können. Die unerträglichen Schmerzen können viele Monate und manchmal sogar mehrere Jahre dauern.

Gürtelrose im Gesicht

Grosse Probleme ergeben sich, wenn die Gürtelrose im Gesicht auftritt. Wenn die Stirne betroffen ist, kann es zur gefährlichen Mitbeteiligung des Auges kommen. Wenn nicht sofort eine wirksame Behandlung eingeleitet wird, können sich Narben bilden, und das Auge kann geschädigt werden. Eine rasche Überweisung an den Augenarzt oder eine Spezialklinik ist in diesem Fall besonders wichtig.

Diagnose

Wenn der Verdacht auf eine Gürtelrose besteht, soll man den Hausarzt aufsuchen. Dieser kann auf Grund seiner Erfahrung sagen, ob die Diagnose richtig ist, und abklären, warum es zu dieser Krankheit gekommen ist. Wenn gar der Verdacht besteht, dass dahinter ein schwereres Leiden oder ein angegriffenes Abwehrsystem vermutet werden muss, sind weitere Untersuchungen angezeigt. In den meisten Fällen reicht es, dass die Betroffenen über die Bedeutung der Krankheit aufgeklärt werden. Sie sollen den Verlauf kennen und wissen, welche Behandlungen sinnvoll und möglich sind.

Behandlung

Die Behandlung der Hautbläschen ist einfach. Es reicht, mit einer Hautmilch das Austrocknen der Bläschen zu fördern und die Verkrustung zu unterstützen. Sehr bewährt hat sich die weisse Schüttelmixtur, die auch bei den wilden Blattern erfolgreich angewendet wird. Wenn die Haut Zeichen einer zusätzlichen Infektion mit Bakterien zeigt, kann eine desinfizierende Salbe (Imazol Cremepaste) aufgetragen werden. Bei starkem Juckreiz helfen antiallergische Mittel, z.B. Fenistil-Tröpfchen oder -Gel.

Die Behandlung der hartnäckigen Schmerzen während des Ausschlages oder in der Phase danach kann sehr schwierig sein. Die Erfahrung zeigt, dass gewöhnliche Schmerzmittel bei einer Neuralgie kaum eine genügende Wirkung entfalten. Stärkere Medikamente wie Tramal oder Valoron helfen zwar besser, verursachen jedoch häufig Übelkeit, Müdigkeit oder Schwindel. Manchmal kann mit einem antiepileptischen Mittel (Tegretol) eine Besserung der Nervenschmerzen erreicht werden. Auch antidepressive Substanzen (z.B. Saroten) können manchmal Linderung bringen. Bei extrem therapieresistenten Schmerzen kann versucht werden, mit der operativen Durchtrennung der betroffenen Nervenwurzeln eine Besserung zu erreichen.

Geduld
Weil der Arzt nur beschränkte Hilfe gegen die hartnäckigen Schmerzen anzubieten hat, müssen die betroffenen Menschen manchmal lernen, mit den lästigen Beschwerden zu leben. Man muss sich mit anderen Sachen beschäftigen, um nicht immer nur an die Schmerzen zu denken. Es muss eine gute Einstellung zur Neuralgie gefunden werden. Die Patientin oder der Patient muss lernen, sich das Leben nicht durch eine Gürtelrose mit Neuralgie verderben zu lassen.

Medikamente
Heute gibt es die Möglichkeit, das Risiko des Auftretens der lang dauernden und hartnäckigen Nervenschmerzen durch die Verabreichung von Medikamenten (Famvir, Brivex oder Valtrex über 7 Tage) bei gefährdeten Patienten zu reduzieren. Bei Menschen mit einem gesunden Abwehrsystem (junge Menschen, nur sehr lokalisierter Befall) ist diese Massnahme nicht nötig. Bei chronisch kranken Menschen mit einem angeschlagenen Immunsystem, bei Schwangeren und bei Menschen über 70 Jahren lohnt sich der Einsatz dieser sehr teuren Mittel.

Die Anwendung von Famvir oder Valtrex ist hingegen absolut wichtig, wenn die Gürtelrose im Gesicht ausbricht und das Auge mitbetroffen ist. Der Arzt soll diese Medikamente in diesem Fall möglichst früh abgeben oder verordnen.

Prävention
Das Auftreten einer Gürtelrose kann nicht durch gezielte Vorsorgemassnahmen verhindert werden. Es gibt keine Impfung und keine Medikamente, die einen sicheren Schutz versprechen. Aber es gibt Möglichkeiten, das Abwehrsystem ganz allgemein zu stärken. Man muss ein Leben lang darauf achten, dass man sich genügend bewegt, für eine gesunde, ausgewogene Ernährung sorgt, genügend Schlaf hat, entspannende Wochenenden und Ferien in sein Leben einbaut und alles tut, dass Zufriedenheit und Glück in der Partnerschaft, der Familie und an der Arbeit erste Priorität haben.

Unsere Gesundheit ist nicht einfach Schicksal. Wir können etwas dafür tun. Aber längst nicht alle Krankheiten entstehen, weil wir uns falsch verhalten haben. Dies gilt auch für die Gürtelrose und die manchmal schrecklichen Schmerzen danach. Häufig bleibt nichts anderes übrig, als die Beschwerden als Schicksal zu akzeptieren.

HAARAUSFALL

Auf unserem Kopf wachsen im Durchschnitt rund 100 000 Haare. Wenn man sie nicht schneidet, werden sie etwa 50 cm lang. Ausnahmsweise können sie einen Meter oder länger werden. Die Grenze der Länge ist durch das Alter gegeben, das die Kopfhaare erreichen können. Sie leben gewöhnlich drei bis fünf Jahre und wachsen pro Tag einen halben Millimeter. Täglich gehen 50 bis 100 Kopfhaare verloren. Das ist völlig normal.

Normaler Haarwechsel
Auf dem Kopf findet ein ständiger Haarwechsel statt. Ein Haar wächst drei bis vier Jahre. Dann wechselt es in eine Ruhepause von rund drei bis sechs Monaten und fällt dann aus. Ist der Haarboden gesund, kommt es zum Ersatz durch ein neues Haar.

Krankhafter Haarausfall
Es gibt eine grosse Zahl von Krankheiten, die Haarausfall auslösen können. So reicht eine Krankheit mit hohem Fieber, um einen vermehrten Haarverlust zu provozieren. Auch schwere chronische Krankheiten (z.B. Tuberkulose oder Leukämie), Stoffwechselstörungen (z.B. Schilddrüsenunter- und -überfunktion) oder lokale Infektionen auf dem Haarboden (durch Pilze oder Bakterien) können zu Haarausfall führen. Und schliesslich kommt es zu einem Haarausfall bei Behandlungen mit gewissen Medikamenten (Blutverdünnungsmittel oder Krebsmittel) und bei Bestrahlungen (z.B. bei einer bösartigen Geschwulst oder Leukämie).

Es gibt auch Kinder, die sich aus psychischen Gründen selbst Haare ausreissen. Bei Frauen kann es zum Haarausfall kommen, weil sie eine Frisur haben, welche die Haare unter ständigem Zug hält (z.B. Rossschwanz).

Seltene Haarbodenkrankheiten
Es gibt noch weitere, eher seltene vererbte oder erworbene Haarbodenkrankheiten, die starken Haarausfall oder eine völlige Glatzenbildung auslösen können. So treten bei gewissen Menschen einzelne oder mehrere kahle Stellen auf dem Kopf auf. Es handelt sich dabei um eine entzündliche Krankheit auf der Kopfhaut. Der Körper entwickelt dabei vermutlich gegen sein eigenes Gewebe Abwehrstoffe. Man spricht von einer Autoaggressionskrankheit.

Männliche Glatze
Beim Mann wird der Haarausfall in etwa 95 Prozent der Fälle durch eine Erbanlage ausgelöst. Er ist also erblich vorbestimmt. Die Haare fallen zuerst seitlich der Stirn aus, dann auch am Hinterkopf und schliesslich auf dem ganzen oberen Kopf. Bei starker Glatzenbildung bleibt nur noch ein hufeisenförmiger Haarstreifen an den seitlichen Kopfpartien zurück. Die meisten Männer sind in mehr oder weniger starkem Mass von Haarausfall betroffen. Eine Glatzenbildung ist bei Männern meist keine Krankheit, sondern ganz normal. Immerhin bekommt nur jeder achte Mann eine grosse Glatze.

Glatzenbildung bei Frauen
Auch bei Frauen kann es zu Haarausfall kommen. Immerhin ist dies viel seltener als bei Männern. Eine starke Glatzenbildung bei Frauen kann durch Krankheiten ausgelöst werden, bei denen männliche Hormone produziert werden (z.B. Geschwulst der Eierstöcke oder der Nebennieren). Manchmal können auch Medikamente (Antibabypille) die Wirkung von männlichen Hormonen haben. Einige Frauen haben eine erbliche Anlage, die sie – wie Männer – auf die Einwirkung ihrer normalen Hormone mit Haarausfall reagieren lässt.

Bei Frauen ist der Haarausfall meist nur leicht und erholt sich gewöhnlich relativ rasch wieder. Im Zusammenhang mit Schwangerschaft, Geburt und Wochenbett kommt es häufig zu vorübergehendem Haarausfall. Wegen des Hormonabfalls bei der Geburt kommen viele Haare plötzlich in die Ruhephase und werden im Verlauf der folgenden sechs Monate ausgewechselt. Es wachsen also wieder neue gesunde Haare. Auch in den Wechseljahren beobachtet man nicht selten einen vermehrten Haarverlust bzw. Haarwechsel.

Behandlung
Wenn die Haare durch akute oder chronische Allgemeinkrankheiten verloren gehen oder wenn Medikamente oder Bestrahlungen die Ursache von Haarausfall sind, braucht es keine spezielle Behandlung für den Haarboden. Sobald die Krankheit ausgeheilt ist oder die schädigende Einwirkung aufhört, erholen sich die Haare gewöhnlich innerhalb von wenigen Monaten wieder.

Bei verschiedenen schweren erblichen oder erworbenen Haarbodenkrankheiten gibt es hingegen bis heute in vielen Fällen keine Behandlung. Das kann für die Betroffenen äusserst belastend sein.

Es ist gut, wenn man beim Arzt abklären lässt, welche Form des Haarausfalls vorliegt und welche Behandlungsmassnahmen sich positiv auf das Krankheitsbild auswirken können. Gleichzeitig kann man auch erfahren, welche Therapien von vornherein aussichtslos sind.

Behandlung bei Frauen
Wenn eine Frau im Zusammenhang mit einer Schwangerschaft, einer Geburt und in den darauf folgenden sechs Monaten vermehrt Haare verliert, kann sie damit rechnen, dass es ganz spontan wieder zu einer Normalisierung des Haarwuchses

kommt. Wenn gleichzeitig eine Blutarmut durch Eisenmangel besteht, kann es günstig sein, wenn die betroffene Frau während einer gewissen Zeit Eisenpräparate einnimmt. Wenn der Haarausfall im Zusammenhang mit der Einnahme von Antibabypillen aufgetreten ist, sollte das Präparat weggelassen beziehungsweise gewechselt werden. Meistens ist Diane 35, welche die Haare wachsen lässt, eine gute Alternative zur bisher eingenommenen Pille. Haarausfall in den Wechseljahren reagiert gut auf eine Behandlung mit östrogenhaltigen Mitteln. Der Arzt muss mit der betroffenen Frau die Vor- und Nachteile einer solchen Hormonbehandlung besprechen. In allen diesen Fällen braucht es keine mineral- und vitaminhaltigen Haarwuchsmittel oder Haarbodenwässerchen zum Einreiben.

Therapie des männlichen Haarausfalls
Beim Mann ist die Anwendung von Medikamenten mit weiblichen Hormonen wegen der möglichen Nebenwirkungen nicht sinnvoll. Seit wenigen Jahren ist ein flüssiges Medikament auf dem Markt, das auf die Glatze aufgetragen werden kann und manchmal das Wachsen von Haaren wieder anregt. Nur in einem Drittel der Fälle tritt die gewünschte Wirkung ein, und erst nach sechsmonatiger Anwendung kann beurteilt werden, ob ein Erfolg erwartet werden kann.

Negativ ist, dass die neuen Haare rasch wieder ausfallen, sobald die Behandlung beendet wird. Dieses mehr oder weniger erfolgreiche Haarwuchsmittel heisst Regaine oder Neocapil. Beide Medikamente sind rezeptpflichtig, werden aber von den Krankenkassen nicht bezahlt. Zusammen mit dem Betroffenen muss der Hausarzt abwägen, ob Aufwand und Erfolg in einem vernünftigen Verhältnis stehen.

Radikalere Therapien
Es besteht auch die Möglichkeit einer operativen Transplantation von kleinen haartragenden Hautstückchen aus der seitlichen Kopfpartie auf die haarlosen Stellen. Man kann auch mit einem Haarersatz in Form einer mehr oder weniger grossen Perücke eine kosmetische Besserung versuchen, wobei das konkrete Resultat im Vergleich zu den grossen Versprechungen der Werbung häufig eher armselig daherkommt.

Fragwürdige Behandlungsmethoden
Noch ein Wort zu all den übrigen Haarwassern und Tabletten, die gegen Haarausfall angeboten werden. Leider erfüllen die meisten von ihnen die grossen Versprechungen der Werbung nicht. Auch Vitamine und Minerale sind nur in einer sehr beschränkten Zahl von Fällen mit Haarausfall wirksam. Die meisten Haarwuchsprodukte nützen vor allem dem, der sie verkauft. Er macht damit ein gutes Geschäft, und derjenige, der es kauft und anwendet, bleibt enttäuscht. Dieses Geld gibt man besser für ein gutes Nachtessen aus. Da weiss man wenigstens, was man davon gehabt hat.

Akzeptieren

Den meisten Männern bleibt da nur die Lösung, eine Glatze als Schicksal und als Begleiterscheinung des Älterwerdens zu akzeptieren. Man kann sich damit trösten, dass das, was unter der Schädeldecke ist, für das Glück wichtiger ist als das, was darüber wächst. Mein glatzköpfiger Biologielehrer meinte zu seiner Situation lakonisch, dass seine Haare auch besser wachsen würden, wenn er mehr Mist unter dem Deckel hätte! Wer mit seinem Schicksal nicht so leicht zurechtkommt, sollte den Hausarzt oder einen Hautspezialisten aufsuchen, um über die verschiedenen Behandlungsmöglichkeiten zu diskutieren.

Wichtig ist, dass man seinen Haaren Sorge trägt, solange sie noch gesund sind. Man sollte sie nur etwa dreimal in der Woche waschen, ein sanftes Shampoo benützen und die Haare nach dem Waschen immer sehr gut spülen. Vor allem bei Frauen ist auch die Sorge am Platz, dass es nicht durch Färbe- oder Bleichmittel, Frisiercremen oder Haarsprays zu einer chemisch verursachten Schädigung der Haare kommt. Durch derartige Einwirkungen können die Haare brüchig werden oder sich spalten. Und schliesslich soll man häufigen Zug auf die Haare durch starkes Bürsten, Föhnstäbe, Lockenwickler und straffe Frisuren meiden.

Es lohnt sich, mit seinem Haar sorgsam umzugehen, solange man noch genügend davon hat. Wenn einmal eine Glatze da ist, sind Behandlungen nur in gewissen Fällen wirksam. Vor allem Männern bleibt meist nur das Akzeptieren mit Humor. Manch einer mag sich damit trösten, dass es Frauen gibt, die glänzende Schädeldecken sehr attraktiv finden.

HÄMORRHOIDEN

Am After sorgen verschiedene ringförmige Muskeln dafür, dass weder Stuhl noch Darmgase unkontrolliert abgehen können. In der Schleimhaut des Afters bestehen zudem Blutgefässe, die einen Schwellkörper bilden und damit einen doppelt gesicherten Verschluss garantieren. Wenn sich diese Blutgefässe erweitern, kommt es zur Ausbildung von Hämorrhoiden. Sie sind gewöhnlich als Knoten am Darmausgang oder im After tastbar.

Entstehung

Hämorrhoiden entstehen, wenn sich im Bereich des Afters durch einen erhöhten Druck in den Schwellkörpern Gefässausstülpungen bilden. Besonders gefährdet sind Menschen, die unter einer anlagemässigen Bindegewebsschwäche leiden. Hämorrhoiden kommen daher nicht selten zusammen mit Krampfadern oder einem Leistenbruch vor.

Formen

Bei den leichten Formen kommt es beim Pressen zum Austreten eines etwa erbsen- bis kirschengrossen prallen Knotens am Darmausgang. In schwereren Fällen findet man mehrere bläuliche Knoten oder auch eine einzelne bis fingerdicke Schwellung im Bereich des Afters. Es gibt Hämorrhoiden, die man von aussen gut sieht und andere, die im Innern des Afters getastet werden können.

Symptome

Das typischste Symptom von Hämorrhoiden ist die Blutung. Beim Stuhlgang kommt es zum Abgang von hellrotem Blut, das auf dem Toilettenpapier festgestellt werden kann oder auf der Oberfläche des Stuhls liegt. Manchmal kann ein Gefäss so stark bluten, dass sich die ganze Schüssel hellrot einfärbt. Auch wenn dies dramatisch aussieht, es ist immer ungefährlich. Eine solche Blutung am After lässt sich fast immer mit einem kalten Umschlag oder einem Eiswürfel schnell und sicher stillen.

Hämorrhoiden können auch einen starken und lästigen Juckreiz am After auslösen. Dies ist Ausdruck einer gereizten und gestauten Schleimhaut. Wenn in den Falten des Darmausganges Stuhlreste liegen bleiben, wird das Jucken noch schlimmer. Eine stärkere Entzündung des Afters kann sogar zu Brennen und Nässen führen.

Schliesslich können wegen Hämorrhoiden auch starke Schmerzen am After und im Bereich des Enddarms auftreten. Besonders stark sind solche Schmerzen, wenn sich in einem Hämorrhoidenknoten ein Blutgerinnsel (Thrombose) gebildet hat. Eine solche thrombosierte Hämorrhoide ist stark geschwollen und macht so starke Beschwerden, dass Gehen, Stehen und Sitzen zur Qual werden. Schliesslich können Hämorrhoiden auch Schleimhautrisse, Geschwüre und sogar Abszesse verursachen.

Ursache
Hämorrhoiden gelten als Zivilisationskrankheit. Rund ein Drittel der Erwachsenen leidet unter mehr oder weniger starken Hämorrhoidenbeschwerden. Besonders häufig betroffen sind Menschen mit einer sitzenden Tätigkeit. Bei längerem Sitzen ist der Druck in den Schwellkörpern des Afters erhöht. Damit sind die besten Voraussetzungen zur Bildung von Hämorrhoiden gegeben.

Eine chronische Verstopfung kann die Bildung von Hämorrhoiden ebenfalls fördern. Auch in der Schwangerschaft können vermehrt Hämorrhoiden auftreten. Diese bilden sich nach der Geburt wenigstens zum Teil wieder zurück.

Abklärung wichtig
Wenn rotes Blut im Stuhl gefunden wird, kann nicht immer automatisch auf Hämorrhoiden geschlossen werden. Auch ein Schleimhautriss, ein Dickdarmkrebs oder Polypen im Darm können bluten. Darum soll beim erstmaligen Auftreten von Blutungen aus dem Darm unbedingt der Hausarzt aufgesucht werden. Dieser wird durch gezielte Untersuchungen die Quelle der Blutung suchen.

Viele Leute haben Hemmungen, über Beschwerden im Bereich des Afters oder beim Stuhlgang zu sprechen. Der Gesundheit zuliebe sollte man aber über den eigenen Schatten springen und das Problem ernst nehmen. Nur wenn der Arzt eine richtige Diagnose gestellt hat, kann auch eine wirksame Behandlung eingeleitet werden.

Spontaner Verlauf
Leichtere Formen von Hämorrhoiden verursachen meist nur vorübergehend Beschwerden. Häufig gehen die Schmerzen oder Blutungen schon nach wenigen Tagen oder Wochen spontan wieder weg. Zurück bleiben reizlose Hautfalten um den After.

Sinnvolle Massnahmen
Wer unter Hämorrhoiden leidet, soll durch eine ausgewogene Ernährung für einen regelmässigen, weichen Stuhl sorgen. Der After muss nach dem Stuhlgang besonders sorgfältig gereinigt werden. Dies geschieht am besten mit weichem Papier oder feuchter Watte. Es ist gut, wenn man diese Körperzone täglich mindestens zweimal mit kaltem Wasser wäscht und bei stärkeren Beschwerden kühle Umschläge oder Eiswürfel auflegt. Auch Kamillensitzbäder können Linderung bringen. Wenn die Schleimhaut empfindlich und gereizt ist, soll man mit dem Gebrauch von Seife sehr zurückhaltend sein.

Medikamente

Bei Beschwerden kann nach der minutiösen Reinigung eine entzündungshemmende Salbe auf die Schleimhaut auftragen werden. Bei inneren Hämorrhoiden ist die Anwendung von lindernden Zäpfchen sinnvoll. Bewährte Produkte sind Procto-Glyvenol oder Haemolan mite. Sie sind in der Apotheke ohne Rezept erhältlich.

Gymnastik

Es ist sinnvoll, mit dem Schliessmuskel täglich mehrmals Gymnastik zu machen. Dabei verschliesst man den After stark und lässt ihn wieder los. Menschen mit sitzender Tätigkeit sollten während der Arbeit immer wieder herumgehen und hie und da die Gesässmuskeln spannen und entspannen.

Operation

Wenn diese Massnahmen nichts bringen und die Hämorrhoiden zunehmende Beschwerden bereiten, soll man mit dem Arzt weitere Behandlungsmöglichkeiten besprechen. Zuerst wird man stärkere lokale Behandlungen mit cortisonhaltigen Salben und Zäpfchen (Procto Synalar N, Scheriproct) versuchen. Wenn auch damit keine Besserung erzielt werden kann, gibt es noch die Möglichkeit einer Operation. Der Chirurg schneidet dabei in lokaler oder allgemeiner Anästhesie die Hämorrhoidenknoten heraus. Die Operationswunde bleibt offen und heilt im Verlauf der darauf folgenden Wochen.

Leider kommt es auch nach einer Operation nicht selten zur Ausbildung von neuen Hämorrhoiden. Auch der Chirurg hat also keine Wunderlösung anzubieten. Eine Operation soll daher immer erst dann gemacht werden, wenn alle anderen Therapien nichts mehr bringen.

Hämorrhoiden können sehr lästig und schmerzhaft sein. Sie sind aber nicht gefährlich. Trotzdem ist ein Arztbesuch wichtig, um andere Ursachen für die Beschwerden rechtzeitig zu erkennen. In den meisten Fällen kann man mit Hämorrhoiden in Frieden leben und bei Beschwerden mit einfachen Massnahmen eine rasche Besserung erzielen. Nur selten ist eine operative Lösung sinnvoll.

HAUTSCHÄDEN DURCH DIE SONNE UND HAUTKREBS

Eine von der Sonne gebräunte Haut gilt auch heute noch als Symbol für Gesundheit, Schönheit und Lebensfreude. Trotzdem darf man nicht vergessen, dass die Sonne die Haut beträchtlich schädigen kann. Am häufigsten ist der Sonnenbrand. Nach Jahren und Jahrzehnten kann bei wiederholter zu starker Sonneneinwirkung ein chronischer Hautschaden mit einer vorzeitigen Alterung der Haut entstehen. Auch Hautkrebs ist oft das Ergebnis einer zu starken Belastung der Haut mit Sonnenlicht.

Gefährdete Haut
Nicht jede Haut ist durch die Sonne gleich gefährdet. Vor allem Leute mit heller Haut, blondem oder rotem Haar und der Neigung zur Bildung von Sommersprossen haben kaum die Möglichkeit, schützende Hautpigmente zu bilden. Ihre Haut reagiert schon nach kurzer Sonneneinwirkung mit einer deutlichen Rötung. Auch eine weisse, über viele Monate unbesonnte Haut hat zu Beginn der sonnigen Saison kaum Schutzmechanismen gegen die gefährlichen Ultraviolettstrahlen des Sonnenlichts. Dies gilt auch für die Haut des weiblichen Busens, die in den Ferien plötzlich ungeschützt der Sonne ausgesetzt wird. In all diesen Fällen kann sehr rasch ein Sonnenbrand entstehen.

Sonnenbrand
Je nach Hauttyp kommt es bei ungeschützter Sonnenbestrahlung der Haut nach 10 bis 60 Minuten zu einer Rötung und später zu Brennen, Juckreiz und auch Schmerzen. In schwereren Fällen können sich auch Blasen vor allem an den exponiertesten Hautstellen (Schulter, Nase, Stirne) bilden. Es treten also alle typischen Zeichen einer Verbrennung der Haut auf.

Wenn ein Sonnenbrand deutliche Beschwerden verursacht, können kühlende Umschläge mit Milch- oder Essigwasser deutliche Linderung bringen. Auch Auflagen mit Quark oder Jogurt wirken kühlend. Fenistil Gel oder Tropfen helfen gegen den starken Juckreiz. Wenn Schmerzen und sogar Fieber auftreten, können Panadol, Dafalgan, Treuphadol oder Aspirin Abhilfe schaffen. Wichtig ist, dass genügend Flüssigkeit getrunken wird.

Wenn ein grösserer Hautbereich Blasen bildet oder die Haut sich ablöst, sollte unbedingt der Hausarzt aufgesucht werden. Auch wenn Zeichen eines Hitzschlages oder Sonnenstichs (Fieber, Erbrechen, Bewusstseinstrübung) auftreten, muss rasch ärztliche Hilfe geholt werden.

Chronischer Hautschaden

Bei wiederholter starker Sonnenbestrahlung der Haut oder bei häufigem Sonnenbrand kann nach Jahren und Jahrzehnten eine chronische Schädigung der Haut auftreten. Sie zeigt sich mit allen Symptomen einer vorzeitigen Hautalterung. 50-Jährige zeigen vor allem im Gesicht (Stirne und Nase), am hinteren Hals und auf den Schultern und Vorderarmen eine Haut, wie sie sonst erst die 80-Jährigen haben.

Eine solche Haut zeigt eine starke Falten- und Runzelbildung, ist trocken, schuppig, gelblich verfärbt und teilweise pergamentig. Auch kommt es zu einer deutlichen Verdickung, Warzenbildung und gräulichen, bräunlichen und schwarzen Flecken. Wer an den Badestränden die Haut der älteren Sonnenanbeter begutachtet, kann solche Hautveränderungen öfter feststellen. Auch bei Berufsleuten, die häufig an der Sonne arbeiten (Gärtner, Dachdecker, Strassenarbeiter), sind solche Hautschäden stark verbreitet.

Die sonnengeschädigte Haut muss vom Hausarzt von Zeit zu Zeit daraufhin kontrolliert werden, ob sich keine krebsverdächtigen Veränderungen gebildet haben. Stärker verhornte Hautpartien können mit einer Creme, die Vitamin-A-Säure enthält (z.B. Retin-A), behandelt und verfeinert werden. Kräftigere Warzen können vom Arzt mit einem scharfen Löffel abgekratzt werden.

Hautkrebs

Es ist wissenschaftlich erwiesen, dass eine häufige extreme Einwirkung von Sonnenlicht zu einer chronischen Hautschädigung führen kann. Auf der Basis dieser vorgealterten Haut kann Hautkrebs entstehen. Die Zahl der krebsigen Hautveränderungen ist in den letzten Jahrzehnten sehr stark gestiegen. Pro Jahr werden in der Schweiz heute rund 4000 Menschen von einem Hautkrebs befallen.

Verdächtig für einen Hautkrebs sind Knotenbildungen, die neu auftauchen oder eine plötzliche Vergrösserung zeigen. Aufmerksamkeit ist auch am Platz, wenn Hautflecken plötzlich jucken, bluten oder einen geröteten Rand aufweisen.

Schliesslich müssen Hautveränderungen mit braun-schwarzer Farbe sorgfältig überwacht werden, wenn sie eine unregelmässige Begrenzung oder eine auffällige Asymmetrie zeigen. Auch Hautgeschwüre mit einer schlechten Heiltendenz sind verdächtig.

Menschen, die viele braune Muttermale auf der Haut haben, müssen hie und da vom Haus- oder Hautarzt kontrollieren lassen, ob keine verdächtigen Veränderungen aufgetreten sind. Auch grössere braune Pigmentflecken müssen aufmerksam beobachtet werden. Menschen mit solchen Hautflecken müssen dafür sorgen, dass keine übertriebene Sonnenbestrahlung der Haut erfolgt.

Behandlung von Hautkrebs

Die häufigsten Hautkrebse (über 90 Prozent) sind so genannte Basaliome und Spinaliome. Glücklicherweise zeigen sie in der Regel keinen gefährlichen Verlauf. Metastasen (Ableger im Körper) werden kaum je beobachtet. Diese Hautkrebsarten haben meistens eine Erfolg versprechende Therapie. Die gewählte Behandlungsmethode richtet sich nach dem Krebstyp, der Grösse und der Lokalisation. Viele Krebsgeschwüre können operativ entfernt werden. Auch Bestrahlung und Laserbehandlung sind möglich. Und schliesslich kann man mit Hitze oder Kälte bösartig veränderte Hautbereiche verschorfen.

Schwarzer Krebs (Melanom)
Der bekannteste und bösartigste Hautkrebs ist das Melanom. Der so genannte schwarze Krebs ist eine Folge von häufigen Sonnenbränden vor allem in der Jugend. Durch das ultraviolette Licht kommt es zu einer Schwächung der Immunabwehr in der Haut. Krebsig veränderte Pigmentzellen, welche vom Immunsystem nicht als solche erkannt werden, können eine bösartige Geschwulst bilden. Seit einem halben Jahrhundert hat sich die Häufigkeit des Melanoms verzehnfacht. Das ist deshalb so dramatisch, weil das Melanom schon früh zur Metastasenbildung neigt. Jedes vierte Melanom führt bei den Betroffenen zum Tod. Wenn der Verdacht auf ein Melanom der Haut besteht, muss die vermutlich bösartige Geschwulst grosszügig operativ entfernt werden. Ergeben die Abklärungen, dass bereits Metastasen im Körper vorhanden sind, wird manchmal noch eine Chemotherapie empfohlen.

Ozonloch: Sonnenlicht wird aggressiver
Dass die Zahl der Menschen mit chronisch sonnengeschädigter Haut und die Häufigkeit des Hautkrebses sich dramatisch erhöht haben, hängt vor allem mit dem modernen Freizeitverhalten zusammen. Der intensive Wunsch nach einer gebräunten Haut und eine auch heute noch bedenkliche Sorglosigkeit dem Sonnenlicht gegenüber haben zu dieser Entwicklung geführt.

Es ist zu erwarten, dass sich die Situation in den nächsten Jahren noch verschlimmern wird. Die Vergrösserung des Ozonlochs in der Stratosphäre führt zu einer deutlich verstärkten Einstrahlung der gefährlichen ultravioletten Strahlen. Wenn sich das Ozon in grosser Höhe um 20 Prozent vermindert, muss mit einer Verstärkung der UV-Strahlung und einer Zunahme der Häufigkeit des Hautkrebses um mindestens 30 Prozent gerechnet werden. Die gesundheitlichen Folgen der Vergrösserung des Ozonlochs treten erst mit einer Verzögerung von 20 bis 30 Jahren auf. Unsere Umweltsünden (Luftschadstoffe) müssen also von unseren Kindern gebüsst werden.

Wichtig: Wirksamer Sonnenschutz
Wer noch keine stark sonnengebräunte Haut hat, soll sich dem Sonnenlicht nur zurückhaltend aussetzen. Besonders Kinder müssen im Sommer mit einem Hut und einem T-Shirt vor dem aggressiven Sonnenlicht geschützt werden. Menschen mit sehr heller Haut tragen neben Hut und Hemd mit Vorteil auch eine luftige, lange Hose. Vor allem in der Zeit von 11 bis 16 Uhr, wenn die Sonne am stärksten brennt, sollen sich alle Menschen nicht dem direkten Sonnenlicht aussetzen. Dabei geht es nicht nur um die Verhütung eines Sonnenbrandes, sondern auch um das Vermeiden eines chronischen Lichtschadens der Haut. Auch wenn die Haut

am Abend nur eine leichte Rötung zeigt, ist dies doch ein Zeichen, dass sie zu viel Sonne abbekommen hat.

Sonnencremen

Glücklicherweise gibt es heute eine grosse Auswahl von sehr wirksamen Sonnenschutzmitteln. Die Haut kann damit gut und ohne allzu grossen Aufwand gegen die akuten und chronischen Schädigungen durch das Sonnenlicht geschützt werden. Sogar Menschen, die unter einer allergischen Hautreaktion auf Sonnenstrahlen leiden, haben damit eine präventive Schutzmöglichkeit.

Bei der Auswahl des Sonnenschutzmittels sollte man vor allem auf eine gute Hautverträglichkeit achten. Häufig wird die Bezeichnung hypoallergisch vorgefunden, welche dafür steht, dass das Mittel auch für allergische Menschen relativ gut verträglich ist. Bei empfindlicher Haut (z.B. Akne) sollen nicht zu fettige Produkte angewendet werden. Schliesslich kann es vor allem bei Kindern von Vorteil sein, wenn ein Produkt wasserfest ist und nicht nach jedem Aufenthalt im Wasser neu aufgetragen werden muss.

Wichtig: Hoher Schutzfaktor

Der Lichtschutzfaktor ist ein Mass für die Stärke der Schutzwirkung der Sonnencreme. Je höher der Schutzfaktor, umso grösser ist die Filterwirkung gegen das gefährliche Ultraviolettlicht. Gewöhnlich soll bei empfindlicher Haut, bei Kindern und am Anfang der Badesaison ein Produkt mit mindestens Schutzfaktor 16 bis 20 verwendet werden.

Wer unter einer Sonnenallergie, einer lichtgeschädigten oder einer extrem empfindlichen Haut leidet, kann heute Produkte mit einem Schutzfaktor bis 40 finden und anwenden. Wenn die Haut schon vorgebräunt ist, reichen Werte zwischen 8 und 16. Produkte mit tieferen Schutzfaktoren zeigen kaum noch einen wirksamen Schutz gegen die schädigenden Einwirkungen des Sonnenlichts.

Alle führenden Firmen, die Sonnenschutzmittel anbieten, verfügen heute über sehr gute Produkte. Sie können in einer Apotheke, in der Drogerie, aber auch bei einem Grossverteiler gekauft werden. Es liegt nicht an der mangelhaften Wirkung dieser Mittel, wenn auch heute noch viel zu viele Kinder unter Sonnenbränden leiden und Erwachsene noch sehr oft eine sonnengeschädigte Haut aufweisen. Vielmehr muss festgestellt werden, dass die Schutzmittel häufig zu Hause oder in der Badetasche bleiben. Dort können sie ihre wichtige Schutzfunktion nicht entfalten.

Andere Sonnenschutzmassnahmen

Schon lange ist bekannt, dass durch die regelmässige Einnahme von Betacarotin (Provitamin A) nach einer gewissen Zeit eine bräunliche Verfärbung der Haut auftritt. Wer zum Beispiel während 3–5 Wochen regelmässig das Medikament Carotaben in Kapselform (3x1 tägl.) zu sich nimmt, zeigt eine deutliche Bräunung der Haut. Die gleiche Wirkung kann auch mit regelmässigen Besuchen von Bräunungsstudios vor der Badesaison erreicht werden. Und schliesslich gibt es heute auch bräunende Hautcremen, welche die Haut etwas weniger empfindlich auf Sonnenlicht machen.

Alle diese Massnahmen haben jedoch an Bedeutung verloren, seit wirksame Hautschutzprodukte auf dem Markt angeboten werden. Empfohlen sind die genannten präventiven Massnahmen vor allem für Menschen, die eine ausgesprochen empfindliche Haut haben oder sich aus beruflichen oder sportlichen Gründen oft an der Sonne aufhalten müssen.

Heute sollten die schädigenden Wirkungen des Sonnenlichts allen Menschen bekannt sein. Es ist empfehlenswert, die beschriebenen Schutzmassnahmen gewissenhaft anzuwenden, um akute und chronische Schäden der Haut und das Auftreten von Hautkrebs zu verhindern. Eine Kombination von schützenden Cremen, luftigen Kleidern und Schattenplätzen in der Mittagshitze reicht, um die dramatischen Schäden abzuwenden. Wenn alle Kinder an der Sonne konsequent durch ein Sonnenschutzmittel mit Schutzfaktor 20 geschützt wären, könnten 80 Prozent der Hautkrebserkrankungen verhindert werden.

HERZINFARKT

Unter einem Herzinfarkt versteht man eine plötzliche Durchblutungsstörung des Herzmuskels durch den Verschluss einer Kranzarterie. Diese so genannten Koronarien versorgen den Herzmuskel mit Sauerstoff. Bei einem Gefässverschluss kommt es zur Mangelernährung und zum Absterben eines mehr oder weniger grossen Bereichs des Herzmuskels. Ein grösserer Herzinfarkt ist lebensgefährlich. Er kann zu schweren Rhythmusstörungen und sogar zu einem Herzstillstand führen.

Symptome
Ein Herzinfarkt äussert sich häufig durch einen plötzlichen druckartigen, klemmenden und einengenden Schmerz im Brustkorb, vor allem hinter dem Brustbein oder im Bereich des linken Brustkorbs. Die Schmerzen können in den Hals, den Unterkiefer, die Schultern und in die Arme ausstrahlen. Manchmal tritt der Schmerz auch im Oberbauch auf. Typisch ist, dass der Schmerz mindestens eine Viertelstunde lang andauert und auf die Einnahme von Nitroglyzerin, das man gegen Angina pectoris (Herzenge) mit gutem Erfolg anwendet, nicht reagiert.

Gleichzeitig zeigt der Patient oder die Patientin eine auffällig blasse Gesichtsfarbe. Kalter Schweiss, Übelkeit und eine grosse Schwäche begleiten den Zustand. Häufig besteht auch eine deutliche Atemnot. Der Betroffene leidet oft unter starker Angst. Manchmal kann eine Bewusstlosigkeit oder sogar der sofortige Tod eintreten.

Verdächtige Symptome
Manchmal scheint es, dass der Herzinfarkt wie ein Blitz aus heiterem Himmel einen völlig gesunden Menschen trifft. Das ist meist nicht so. Fast immer zeigen sich schon Wochen oder Monate vor dem Infarkt Zeichen von Sauerstoffmangel im Herzmuskel. Der Patient oder die Patientin spürt bei Anstrengungen einen Druck auf der Brust (Angina pectoris) und verstärkte Atemnot sowie eine ungewöhnliche allgemeine Erschöpfung. Nicht immer treten alle diese Symptome gemeinsam auf.

Risikofaktoren
Nicht jeder Mensch hat die gleiche Chance, einen Herzinfarkt zu erleiden. Es gibt Verhaltensweisen und Veränderungen im Körper, die das Auftreten einer Verengung der Kranzarterien fördern können. Man spricht von Risikofaktoren. Bekannt sind das langjährige Rauchen, erhöhtes Cholesterin im Blut, ein unbehandelter hoher Blutdruck, Übergewicht, erhöhter Alkoholkonsum, Bewegungsmangel, krank machender Stress und eine Zuckerkrankheit.

Ungefährliche Beschwerden in der Brust
Längst nicht jeder Brustschmerz ist auf eine Herzkrankheit zurückzuführen. Stechen auf der Brust, gerade bei jüngeren Leuten, kommt häufig von Verspannungen der Muskulatur in der Brustwand, von Veränderungen der Wirbelsäule mit Ausstrahlungen in den vorderen Brustkorb und von psychischen Spannungen. Es gibt auch Störungen des Herzrhythmus (unregelmässiger Puls, anfallweises Herzjagen), die nicht von einer ernsthafteren Herzkrankheit herrühren. Wichtig ist, dass man bei solchen Störungen den Hausarzt aufsucht und sie abklären lässt. Der Hausarzt kann nach einem Gespräch und einigen Untersuchungen schon recht genau sagen, in welche Richtung die Beschwerden auf der Brust gehen.

Erste Hilfe bei Herzinfarkt
Wenn ein Herzinfarkt eintritt, ist es von grösster Bedeutung, dass sehr rasch sinnvolle lebensrettende Massnahmen ergriffen werden. Für den Betroffenen ist das manchmal von allergrösster Bedeutung. Ein solches Ereignis löst immer grosse Aufregung aus, und aus Angst sind die Umstehenden oft wie gelähmt. Trotzdem soll man möglichst ruhig bleiben und überlegt handeln.

Wenn die einengenden Brustschmerzen innerhalb von 15 Minuten nicht verschwinden oder sogar eine Bewusstlosigkeit eintritt, soll man ohne Zeitverlust den Haus- oder Notfallarzt kommen lassen oder direkt den Rettungsdienst über Telefon 144 anrufen. Wenn der Patient nicht mehr atmet und kein Puls tastbar ist, muss man sofort mit Wiederbelebungsmassnahmen anfangen. Der Betroffene soll mindestens bis zum Eintreffen des Arztes oder der Sanität beatmet und gleichzeitig eine Herzmassage durchgeführt werden. Wenn das konsequent und sachgerecht gemacht wird, kann die Hälfte der Todesfälle durch Herzinfarkte verhindert werden.

Spitalbehandlung
Wenn der Patient mit der Ambulanz und mit fachärztlicher Begleitung im Spital ankommt, wird die Diagnose sofort überprüft. Wird der Verdacht auf einen Herzinfarkt bestätigt, werden dem Patienten sofort die einschlägigen Medikamente verabreicht. Diese können den Gefässverschluss nicht selten wieder auflösen. Das ist aber nur dann möglich, wenn die Therapie innerhalb von zwei bis drei Stunden nach dem Auftreten der Symptome beginnen kann. Das Ziel der ganzen Spitalbehandlung ist in erster Linie das Erreichen einer Stabilität der Herzfunktionen. Wenn mit der medikamentösen Behandlung nicht erreicht werden kann, dass die Durchblutung des Herzmuskels wieder ausreichend gewährleistet ist, muss sofort eine Operation der Kranzgefässe vorgenommen werden.

Dabei wird durch die Arterie im Bereich der Leiste eine Sonde ins Herz vorgeschoben, und die Herzkranzgefässe werden mit einem Kontrastmittel dargestellt. Meist kann dabei die verschlossene Herzkranzarterie lokalisiert werden. Mit einem aufblasbaren Ballon an einer weiteren Sonde wird die festgestellte Verengung gesprengt und gedehnt und schliesslich mit einer eingelegten Kunststoffspirale (Stunt) stabilisiert. Wenn in den Kranzgefässen nur ein einzelner

Verschluss vorliegt, kann eine genügende Sauerstoffversorgung des Herzmuskels wieder garantiert werden.

Liegen Verengungen oder sogar Verschlüsse an verschiedenen Stellen der Herzkranzgefässe vor, genügt die genannte Operationstechnik nicht. Solchen Patienten wird man eine Bypass-Operation vorschlagen. Dabei wird aus einem Bein des Patienten eine oberflächliche Vene entnommen und zur Verbesserung der Blutversorgung des Herzes verwendet. Sie wird so an die Gefässe angenäht, dass die verschiedenen Verengungen überbrückt werden können und die genügende Versorgung des Herzes mit Sauerstoff wieder garantiert wird.

Nachsorge
Nach der Spitalentlassung wird manchmal ein vierwöchiger Aufenthalt in einer Rehabilitationsklinik angeschlossen. Viele Patienten können dieses Aufbauprogramm heute auch ambulant absolvieren. Dort wird dem Patienten geholfen, sein Selbstvertrauen wieder zu finden und die Zuversicht in die Leistungsfähigkeit seines Körpers zurückzugewinnen. Dafür wird ein intensives körperliches Training durchgeführt, Entspannungsübungen werden instruiert und Informationen weitergegeben. Man möchte dem Patienten oder der Patientin zeigen, wie man gesünder lebt und ein besseres Gleichgewicht von Spannung und Entspannung erreichen kann.

Prävention
Man kann mit Sicherheit etwas tun, um die Wahrscheinlichkeit eines Herzinfarkts zu vermindern. Eine wichtige Massnahme ist das Aufgeben des Rauchens. Bei einem zu hohen Cholesterinspiegel soll die Ernährung umgestellt und sollen die fetthaltigen Nahrungsmittel so weit wie möglich aus dem Essplan gestrichen werden. Ein hoher Blutdruck muss konsequent behandelt und ein zu hohes Gewicht reduziert werden. Man soll auch für regelmässige Bewegung sorgen.

Wenn man Beschwerden hat, die von einem Sauerstoffmangel des Herzmuskels kommen könnten (einengender Brustschmerz, Atemnot), ist unbedingt eine Abklärung beim Hausarzt nötig. Wenn sich herausstellt, dass es sich um eine Angina pectoris handelt, kann mit Medikamenten und anderen Massnahmen eine spürbare Verbesserung der Herzdurchblutung erreicht werden.

Ein Herzinfarkt ist in den meisten Fällen nicht einfach ein nicht abwendbares Schicksal. Man soll rechtzeitig sein Verhalten darauf ausrichten, um davon verschont zu bleiben. Wenn man trotzdem zu den Betroffenen gehört, kann man das Leben in einer Weise umstellen, dass sich dieses Drama nicht wiederholen muss.

HERZSCHWÄCHE (HERZINSUFFIZIENZ)

Von einer Herzschwäche spricht man, wenn das Herz nicht mehr in der Lage ist, genügend Blut in die verschiedenen Körperorgane zu transportieren. Dadurch kommt es zu einer verminderten Versorgung mit Sauerstoff und Nährstoffen. Weil das Herz nicht mehr genügend Pumpleistung erbringt, entstehen Blutstauungen im venösen Blutkreislauf. Dadurch kommt es zum Austritt von Körperflüssigkeit ins Gewebe. Dies kann zu stark geschwollenen Beinen, zu Wasser in den Lungen und damit zu Atemnot vor allem im Liegen führen.

Vorkommen
Die Häufigkeit von Herzschwäche nimmt im Alter deutlich zu. Sie tritt vor allem bei älteren und sehr alten Menschen auf. Bei jüngeren Menschen ist sie im Zusammenhang mit schweren Herzfehlern oder bei Entzündungen im Bereich des Herzes zu finden. Der Hausarzt hat bei alten Menschen häufig mit diesem schwer wiegenden Gesundheitsproblem zu tun.

Symptome
Eine Herzschwäche äussert sich mit länger dauernder Müdigkeit, Erschöpfung und allgemeiner Leistungsverminderung. Die verschiedenen Organe bekommen nicht mehr genügend Sauerstoff und Nährstoffe und funktionieren deshalb nicht mehr richtig. Das wichtigste Symptom ist die Atemnot. Man bekommt nicht mehr genügend Luft, und zwar zuerst bei Anstrengungen und später auch im Ruhezustand. Weitere typische Beschwerden sind geschwollene Beine, eine vergrösserte Leber, gestaute Venen am Hals und Veränderungen des Herzrhythmus.

Auffällig ist auch, dass man nachts häufig Wasser lösen muss, weil die Nieren tagsüber nicht mehr richtig arbeiten und dann in der Nacht die Schadstoffe und das gestaute Wasser ausscheiden müssen. Schliesslich gehört zur Herzschwäche auch eine ausgeprägte Kraftlosigkeit in den Beinen und Armen. Durch die verminderte Sauerstoffversorgung der Gewebe kommt es zu einer störenden Muskelschwäche. Man kann sich fast nicht mehr auf den Beinen halten.

Häufigste Ursache: Arteriosklerose
Eine Herzschwäche ist häufig auf die Verengung der Herzkranzgefässe (Arteriosklerose) zurückzuführen. Auch ein über längere Zeit bestehender unbehandelter hoher Blutdruck kann zu einer Herzschwäche führen. Durch die geforderte grosse Druckleistung wird der Herzmuskel überlastet. Auch Herzklappenfehler, Herzmuskelentzündungen, Alkoholismus und Schilddrüsenkrankheiten können

zu einer Herzschwäche führen. Sehr häufig kann auch nach einem Herzinfarkt oder einer Lungenembolie eine akute Herzschwäche auftreten.

Sinnvolle Abklärungsschritte
Der Hausarzt muss abklären, ob die verdächtigen Symptome des Patienten auf eine Herzschwäche zurückzuführen sind oder ob eine andere Krankheit mit vergleichbaren Symptomen vorliegt. Fast noch wichtiger ist die Klärung der Frage, warum die Herzschwäche aufgetreten ist. Dazu muss er mit verschiedenen Untersuchungen (EKG, Röntgen, Ultraschall, Blutwerte usw.) abklären, welches die Ursache für die verminderte Herzleistung ist. Erst wenn das Ausmass der Störung und ihre Ursache bekannt sind, kann eine sinnvolle Therapie begonnen werden.

Mögliche Therapien
Die sinnvollste Therapie besteht darin, die Ursache der Herzschwäche aus der Welt zu schaffen. Das kann z.B. durch die medikamentöse Senkung eines stark erhöhten Blutdrucks geschehen. Auch verengte Herzgefässe können in gewissen Fällen durch Medikamente oder eine Operation wieder funktionstüchtig gemacht werden. Und schliesslich kann die Operation eines Herzfehlers eine Herzschwäche zum Verschwinden bringen.

Leider ist bei älteren Menschen die ursächliche Behandlung der Herzschwäche häufig nicht mehr möglich. Hier ist man schon zufrieden, wenn die bedrohlichen Symptome gebessert werden können. Leider kommt es aber meist über kurz oder lang wieder zu einer Verstärkung der Beschwerden. Eine Herzschwäche führt bei alten Leuten nicht selten über kurz oder lang zum Tod.

Medikamentöse Behandlung
Es gibt wirksame Medikamente, welche die Funktion des Herzes stärken können. Mit ausschwemmenden Medikamenten (Torem, Lasix, Moduretic, Aldactone) wird eine günstige Wirkung erreicht. Manchmal wird dabei literweise Flüssigkeit aus dem Körper ausgeschieden. Das entlastet das Herz kräftig und führt zu einer deutlichen Reduktion des Körpergewichts. Mit dem Medikament Digoxin kann in gewissen Fällen der Herzmuskel zu einer besseren Leistung gebracht werden. Dieses Mittel ist vor allem bei schnellem oder unregelmässigem Puls wirkungsvoll. Und schliesslich gibt es auch Mittel (Lopirin, Reniten), welche das Herz stärken und die Durchblutung der Organe verbessern und damit die Beschwerden der Herzschwäche spürbar mildern.

Sinnvolle Diät
Es ist für einen Patienten oder eine Patientin mit Herzschwäche wichtig, den Salzkonsum zu reduzieren. Auch sollte darauf geachtet werden, dass der Betroffene nicht zu viel Flüssigkeit zu sich nimmt. Dadurch werden das Herz und die Nieren entlastet. In der ersten Zeit ist grösste Schonung und manchmal sogar Bettruhe am Platz. Erst wenn eine deutliche Besserung spürbar ist und die Kräfte in

den Körper zurückkehren, kann das Herz langsam wieder durch eine ausreichende tägliche Bewegung trainiert werden.

Medikamente regelmässig einnehmen
Es ist von grösster Bedeutung, dass die verordneten Medikamente regelmässig und in der richtigen Dosierung eingenommen werden. Auch wenn es manchmal unangenehm ist, jeden Tag mehrere Tabletten schlucken zu müssen, darf die Behandlung nicht einfach gestoppt werden. Jede Veränderung der Therapie muss mit dem verantwortlichen Arzt besprochen werden.

Werden Tabletten aus Vergesslichkeit oder wegen innerer Ablehnung weggelassen, kann das schon nach wenigen Tagen zu einem dramatischen Rückfall führen. Wenn die Pillen nicht gut vertragen werden und lästige Nebenwirkungen auftreten, muss unbedingt mit dem Arzt Kontakt aufgenommen werden. Dieser kann beurteilen, ob das Mittel einfach weggelassen werden kann oder ob ein anderes Medikament eingesetzt werden muss.

Letzte Rettung: Herztransplantation
Wenn alle Medikamente und andere Therapiemassnahmen nicht mehr helfen, kann bei jüngeren Menschen noch die Herztransplantation diskutiert werden. Das ist heute eine anerkannte und erfolgreiche Behandlungsmethode. Wenn sehr schwere Symptome mit starker Atemnot in Ruhe vorliegen und wirklich nur das Herz und kein anderes Organ schwer krank ist, kann diese sehr aufwändige Operation noch Hoffnung auf eine Rettung geben.

Leider ist es auch heute nicht immer leicht, rechtzeitig ein passendes Herz eines plötzlich verstorbenen Menschen zu finden. Zwar können die Blutgruppe und andere Gewebsfaktoren genau passen, doch ist es für die Angehörigen nicht immer leicht, sich in diesem dramatischen Moment für die Freigabe der Organe des Verstorbenen zu entscheiden. Trotz der heutigen liberalen Rechtspraxis in der Schweiz muss der Wille des Verstorbenen und seiner Angehörigen unbedingt respektiert werden.

Dieses schwierige Problem kann nur gelöst werden, wenn immer mehr Leute schon zu Lebzeiten klar festlegen, ob sie im Falle ihres Todes einer Organentnahme zustimmen oder dies ablehnen. Menschen können bis ins Alter von 70 Jahren als Spender in Frage kommen. Es ist sinnvoll, ständig einen Spenderausweis auf sich zu tragen, der über den letzten Willen Auskunft gibt. Solche Dokumente können in jeder Apotheke verlangt werden.

Vorbeugemassnahmen
Schon junge Menschen können einiges tun, um einer Herzschwäche im Alter vorzubeugen. Es ist wichtig, sich regelmässig den Blutdruck messen zu lassen. Sollten wiederholt erhöhte Werte gemessen werden, ist eine medikamentöse Therapie sinnvoll.

Auch die Blutfette spielen für die Gesundheit der Gefässe eine wichtige Rolle. Eine Kontrolle des Cholesterinspiegels im Blut ist schon in jungen Jahren sinnvoll. Es gibt Menschen, die durch ihre Veranlagung zu hohen Cholesterinwerten neigen. Wenn sie um ihr erhöhtes Herz- und Kreislauf-Risiko wissen, können sie durch eine fettarme Diät und eventuell mit Medikamenten (z.B. Zocor, Selipran usw.) die Gefährdung reduzieren.

Besonders schädlich für die Herzgefässe und die anderen Arterien im Körper ist das Rauchen. Am besten fängt man damit gar nicht an. Besteht aber bereits eine Nikotinabhängigkeit, lohnt es sich, zusammen mit dem Hausarzt eine Erfolg versprechende Entwöhnungskur zu planen und knallhart durchzuziehen. Dabei spielt es keine grosse Rolle, welche Methode zur Entwöhnung gewählt wird. Entscheidend ist, dass man im Kopf eine Entscheidung trifft und diese mit allen zur Verfügung stehenden Kräften durchzieht.

Auch Übergewicht und Bewegungsmangel sind der Gesundheit von Herz und Kreislauf nicht zuträglich. Mit alkoholischen Getränken soll man zurückhaltend umgehen und nicht mehr als zwei Glas Bier, Wein oder Schnaps pro Tag trinken.

Das Herz ist nicht nur das Zentrum unserer Gefühle, der Liebe und des Schmerzes. Es ist auch ein sehr wichtiges Zentrum unserer Gesundheit. Wir sollten ihm schon in jungen Jahren Sorge tragen, damit wir als ältere Menschen leistungsfähig bleiben und noch viel Freude erleben können. Erfahrungsgemäss lebt man mit 70 Jahren nicht weniger gern und intensiv als in der Jugend.

HERZSTECHEN (BRUSTWANDSCHMERZEN)

Herzstechen ist ein häufiges und unangenehmes Symptom. Typisch ist, dass es praktisch in jedem Alter, also auch schon bei jungen Menschen, auftreten kann. Häufig löst Herzstechen bei den Betroffenen grosse Unsicherheit und sogar Angst aus. Man fürchtet, dass eine Herzkrankheit vorliegen könnte oder ein Herzinfarkt bevorsteht. Ein Stechen in der Herzgegend ist jedoch meist Ausdruck von nervösen Spannungen oder harmlosen rheumatischen Störungen. Das so genannte Herzstechen hat also kaum je etwas mit einer Herzkrankheit zu tun.

Nervöse Brustwandschmerzen

Ein nervöses Herzstechen unterscheidet sich meist deutlich von Beschwerden, die bei einer organischen Herz- oder Lungenkrankheit auftreten. Typisch für Herzstechen ist ein plötzlich auftretender stechender oder klemmender Schmerz, meist auf der linken, manchmal aber auch auf der rechten Brustwandseite. Häufig kann die schmerzhafte Stelle auf der Brustwand mit dem Finger genau bezeichnet werden. Die lästigen Schmerzen treten meist in Ruhe auf und verschwinden bei körperlicher Aktivität relativ rasch.

Die Ursache für Herzstechen liegt oft im Bereich des vegetativen Nervensystems. Dieses System steuert die Funktionen der Organe und ist auch für die Spannung in der Muskulatur verantwortlich. Es reagiert sehr empfindlich auf dauernden Stress, nervöse Spannungen und Übermüdung. Auch seelische Belastungssituationen (Angst, Trauer, Spannungen am Arbeitsplatz oder zu Hause) können sich in Brustwandschmerzen äussern.

Herzstechen ist also häufig auf eine Verspannung in den Muskeln zwischen den Rippen zurückzuführen. Deshalb wird der Schmerz bei tiefem Durchatmen eher stärker. Bekannt sind auch Schmerzen im Bereich der Gelenke zwischen den Rippen und dem Brustbein. Manchmal können gleichzeitig auch andere nervöse Symptome wie Kopfweh, Müdigkeit und Schwindel auftreten. Gestresste Menschen leiden gelegentlich auch unter nächtlichem Herzjagen oder einzelnen Pulsschlägen, die ausserhalb des normalen Herzrhythmus auftreten.

Brustschmerzen bei einer Herzkrankheit

Wenn eine organische Herzkrankheit vorliegt, werden meist andere Symptome festgestellt. Eine Durchblutungsstörung des Herzmuskels (Angina pectoris) äussert sich häufig mit einem dumpfen Druck auf der linken Brustseite und gleichzeitiger deutlicher Atemnot. Diese Beschwerden erscheinen vor allem bei Anstrengungen, z.B. beim Treppensteigen oder beim Anstieg auf einer Bergtour, weil dann der Sauerstoffmangel im Herzmuskel am stärksten ist. Eine Herzschwäche zeigt sich mit allgemeiner Erschöpfung, grosser Atemnot und einer Schwellung der Beine. Häufig verschwinden diese Beschwerden im Ruhezustand wieder.

Andere Ursachen für Brustwandschmerzen
Rheumatische Reizzustände im Bereich der Brustwirbelsäule können auch in den vorderen Brustbereich ausstrahlen und sich dort als Schmerzen manifestieren. Auch Viruskrankheiten (z.B. Grippe) sind gelegentlich die Ursache für entsprechende Muskelschmerzen. Diese bleiben einige Tage bestehen und verschwinden dann wieder. Eine Nervenentzündung (z.B. nach einer Gürtelrose) kann ebenfalls solche Beschwerden verursachen.

Schliesslich können sich auch Lungenkrankheiten durch Schmerzen in der Brustwand äussern. Entzündungen im Bereich des Brustfells, eine Lungenembolie und sogar ein Lungenkrebs können ausnahmsweise zu solchen Beschwerden führen. Bei Frauen können Spannungen in der Brustdrüse Schmerzen im Bereich der oberen seitlichen Brustwand auslösen.

Abklärungsmassnahmen
Eine Diagnose kann vom Fachmann häufig schon auf Grund der Lokalisation, der Stärke und Eigenschaften der Schmerzen gestellt werden. Darum ist es sinnvoll, dass Menschen, die unter Beschwerden in der Brustwand leiden, den Hausarzt aufsuchen. Dieser hat die Möglichkeit, mit einfachen Untersuchungsmethoden zwischen Krankheiten des Herzes oder der Lungen und nervösen oder rheumatischen Beschwerden der Brustwand zu unterscheiden.

Neben einer genauen Befragung und körperlichen Untersuchung können Laborabklärungen, Röntgenbilder (Lungen, Wirbelsäule) und eine Herzstromkurve (EKG) zur Klärung des Krankheitsbildes beitragen. Wenn der Verdacht auf eine Verengung der Herzkranzgefässe (Angina pectoris) besteht, muss manchmal noch ein Belastungs-EKG und in seltenen Fällen sogar eine Darstellung der Herzgefässe mit Kontrastmittel (Coronarangiografie) veranlasst werden.

Sinnvolle Therapiemassnahmen
Wenn sich bei der Abklärung zeigt, dass das Herzstechen nervöse oder rheumatische Ursachen hat, wird der Arzt dem Patienten oder der Patientin Anleitungen geben, mit welchen Massnahmen die Beschwerden am ehesten gebessert werden können. Manchmal ist es bereits hilfreich, wenn die anfängliche Angst vor einer schweren Krankheit wegfällt. Auch entspannende Massnahmen (autogenes Training, Gymnastik, Atemübungen) und leichte körperliche Aktivitäten (Spazieren, Walken, Joggen, Schwimmen, Velofahren) bringen eine spürbare Besserung der Beschwerden. Eine ausgewogene Ernährung, genügend Schlaf, regelmässige Erholungstage und Ferien sowie die Reduktion oder das Aufgeben des Rauchens können das innere Gleichgewicht günstig beeinflussen.

Komplementäre Therapiemassnahmen wie pflanzliche Mittel (z.B. Entspannungstee, Valverde Entspannungsdragées), Akupunktur, Kinesiologie und Fussreflexzonenmassage sind manchmal ebenfalls geeignet, die Beschwerden zu lindern.

Rolle der Medikamente
Wenn eine Krankheit des Herzes oder der Lungen für die Brustschmerzen verantwortlich ist, spielen Medikamente bei der Behandlung eine wichtige Rolle. Blutdrucksenkende oder herzkranzgefässerweiternde Mittel bringen eine rasche Besserung des Drucks in der Brust. Schmerzen, die von der Wirbelsäule oder von Muskelverspannungen herrühren, reagieren gut auf antirheumatische Medikamente.

Wenn das Herzstechen jedoch vorwiegend nervöser Natur ist, können zwar Beruhigungsmittel rasch und gut helfen. Trotzdem ist es nicht sinnvoll, harmlose Schmerzen mit diesen relativ starken Medikamenten zu bekämpfen. Wenn sie über mehrere Wochen eingenommen werden, kann eine Gewöhnung eintreten und eine Abhängigkeit entstehen. Beruhigungsmittel (Seresta, Temesta, Lexotanil) sind nur in Notfallsituationen angezeigt, in denen der Betroffene unter grosser Angst, Verkrampfungen und Hyperventilation (zu starke Atmung) leidet.

Bei Menschen, die häufig unter inneren Spannungszuständen mit einer Neigung zu hohem Blutdruck, Herzjagen, Kopfweh und Bruststechen leiden, kann mit einem tief dosierten Betablocker (z.B. Concor 5, Inderal 80 LA, Tenormin mite) eine deutliche Verminderung der Symptome erreicht werden. Dieses Medikament löst innere Spannungen, ohne dass eine Sucht entstehen kann.

Psychologische Beratung
Bei starken nervösen Störungen genügen entspannende Selbsthilfemassnahmen meistens nicht. Vor allem wenn Angstzustände und eigentliche Panikattacken vorkommen und das Befinden des Patienten stark gestört ist, ist es kaum möglich, die Beschwerden mit einfachen Entspannungsübungen in den Griff zu bekommen.

Wenn so schwere Symptome bestehen, braucht es manchmal gezielte psychotherapeutische Massnahmen. Schon der Hausarzt kann in Gesprächen versuchen, die belastenden Faktoren im Leben des Betroffenen herauszuarbeiten und Massnahmen zur Verbesserung der Situation vorzuschlagen. In Ausnahmefällen muss manchmal auch eine eigentliche Psychotherapie bei einem Psychiater oder einer Psychologin veranlasst werden.

Nicht jeder Schmerz im Körper muss als Feind betrachtet und mit allen Mitteln bekämpft werden. Ein Herzstechen ohne organische Ursache kann durchaus auch als sinnvolles Warnzeichen angesehen werden, das darauf hinweist, dass man zu viel tut, zu wenig entspannt oder den vielen Anforderungen aus seinem Umfeld zu sehr nachgibt. Herzstechen kann als Signal des Körpers durchaus sinnvoll sein und bei weisen Menschen ein gesünderes Verhalten bewirken.

HEUSCHNUPFEN (POLLINOSE)

Heuschnupfen äussert sich mit einer Entzündung der Schleimhäute vor allem in der Nase und in den Augen. Manchmal reagieren auch die Schleimhäute des Rachens und der Bronchien allergisch. Die Pollinose ist eine allergische Reaktion auf den Blütenstaub von Sträuchern, Bäumen, Gräsern, Kräutern und Getreide (Roggen). Sie tritt auf, wenn die erwähnten Pflanzen, die von Natur aus besonders viele Pollen in die Luft (Windblütler) abgeben, am Blühen sind (Februar bis Juli).

Allergische Krankheit

Eine Allergie ist eigentlich eine irrtümliche Reaktion des menschlichen Abwehrsystems. Statt Abwehrstoffe zur Bekämpfung von Krankheitserregern (Bakterien, Viren, Pilze) zu produzieren, wie es seine ursprüngliche Aufgabe wäre, bildet das Immunsystem des Allergikers Antikörper gegen Substanzen, mit denen wir eigentlich im Frieden zusammenleben sollten (Blütenstaub, Tierhaare, Nahrungsmittel usw.).

Symptome

Beim Heuschnupfen leidet der oder die Betroffene unter einem sehr starken Jucken und Brennen in den Augen. Diese sind gerötet und manchmal geschwollen. Auch die Nase ist verstopft oder läuft kräftig. Es kommt zu heftigen Niesanfällen. Auch der Rachen ist gereizt und kribbelt. Der Kranke ist häufig müde, nervös und gespannt. Als Komplikation des Heuschnupfens kann eine eiterige Nebenhöhlenentzündung (Sinusitis) auftreten. In schweren Fällen kann ein allergisches Asthma dazukommen.

Häufigkeit

Etwa 10 Prozent der Schweizer Bevölkerung sind von Heuschnupfen betroffen. Das sind also rund 700 000 Personen. Die Krankheit fängt in rund zwei Dritteln der Fälle schon vor der Pubertät an. Nicht selten tritt sie in den ersten fünf Lebensjahren auf. Im Alter von über 40 Jahren kommt es nur noch sehr selten zum Neuauftreten von Heuschnupfen.

Auslöser

Wir leben bei uns mit rund 4000 Pflanzenarten zusammen. Davon können nur ganz wenige einen Heuschnupfen auslösen. Es sind vor allem Pflanzen, deren Pollen nicht durch Insekten, sondern vom Wind übertragen werden (Windblütler). Der Blütenstaub wird vor allem bei sonnigem und windigem Wetter verbreitet. Am frühen Morgen steigt er in der warmen Luft auf, wird über viele Kilometer transportiert und sinkt gegen Abend wieder auf den Boden. Bei Regen kommt es zu einer raschen Reinigung der Luft. Darum schätzen Heuschnupfenpatienten im Frühling das schlechte Wetter.

Formen
Beim Heuschnupfen unterscheidet man zwischen einer Frühform, die schon im Januar oder Februar beginnt. Diese Allergie besteht gegen Blütenstaub von Hasel, Erle, Birke und Esche. Bei der Spätform, die von Mai bis August dauert, besteht eine Reaktion auf den Blütenstaub von Gräsern, Getreide (z.B. Roggen) und Kräutern.

Pollen meiden
Eine Allergie kann nicht geheilt werden. Die Erfahrung zeigt aber, dass mit zunehmendem Alter die Symptome zurückgehen und manchmal sogar ganz verschwinden können. Man muss lernen, mit einer Allergie möglichst gut zu leben und Jahr für Jahr einigermassen problemlos über die schwierigen Monate zu kommen. Es gibt Leute, die den Pollen möglichst aus dem Weg gehen möchten. Sie bleiben bei sonnigem Wetter zu Hause, lüften die Räume nur kurz, tragen konsequent eine Sonnenbrille und machen in der Pollensaison am Meer oder in den Bergen Ferien.

Behandlung
Doch längst nicht alle Betroffenen können den Pollen aus dem Weg gehen. Viele sind froh, dass es Medikamente gibt, welche die Symptome lindern können. Dazu gehören lokal anwendbare Mittel, welche die Reaktion der Schleimhäute auf den Blütenstaub bremsen. Gut verträglich und ausgezeichnet wirksam sind Optichrom Tropfen für die Augen und Lomusol Spray für die Nase. Bei diesen Medikamenten ist es wichtig, dass sie schon vor dem grossen Pollenregen angewendet werden. Man muss also frühzeitig mit der Behandlung beginnen und sie regelmässig durchführen, wenn man Erfolg haben will.

Wenn stärkere Beschwerden der Augen und der Nase bestehen, müssen potentere Medikamente zur Anwendung kommen. Es gibt sehr gute, lokal wirksame antiallergische Mittel. Dazu gehören für die Augen Spersallerg und Livostin Tropfen und für die Nase Livostin Spray.

Wenn auch diese lokale Therapie nichts nützt, müssen zusammen mit dem Arzt weitere Massnahmen in Betracht gezogen werden. Es gibt die Möglichkeit, gut verträgliche cortisonhaltige Tropfen und Sprays einzusetzen. Auch antiallergische Tabletten oder Sirups (Zyrtec, Claritine, Telfast usw.) können sehr wirksam sein. In besonders hartnäckigen Fällen kann vom Arzt ausnahmsweise Depot-Cortison mit einer Spritze verabreicht werden. Damit kann dem Patienten oder der Patientin für drei bis vier Wochen völlige Beschwerdefreiheit ermöglicht werden. Cortison ist nur bei schweren Fällen und vor allem bei Mitbeteiligung der Bronchien angezeigt.

Der Hausarzt muss zusammen mit dem Betroffenen die günstigste Lösung herausfinden und die gewünschten Wirkungen kritisch mit den möglichen Nebenwirkungen in eine Beziehung setzen.

Desensibilisierung
Die Desensibilisierung ist eine Behandlung, bei der versucht wird, den Körper an die allergieauslösenden Pollen zu gewöhnen. Dazu spritzt man in drei aufeinander folgenden Jahren in der pollenfreien Zeit zwischen August und Februar wöchentlich ein- bis zweimal eine stark verdünnte Lösung mit dem gefährlichen Blütenstaub unter die Haut. In rund 70 Prozent der Fälle kommt es durch die aufwändige Behandlung zu einer starken Reduktion der Symptome. Die Desensibilisierung ist bei jüngeren Menschen mit starken Beschwerden angezeigt, vor allem, wenn neben Augen und Nase auch das Bronchialsystem mit Asthma beteiligt ist. Zudem braucht es eine grosse Disziplin der Patientin oder des Patienten.

Heuschnupfen ist eine häufige und lästige Krankheit. Die Betroffenen müssen schon vor der Pollensaison mit dem Hausarzt planen, welche sinnvollen Massnahmen und Therapiemöglichkeiten über die schwierige Zeit hinweghelfen können.

HIRNSCHLAG/HIRNBLUTUNG

Bei einem Hirnschlag (Apoplexie) kommt es zum plötzlichen Verschluss einer Arterie im Gehirn. Dadurch entsteht in den betroffenen Nervenzentren ein Sauerstoffmangel. Ihre Steuerfunktion setzt sofort aus. Ähnliche Symptome treten auf, wenn ein sprödes Gefäss platzt und eine Hirnblutung entsteht. Es kommt zum Absterben des entsprechenden Hirnbereichs und zum Ausfallen der Funktionen, die in diesem Zentrum gespeichert sind.

Häufigkeit und Ursache
Ein Hirnschlag oder eine Hirnblutung ist bei Menschen über 65 Jahre ein relativ häufiges Ereignis. Pro Jahr sind in der Schweiz rund 10 000 Menschen neu davon betroffen. Gewöhnlich tritt ein Hirnschlag nicht wie ein Blitz aus heiterem Himmel auf. Er ist vielmehr das Ergebnis einer schon länger bestehenden chronischen Krankheit, einer Arteriosklerose. Dabei kommt es über Jahre zur Einlagerung von Fettstoffen und Kalk in die Gefässwand. Manchmal entsteht der Gefässverschluss auch, weil ein Blutgerinnsel, das sich z.B. in der Herzkammer gebildet hat, in die Hirnarterie eingeschwemmt wird.

Symptome
Ein typischer Hirnschlag oder eine Hirnblutung führt häufig zu einer plötzlichen Schwäche oder einer vollständigen Lähmung einer Körperseite. Im Weitern treten Empfindungsstörungen (Gefühllosigkeit, Ameisenlaufen) der gleichen Seite auf. Wenn der ausgefallene Herd im Gehirn auf der linken hinteren Seite liegt, kann das Sprachzentrum betroffen sein. Es kommt zu einer mehr oder weniger starken Sprachstörung (Aphasie). Bei einem Hirnschlag können auch Störungen des Sehens, des Schluckens und in schweren Fällen des Bewusstseins auftreten. Wenn lebenswichtige Zentren in der Hirnbasis ausfallen, kann sogar der Tod eintreten.

Streifung (TIA)
Nicht immer verläuft ein Gefässverschluss im Gehirn so dramatisch. Manchmal klingen die Symptome (Lähmung, Gefühlsstörung) schon innerhalb weniger Minuten oder Stunden wieder ab. Man spricht dann von einer Streifung. Für den Betroffenen ist ein vorübergehender Sauerstoffmangel im Gehirn harmlos, es bleibt kein sicht- oder spürbarer Schaden zurück.

Eine Streifung ist immer ein wichtiges Warnsignal. Sie signalisiert, dass etwas mit der Durchblutung im Gehirn nicht mehr stimmt. Wenn vorübergehende Lähmungen, Sprachschwierigkeiten oder Sehstörungen auftreten, sollte man auf jeden Fall den Hausarzt aufsuchen. Es ist seine Aufgabe, die Ursache dieser Krise abzuklären und vorbeugende Massnahmen zu empfehlen.

Arteriosklerose: Langsame Entstehung
Eine Arteriosklerose, die zu einem Hirnschlag, einer Hirnblutung oder einem Herzinfarkt führt, ist nicht einfach eine Alterserscheinung, die plötzlich schicksalhaft und unabwendbar auftritt. Eine arteriosklerotische Gefässverengung hat viel damit zu tun, wie man in den Jahren zuvor gelebt hat. So sind Raucher und Raucherinnen von solchen Störungen ganz besonders häufig betroffen. Auch Menschen mit einem unbehandelten hohen Blutdruck, erhöhtem Cholesterinspiegel im Blut, Bewegungsmangel und einem hohen Körpergewicht leiden deutlicher häufiger unter den typischen Gefässveränderungen, die zu einem Hirnschlag oder einer Hirnblutung führen können.

Sprachstörungen (Aphasie)
Für die von einem Hirnschlag Betroffenen sind Sprachstörungen besonders belastend. Manchmal kommt es nur zu Unsicherheiten im Gebrauch gewisser Wörter. In schweren Fällen kann aber auch die Fähigkeit, sich sprachlich auszudrücken, völlig verloren gehen.

Manchmal hat der Betroffene auch grosse Schwierigkeiten, die Worte und Sätze anderer Menschen zu verstehen. Wer keine Erfahrung im Umgang mit Menschen hat, die unter einer Aphasie leiden, könnte meinen, sie seien verwirrt oder geistig gestört. Das trifft in den meisten Fällen nicht zu. Ihre Fähigkeit, die Realität wahrzunehmen, ist völlig normal. Sie können absolut vernünftig denken und handeln, und ihr Gefühlsleben ist nicht verändert.

Es geht einem Aphasiker mit seiner Sprachstörung genauso wie einem Schweizer, der völlig allein in China ankommt und sich nicht ausdrücken und die Menschen um ihn herum nicht verstehen kann. Ein solcher Patient hat meist einfach Schwierigkeiten mit der Kommunikation, mit dem Sprechen und/oder Verstehen. Das ist sehr belastend für den Betroffenen selbst, aber auch für seine Angehörigen und Betreuer. Bei den Betroffenen führt die schwierige Verständigung nicht selten zu Depressionen und grosser Verzweiflung.

Spitaleinweisung sinnvoll
Wenn plötzlich ein Hirnschlag mit den typischen Symptomen auftritt, braucht es praktisch immer eine rasche Einweisung ins Spital. Eine intensive Abklärung und Behandlung ist unbedingt nötig. In schweren Fällen müssen das Herz, der Kreislauf, der Blutdruck und die Atmung überwacht werden. Bei Problemen mit dem Schlucken oder mit der Blasenfunktion braucht es eine Magensonde oder einen Katheter. Und beim gelähmten oder bewusstlosen Patienten muss darauf geachtet werden, dass die Haut des Rückens nicht durch das unbewegliche Liegen wund wird.

Behandlungsmassnahmen
Je nach Ursache des Hirnschlags kommen Medikamente zur Anwendung, welche das Blutgerinnsel im Hirngefäss auflösen und die Durchblutung verbessern helfen. Schon früh muss die Physiotherapeutin versuchen, die gelähmten oder geschwächten Glieder durchzubewegen. Die geschwächte Muskulatur muss trainiert werden, um damit wenn immer möglich wieder einen selbstständigen Gang möglich zu machen. Die Ergotherapeutin kann dem Betroffenen helfen, seine praktischen Fähigkeiten bei der Körperpflege, beim An- und Ausziehen und bei Haushaltsarbeiten zu verbessern und damit wieder eine gewisse Selbstständigkeit zu erreichen.

Sprachschulung wichtig
Bei Sprachstörungen braucht es eine intensive Beratung und Therapie mit einer Logopädin. Sie muss zuerst abklären, welche Form der Sprachstörung vorliegt und welches die Ausfälle beim Verstehen und Sprechen sind. Dann muss sie den Betroffenen und die Angehörigen aufklären, was eine Aphasie ist und wie man mit dieser Störung am besten umgehen kann. Schliesslich wird sie mit dem Patienten oder der Patientin mit grosser Geduld ein intensives Sprachtraining durchführen, damit sich der sprachliche Ausdruck und das Sprachverständnis verbessern können.

Die Angehörigen müssen lernen, sich beim Patienten verständlich zu machen. Man muss langsam und deutlich und nur in kurzen Sätzen sprechen. Manchmal ist es nötig, etwas zu wiederholen. Es kann der Verständigung dienen, wenn beim Sprechen die Hände zu Hilfe genommen werden. In jedem Fall braucht es viel Geduld. Man muss alles tun, um dem Aphasiker einen guten Kontakt mit der Umwelt zu ermöglichen. Gelingt dies nicht, kommt es zu einer völligen Vereinsamung und zum Schwinden des Lebensmutes.

Medikamentöse Behandlung
Bei Durchblutungsstörungen des Gehirns gibt es ein Medikament, das nachgewiesenermassen die Blutzirkulation verbessern kann. Es ist das altbekannte Aspirin. Man braucht davon jeden Tag nur eine kleine Dosis, nämlich 100–300 mg. Die meisten Menschen vertragen dieses Mittel sehr gut und können es ohne Nebenwirkungen über lange Zeit einnehmen. Wenn jemand eine Streifung gehabt oder sogar einen Hirnschlag erlitten hat, wird der Arzt Aspirin Cardio oder Tiatral verschreiben. Damit soll ein Rückfall verhindert werden.

Sollte während der Einnahme von Aspirin oder Tiatral plötzlich Magenweh, schwarzer Stuhl oder eine Blutarmut auftreten, darf nicht vergessen werden, dass diese Medikamente auch in kleiner Dosierung Magengeschwüre auslösen können. Das Medikament soll sofort abgesetzt und der Hausarzt kontaktiert werden.

Seelische Betreuung
Nach einem Hirnschlag braucht es nicht nur Medikamente und Körpertraining. Auch die seelische Betreuung des Patienten oder der Patientin spielt beim Hei-

lungsprozess eine wichtige Rolle. Der Betroffene benötigt kräftige Unterstützung durch eine ihn liebende Umgebung. Man muss sich viel Zeit für ihn nehmen und ihm Mut machen, die mühsamen Behandlungsmassnahmen gewissenhaft und optimistisch durchzuführen. Man kann ihm zeigen, dass er auch als behinderter Mensch ernst genommen wird und dass man bereit ist, ihm noch viele lebenswerte Tage, Monate und Jahre zu ermöglichen.

Auch wer noch so gesund lebt, muss im Alter damit rechnen, dass plötzlich ernsthaftere Störungen der Gesundheit auftreten können. Häufig sind Herz- und Kreislaufkrankheiten, Hirnschläge und Krebsleiden. Damit ein älterer Mensch wegen einer solchen Gesundheitskrise nicht völlig verzweifelt, sollte man schon in gesunden Jahren alles unternehmen, um ein zufriedenes und erfülltes Leben zu haben. So kann man später eine ernsthaftere Krankheit besser akzeptieren und, wenn der Zeitpunkt gekommen ist, den Abschied annehmen. Man muss rechtzeitig daran denken, dass kein Leben ewig dauert.

HIRNTUMOR

Ein Hirntumor kann an verschiedenen Orten im Schädel auftreten. Als Ursprungszellen kommen Hirn- und Nervenzellen in Frage. Manchmal entstehen Hirngeschwülste auch aus dem Stützgewebe des Gehirns oder der Hirnhaut. Weil so verschiedene Formen bekannt sind, können auch die Symptome, der Verlauf und die Behandlungsmöglichkeiten sehr unterschiedlich sein.

Symptome

Viele Menschen glauben, ein Hirntumor äussere sich vor allem mit Kopfweh und Schwindel. Und weil dies im Alltag häufige Symptome sind, leben auch viele Leute mit der Angst, sie könnten eine Geschwulst im Kopf haben. Zum Glück entstehen Kopfweh und Schwindel in über 99 Prozent der Fälle nicht durch einen Tumor. Trotzdem ist es gut, wenn man bei oft auftretendem Kopfweh oder Schwindel zum Arzt geht, um die Ursache abklären zu lassen.

Das häufigste Frühsymptom eines Hirntumors ist der epileptische Anfall. Wenn jemand aus voller Gesundheit plötzlich einen solchen Krampf am ganzen Körper oder auf einer Seite bekommt, ist eine ärztliche Abklärung der Ursache dringend und wichtig. Die weiteren auf Hirntumor verdächtigen Krankheitszeichen hängen stark davon ab, wo die Geschwulst im Gehirn sitzt. Je nach Lage kommt es zu einem Ausfall bestimmter Hirnleistungen, z.B. zu einer Schwäche oder vollständigen Lähmung gewisser Muskeln im Gesicht oder am Körper. Manchmal treten Störungen der Hautempfindungen auf. Bekannt sind auch Schwierigkeiten mit der Funktion der Augen: Das Gesichtsfeld wird plötzlich kleiner, und es treten Doppelbilder auf. Auch kann sich das Gehör auf einer Seite plötzlich verschlechtern, Gleichgewichtsstörungen machen sich bemerkbar, der Gang wird unsicher, und die feinen Bewegungen der Finger und Hände können nicht mehr gut koordiniert werden.

Hormonstörungen

Auch Störungen im Hormonhaushalt werden beobachtet. Bei Frauen treten Schwierigkeiten mit dem Monatszyklus auf, und bei Männern kann die sexuelle Leistungsfähigkeit abnehmen. Die Funktion der Schilddrüse kann aus dem Gleichgewicht geraten. Und auch psychische Veränderungen werden beobachtet: Der Patient oder die Patientin ist innerlich wie gelähmt, das Gefühlsleben ist gebremst, es stellt sich eine starke Reizbarkeit ein. Manchmal leidet der Betroffene an Verwirrungszuständen. Wenn die Geschwulst im Schädel eine gewisse Grösse erreicht hat, kann der Flüssigkeitsdruck im Kopf ansteigen, und es können starkes, kontinuierliches Kopfweh, heftiges Erbrechen und Schwindel einsetzen.

Diagnose

Ein Hirntumor äussert sich also nicht einfach mit einem Symptom (z.B. Kopfweh), sondern es treten meist verschiedene feine, langsam zunehmende Veränderungen des Körpers und der Psyche auf. Der Arzt hat bei verdächtigen Symptomen die Aufgabe, eine sorgfältige Abklärung durchzuführen, um die Ursache der Beschwerden herauszufinden.

Im Zentrum der Abklärung steht das Gespräch mit dem Patienten oder der Patientin. Der Arzt wird fragen, welche Beschwerden vorliegen, wie stark sie sind und ob sie konstant oder rasch zunehmend sind. Dann wird er eine genaue körperliche Untersuchung durchführen und prüfen, ob die Muskeln im Gesicht, an den Armen oder an den Beinen Schwächen zeigen, ob die Empfindungen der Haut normal sind, ob die Funktion von Augen und Ohren Veränderungen zeigen und ob das Gleichgewicht gestört ist.

Technische Untersuchungen

Wenn sich aus diesen Untersuchungen der Verdacht auf eine Hirnkrankheit ergibt, wird der Arzt zusätzliche Abklärungen veranlassen. Eine Röntgenaufnahme des Schädels und eine Hirnstromkurve (EEG) bringen weitere wertvolle Informationen. In gewissen Fällen können auch Blutuntersuchungen weiterhelfen. Schliesslich kommen sehr genaue computerisierte Verfahren zur Anwendung (Computertomogramm, Magnetresonanztomografie). Im Szintigramm kann mit gewissen radioaktiven Stoffen festgestellt werden, ob krankhafte Herde im Gehirn vorhanden sind.

Andere ähnliche Krankheiten

Diese Untersuchungen können aufdecken, ob wirklich ein Hirntumor vorhanden ist oder ob eine andere Hirnkrankheit, z.B. eine Gefässkrankheit, ein Abszess, eine Blutung oder eventuell eine multiple Sklerose, vorliegt. Häufig kann aus den Untersuchungsergebnissen geschlossen werden, dass die verdächtigen Beschwerden nichts mit einer Hirnkrankheit zu tun haben. Solche Symptome können manchmal auch durch funktionelle Störungen, einen tiefen Blutdruck, eine Migräne oder eine seelische Krankheit ausgelöst werden.

Zurückhaltung mit Technik

Bei der Abklärung eines gewöhnlichen Kopfwehs wird ein kompetenter Arzt nicht einfach sofort ein Computertomogramm verordnen. Diese teure Untersuchung ist nur in Fällen mit klarem Verdacht auf eine Hirnkrankheit sinnvoll. Der Arzt hat zweckmässigere und preisgünstigere Möglichkeiten, die Ursachen von Kopfschmerzen oder Schwindel abzuklären.

Operative Behandlung

Die Behandlung eines Hirntumors besteht in erster Linie in der Operation. Der Spezialist (Neurochirurg) muss den Schädelknochen öffnen und versuchen, ohne Schädigung des umliegenden Gewebes zur Geschwulst vorzustossen. Das Ziel der Operation ist, den Hirntumor wenn möglich vollständig zu entfernen. Die grosse Sorge des Chirurgen ist, dass er dabei möglichst keinen zusätzlichen Schaden verursacht. Das ist bei einer oberflächlichen Geschwulst, z.B. bei einem Tumor der Hirnhaut (Meningeom), relativ einfach. Bei Geschwülsten in tieferen Schichten oder im Bereich der Hirnbasis kann eine Operation äusserst kompliziert werden. Darum braucht der Operateur meist ein Mikroskop, und ein Eingriff kann sechs, acht oder sogar zehn Stunden dauern. Neuerdings kommen auch computergesteuerte Verfahren zur Anwendung.

Bestrahlung und Chemotherapie

Je nach Grösse und Qualität der Geschwulst kann als Behandlung auch die Bestrahlung oder eine Behandlung mit krebsschädigenden Medikamenten (Chemotherapeutika) zur Anwendung kommen. Nicht selten werden verschiedene Behandlungsarten miteinander kombiniert. Seit Bestrahlung und Chemotherapie häufiger in Ergänzung zur Operation eingesetzt werden, hat sich der Therapieerfolg vor allem bei Hirntumoren von Kindern deutlich verbessert.

Erfolg unsicher

Es gibt Hirngeschwülste, die mit den beschriebenen Behandlungen vollständig geheilt werden können. In anderen Fällen kann der Hirntumor zwar völlig entfernt werden, aber es bleiben Restsymptome wie Lähmungen, Gehstörungen, Schwierigkeiten beim Sprechen und manchmal auch psychische Veränderungen zurück. In diesen Fällen muss mit einem spezialisierten Therapeutenteam mit Physio- und Ergotherapie, Sprachtraining und vielleicht auch Psychotherapie dem Patienten wieder zu einem möglichst selbstständigen und normalen Leben verholfen werden. Manchmal müssen Patienten oder Patientinnen nach der Behandlung einer Geschwulst der Hirnanhangdrüse (Hypophyse) lebenslänglich Medikamente zu sich nehmen, um gesund zu bleiben.

Schliesslich gibt es auch sehr bösartige Hirntumoren, die trotz bester Behandlung weiter ins umliegende Gewebe einwachsen und an denen der Patient über kurz oder lang sterben muss. In diesen Fällen ist es wünschenswert, den Patienten nochmals aus dem Spital nach Hause zu nehmen. Die ihm verbleibende Zeit kann dazu genützt werden, dem Patienten nochmals alles zuliebe zu tun, was er vom Leben noch erwartet.

Das Leben nochmals spüren

Manchmal kann ein kleiner Ausflug mit dem Rollstuhl grosse Freude bringen. Auch das Zusammensein mit den Angehörigen, das Sichspüren und Miteinanderreden über Leben und Sterben kann den Abschied für alle Beteiligten erleichtern. Man darf in dieser schwierigen Phase nicht nur auf den bösartigen Tumor schauen, sondern soll daran denken, dass hier ein Mensch mit intensiven Gefühlen und grossen Wünschen lebt. Man muss ihm helfen, dass er in den letzten Tagen und Wochen seines Lebens noch möglichst viel spüren und erleben kann.

Die Gefahr besteht, dass man bei einer schweren Krankheit in eine grosse Hektik und Unruhe gerät. Man verliert viel Zeit mit dem Besuch von Ärzten, Therapeuten, Heilern und Kurpfuschern. Dahinter steht immer die Hoffnung, dass jemand ein Wunder vollbringen und den ungünstigen Verlauf noch abwenden kann. Vor lauter Herumrennen findet man keine Zeit, nochmals zärtlich und ruhig mit dem Betroffenen zusammen zu sein.

Zu zeigen, wie gern man sich hat, nützt einem Sterbenden meist viel mehr als der Besuch bei einem noch so berühmten Therapeuten oder Heiler. Man muss den Mut und die Stärke haben, den schlechten Verlauf einer Krankheit zu akzeptieren und dem kranken Angehörigen die letzte Zeit mit viel Wärme und Zuneigung zu erleichtern. Das Loslassen und das Sterben ist dann für den Betroffenen viel leichter. Auch für die zurückbleibenden Angehörigen ist der Abschied erträglicher.

HIV-TEST: WARUM, WANN UND WO?

Dank des HIV-Tests kann man im Blut feststellen, wer das Aidsvirus in sich trägt. Wer sich einem Ansteckungsrisiko ausgesetzt hat, kann diesen Test einige Wochen später machen lassen. Für betroffene HIV-Patienten bringt das Wissen um die Infektion den Vorteil, dass alles getan werden kann, um die Krankheit möglichst lange nicht ausbrechen zu lassen. Auch können bei den ersten Krankheitssymptomen sofort die richtigen Therapiemassnahmen zur Anwendung kommen.

HIV-Test: Ja oder nein?

Auch heute noch haben viele Menschen Bedenken oder sogar Angst, den HIV-Test durchführen zu lassen. Oft haben sie Hemmungen, ihren Hausarzt darum zu bitten und ihm die Notwendigkeit der Untersuchung zu erklären. Andere fürchten, dass sich bei ihnen ein schlechtes Resultat ergeben könnte und dass die Angehörigen und Freunde negativ darauf reagieren.

Diese inneren Widerstände sind zwar nachfühlbar, und selbstverständlich hat jeder Mensch die Freiheit, sich testen zu lassen oder nicht. Trotzdem ist ein HIV-Test nach einer Gefährdung immer sinnvoll, bringt die Durchführung doch in den meisten Fällen deutlich mehr Vor- als Nachteile. Vor allem kann bei klarem HIV-Status ein Beitrag dazu geleistet werden, dass andere Menschen (z.B. die Ehepartnerin, das Neugeborene) durch eine betroffene Person nicht unnötig gefährdet werden. Zu jedem Test gehört jedoch unbedingt eine gute Beratung durch den Hausarzt. Die Möglichkeiten und Grenzen des Tests müssen erklärt und die Bedeutung des Resultats genau interpretiert werden.

HIV-Test: Bei wem sinnvoll?

Die Durchführung des HIV-Tests ist immer sinnvoll bei Menschen, die sich vor einigen Wochen oder mehr dem Risiko einer HIV-Infektion ausgesetzt haben. Dies trifft für alle zu, die sich beim Sexualverkehr mit einem Partner, dessen HIV-Status nicht sicher feststeht, nicht konsequent mit einem Kondom geschützt haben. Dies gilt für Gelegenheitsbeziehungen genauso wie in einer festen Partnerschaft. Diese Regel gilt für Menschen in homosexuellen Beziehungen genauso wie in heterosexuellen Partnerschaften. Ein Test ist auch angezeigt, wenn jemand in den letzten Jahren gefixt und dabei nicht konsequent saubere Spritzen benützt hat. Ein minimales Ansteckungsrisiko besteht auch für Menschen, die nach 1980 eine Bluttransfusion bekommen haben.

Keinen HIV-Test brauchen hingegen Menschen, die sich in ihrem Leben noch nie der Gefahr einer HIV-Ansteckung ausgesetzt haben. Das ist der Fall, wenn man noch keinen Geschlechtsverkehr hatte. Auch Menschen, die in einer absolut treuen Zweierbeziehung leben, sind für eine Infektion durch das HI-Virus nicht gefährdet.

Neue Beziehung: HIV-Test wichtig

Heute hat der HIV-Test beider Partner in einer neuen Beziehung einen wichtigen Platz. In der beglückenden Phase des Verliebtseins hat man die Tendenz, die Gefahr einer HIV-Infektion zu vergessen oder zu bagatellisieren. Wer breitet denn in dieser Situation schon gerne und unbefangen sein sexuelles Vorleben aus? Statt sich aber gegenseitig etwas vorzumachen oder dem Partner wichtige Informationen vorzuenthalten, ist es sinnvoller, sich in den ersten drei Monaten beim Sex konsequent mit Kondomen zu schützen oder auf den Geschlechtsverkehr zu verzichten. Anschliessend geht man zusammen zum Hausarzt und lässt einen HIV-Test durchführen. Diese Lösung ist fair, sicher und unkompliziert. Wenn man sich treu bleibt oder sich bei einem Seitensprung konsequent mit dem Gummi schützt, kann man ein gutes und sicheres Gefühl haben. Viele Paare haben das heute begriffen und fahren gut damit.

Gefahr durch Bluttransfusionen

Wer zwischen 1980 und 1986, als der HIV-Test noch nicht bekannt war, Blutprodukte oder Bluttransfusionen bekommen hat, könnte sich mit dem HI-Virus angesteckt haben. Allerdings ist die Wahrscheinlichkeit sehr klein, dass man sich vor so langer Zeit angesteckt hat, ohne dass dies bis heute entdeckt worden wäre. Seit 1986 werden alle Bluttransfusionen konsequent auf das HI-Virus getestet und sind dadurch sehr sicher. Trotzdem besteht noch das minimale Restrisiko, dass ein Blutspender während der ersten Wochen nach der Infektion das Virus bereits im Blut trägt, ohne dass dies im Test schon feststellbar ist. Dies trifft heute schätzungsweise bei jeder millionsten Blutspende zu. Wer nach einer Operation Angst hat, sich durch die Transfusionen oder andere Blutprodukte angesteckt zu haben, kann nach drei Monaten den Test durchführen lassen.

Aidsangst

Ein Test ist auch bei jenen Menschen sinnvoll, die unter einer grossen Aids-Angst leiden. Viele von ihnen sind nie in ihrem Leben ein entsprechendes Risiko eingegangen. Trotzdem quält sie die grosse Ungewissheit, dass die Krankheit ausbrechen könnte. Ein negatives Resultat nach dem HIV-Test hilft manchmal, die grosse Angst zu verlieren.

Wann ist ein Testresultat brauchbar?

Ein HIV-Testresultat ist erst einige Wochen nach der letzten bekannten Gefährdung einigermassen sicher. Es hat absolut keinen Sinn, direkt nach einem ungeschützten Sexualkontakt einen Test machen zu lassen. So unerträglich lange es manchmal auch erscheint, man muss einige Zeit Geduld haben. Es gibt bis heute keine Tests, die schon früh nach einem entsprechenden Risiko ein zuverlässiges

Resultat liefern. Das hängt damit zusammen, dass beim HIV-Test nicht das Vorkommen des Virus gemessen wird. Vielmehr wird nach den Abwehrstoffen (Antikörpern) gesucht, die vom Körper als Antwort auf die Virusinfektion gebildet werden. Die Produktion von Antikörpern braucht viele Wochen Zeit.

Wo testen lassen?
Heute werden in der Schweiz pro Jahr rund 500 000 HIV-Tests durchgeführt. Ein grosser Teil der Patientinnen und Patienten meldet sich dafür in der Hausarztpraxis. Das ist sicher der beste Ort, weil zu einem HIV-Test unbedingt eine kompetente Beratung durch einen vertrauten Fachmann gehört. Unsinnig ist es, sich anonym in einem Labor testen zu lassen, denn ein Testergebnis ohne kompetente Interpretation ist völlig wertlos.

Bevor das Blut abgenommen wird, muss darüber gesprochen werden, wie gross die Chance ist, dass das Resultat positiv ausfallen könnte. Häufig wird der Hausarzt versuchen, schon im Voraus unberechtigte Ängste abzubauen. Er kann aber auch das Versprechen abgeben, dass er dem Betroffenen bei einem schlechten Resultat als Berater, Begleiter und Helfer zur Verfügung stehen wird.

Sicherheit des Testresultats
Viele Menschen fragen sich, wie sicher heute ein HIV-Testresultat ist. Kann man sich darauf verlassen, wenn der Test negativ ausfällt, oder muss später noch mit einer Überraschung gerechnet werden? Auf der anderen Seite fragt sich mancher HIV-Patient, ob sein positives Testresultat nicht auf einem Irrtum beruhen könnte.

Seit vielen Jahren sind die Resultate der HIV-Tests ausserordentlich zuverlässig. Bevor ein positives HIV-Resultat angenommen wird, müssen mindestens zwei Kontrolluntersuchungen zum gleichen Resultat gekommen sein wie der erste Test. Nur wenn drei unterschiedliche Untersuchungsmethoden das gleiche Resultat ergeben, darf einem Betroffenen ein so einschneidendes Testergebnis mitgeteilt werden. Auch die negativen Resultate sind sehr zuverlässig, beruhen sie doch auf sehr sensiblen Tests. Wer sich also an die bekannten Regeln mit den drei Monaten Wartezeit hält, kann sich auf das Resultat der Untersuchung verlassen.

Wann wird auf HIV getestet?
Viele Leute glauben, dass jeder Blutuntersuch beim Arzt oder im Spital automatisch auch einen HIV-Test beinhaltet. Das ist falsch. Der Arzt darf diese wichtige Untersuchung nur im Auftrag oder mit dem ausdrücklichen Einverständnis des Patienten oder der Patientin durchführen. Ein HIV-Test ohne Einwilligung ist nicht nur unkorrekt, die bestehenden Gesundheitsgesetze verbieten ein solches moralisch und wissenschaftlich unsinniges Vorgehen.

Wer also einen HIV-Test wünscht oder braucht, sollte seinen Hausarzt direkt und offen darum bitten. Auch wenn der Arzt diese Untersuchung auf Grund von bestehenden Risiken oder verdächtigen Befunden für angezeigt hält, muss er den Patienten oder die Patientin entsprechend informieren und beraten. Als Patient sollte man nie mehr zu einem Arzt zurückkehren, der einen solchen Test ohne Einverständnis vorgenommen hat. Auch kann man sich weigern, für die dadurch entstandenen Kosten aufzukommen.

Prävention besser als Testen

Auch heute noch gibt es Menschen, die sich kaum je um die Gefährdung durch das HI-Virus kümmern. Irgendwann bekommen sie aber ein schlechtes Gewissen oder grosse Angst. Dann rennen sie zum Hausarzt und lassen sich testen. Fällt das Resultat gut aus, leben sie in der gleichen Unbesorgtheit weiter.

Das ist unverantwortlich und gefährlich. Es kann und muss heute von jedem Erwachsenen erwartet werden, dass er oder sie sich im Liebesleben darum kümmert, dass kein Ansteckungsrisiko besteht. Weder eine Frau noch ein Mann kann es sich leisten, aus Leichtsinn oder Angst vor Ablehnung bei einem gefährlichen Sexualkontakt auf den Schutz mit dem Gummi zu verzichten. Nur wenn man sich konsequent an die bekannten Regeln hält, kann Sexualität weiterhin als glückliches und gesundes Geschehen erlebt werden. Wer sich nicht um die Sicherheit kümmert, leidet nachher unter Panik und gefährdet sich und die anderen.

Auch heute noch muss jede Frau und jeder Mann das Ansteckungsrisiko mit dem HI-Virus ernst nehmen. Ausser in der treuen Zweierbeziehung und bei Keuschheit führt beim Sexualverkehr praktisch kein Weg am Gebrauch des Kondoms vorbei. Wirklich begriffen haben Mann und Frau die ganze Problemstellung erst, wenn sie keinen HIV-Test mehr brauchen.

IMPFUNGEN BEI KINDERN

Impfungen sind in der Deutschschweiz freiwillig. Auch wenn das Bundesamt für Gesundheitswesen (BAG) regelmässig ein sinnvolles Impfprogramm vorschlägt, haben Eltern die Freiheit, ob sie ihre Kinder impfen lassen möchten oder nicht.

Warum freiwillig?
Impfungen sind ein sehr wertvolles Instrument zur Vermeidung schwererer Infektionskrankheiten oder zur Verhinderung schwer wiegender Komplikationen von an sich leichten Infektionen. Trotzdem ist die Freiwilligkeit von Impfungen sinnvoll. Es ist nicht die Aufgabe des Staates, Menschen zu ihrem Glück zu zwingen. Immerhin kann er mithelfen, dass der Bevölkerung gut verständliches Aufklärungsmaterial zur Verfügung steht, welches die Entscheidung für oder gegen eine Impfung erleichtern hilft.

Zum Glück werden Impfungen vom grössten Teil der Bevölkerung als sinnvolle Präventionsmassnahme akzeptiert. Trotzdem gibt es achtenswerte Gründe, warum Menschen auf mögliche Impfungen bei sich und ihren Kindern verzichten möchten. Es gibt weltanschauliche oder religiöse Argumente, diese Schutzmassnahmen abzulehnen. Der Arzt ist in jedem Fall nur Berater. Die Verantwortung für die Entscheidung tragen die Betroffenen oder deren Eltern.

Sinn einer Impfung
Beim Impfen von Kindern geht es nicht darum, dass diese nicht mehr krank werden. Es gibt genügend Erkältungen, Grippen, Magen-Darm-Infektionen und andere Krankheiten, gegen die keine wirksame Impfung besteht. Manchmal kann man erleben, dass Kinder nach einer Krankheit besonders rasche Fortschritte machen. Krankheiten wirken sich also nicht nur negativ auf die körperliche und seelische Entwicklung der jungen Menschen aus.

Geimpft wird nicht gegen alltägliche Banalkrankheiten, sondern nur gegen Infektionen, die einen schweren Verlauf haben. Dies trifft z.B. für den Starrkrampf, die Kinderlähmung und die Diphtherie zu, die alle schwere Schäden zurücklassen oder sogar tödlich verlaufen können. Im Weitern sind Impfungen gegen Krankheiten empfohlen, die oft schwere Komplikationen auslösen. So können Masern und Keuchhusten zu schweren Hirnschäden bei Säuglingen und Kleinkindern führen, und die Röteln verursachen bei schwangeren Frauen schwer wiegende Missbildungen der Frucht.

Wie wirkt eine Impfung?

Bei einer Impfung wird dem Organismus meist einmal oder mehrmals ein abgeschwächter oder abgetöteter Erreger verabreicht, der eine symptomlose oder sehr leichte Form der Krankheit auslöst. Dadurch wird das Abwehrsystem des Körpers angeregt und die Bildung von wirksamen Antikörpern gegen die gefürchteten Krankheitserreger in Gang gesetzt. Dank der Impfung kommt es also nicht zum Ausbruch der gefährlichen Krankheit oder zum Auftreten der gefürchteten Komplikationen. Wichtig ist, dass die günstigen Resultate der Impfung mögliche negative Auswirkungen bei weitem übertreffen.

Impfung gegen Diphtherie, Starrkrampf und Keuchhusten

Die Impfung gegen Diphtherie, Starrkrampf und Keuchhusten ist bei den meisten Eltern unbestritten. Gewöhnlich werden die Kinder damit im Alter von zwei, vier und sechs Monaten geimpft. Im Alter von 15 bis 24 Monaten und zwischen dem 5. und 7. Lebensjahr ist je eine Auffrischungsimpfung empfohlen. Mit 15 Jahren und später alle zehn Jahre ist eine erneute Impfung gegen Diphtherie und Starrkrampf sinnvoll.

Die Diphtherie ist bei uns dank des guten Impfschutzes der meisten Menschen seit vielen Jahren verschwunden. Sie ist eine Krankheit, die wie eine schwere Angina verläuft und durch eine gefährliche Schwellung im Hals zum Tod führen kann. Die Diphtherie kommt auch heute noch in östlichen Ländern vor.

Der Starrkrampf wird durch Bakterien ausgelöst, die bei uns überall vorkommen und vor allem bei Verletzungen und Verbrennungen in den Körper eindringen können. Sie führen zu einer starken Reizung des Nervensystems. Diese Krankheit kann eine Atemlähmung verursachen, die tödlich verlaufen kann. Dank der Impfung gibt es in der Schweiz pro Jahr nur noch ganz wenige Fälle von Starrkrampf.

Der Keuchhusten ist eine sehr ansteckende Kinderkrankheit, die pro Tag mehrere Dutzend heftige Hustenanfälle bis zum Erbrechen auslöst und viele Wochen dauern kann. Obschon der Keuchhusten von Bakterien ausgelöst wird, gibt es gegen diese Krankheit praktisch keine Behandlung. Das hängt damit zusammen, dass die Bakterien schon nach wenigen Tagen aus dem Körper verschwinden. Hingegen löst ein von den Erregern abgesonderter Giftstoff die schwer wiegenden Symptome durch eine vorübergehende Schädigung im Hustenzentrum aus. Antibiotika können höchstens in den ersten Tagen helfen. Auch Hustenmittel haben eine nur sehr beschränkte Wirkung.

Der Keuchhusten kann vor allem für Säuglinge gefährlich werden, weil als Komplikationen nicht nur Mittelohrvereiterungen und Lungenentzündungen auftreten können, sondern auch Krämpfe im Gehirn, die mit bleibenden Schäden einhergehen. Für ältere Kinder besteht diese Gefahr zwar weniger, aber der Keuchhusten ist auch bei ihnen eine sehr belastende Krankheit. Die heutigen Keuchhustenimpfstoffe sind sehr gut verträglich und werden im ersten (dreimal), im zweiten und im sechsten Lebensjahr angewendet.

Die heutige Diphtherie-, Starrkrampf- und Keuchhusten-Impfung wird von den meisten Säuglingen gut vertragen. Manchmal kommt es kurz nach der Impfung oder in der darauf folgenden Nacht zu einer leichten Unruhe und zu erhöhten Temperaturen. Meist braucht es gegen diese harmlosen Nebenwirkungen keine Massnahmen. Bei deutlichen Beschwerden oder hohem Fieber können Fieberzäpfchen (Dafalgan, Tylenol oder Panadol) helfen.

Kinderlähmungsimpfung
Unbestritten ist auch der Sinn der Kinderlähmungsimpfung. Die ältere Generation erinnert sich noch gut an die letzten Kinderlähmungsepidemien in der Schweiz in den 1940er- und 1950er-Jahren. Sie haben nicht nur zu vielen Todesfällen geführt, sondern auch eine grosse Zahl von gelähmten Menschen zurückgelassen.

Seit wir unsere Kinder im ersten Lebensjahr dreimal und später mit 2, 7 und 15 Jahren mit Impfstoff schützen, ist diese lebensgefährliche Krankheit bei uns fast vollständig verschwunden. Seit vielen Jahren ist bei uns kein einziger Fall von Kinderlähmung mehr beobachtet worden. Die fünf Impfungen in der Jugend geben einen Impfschutz, der in der Schweiz als Schutz fürs ganze Leben reicht. Die Impfung zeigt absolut keine Nebenwirkungen. Die Kinderlähmungsimpfung wird heute in der gleichen Spritze wie die Diphtherie-Tetanus-Keuchhusten-Impfung verabreicht.

Bis 1985 wurden bei uns auch die Erwachsenen alle fünf Jahre nachgeimpft. Das ist heute nicht mehr nötig. Hingegen sollte man den Impfschutz auffrischen, wenn eine Reise in ein Land der Dritten Welt geplant ist, wo die Kinderlähmung noch vorkommt (Asien und Afrika).

Masern-, Mumps- und Röteln-Impfung
Die Masern-, Mumps- und Röteln-Impfung wird dem Kind zwischen dem 15. und 24. Monat verabreicht. Sie gewährt einen guten Schutz gegen diese drei Krankheiten. Seit einigen Jahren wird empfohlen, im Alter von 5 bis 7 Jahren eine Auffrischungsimpfung vorzunehmen, um den Impfschutz bis ins Erwachsenenalter zu erhalten.

Die Masern kommen bei uns nur noch selten vor. Sie sind jedoch eine belastende Kinderkrankheit, die mit sehr hohem Fieber, einem starken Hautausschlag und einem kräftigem Krankheitsgefühl verläuft. Gefürchtet sind vor allem die häufig auftretenden Komplikationen: Mittelohreiterungen, Lungenentzündungen und schwere Hirnhautentzündungen. Früher wurden in der Schweiz jedes Jahr auf Grund von Masernkomplikationen rund 30 Kinder wegen schwerer Hirnschädigungen vollinvalid.

Die Röteln sind eine harmlose, wenige Tage dauernde Kinderkrankheit. Neben einem feinen Ausschlag kann eine leichte Temperaturerhöhung festgestellt werden. Gefürchtet sind die Röteln, weil sie bei schwangeren Frauen schwerste Missbildungen (Taubheit, Blindheit, Herzfehler) des ungeborenen Kindes auslösen können. Es ist das Ziel der Impfung, das Auftreten von Röteln bei schwangeren Frauen völlig zum Verschwinden zu bringen.

Da sich das Rötelnvirus vor allem bei Kindern ausbreitet, ist es sinnvoll, schon die Kleinen dagegen zu schützen. Wenn über 70 Prozent der Kinder Antikörper gegen Röteln aufweisen, kann mit einem Verschwinden dieses hinterlistigen Krankheitserregers gerechnet werden. Es ist sinnvoll, eine junge Frau vor der ersten Schwangerschaft daraufhin zu testen, ob im Blut genügend Abwehrstoffe gegen diese Krankheit gefunden werden.

Mumps ist eine fieberhafte Krankheit, die zur Schwellung der beiden Speicheldrüsen unter den Ohren führt. Als Komplikation dieser Kinderkrankheit fürchtet man die Hirnhautentzündung. Beim erwachsenen Mann kann als Komplikation auch eine Hodenentzündung auftreten. Kinderlosigkeit kann die mögliche Folge sein. Wenn ein Kind nur eine Impfung gegen Masern-Mumps-Röteln bekommen hat, klingt der Impfschutz gegen Mumps im frühen Schulalter ab. Die Krankheit kann dann trotz der verabreichten Impfung doch noch auftreten. In den vergangenen Jahren sind wieder kleinere Mumps-Epidemien aufgetreten. Wenn das Kind vor Schuleintritt eine Auffrischungsimpfung bekommt, dauert der Schutz gegen Mumps lebenslänglich.

Impfung gegen Hirnhautentzündung
Seit 1991 gibt es eine Impfung gegen einen besonders gefährlichen Erreger von Hirnhautentzündung und einer lebensgefährlichen Pseudokrupp-Krankheit beim Kleinkind: das Hämophilus-Influenzae-Bakterium. Dieser Erreger ist zwar nicht häufig, löst aber sehr dramatische Krankheiten aus. In der Schweiz wurden noch vor kurzer Zeit jedes Jahr etwa 150 Kinder Opfer dieser schweren Krankheit, mehrere Kinder sind daran gestorben.

Mit drei Impfungen im ersten und einer Nachimpfung im zweiten Lebensjahr kann man ein Kind wirksam vor diesen gefährlichen Krankheiten schützen. Auch dieser Impfstoff wird heute in der gleichen Spritze mit der Diphtherie-Starrkrampf-Keuchhusten-Kinderlähmungs-Impfung verabreicht. Seit der Einführung dieser Meningitis-Impfung ist die Häufigkeit der schweren Hämophilus-Infektionen deutlich zurückgegangen.

Andere Impfungen
Viele Eltern fragen sich, ob man das kleine Kind nicht auch gegen Tuberkulose schützen soll. Zum Glück ist diese Krankheit bei der Schweizer Bevölkerung so selten geworden, dass man die Neugeborenen nicht mehr dagegen impft. Hingegen ist die Impfung weiterhin sinnvoll bei Zuwanderern aus Ländern, in denen die Tuberkulose noch relativ häufig ist. Nicht geimpfte Kinder können regelmässig mit einem Tuberkulosetest kontrolliert werden, ob sie Kontakt mit dem Tuberkulose-Erreger gehabt haben.

Heute wird empfohlen, den jungen Menschen im Alter zwischen 12 und 16 Jahren eine Impfung gegen Hepatitis B (Serum-Gelbsucht) zu verabreichen. Diese Krankheit wird beim Geschlechtsverkehr und durch Kontakt mit infiziertem Blut verbreitet. Sie ist bei uns relativ häufig und führt bei jedem dritten Patienten zu einer chronischen Krankheit. Da die Hepatitis B sehr ansteckend ist, kann man sich praktisch nur durch die Impfung vor einer Infektion schützen. Heute wird die Hepatitis-B-Impfung schon sehr konsequent von Medizinalpersonen angewendet. Auch für Sextouristen und Fixer ist sie sehr empfehlenswert.

Impfungen sind eine wirkungsvolle Schutzmassnahme gegen verschiedene gefährliche Krankheiten. Es ist sinnvoll, wenn Eltern von Neugeborenen schon in den ersten Lebenswochen mit dem Haus- oder Kinderarzt Kontakt aufnehmen, um mit ihm ein vernünftiges Impfprogramm für den Säugling zusammenzustellen. Es gibt eine aufschlussreiche Informationsbroschüre über die gängigen Impfungen, die bei jedem Arzt kostenlos erhältlich ist. Die Eltern tragen die Verantwortung dafür, welche Schutzimpfungen sie ihrem Kind verabreichen lassen möchten. Das Krankenversicherungsgesetz sieht vor, dass Kinderimpfungen vollumfänglich von der Krankenkasse bezahlt werden.

KOPFWEH

Kopfweh ist eine häufige und sehr lästige Störung der Gesundheit. In mehr als 95 Prozent der Fälle sind Kopfschmerzen aber nicht Ausdruck einer Krankheit im Gehirn (Tumor, Gefässleiden, Infektion), sie haben ihre Ursache eher in einer Regulationsstörung der Hirngefässe, der Schädelmuskulatur und der Nervenfasern.

Migräne

Die Migräne zeigt meist einen sehr typischen Ablauf. Sie fängt gewöhnlich mit charakteristischen Vorsymptomen an. Es kommt zu einem lästigen Flimmern in den Augen. Auch Flecken und Zickzacklinien können das Sehen stören. Schwindel, Kribbeln, Sprachstörungen und sogar Lähmungen können gleichzeitig beobachtet werden. In der Hauptphase der Migräne kommt es zu einseitigem, pulsierendem Kopfweh mit Übelkeit und Erbrechen. Typischerweise nehmen die Beschwerden bei Anstrengungen zu. Es besteht eine ausgeprägte Lärm- und Lichtüberempfindlichkeit. Eine Migräne kann wenige Stunden, manchmal aber auch bis zu zwei oder mehr Tagen dauern.

Ausgelöst werden Migräneanfälle durch äussere Reize wie Licht, Lärm und Gerüche. Auch Wetteränderungen, Föhn, Hitze, grosse körperliche Belastungen, Hunger und Reisen kommen als Auslöser in Frage. Änderungen der Essgewohnheiten und gewisse Nahrungsmittel wie Alkohol, Kaffee, Käse, Schokolade und Gewürze können ebenfalls eine Migräne auslösen. Grosser seelischer Stress wie Trauer, Wut, Freude, Schock und Aufregung können auch für einen Anfall verantwortlich sein. Schliesslich können auch Hormonveränderungen (Einnahme der Antibabypille, Schwangerschaft, Wechseljahre) Migräneanfälle provozieren.

Spannungskopfweh

Spannungskopfweh ist deutlich häufiger als die Migräne. Der Schmerz tritt auf beiden Seiten der Stirne auf. Er kann auch auf dem Schädel oder im Nacken beginnen und sich über den ganzen Kopf ausbreiten. Man hat das Gefühl, der Kopf sei in einen Schraubstock eingespannt. Die Muskeln von Hals und Nacken sind sehr schmerzempfindlich. Leichte körperliche Belastungen lösen keine Verschlimmerung aus. Bei den meisten Leuten mit Spannungskopfweh kommt es pro Monat etwa zwei- bis dreimal zu Schmerzanfällen. Wenn jemand pro Woche durchschnittlich mehr als dreimal unter Kopfwehanfällen leidet, spricht man von einem chronischen Kopfweh.

Auch beim Spannungskopfweh kennt man typische Auslösesituationen. So können Depressionen und Angstzustände vermehrt Kopfweh auslösen. Auch ständiger Stress an der Arbeit, in der Partnerschaft und in der Familie machen Kopfweh. Schliesslich lösen auch Verspannungen von Schultern und Nacken Kopfschmerzen aus. So kann eine stundenlange verkrampfte Haltung vor dem Computer eine häufige Ursache sein. Auch hormonelle Veränderungen können für Spannungskopfweh verantwortlich sein.

Ursache der Kopfschmerzen
Bis heute wissen die Mediziner nicht genau, woher die Anfälligkeit für Kopfweh kommt und was im Körper bei Migräne und Spannungskopfweh genau passiert.

Bei der Migräne spielt sicher die Vererbung als Ursache eine gewisse Rolle. Hingegen findet man bei noch so differenzierten Untersuchungen im Gehirn keine organischen Veränderungen. Hingegen kann man Störungen gewisser Hirnfunktionen, z.B. der Schmerzempfindung, feststellen. Der komplizierte Filter, der uns normalerweise vor allzu vielen Schmerz auslösenden Reizen schützt, kann durchlässig werden und seinen wichtigen Dienst versagen. Auch vorübergehende lokale Entzündungsvorgänge scheinen eine gewisse Rolle zu spielen.

Organische Krankheiten
Eine andere Bedeutung hat ein Kopfweh, das als Begleiterscheinung einer körperlichen Erkrankung im Kopf, einer Gehirnkrankheit oder einer Kopfverletzung auftritt. Hier geht es darum, möglichst rasch die Ursache der Beschwerden herauszufinden. Das können Krankheiten der Nebenhöhlen, der Augen oder der Ohren sein. Auch Nervenentzündungen (Neuralgien) können starkes Kopfweh auslösen. Dann gibt es auch Gefässentzündungen im Kopf, Hirnblutungen und Arterienverschlüsse, die starke Kopfschmerzen verursachen können. Eher selten sind Hirnhautentzündungen oder Tumoren im Gehirn als Auslöser von Kopfweh. Kopfschmerzen können auch nach einer Hirnerschütterung oder Hirnquetschung über längere Zeit ein Problem sein.

Wenn ein Kopfweh Symptom einer Hirnkrankheit ist, tritt es meist zusammen mit anderen Krankheitszeichen auf. Eine Hirnhautentzündung macht gleichzeitig hohes Fieber, schmerzhafte Nackensteifigkeit, Lähmungen und eine Bewusstseinsbeeinträchtigung. Bei einem Hirnschlag treten zusätzlich Lähmungen, Sprachschwierigkeiten und Bewusstseinsstörungen auf. Der Hirntumor äussert sich in den meisten Fällen zuerst mit einem epileptischen Anfall und später auch mit Lähmungen, Störungen der Augenfunktionen und Gleichgewichtsschwierigkeiten. So fällt es dem Arzt gewöhnlich nicht schwer, das Kopfweh einer Hirnkrankheit zuzuordnen oder eine Migräne bzw. ein Spannungskopfweh zu diagnostizieren.

Arztbesuch wichtig
Wenn jemand regelmässig Kopfschmerzen hat, wenn das Kopfweh sehr stark ist, wenn ausser dem Kopfweh Begleitsymptome auftreten oder wenn man wegen Kopfschmerzen häufig Medikamente einnimmt, soll man unbedingt zum Arzt

gehen. Dieser wird zuerst abklären, welche Art von Kopfweh besteht, wie häufig die Beschwerden vorkommen, wie lange sie schon bestehen, was das Kopfweh auslöst und welche Symptome sonst noch auftreten. Dann wird er eine genaue körperliche Untersuchung vornehmen, und zwar von Kopf bis Fuss. Eine besondere Beachtung gilt den Funktionen, die vom Gehirn und vom Rückenmark gesteuert werden. Manchmal können auch Blutuntersuchungen wichtige Ergänzungsinformationen bringen.

Spezialisierte Abklärungen
Nur in unklaren oder verdächtigen Fällen wird der Arzt den Patienten oder die Patientin dem Spezialisten (Neurologe) überweisen. Dieser kann ein EEG (Hirnstromkurve), Röntgenbilder oder ein Computertomogramm anfertigen lassen. In vielen typischen Fällen von Kopfweh sind diese komplizierten technischen Untersuchungen überflüssig und wegen der hohen Kosten nicht zu verantworten. Wenn auf Grund der Untersuchungen eine Krankheit im Kopf als Ursache der Kopfschmerzen gefunden wird, muss mit gezielten Behandlungsmassnahmen (Antibiotika, Operation) die Ursache beseitigt werden.

Sinnvolle Massnahmen gegen Kopfweh
Die Behandlung eines Migräneanfalls und von Spannungskopfweh ist in den meisten Fällen nicht einfach. Als Auslöser dieser Störungen besteht häufig eine Überflutung mit störenden oder sogar schädigenden Reizen. Daher soll man als erste Massnahme eine reizarme Umgebung aufsuchen. Gerade bei einer Migräne ist es wichtig, dass man sich in ein dunkles, ruhiges Zimmer zurückzieht. Auch Eisbeutel auf der Stirne oder dem Nacken können eine gewisse Linderung bringen. Ein kurzer Erholungsschlaf kann manchmal den Anfall zum Verschwinden bringen. Beim Spannungskopfweh kann ein Spaziergang an der frischen Luft die Beschwerden zum Abklingen bringen. Auch warme Umschläge auf die verspannte Nackenmuskulatur und eine sanfte Massage von Stirne und Nacken können helfen. Manchmal lösen auch Akupressur, Fussreflexzonenmassage oder autogenes Training das Kopfweh.

Medikamente
Schmerzmedikamente können bei einem akuten Kopfwehanfall manchmal recht gut helfen. Wie immer der Charakter des Schmerzes ist, man soll es zuerst mit einfachen Schmerzmitteln versuchen. Günstig sind Aspirin, Alcazyl, Panadol, Treuphadol, aber auch Brufen und Dolocyl. Wenn nach 30 Minuten keine Besserung eintritt, kann man eine zweite Tablette einnehmen.

Beim Migräneanfall braucht es meist andere Mittel. Man soll mit dem Hausarzt besprechen, welche Produkte einen starken Anfall stoppen können. Die neuen Medikamente Imigran, Zomig, Naramig usw. können bei den ersten Symptomen einer Migräne eingenommen werden, um den Anfall zum Abklingen zu bringen. Wenn die Beschwerden nach einer Stunde nicht verschwunden sind, ist eine zweite Tablette erlaubt. Auch Kombinationen von Mitteln gegen Schmerzen und Übelkeit (z.B. Migralève, Migpriv) können eine günstige Wirkung gegen einen Migräneanfall haben.

Chronisches Kopfweh
Ein grosses Problem ist die medikamentöse Behandlung bei Menschen, die sehr häufig Kopfweh und Migräne haben. Wer regelmässig Schmerz-, Beruhigungs- oder Migränemittel einnimmt, läuft Gefahr, dass diese Medikamente das Kopfweh eher verschlimmern. Es entsteht eine Abhängigkeit von Schmerzmitteln. Dabei tritt sofort Kopfweh auf, wenn die Wirkung des Mittels abklingt. Das kennt man besonders gut bei Kombinationspräparaten, also Mitteln, die neben dem Schmerzmittel auch Koffein, Kodein oder Barbiturate enthalten. Sie lösen einen eigentlichen Teufelskreis mit Kopfweh und Medikamenten aus.

Man kennt Kopfweh als Folge regelmässiger Medikamenteneinnahme auch bei Aspirin, Novalgin, Alcazyl, Panadol, Treuphadol usw. Wer chronisches Kopfweh hat und regelmässig Schmerzmedikamente einnimmt, sollte sich beim Arzt Hilfe holen. Es kann sein, dass erst dann eine Besserung der chronischen Kopfschmerzen erreicht werden kann, wenn man einen Medikamentenentzug zu Stande bringt.

Sinnvolle Massnahmen
Wer unter chronischem Kopfweh leidet, soll nicht meinen, ein Arzt oder ein Heiler könne sein Problem leicht lösen. Das muss man in erster Linie selbst tun. Dabei ist es immer gut, wenn man einen Berater hat, der einen mit seiner Erfahrung auf dem schweren Weg unterstützt. Man muss wissen, dass Menschen, die für Kopfweh anfällig sind, besonders empfindlich auf alle Formen von Wechseln und Veränderungen reagieren. Man muss also lernen, mit einem gleichmässigen Tagesablauf zu leben. Wichtig sind auch regelmässige Pausen, genügend Schlaf und Freizeit.

Entspannung
Man sollte sich daran gewöhnen, dass man die Muskeln und den ganzen Körper entspannen und lockern kann. Autogenes Training, Yoga, Kinesiologie und regelmässiger Sport sind günstig. Aber auch bei der Ernährung soll grosser Wert auf Regelmässigkeit gelegt werden. Ganz allgemein soll man lernen, Nein zu sagen und sich nicht ständig von Verpflichtungen erdrücken zu lassen.

Prävention
Bei einer starken Migräne gibt es die Möglichkeit einer medikamentösen Basisbehandlung, die über mehrere Monate durchgeführt werden muss. Besonders bewährt hat sich Inderal. Aber auch Dihydergot oder Sibelium werden dafür manchmal noch eingesetzt. Damit kann nicht selten eine deutliche Abnahme der Anfallhäufigkeit erreicht werden.

Wer häufig Kopfschmerzen hat, muss eine neue Einstellung zu seiner Gesundheit finden. Das ist nicht einfach. Deshalb soll man sich Hilfe von einem erfahrenen Hausarzt oder Neurologen holen. Denn das Leben ohne Kopfweh ist viel attraktiver, und für dieses Ziel lohnen sich auch grössere Anstrengungen.

Leider ist ein kopfwehfreies Leben nicht für alle Menschen möglich. Es gibt Migränepatienten, die alles tun, was eine Besserung verspricht. Und doch bleibt die Migräne ein treuer Begleiter. Trotzdem soll man den Mut nicht verlieren und immer wieder einen Behandlungsversuch wagen. Glücklicherweise verliert sich die Migräne häufig, wenn man älter wird.

KRAMPFADERN (VARIZEN)

Krampfadern sind Erweiterungen der im Unterhautgewebe der Beine liegenden oberflächlichen Venen. Sie führen zu Funktionsstörungen im venösen System und damit zu verschiedenartigen Krankheitssymptomen. Es gibt unterschiedliche Behandlungsmöglichkeiten, um die Beschwerden zu bessern oder Krampfadern zum Verschwinden zu bringen.

Entstehung

Da der Mensch einen aufrechten Gang hat, muss das Blut aus den Beinen gegen die Schwerkraft zum Herz zurücktransportiert werden. Damit das funktioniert, braucht es im venösen Gefässsystem der Beine einen komplizierten Pumpmechanismus. So findet man im Venensystem der Beine eine grosse Zahl von Ventilklappen, die dafür sorgen, dass das Blut nur von der Oberfläche in die Tiefe und von den Füssen Richtung Herz fliessen kann. Die Muskeln der Unter- und Oberschenkel aktivieren den venösen Rückfluss und pumpen das Blut aus den Beinen in den Bauchraum Richtung Herz. Nur wenn sich ein Mensch regelmässig bewegt und seine Beinmuskeln aktiviert, kann dieser Mechanismus problemlos funktionieren.

Wenn es aber zu einer Störung in diesem ausgeklügelten Pumpsystem kommt, versackt das Blut in die oberflächlichen Venen. Dadurch kommt es zur Erweiterung einzelner Venenbereiche oder des ganzen Venensystems. Diese mehr oder weniger stark erweiterten oberflächlichen Venen nennt man Krampfadern (Varizen). Diese treten auf, wenn die Ventile in den Venen nicht mehr richtig funktionieren oder die tiefen Venen durch ein Blutgerinnsel oder einen Unfall verschlossen oder stark erweitert sind.

Eine wichtige Rolle für die Entstehung von Krampfadern spielt die Vererbung. Es gibt Menschen, die unter einer Veranlagung leiden, welche ihr Bindegewebe schwächt und zu einer Veränderung der Venenventile führt. Es gibt Faktoren im Leben, welche diese Entwicklung noch verschlimmern. Wer eine sitzende oder stehende Tätigkeit ausübt, ist für die Bildung von Varizen besonders gefährdet. Auch Frauen, die mehrmals geboren haben oder übergewichtig sind, leiden vermehrt darunter.

Häufigkeit

Krampfadern sind ausserordentlich häufig und treten umso öfter auf, je älter man ist. Von den 20-Jährigen leiden schon 20 Prozent und von den 60-Jährigen schon vier Fünftel unter mehr oder weniger starken Störungen des oberflächlichen Venensystems.

Beschwerden
Vereinzelte Krampfadern sind ziemlich harmlos und machen meist kaum Beschwerden. Manchmal können leichte Schmerzen im Bereich der erweiterten Vene auftreten.

Bei schwereren Formen kommt es hingegen zu Müdigkeit, Schwere und Spannungsgefühl in den Beinen. Diese Beschwerden zeigen sich vor allem nach längerem Sitzen oder Stehen. Die Krampfadern können schmerzen, die Haut juckt, die Beine schwellen an, und in der Nacht treten Wadenkrämpfe auf.

Diese Symptome können sich bei der Einwirkung von Wärme noch verschlimmern. Auch Hormoneinflüsse (zweite Zyklushälfte, Hormonpräparate) verstärken die Beschwerden. Vor allem Frauen leiden zusätzlich darunter, dass die Krampfadern das Aussehen der Beine stören. Das tut zwar nicht weh, muss aber bei der Planung von Therapiemassnahmen als wichtiger Faktor mitberücksichtigt werden.

Komplikationen
In den Krampfadern bleibt das venöse, sauerstoffarme Blut praktisch liegen. Durch diese Mangelversorgung der umliegenden Gewebe verändert sich mit den Jahren die Qualität der Haut des Unterschenkels. Es kommt zu einer braun-blauroten Verfärbung. Die Haut wird zudem dünn und pergamentartig. Nicht selten bildet sich in der Folge ein Ekzem vor allem in der unteren Hälfte des Unterschenkels. Eine noch schlimmere Komplikation von Krampfadern sind so genannte offene Beine. Darunter versteht man Hautgeschwüre im Bereich der Unterschenkel. Sie haben die Tendenz, bei fehlender oder unpassender Therapie rasch grösser zu werden. Sie sprechen nur schlecht und sehr langsam auf Behandlungsmassnahmen an.

Krampfadern können auch zu oberflächlichen Thrombosen führen. Dabei kommt es zur Bildung eines Blutgerinnsels in der erweiterten Vene. Dies führt zu starken Entzündungszeichen mit Verhärtung, Rötung und Schmerzhaftigkeit des verschlossenen Venenteils. Im Gegensatz zu einer Thrombose der tiefen Beinvenen, die sich durch eine plötzliche Schwellung des betroffenen Unterschenkels äussert und die Gefahr einer Lungenembolie mit sich bringt, sind oberflächliche Thrombosen im Allgemeinen harmlos. Sie sprechen gut auf lokale kühlende Behandlungen an. Gefürchtet sind hingegen Blutungen aus verletzten Krampfadern. Dabei kann sehr rasch viel Blut austreten. Da hilft nur eines: Sich sofort hinlegen, das Bein hoch lagern und mit Gaze und einer elastischen Binde komprimieren.

Behandlungsmöglichkeiten
Wenn man am Abend schwere Beine hat, bringt Liegen und Hochlagern eine spürbare Linderung. Auch kalte Umschläge oder Güsse mit kühlem Wasser können helfen. Günstig ist, wenn man sich schon tagsüber immer wieder bewegt und nicht einfach stundenlang herumsteht oder sitzt. Letzteres führt zu Stauungen mit Schmerzen und lästiger Schwere der Unterschenkel.

Der Arzt wird Patienten und Patientinnen mit stärkeren Krampfadern und deutlichen Beschwerden raten, elastische Binden oder Kompressionsstrümpfe zu tragen. Meist reicht das Einbinden der Unterschenkel. Gerade bei eher übergewichtigen Patienten ist das Komprimieren der Oberschenkel äusserst mühsam bis unmöglich, auch wenn es für die Verbesserung der venösen Zirkulation günstig wäre.

Medikamente

Der Hausarzt kann auch Medikamente verschreiben, welche manchmal die Spannungen, die Müdigkeit und Schmerzen lindern können. Meist werden Kastanien-Extrakte (z.B. Venoruton, Mediaven usw.) oder Antistax (Extrakte aus rotem Weinlaub) verschrieben. Die Wirkung dieser Produkte ist noch ziemlich umstritten. Gewisse Spezialisten sind sogar überzeugt, dass sie nur wirken, wenn man ganz fest daran glaubt. Eine Behandlung mit Gels oder Salben (z.B. Thrombocid Salbe, Venoruton Gel oder Reparil Gel) kann hingegen bei Entzündungen der Venen deutliche Besserung bringen.

Veröden

Durch Veröden können kleinere und feinere Krampfadern wenigstens vorübergehend zum Verschwinden gebracht werden. Der Venenspezialist spritzt dabei ein verätzendes Medikament in die erweiterte Vene und schädigt damit die Venenwand so stark, dass es zu einer Verklebung des Gefässes kommt. Das Veröden eignet sich vor allem für die Behandlung von vereinzelten Varizen oder feinen erweiterten Venengeflechten (Besenreiser-Krampfadern) vor allem im Bereich der Oberschenkel.

Operation der Krampfadern

Die Operation wird vor allem empfohlen und ist sinnvoll, wenn eine schwerere Form von Krampfadern vorliegt, wenn also das ganze Bein von den Leisten bis zum Fuss verschiedenste Krampfadern oder sogar ganze Geflechte zeigt und die Beschwerden beträchtlich und ständig sind. Die Operation ist auch nötig, wenn ein Unterschenkelgeschwür nicht heilen will oder wenn die Betroffenen sich durch das veränderte Aussehen der Beine stark gestört fühlen.

Die Operation kann heute gut ambulant und mit örtlicher Betäubung durchgeführt werden. Der Chirurg macht nur ganz kleine Schnitte und zieht durch diese die erweiterten Venenstränge aus dem Unterhautgewebe heraus. Nach der Operation kann man sofort wieder gehen, und die Schmerzen bleiben in einem erträglichen Rahmen.

Wann operieren?

Eine Operation ist nur bei schwereren Fällen ratsam. Wer Zweifel hat, ob eine Krampfaderoperation zu Recht vorgeschlagen wurde, tut gut daran, sich vom Hausarzt oder von einem anderen Beinspezialisten nochmals beraten zu lassen (zweite Meinung einholen). Bei der Beurteilung darf nicht vergessen werden, dass auch nach einer Operation eventuell erneut Krampfadern auftreten können. Wenn zu früh operiert wird, vor allem wenn eine Frau noch Schwangerschaften vor sich hat, kann man vom Ergebnis schon nach kurzer Zeit ziemlich enttäuscht sein.

Die Operation von Krampfadern eilt nie. Man hat also immer Zeit, sich zuvor gut informieren zu lassen und im Zweifelsfall einen zweiten Arzt zur Beratung beizuziehen. Bei der Behandlung von Krampfadern soll nicht allein auf das störende Aussehen, sondern vor allem auch auf die Stärke der Beschwerden Rücksicht genommen werden.

KREBS: WAS IST DAS EIGENTLICH?

Mit dem Begriff Krebs wird in der Umgangssprache ein bösartiges Geschwulstleiden benannt. Diese Bezeichnung ist ein Sammelbegriff für rund 150 unterschiedliche Krankheiten verschiedenster Art. Man versteht darunter ebenso heilbare Krankheiten (Basaliom = Hautkrebs) wie sehr schwere und hoffnungslose Leiden (Krebs der Bauchspeicheldrüse oder der Speiseröhre).

Entstehung von Krebs

Jeder Mensch besteht aus rund 100 Billionen (14-stellige Zahl) Körperzellen. Jede einzelne Zelle verfügt über einen doppelten Satz des gesamten Erbgutes in 46 Chromosomen. Jede Zelle hat auch einen genau definierten Auftrag im Organismus. Eine Hautzelle hat ganz andere Aufgaben als eine Nieren- oder Gehirnzelle. Diese speziellen Funktionen sind im Erbgut festgelegt.

Krebs entsteht, wenn bei der Zellteilung ein Irrtum bei der Übermittlung dieser komplizierten Informationen vorkommt. Dadurch fügt sich die neue Zelle mit den falschen Aufträgen nicht mehr in die Ordnung des Organismus ein. Manchmal stirbt sie einfach ab. Oft aber kommt es zu einer unkontrollierten Teilung und zum Entstehen einer wilden Wucherung. Diese Geschwulst dringt ins umliegende Gewebe ein und kann es zerstören. Häufig kommt es auch zum Ablösen von Zellverbänden, die sich über die Blut- oder Lymphgefässe im Körper ausbreiten. In diesem Fall spricht man von Ablegern oder Metastasen.

Ursachen

Damit sich eine normale Körperzelle in eine Krebszelle verwandelt, sind meist mehrere Schritte notwendig. Dieser Prozess braucht einen längeren Zeitraum. Meistens wirken mehrere Faktoren zusammen, bis eine Krebsgeschwulst zu wachsen beginnt. Oft wird die Umwandlung durch schädigende Einwirkungen von aussen ausgelöst.

Der bekannteste Krebsrisikofaktor ist das Rauchen. Teer, Arsen und andere Schadstoffe im Tabakrauch führen zu einer jahrelangen Belastung und Schädigung der Bronchialschleimhaut. Die Zellteilung und die Übertragung von Informationen auf neue Zellen wird dadurch schwieriger. Sobald sich die Irrtümer häufen, kann es zur Entstehung einer Krebsgeschwulst in den Lungen kommen.

Auch verschiedene chemische Stoffe können eine Krebsbildung im Organismus auslösen. Bekannt ist das Auftreten von Blasenkrebs bei Anilinarbeitern. Auch Asbest führt zu Lungenkrebs bei Menschen, die mit diesem Isolationsmaterial gearbeitet haben. Schliesslich können Teer und Russ bei Kaminfegern zu Hautkrebs führen.

Sogar gewöhnliche Krankheitserreger (Viren) können für die Entstehung von Krebs verantwortlich sein. Der Aidserreger (HI-Virus) kann in der Haut eine besondere Krebsart (Kaposi-Sarkom) auslösen. Das Hepatitis-B-Virus führt bei gewissen Menschen zu Leberkrebs, und ein besonderes Warzenvirus (Papilloma-Virus) ist für die Entstehung des Gebärmutterhalskrebses verantwortlich.

Die Ultraviolettstrahlung des Sonnenlichts kann Hautkrebs verursachen. Radioaktive Strahlen (Atombombe, Atomunfall, Röntgenstrahlen) können Krebs in den blutbildenden Organen und in der Schilddrüse auslösen. Schliesslich können sogar die Ernährung (stark grilliertes Fleisch oder Fisch) und übermässiger Alkoholkonsum Krebs verursachen. Für viele Krebsarten ist die Ursache noch unbekannt.

Krebs – erblich?
Die meisten Krebsarten sind nicht erblich bedingt, sondern auf einigermassen klar definierte, schädliche Einwirkungen während des Lebens zurückzuführen. Das bedeutet, dass Krebskrankheiten häufig eine individuell völlig verschiedene Entstehungsgeschichte haben.

Trotzdem gibt es Krebsformen, bei denen die Bereitschaft zur Krebserkrankung in bestimmten Familien grösser ist. Vermutlich spielen beim Auftreten dieser Krebsarten bestimmte Erbfaktoren eine gewisse Rolle. Bekannt ist dieser Mechanismus vor allem beim Brustkrebs. Aus heutiger Sicht spielen bei seiner Entstehung erbliche und hormonelle Faktoren eine wichtige Rolle. Manchmal scheinen die Hormone für die Entstehung der Brustkrebserkrankung wichtiger, manchmal ist die Veranlagung offenbar entscheidender.

Auch beim Darmkrebs spielt die Vererbung eine Rolle. In gewissen Familien kommt es öfter und schon früh im Leben zur gehäuften Bildung von Schleimhautausstülpungen (Polypen) im Dickdarm. Diese Veränderungen bilden die Grundlage für die Entstehung von Dickdarmkrebs. Auch die Art der Ernährung spielt eine gewisse Rolle.

Psyche: Kann sie Krebs auslösen?
Alles, was man bis heute über den Krebs weiss, deutet darauf hin, dass eine Krebsentstehung allein auf Grund von seelischen Belastungen nicht denkbar ist. Trotzdem kann davon ausgegangen werden, dass beim komplizierten Vorgang der Entstehung einer Krebszelle seelische Vorgänge einen Einfluss haben können.

Man nimmt an, dass Krebs auch entsteht, wenn das Abwehrsystem nicht mehr in der Lage ist, Krankheitserreger (Bakterien, Viren) und geschädigte Zellen (potenzielle Krebszellen) ausfindig zu machen und zu zerstören. Die Erfahrung zeigt, dass die Leistungsfähigkeit des Immunsystems bis zu einem gewissen Grad von der seelischen Verfassung des Menschen abhängt. Gestresste und unausgeglichene Menschen sind für Krankheiten deutlich anfälliger.

Trotzdem ist es falsch und verletzend, einem Krebspatienten vorzurechnen, dass er letztlich für das Auftreten seiner Krankheit selbst verantwortlich sei. Zu kompliziert und undurchsichtig ist im Einzelfall die Geschichte der Entstehung einer solchen Krankheit.

Sicher ist hingegen, dass eine Krebskrankheit eine grosse seelische Belastung für die betroffenen Patientinnen und Patienten darstellt. Wenn die Diagnose Krebs gestellt wird, kann das zu grosser Angst vor dem Sterben führen. Eine persönliche Krise und sogar eigentliche Depressionen können die Folge sein. Der Krebsdiagnose haftet noch immer der Ruf der unberechenbaren, häufig unheilbaren Krankheit an. Dies ist heute zum Glück meist nicht mehr der Fall.

Gibt es Frühsymptome?
Leider verursachen die meisten Krebskrankheiten in der Anfangsphase keine typischen Symptome. Trotzdem gibt es Veränderungen im Körper, bei denen man an eine Krebskrankheit denken muss. Wenn auf der Haut Knoten oder Pigmentflecken plötzlich stark wachsen, Juckreiz auslösen, gerötet sind oder bluten und wenn Geschwüre nicht heilen wollen, muss an Krebs gedacht werden. Wenn in der Brustdrüse Verhärtungen getastet werden, wenn Lymphknoten sich vergrössern und wenn der Arzt bei der Untersuchung der Prostata Verhärtungen feststellt, besteht ebenfalls ein gewisser Krebsverdacht.

Wenn ein Raucher über längere Zeit ständig hustet, ist eine Röntgenkontrolle der Lungen angezeigt. Auch wenn Menschen plötzlich ohne Erklärung an Gewicht verlieren, könnte eine bösartige Neubildung im Magen-Darm-Trakt die Ursache dafür sein. Schliesslich sind auch leichte Blutverluste durch den Darm oder die Scheide verdächtige Symptome, die unbedingt nach rascher und kompetenter Abklärung rufen. Wenn plötzlich Lähmungen oder ein epileptischer Anfall auftreten, muss an eine Neubildung im Gehirn gedacht werden.

Bewährte Vorsorgeuntersuchungen
Von einer guten Vorsorgeuntersuchung muss gefordert werden, dass eine krebsartige Veränderung schon in einer Phase entdeckt wird, in der noch keine Organzerstörung vorliegt, keine Ausbreitung im Körper erfolgt ist und eine Behandlung noch Erfolg versprechend ist.

Leider gibt es bis heute praktisch noch keine ideale Krebsprävention in diesem Sinn. Am ehesten erfüllt diese Anforderungen der jährliche Krebsabstrich bei den Frauen. Bei dieser Untersuchung kann eine verdächtige Veränderung schon festgestellt werden, bevor die erste Krebszelle entstanden ist. Relativ erfolgversprechend ist auch die regelmässige Kontrolle von Hautflecken und -gewächsen durch den Haus- oder Hautarzt. Dabei können schon früh verdächtige Veränderungen wahrgenommen, diagnostiziert und behandelt werden.

Weniger treffsicher ist die Untersuchung des Stuhls auf Blut. Geeigneter wäre die Darmspiegelung zur Feststellung von Polypen und Dickdarmkrebs, doch ist diese Massnahme als generelle Vorsorgeuntersuchung zu aufwändig und zu teuer. Das regelmässige Abtasten der Brust und die Mammografie (Röntgenuntersuchung der Brust) fördern noch viel zu wenig Frühformen des Brustkrebses an den Tag. Auch durch das Abtasten der Prostata und die Röntgenkontrolle der Lungen bei Rauchern können kaum frühe Veränderungen diagnostiziert werden. Leider gibt es bis heute auch kaum Bluttests, die zuverlässige Hinweise auf frühe Krebskrankheiten geben können. Am ehesten kann bei einem erhöhten Prostata-

Blutwert auf eine krebsige Veränderung des Organs geschlossen werden. Auch wenn die Resultate der genannten Untersuchungen nicht immer sehr zuverlässig sind, müssen sie als sinnvolle Vorsorgemassnahmen empfohlen werden.

Krebsleiden: Aussicht auf Heilung?
Krebs ist kein einheitliches Krankheitsbild, sondern umfasst eine grosse Zahl von verschiedenen Geschwulstleiden. Entsprechend vielfältig und unterschiedlich sind daher auch die Behandlungsmassnahmen. Fast jede Krebserkrankung braucht eine besondere Therapie und jedes betroffene Individuum eine angepasste Behandlung. Die Therapie der Krebskrankheit richtet sich nach dem Wesen des Geschwulstleidens (betroffenes Organ, Grad der Bösartigkeit, Ausbreitung im Körper). Auch die besondere Situation der betroffenen Person muss bei der Wahl der Behandlungsmassnahmen berücksichtigt werden (Alter, Gesundheitszustand, seelische Verfassung, persönliche Wünsche).

Die Erfolgsaussichten der Therapie von verschiedenen Krebsleiden ist unterschiedlich. Insgesamt können heute rund 50 Prozent der Krebskrankheiten geheilt werden. Die Heilungsaussichten sind umso grösser, je früher eine richtige Diagnose gestellt wird. Auch haben Menschen mit einem Lungen-, Magen-, Speiseröhren- oder Bauchspeicheldrüsenkrebs eine sehr viel schlechtere Prognose als Patienten mit Haut-, Gebärmutter-, Lymphdrüsen- und Blutkrebs.

Wann ist eine operative Behandlung sinnvoll?
Bei der Behandlung von Krebsleiden ist die Operation mit vollständiger Entfernung der bösartigen Geschwulst das häufigste Vorgehen. Wenn ein Krebs in seiner Frühphase total entfernt werden kann, darf oftmals mit der Heilung gerechnet werden (z.B. Basaliom = Hautkrebs, Frühstadium des Prostatakrebses, Vorstadium des Gebärmutterhalskrebses). Auch andere Krebskrankheiten werden operativ behandelt, obschon der Verdacht besteht, dass die Krankheit wiederkommt oder sich im Körper bereits ausgebreitet hat (z.B. Brust-, Lungen-, Dickdarm- und schwarzer Hautkrebs). Wenig sinnvoll ist eine Operation, wenn das krebsige Gewächs schon stark in die Umgebung eingedrungen ist oder Ableger im ganzen Körper festgestellt worden sind.

Bestrahlung: Besser als ihr Ruf
Die Strahlentherapie wird bei Krebsleiden oft empfohlen und angewendet. Sie wirkt lokal im bestrahlten Bereich. Die Krebszellen werden durch radioaktive Strahlen deutlich stärker geschädigt als normale Körperzellen, die sich rasch erholen können. Der Spezialarzt kennt ganz verschiedene Strahlenarten und Techniken. Aus seiner grossen Erfahrung kann er die Therapieform zur Anwendung bringen, die den grössten Erfolg verspricht.

Strahlentherapie ist vor allem Erfolg versprechend bei oberflächlichen Geschwülsten (Haut, Schleimhaut, Gebärmutter, Prostata). Auch tief liegende, bösartige Tumoren können mit einer gezielten Strahlenbehandlung geschädigt und manchmal geheilt werden (Hirntumor). Schliesslich gibt es die Möglichkeit, in der Umgebung eines herausgeschnittenen Krebsherdes mögliche lokale Ableger zum Verschwinden zu bringen (Brustkrebs). Die Strahlentherapie von Krebsleiden hat in letzter Zeit sehr grosse Fortschritte gemacht und die Aussichten auf einen günstigen Verlauf oder sogar Heilung vieler Krebsarten deutlich verbessert.

Chemotherapie: Häufig erfolgreich
Unter Chemotherapie versteht man die Behandlung von Krebsgeschwülsten oder ihrer Ableger mit chemischen Substanzen und hormonartigen Wirkstoffen. Das Ziel der Verabreichung dieser Medikamente besteht in der gezielten Schädigung der Krebszellen. Der Vorteil dieser Behandlungsart besteht darin, dass durch die verabreichten Substanzen die Krebszellen im ganzen Körper erreicht werden können. Daher wird eine Chemotherapie vor allem dort eingesetzt, wo sich ein Prozess vermutlich schon auf andere Organe ausgebreitet hat (Brustkrebs, Prostata) oder grosse Körperbereiche befällt (Leukämie, Lymphknotenkrebs). Grosse Tumormassen können vor einer Operation mit einer Chemotherapie verkleinert werden.

Die Chemotherapie ist bei gewissen Krebsformen sehr erfolgreich. Bei einer akuten Leukämie (Blutkrebs), beim Hoden- und beim Prostatakrebs kann in rund 75 Prozent der Fälle eine günstige Wirkung und manchmal sogar eine Heilung erreicht werden.

Grosse Hoffnung setzt die Forschung darauf, dass schon in absehbarer Zeit Stoffe entwickelt werden können, die Krebszellen im Körper wahrnehmen und gezielt zerstören. Diese Medikamente würden nach dem Prinzip von Impfungen funktionieren und versprechen grosse Fortschritte in der Krebsbehandlung.

Alternative Behandlungsmethoden
Immer wieder wird in der Boulevardpresse berichtet, dass endlich ein alternatives Wundermittel gegen Krebs entdeckt worden sei. Auch in Kräuterbüchern kann man sichere Heilkräutertee-Rezepte gegen gewisse Krebsleiden finden. Solche Versprechungen lösen bei Betroffenen grosse Hoffnungen aus. Leider muss festgestellt werden, dass es bis heute solche Wundermittel nicht gibt. Auch wenn einzelne Menschen immer wieder über einen erstaunlichen Verlauf ihres Krebsleidens berichten, gibt es für verschiedene Arten von Krebs bis heute keine sicheren und Erfolg versprechenden Behandlungen.

Trotzdem können komplementärmedizinische Behandlungsmethoden als Ergänzung zu den gebräuchlichen schulmedizinischen Therapien eine wichtige Rolle spielen. Sie machen es möglich, dass der Patient oder die Patientin selbst etwas unternimmt, um seiner bösartigen Geschwulst etwas entgegenzuhalten. Häufig bleiben Krebspatienten bei der schulmedizinischen Therapie in einer passiven Haltung. Es ist aber wichtig, dass die Betroffenen alle eigenen körperlichen und seelischen Kräfte gegen den bösartigen Angreifer mobilisieren. Man muss das Schicksal selbst in die Hände nehmen!

In diesem Sinn ist es wichtig, für eine gesunde, ausgewogene Ernährung zu sorgen, auch wenn bis heute keine Erfolg versprechende krebsheilende Diät bekannt ist. Auch muss mit genügend Entspannung, Schlaf und Ferien für eine Harmonie im Leben gesorgt werden. Oft können auch Akupunktur, Homöopathie und anthroposophische Heilmittel (z.B. Iscador) die inneren Abwehrkräfte stärken und die Therapiemassnahmen unterstützen.

Psyche: In die Therapie einbeziehen

Wenn eine Krebskrankheit vorliegt, muss bei der Therapie nicht nur an die Krebszellen, sondern an den ganzen betroffenen Menschen gedacht werden. In den meisten Fällen ist es richtig, dem Patienten oder der Patientin vom ersten Moment an die volle Wahrheit zu sagen. Er oder sie müssen sich auf die neue Lebenssituation einstellen und das ganze Vorgehen mitbestimmen und mitgestalten können.

Alle diagnostischen und therapeutischen Schritte müssen eingehend besprochen und positive und negative Auswirkungen offen diskutiert werden. Ein Krebskranker muss in jeder Phase seines Leidens über die wichtigen Befunde, über geplante Therapiemassnahmen und über Erfolgsaussichten von Behandlungen informiert sein.

Beim Umgang mit einer krebskranken Person muss darauf geachtet werden, dass sich nicht das ganze Geschehen nur noch um ihren Krebs dreht. Man soll alles tun, dass auch dem gesunden, dem lebenshungrigen Teil des oder der Betroffenen genügend Beachtung geschenkt wird. Wenn immer möglich sollen einem aussichtslos Kranken noch alle möglichen Wünsche erfüllt werden. Dies macht ihn ruhiger und erleichtert ihm den Abschied von seinen Angehörigen und lieben Freunden.

KREBSKRANKHEITEN BEI KINDERN

Krebsleiden sind bei Kindern glücklicherweise eher selten. Umso mehr ist es jeweils für die ganze Familie ein schwerer Schock, wenn diese Diagnose bei einem Kind gestellt wird. In den letzten Jahren sind die Möglichkeiten der Medizin besser geworden, diese schweren Krankheiten zu heilen oder wenigstens deren Verlauf deutlich zu verbessern.

Am häufigsten: Leukämie

Die häufigste bösartige Krankheit beim Kind ist der Blutkrebs (Leukämie). Dabei kommt es zu einer ungehemmten Vermehrung von unreifen Blutzellen. Diese verdrängen die gesunden Blutkörperchen aus dem Knochenmark und wandern ins Blut, in die Leber, die Milz und die Lymphknoten ein.

Die roten und die weissen und Blutzellen und auch die Blutplättchen entwickeln sich im Knochenmark aus so genannten Stammzellen. Bei diesem Reifungsprozess können Störungen auftreten, bei denen sich unreife Zellen plötzlich nicht mehr an den Ordnungsplan des menschlichen Organismus halten und sich wild vermehren. Die daraus resultierende Krankheit, die Leukämie, tritt in ganz verschiedenen Formen auf.

Symptome

Die typischen Beschwerden, die auf eine Leukämie hinweisen, entstehen durch den Mangel an gesunden Blutzellen. Weil zu wenig rote Blutkörperchen vorhanden sind, kommt es zu einer Blutarmut. Diese äussert sich durch eine auffällige Blässe der Haut sowie Müdigkeit und Schwäche. Das Fehlen von funktionstüchtigen weissen Blutkörperchen führt zu einer schlechten Abwehr gegen Infektionen. Die alltäglichen Hautverletzungen heilen schlechter, oder man beobachtet eine erhöhte Anfälligkeit für Infektionskrankheiten. Der Mangel an Blutplättchen löst schliesslich Störungen der Blutgerinnung aus. Es entstehen blutunterlaufene Stellen an verschiedenen Orten des Körpers oder flohstichartige Blutungen in der Haut.

Diagnose der Leukämie

Die Diagnose der Leukämie ist meist relativ einfach. Der Hausarzt kann mit einer Blutuntersuchung feststellen, ob typische Veränderungen im Blutbild vorhanden sind. Manchmal kann eine Knochenmarkpunktion zusätzliche Informationen über die Art der Leukämie bringen.

Lymphknotenkrebs
Eine weitere Krebsform beim Kind sind bösartige Krankheiten der Lymphknoten. Dabei kommt es zur langsamen, meist schmerzlosen Vergrösserung eines oder mehrerer Lymphknoten, z.B. am Hals, in den Achselhöhlen oder in den Leisten. Auch im Brustraum und im Bauch können Lymphknoten stark wachsen. Dabei treten beim kleinen Patienten häufig chronisches Fieber, Müdigkeit, Appetitlosigkeit, Bauchweh und – bei Knoten im Brustraum – Husten und Atemnot auf. Die Diagnose kann vom Arzt auf Grund einer Untersuchung von Gewebe aus einem betroffenen Lymphknoten gestellt werden.

Weitere Krebsarten
Im Weitern gibt es beim Kind bösartige Nierengeschwülste, die der Arzt an einer raschen Vergrösserung und Verhärtung des Bauchs erkennen kann. Im Urin von nierenkrebskranken Kindern findet man häufig Blut. Ein solcher Krebs bildet sich auf der Basis von unreifem Nierengewebe, das plötzlich unkontrolliert wächst.

In seltenen Fällen kann beim Kind auch ein Hirntumor auftreten. Er kann sich an den verschiedensten Stellen im Kopf entwickeln. Ein Hirntumor zeigt sich gewöhnlich zuerst mit einem epileptischen Anfall. Auch häufiges Erbrechen, starkes Kopfweh, Seh- und Gleichgewichtsstörungen können auf eine Geschwulst im Kopf hinweisen. Schliesslich treten auch leichte Verhaltensänderungen auf. Die Diagnose kann durch eine genaue körperliche Untersuchung und mit einer Hirnstromkurve oder mit dem Computertomogramm gestellt werden.

Bei Knochengeschwülsten, die sich im Knochenmark oder in der Knochensubstanz entwickeln können, entstehen konstante Schmerzen im kranken Bereich. Nicht selten sind Arme oder Beine davon betroffen. Die Diagnose kann vom Arzt auf Grund eines Röntgenbildes gestellt werden.

Warum Krebs?
Eigentlich ist es erstaunlich, dass bereits Kinder Krebs bekommen können. Bei den Erwachsenen tritt ein Krebs nicht selten als Folge von gesundheitsschädigendem Verhalten auf. Ein klassisches Beispiel ist der Lungenkrebs als Folge des Rauchens. Auch ein Hautkrebs ist oftmals die Folge von häufigem Sonnenbrand. Und ein Blasenkrebs kann durch die Wirkung von Chemikalien entstehen, denen der Körper ausgesetzt ist.

Beim Kind ist das anders. Da entsteht ein Krebs meist auf Grund eines Fehlers in der Organanlage. Mögliche Ursache ist aber auch ein Versagen des Abwehrsystems. Dieses sollte wie ein Polizist darüber wachen, dass sich keine Krebszellen entwickeln können, und dafür sorgen, dass veränderte Zellen sofort zerstört werden.

Grosse Belastung für das Kind
Für die Eltern ist es schwierig, dem betroffenen Kind klar zu machen, dass es schwer krank ist. Besonders belastend wird die Situation, wenn ein Spitalaufenthalt nötig wird. Dies kann vielleicht zum ersten Mal zu einer Trennung von den Eltern führen. Das kleine Kind kann auch schlecht verstehen, dass ihm all die

schmerzhaften Untersuchungen helfen sollen. Zum Glück sind die Kinderspitäler heute so eingerichtet, dass es für die Kinder viel Bewegungsraum gibt und die Eltern den ganzen Tag und – wenn es nötig ist – sogar in der Nacht beim Kind bleiben können.

Behandlung von Krebs

Bei Kindern gilt als oberster Grundsatz, dass bei einer gewöhnlichen Krankheit eine möglichst sanfte Therapie zur Anwendung kommen muss. Das kann man gut verantworten, weil das Kind normalerweise ein sehr potentes Abwehrsystem gegen Infektionen und andere Krankheiten hat.

Sobald aber die Diagnose Krebs gestellt wird, gilt die Regel der sanften Behandlung nicht mehr. Der Krebs bringt im Körper wichtige Gleichgewichte durcheinander und wirkt äusserst zerstörerisch. Auch das Abwehrsystem ist überfordert und dieser bösartigen Krankheit absolut nicht gewachsen. So helfen als Therapie nur relativ aggressive Behandlungen. Es muss also mit starken Nebenwirkungen und Komplikationen gerechnet werden.

Sehr häufig wird versucht, das bösartige Gewächs durch eine Operation möglichst vollständig zu entfernen. Das ist zum Beispiel bei Nierentumoren oder Hirngeschwülsten ein übliches Vorgehen. Bei Leukämie oder Lymphknotenkrebs kommen Operationen hingegen nur bedingt zum Einsatz.

Eine weitere, verbreitete Behandlungsmethode ist die Chemotherapie. Es wird versucht, mit Medikamenten (Zytostatika) die bösartigen Zellen im Körper zu töten. Diese Mittel kommen bei Kindern häufig und erfolgreich zur Anwendung. Der Vorteil der Zytostatika besteht darin, dass im Körper fast alle Krebszellen erreicht und vernichtet werden können. Als Nebenwirkung muss aber in Kauf genommen werden, dass nicht nur die kranken, sondern auch gesunde, sich schnell teilende Zellen abgetötet werden, z.B. Blutzellen. Schliesslich können gewisse Krebsgeschwülste mit Strahlen behandelt werden (z.B. Lymphknotenkrebs).

Meist besteht für ein gewisses Krebsleiden ein bewährtes Behandlungsschema, bei dem verschiedene Methoden kombiniert zur Anwendung gelangen. Die Leukämie wird zum Beispiel mit Chemotherapie und Bestrahlungen behandelt. Wenn der Erfolg nicht zufrieden stellend ist, muss zusätzlich noch eine Knochenmarktransplantation in Betracht gezogen werden. Dafür muss jedoch ein passender Spender zur Verfügung stehen.

Ergänzende Massnahmen

Immer wieder macht man die Erfahrung, dass es für die Heilung eines Krebspatienten nicht genügt, zu operieren oder Chemie einzusetzen. Das sind zwar sehr wirksame und bewährte Therapien, und es gibt dazu auch keine sanfte Alternative. Aber man muss dem Kind zusätzlich mit verschiedenen stützenden Massnahmen helfen, um sein Abwehrsystem zu kräftigen und so die schwere Krankheit zu überwinden. Dabei spielt die seelische Verfassung des Kindes eine wichtige Rolle. Ein Kind, das mitkämpft und sich stark fühlt, hat bessere Heilungsaussichten als ein verzweifeltes, verstörtes Kind, das sich allein gelassen fühlt.

Das kranke Kind braucht auch im Spital viel Wärme und Geborgenheit. Man kann ihm immer wieder die Hand halten, mit ihm zärtlich sein und es massieren. Es soll spüren, dass man es gern hat und es in seiner schweren Zeit nicht allein lässt. Wenn möglich, soll man viel mit ihm spielen und so seine gewohnte Kinderwelt mit Freude und Lachen aufleben lassen. Auch kreative Tätigkeiten sind wichtig: Man kann mit ihm zeichnen, malen, basteln und mit Holz oder Ton arbeiten.

Es soll sich auch am Besuch von kleinen Kolleginnen und Kollegen freuen können, die unbeschwert vom normalen Leben draussen berichten. Auch bunte Blumensträusse, ein geliebtes Bilderbuch, aufmunternde Brieflein, sein Lieblingsessen und andere Überraschungen können den harten Spitalalltag versüssen. Das Kind soll täglich spüren, dass es nicht nur noch aus seinem Krebs besteht, sondern dass es in erster Linie ein kräftiges, lebensfreudiges und fantasievolles Wesen sein darf, das sich nicht durch eine bösartige Krankheit zerstören lassen will.

Viel Geduld erforderlich
Die Abklärung und Behandlung einer Krebskrankheit dauert meist viele Wochen und Monate. Und auch bei der Spitalentlassung steht noch nicht fest, ob die Krankheit definitiv überwunden ist. Das Kind muss auch weiterhin Medikamente einnehmen und sich regelmässig beim Arzt oder im Spital kontrollieren lassen. Je mehr Zeit ohne neue Komplikationen vergeht, umso grösser ist die Chance, dass mit einer Heilung gerechnet werden kann. In dieser Zeit ist jedes positive Untersuchungsergebnis ein weiterer Hoffnungsschimmer für die ganze Familie. Langsam, aber sicher kann die Normalität zurückkehren.

Die Möglichkeiten der Medizin, einen Krebs bei Kindern zu heilen, haben sich in den letzten 20 Jahren gewaltig verbessert. Weit über die Hälfte der kindlichen Krebspatienten und Krebspatientinnen können heute wieder ganz gesund werden. Und es bleibt zu hoffen, dass dieser Anteil weiterhin stark wachsen wird.

LEISTENBRUCH

Viele Leute wissen nicht, was ein Leistenbruch ist. Das kommt daher, dass «Bruch» in der Medizin zwei völlig verschiedene Bedeutungen hat. Man spricht von einem Bruch (Fraktur), wenn ein Knochen entzweigebrochen ist. Als Bruch wird aber auch bezeichnet, wenn eine Darmschlinge durch eine Öffnung oder eine Schwachstelle aus dem Bauchraum z.B. unter die Haut oder in den Hodensack austritt (durchbricht). Der Arzt spricht in diesem Fall von einer Hernie (z.B. Nabelhernie oder Leistenhernie). Eine Leistenhernie kann ein- oder doppelseitig auftreten.

Leistenbruch bei Kindern
Beim Leistenbruch tritt normalerweise eine Darmschlinge durch den Leistenkanal aus dem Bauchraum unter die Haut oder in den Hodensack aus. Auf diesem Weg sind beim Knaben in den ersten Schwangerschaftsmonaten die Hoden in den Hodensack gewandert. Beim männlichen Wesen findet man in diesem Kanal die Samenleiter und Blutgefässe. Gewöhnlich ist dieser Kanal so eng, dass kaum eine Darmschlinge durchtreten kann.

Weil dieser Kanal auch bei den Mädchen angelegt ist, können auch sie einen Leistenbruch bekommen. Bei weiblichen Säuglingen findet man manchmal im Bereich der Leiste einen harten Knoten. Bei der Operation wird festgestellt, dass der Eierstock durch den Leistenkanal ausgetreten ist. Meistens findet man jedoch auch bei Mädchen eine Darmschlinge im Bruchsack.

Leistenbruch bei Erwachsenen
Bei älteren Menschen kann ein Leistenbruch auftreten, weil die Muskulatur und die Sehnenplatte in der Leistengegend geschwächt sind. Der Darm tritt unter die Haut und bei grösseren Brüchen in den Hodensack. Diese Form von Leistenbruch bildet sich vor allem bei Menschen, die einen erhöhten Druck im Bauchraum aufweisen. Das betrifft Menschen mit Übergewicht, chronischem Husten und Verstopfung. Auch Männer, die wegen einer grossen Prostata Mühe mit dem Wasserlösen haben, müssen mit dem Auftreten eines Leistenbruchs rechnen. Bei Frauen bildet sich ein Leistenbruch manchmal während der Schwangerschaft.

Typische Symptome
Häufig äussert sich ein Leistenbruch zuerst mit einem Ziehen, einem Brennen oder einem leichten Schmerz in der Leistengegend. Solche Symptome treten vor allem beim Heben von Gewichten, beim Bücken, beim Husten oder bei längerem Gehen auf. Später stellt man eine etwa aprikosengrosse Schwellung fest, die sich

gewöhnlich problemlos mit der Hand in den Bauch zurückdrücken lässt. Die Darmschlinge zieht sich wieder in den Bauch zurück. Je länger der Leistenbruch besteht, umso grösser wird er. Mit der Zeit gelingt es nicht mehr, den Darm in den Bauch zurückzudrücken. Die Schwellung wird grösser und verbindet sich mit dem Hodensack, der sich stark erweitern kann. Im Extremfall wird der Hodensack orangen- oder sogar grapefruitgross.

Untersuchungen
Wenn der Verdacht auf einen Leistenbruch besteht, ist eine Konsultation des Hausarztes sinnvoll. Dieser wird den Patienten oder die Patientin im Stehen untersuchen, weil der Leistenbruch häufig nur so sicht- und spürbar ist. Damit das Austreten der Darmschlinge festgestellt werden kann, lässt er die Betroffenen wiederholt husten. Mit dem Finger kann er an der Basis des Hodensacks oder an der äusseren Schamlippe die typische Verdickung spüren. Bei Säuglingen ist die Diagnose schwieriger, weil der Finger des Arztes zu grob ist und der Bruch nur in seltenen Fällen äusserlich zu sehen ist. In diesen Fällen muss der Arzt der Aussage der Mutter vertrauen, dass hie und da eine typische Schwellung im Bereich einer Leiste spürbar ist. Bei Schwierigkeiten hilft eine Ultraschalluntersuchung, die richtige Diagnose zu stellen.

Behandlung: Bei Säuglingen möglichst rasch!
Bei Säuglingen ist es wichtig, dass die Diagnose rasch gestellt und die Operation möglichst bald durchgeführt wird. Eine häufige Komplikation des Leistenbruchs in diesem Alter ist das Einklemmen des Bruchs. Dabei verklemmt sich die Darmschlinge im Bruchsack und kann nicht mehr in den Bauch zurückgestossen werden. Dies kann lebensbedrohlich sein.

Diese Komplikation ist in den ersten Lebensjahren häufig. Bei lautem Schreien tritt so viel Darm in den Bruchsack aus, dass die Durchblutung der Darmschlinge nicht mehr genügt und die Gefahr besteht, dass das Darmstück abstirbt. Die Schwellung im Bereich der Leiste ist hart und die Berührung schmerzhaft. Aus einem harmlosen Leistenbruch kann von einem Moment auf den andern eine gefährliche Komplikation entstehen. Man muss sofort den Arzt rufen oder mit dem Kind direkt ins Spital fahren.

Eingeklemmter Bruch: Notfall
Auch bei älteren Kindern und Erwachsenen kann ein Leistenbruch plötzlich einklemmen. Dies kann durch das Anheben eines grossen Gewichtes oder durch einen Hustenanfall ausgelöst werden. Es kommt zu starken Schmerzen im Bereich des Bruchs, und die Schwellung kann durch Druck von aussen nicht mehr zum Verschwinden gebracht werden. Manchmal ist die Geschwulst gerötet, der Betroffene wird blass, schwitzt und leidet unter immer schlimmeren Bauchschmerzen.

Das Einklemmen des Bruchs ist immer ein Notfall und braucht sofortige ärztliche Hilfe. Wenn es dem zugezogenen Arzt nicht gelingt, den Darm in den Bauch zurückzubefördern, ist eine sofortige Spitaleinweisung dringend. Der Bruch muss möglichst rasch operiert werden.

Operation: Immer sinnvoll
Für den Leistenbruch gibt es nur eine sinnvolle Behandlung: die Operation. Immerhin ist beim Erwachsenen das Einklemmen eher selten, aber nie auszuschliessen. Deshalb eilt bei einem eher kleinen Leistenbruch die Operation zwar nicht, aber man sollte sie auch nicht zu weit hinausschieben. Man kann ohne Beschwerden und Komplikationen Monate und Jahre mit dem Leistenbruch leben. Man muss sich aber bewusst sein, dass ein Bruch nie ausheilt. Meistens hat er die Tendenz, langsam zu wachsen und immer mehr Beschwerden zu verursachen.

Spätestens wenn diese Grössenzunahme festgestellt wird oder wenn sich der Bruchinhalt nicht mehr in den Bauchraum entleeren lässt, sollte die Operation organisiert werden. Der Hausarzt kann die Anmeldung in einem geeigneten Spital vornehmen.

Bruchband: Unbefriedigend
Die Operation der Leistenhernie ist über kurz oder lang die einzig sinnvolle Massnahme, um den Leistenbruch zu behandeln und gefährliche Komplikationen abzuwenden. Nur bei alten Menschen, die sich nicht mehr operieren lassen möchten oder wegen ihres Gesundheitszustandes nicht mehr operiert werden können, verzichtet man auf den chirurgischen Eingriff. Hier wird mit einem Bruchband versucht, das Vergrössern und Einklemmen der Leistenhernie zu verhindern. Das Resultat dieser Ersatzbehandlung ist jedoch fast immer ziemlich unbefriedigend.

Typische Operation
Bei der Operation wird in der betroffenen Leiste ein etwa 8 bis 15 cm langer Schnitt gemacht. Der Bruchsack wird geöffnet und der Darm in den Bauchraum zurückgelegt. Dann wird der Bruchsack wieder verschlossen und darüber die Bauchwand mit Hilfe der Bauchmuskulatur verstärkt. Diese Operation wird gewöhnlich in Vollnarkose gemacht und dauert etwa eine halbe Stunde. Der Patient bleibt etwa 5 bis 7 Tage im Spital. Die Arbeitsunfähigkeit beträgt je nach Beruf 3 bis 6 Wochen.

In der ersten Woche nach der Operation können im Bereich der Operationsnarbe noch beträchtliche Schmerzen auftreten. Der aufrechte Gang ist noch sehr mühsam, und die Narbe ist rot und etwas aufgeworfen.

Neue Operationsmethode
Seit einigen Jahren operieren viele Chirurgen den Leistenbruch beim Erwachsenen endoskopisch, also mit der so genannten Schlüssellochtechnik. Durch einen 1 cm langen Schnitt beim Bauchnabel und kleine Hilfsschnittchen auf der Seite des Bauches werden die Operationsinstrumente in den Bauch eingeführt. Bei dieser Methode wird ein Kunststoffnetz vor die geschwächte Bauchwand in der Leistengegend eingenäht.

Diese neuartige Methode hat den Vorteil, dass der Betroffene nach der Operation weniger Schmerzen hat und das Spital schon nach 2 bis 3 Tagen verlassen kann. Auch die Arbeitsunfähigkeit ist deutlich kürzer. Trotzdem ist es noch nicht erwiesen, dass die neue Methode eine eindeutige Verbesserung der Leistenbruchbehandlung darstellt. Man weiss noch wenig über mögliche Operationskomplikationen und Nebenwirkungen des Fremdkörpernetzes, das in den Bauch eingelegt wird und dort lebenslang liegen bleibt. Vorerst kann man einfach feststellen, dass ein Leistenbruch heute auf zwei Arten operiert werden kann und dass beide Methoden ihre Vor- und Nachteile haben.

Rückfälle möglich

Leider kommt es nach der Operation manchmal schon nach wenigen Monaten oder auch erst nach Jahren zu einem Rückfall. Davon betroffen sind vor allem Menschen, die von ihrer Anlage her zu Bindegewebsschwäche neigen. In diesen Fällen muss manchmal erneut operiert werden.

Man kann das Risiko eines Rückfalls vermindern, wenn die Voraussetzungen, die zum Leistenbruch geführt haben, rechtzeitig ausgeschaltet werden. Ein chronischer Husten sollte noch vor der Operation wirksam behandelt werden. Auch eine vergrösserte Prostata, die zu Problemen beim Wasserlösen geführt hat, sollte unbedingt vor dem Leistenbruch behandelt werden. Auch die Reduktion des Körpergewichts vermindert das Risiko eines Rückfalls.

Wichtig ist, dass man nach der konventionellen Leistenbruch-Operation während 4 bis 6 Wochen kein Gewicht über 5 kg hebt und auf sportliche Aktivitäten verzichtet. Erst wenn die Operationswunde gut verheilt ist und das Bindegewebe eine gewisse Festigkeit hat, kann die Belastung wieder langsam gesteigert werden. Diese Massnahme hilft, einen Rückfall zu vermeiden. Bei der neuen Operationsmethode ist dies nicht nötig. Schon nach wenigen Tagen ist eine volle Belastung wieder möglich.

LUNGENKREBS

Lungenkrebs ist meist eine sehr belastende Krankheit. Sie führt bei vielen Betroffenen relativ bald zum Tod. Umso dramatischer ist es, dass sich die Zahl der Lungenkrebspatienten und -patientinnen in den letzten 30 Jahren vervierfacht hat. Lungenkrebs steht heute bei den Männern und Frauen an erster Stelle der Krebstodesfälle. Und dabei gehört diese Krankheit zu den vermeidbaren Gesundheitsstörungen.

Symptome
In der ersten Phase der Lungenkrebskrankheit hat der Betroffene kaum je Beschwerden. Der Krebs kann also höchstens als Zufallsbefund bei einer Gesundheitskontrolle im Lungenröntgenbild festgestellt werden. Wenn beim Patienten oder der Patientin die ersten typischen Symptome auftreten, ist es für eine heilende Behandlung manchmal schon zu spät.

An einen Lungenkrebs muss gedacht werden, wenn ein trockener Husten über mehrere Wochen nicht abklingen will. Auch wer bei Anstrengungen plötzlich nicht mehr genügend Luft bekommt oder im Auswurf blutige Fetzen feststellt, muss als Ursache eine bösartige Geschwulst in den Bronchien in Betracht ziehen. Ist der Krebs schon weiter fortgeschritten, kommt es zu Gewichtsabnahme, grosser Müdigkeit und Muskelschwäche in den Beinen.

Sinnvolle Abklärungen
Es ist empfehlenswert, bei verdächtigen Symptomen schon bald den Hausarzt aufzusuchen. Dieser wird nach der einleitenden Befragung eine sorgfältige körperliche Untersuchung und Blutkontrollen durchführen. Gleichzeitig muss ein Röntgenbild der Lungen gemacht werden. Der Lungenkrebs lässt sich hier als Verschattung im Lungengewebe feststellen. Nicht immer ist die röntgenologische Diagnose im Frühstadium leicht und sofort ganz eindeutig.

Eine Verdachtsdiagnose im Röntgenbild muss durch das Spiegeln der Bronchien und die mikroskopische Untersuchung von Lungengewebsproben bestätigt werden. Dafür muss gewöhnlich ein Lungenspezialist beigezogen werden. Vom Resultat dieser Spezialuntersuchungen hängt ab, welche Behandlung möglich und sinnvoll ist und welche Heilungsaussichten der Patient oder die Patientin hat. Nicht jede Krebsart in den Lungen oder Bronchien ist gleich bösartig.

Ursache
Lungenkrebs wird in den meisten Fällen durch das Tabakrauchen verursacht. Der Teer des Zigaretten-, Zigarren- und Pfeifenrauchs löst nach Jahren in den Zellen

der Bronchialschleimhaut Veränderungen aus, die zu einer krebsartigen Geschwulst führen können. Wer ein Päckchen Zigaretten im Tag raucht, hat im Durchschnitt ein zehnmal höheres Risiko für Lungenkrebs als der Nichtraucher. Bei sehr starken Rauchern und Raucherinnen ist die Wahrscheinlichkeit einer Lungenkrebskrankheit sogar rund dreissigmal grösser.

Todesfälle häufig
Jährlich sterben in der Schweiz rund 3000 Menschen an Lungenkrebs. Häufig sterben die Patienten schon in einem Alter, da sie noch voll im Berufsleben stehen und zu Hause Kinder haben, die Vater oder Mutter noch dringend brauchen. Da das Rauchen auch zahlreiche andere tödliche Krankheiten von Herz und Kreislauf auslösen kann, verlieren die Raucher und Raucherinnen im Durchschnitt fast zehn wertvolle Lebensjahre.

Natürlich gibt es auch Nichtraucher, die an Lungenkrebs erkranken und sterben können. Das ist aber eher selten. Ursache ist häufiges passives Mitrauchen zu Hause oder am Arbeitsplatz, das Einatmen des Isolationsmaterials Asbest und die schädliche Wirkung von radioaktivem Gas (Radon) aus dem Boden, vor allem in den Bergregionen.

Schlechte Heilungschancen
Ein grosser Teil der Lungenkrebspatienten hat leider eine relativ schlechte Prognose. Das bedeutet, dass die ärztlichen Behandlungsmassnahmen nur beschränkt erfolgreich sind. Im Durchschnitt sterben Patienten und Patientinnen mit dieser Krankheit schon rund zwei Jahre, nachdem die Diagnose gestellt wurde. Nur jeder fünfte Betroffene lebt noch fünf Jahre und länger. Die Lungenkrebsart, die in erster Linie durch das Rauchen ausgelöst wird, gilt als besonders bösartig.

Ein Raucher kann also nicht damit rechnen, dass man zum Zeitpunkt der Diagnose eines Lungenkrebses noch rechtzeitig eine erfolgreiche Behandlung durchführen kann. Erfahrungsgemäss bringt die medizinische Behandlung in den meisten Fällen nur noch eine vorübergehende Besserung der Symptome und der Lebensqualität für die verbleibende Zeit bis zum Tod.

Behandlungsmöglichkeiten
Beim Lungenkrebs wird man versuchen, den Lungenteil, in dem sich der Krebs ausbreitet, operativ zu entfernen. Manchmal kommt auch eine Chemotherapie, also eine Behandlung mit krebsstoppenden Medikamenten, zur Anwendung. Schliesslich kann auch eine Bestrahlungsbehandlung Linderung bringen und den dramatischen Verlauf der Krankheit vorübergehend aufhalten. Nicht selten kommen die beschriebenen Methoden kombiniert zur Anwendung. Im fortgeschrittenen Stadium müssen sich die Ärzte manchmal darauf beschränken, die Schmerzen zu lindern und dem Betroffenen zu helfen, dass er beim Atmen noch genügend Luft bekommt. In der Endphase der Krankheit kommt häufig Morphium für die Schmerzbekämpfung zur Anwendung.

Alternative Massnahmen
Leider gibt es auch keine alternativen Therapiemassnahmen, welche die Prognose des Raucherkrebses spürbar verbessern können. Trotzdem ist es sinnvoll, dass Lungenkrebspatienten neben der schulmedizinischen Behandlung alles versuchen, was ihre inneren Kräfte noch stärken kann.

Intensiv leben
Vielleicht kann man noch ruhige, entspannende Ferien machen, die man schon lange geplant, aber nie realisiert hat. Auch ist es wünschenswert, auf eine gesunde, ausgewogene Ernährung zu achten. Regelmässige Bewegung wie Wandern oder Schwimmen kann sich ebenfalls positiv auf den Allgemeinzustand und das körpereigene Abwehrsystem auswirken. Günstig für das innere Gleichgewicht ist auch, sich regelmässig zu entspannen oder sich hie und da von einer feinfühligen Person massieren zu lassen.

Schliesslich soll man sich unbedingt die Zeit nehmen, so viel wie möglich mit seinen Angehörigen und Freunden zusammen zu sein. Man kann zusammen etwas unternehmen, miteinander sprechen und zärtlich sein. Jedenfalls soll man die letzten Monate des Lebens nicht nur mit medizinischen Untersuchungen und Behandlungen verbringen und darob viel wichtigere Aspekte in dieser schwierigen Lebensphase vergessen.

Diagnose offen aussprechen
Bei bösartigen Krankheiten stellt sich manchmal die Frage, ob es sinnvoll ist, die betroffenen Menschen über die Tragweite und Schwere ihres Leidens ganz offen zu informieren. Beim Lungenkrebs mit seinem häufig dramatischen Verlauf scheint mir dies unbedingt sinnvoll. Diese Krankheit betrifft hauptsächlich Menschen im Alter zwischen 50 und 70 Jahren. Die schwer wiegende Diagnose bringt eine gewaltige Veränderung in ein solches Leben. Der betroffene Mensch hat das Recht zu wissen, was mit ihm geschieht und welches seine möglichen Aussichten für die ihm noch verbleibende Zeit sind.

Der Patient muss sich auf seine veränderte Situation einstellen und seinen Abschied vorbereiten können. Auch soll er oder sie die Chance haben, aus der verbleibenden Zeit noch das Allerbeste zu machen. Es wäre unfair und unverantwortlich, ihn über längere Zeit einfach im Unklaren zu lassen oder ihm falsche Hoffnungen vorzugaukeln. Erfahrungsgemäss merken ohnehin die meisten Betroffenen, was in einer solchen Situation mit ihnen gespielt wird. Wer nicht den Mut findet, die Wahrheit offen auszusprechen, wird die Erfahrung machen, dass der menschliche Kontakt zum Betroffenen schwierig wird. Vielleicht kann der Hausarzt mithelfen, eine offene Kommunikation zu ermöglichen.

Prävention: Das Rauchen aufgeben
Es gibt sinnvolle präventive Massnahmen, mit denen der Lungenkrebs verhindert werden kann. Man muss mit dem Rauchen möglichst früh und definitiv aufhören. Solange man noch gesund ist, ist es dafür nie zu spät. Die Erfahrung zeigt,

dass sich dieser Schritt auch noch für Sechzigjährige lohnt. Schon wenige Monate nach dem Rauchstopp erholt sich der Körper teilweise von den schädlichen Auswirkungen des Rauchens. Damit sinkt die Gefahr einer Raucherkrankheit rasch, und die Lebenserwartung steigt an.

Zum Glück hat das in den letzten 30 Jahren ein Teil der Rauchenden begriffen. Ihr Anteil in der Bevölkerung ist in dieser Zeit von über 50 Prozent auf rund ein Drittel gesunken. Das ist ein klarer Erfolg, auch wenn die Zahl der Rauchenden in letzter Zeit wieder leicht im Zunehmen begriffen ist. Traurig und unbegreiflich ist, dass auch heute jedes Jahr noch rund 60 000 Jugendliche unter 20 Jahren neu mit dem Rauchen anfangen. Diese erschreckende Zahl muss dringend kleiner werden.

Dringend nötig ist eine intensive und überzeugende Aufklärungsarbeit zu Hause und in der Schule. Fast ebenso wichtig ist das gute Beispiel der Erwachsenen im Umgang mit Suchtmitteln aller Art.

Rauchen = Suchtkrankheit
Das Aufhören mit dem Rauchen ist so schwierig, weil es nicht einfach ein Laster oder eine schlechte Gewohnheit ist. Rauchen ist eine Suchtkrankheit, also eine starke Abhängigkeit vom Suchtmittel Nikotin. Das Aufhören bringt somit kräftige Entzugssymptome mit sich. Während mehrerer Wochen fühlt man sich ohne Zigarette nervös, unruhig und unzufrieden. Trotzdem ist es möglich, das schädliche Verhalten aufzugeben, die Entzugssymptome erfolgreich durchzustehen und sich über den Erfolg zu freuen. Dies zeigen viele Beispiele in der Praxis jedes Hausarztes.

Erfolgreiche Rauchentwöhnung
Wichtig für ein erfolgreiches Aufgeben des Rauchens ist eine gute Motivation. Wenn bei einer jungen Frau eine Schwangerschaft geplant ist, geht das Aufhören mit der geliebten Zigarette viel leichter. Auch ein Mann hat eher Erfolg, wenn er seine Tabaksucht der Familie oder der neuen Freundin zuliebe aufgibt. Leider geben viele das Rauchen erst auf, wenn sie die ersten Schäden an der eigenen Gesundheit feststellen oder wenn ein nahe stehender Mensch wegen der Zigarette einen Herzinfarkt, einen Hirnschlag oder einen Lungenkrebs erlitten hat.

Wichtig: Richtiger Zeitpunkt
Beim Nikotinstopp muss man psychisch stark sein und nicht unter zu grossem psychischem Druck stehen. Auch soll man sich mit Hilfe einer Fachperson gut auf den geplanten Schritt vorbereiten und kräftige Unterstützung bei Angehörigen und Kollegen organisieren. Günstig ist eine verständnisvolle Begleitung durch den Hausarzt oder der Besuch eines Gruppenkurses der Krebs- oder Lungenliga. Wer sich auf diesem schwierigen Weg durch Fachleute motivieren und beraten lässt, hat viel grössere Chancen auf Erfolg.

Ob man sich als Unterstützung der Aktion zusätzlich noch ein Klämmerchen ins Ohr setzen oder Akupunktur machen lässt, ist für den Erfolg nur wenig entscheidend. Das Nikotinpflaster kann den Entzug sicher erleichtern und ist eine zusätzliche Unterstützung. In gewissen Fällen kann auch das Medikament Zyban eine gewisse Hilfe sein. Der Erfolg ist aber weniger von der gewählten Hilfsmethode als von den inneren Kräften abhängig, die man für das Stoppen mit dem Rauchen mobilisieren kann.

Der Lungenkrebs ist eine zerstörerische Krankheit. Deshalb ist es so wichtig, mit dem Rauchen gar nicht erst anzufangen oder als Betroffener möglichst rasch wieder damit aufzuhören. Es ist für Raucher und Raucherinnen nicht empfehlenswert, jährlich einfach eine Lungen-Röntgenkontrolle durchführen zu lassen und mit der Tabaksucht weiterzufahren. Mit dem ersten Schatten im Röntgenbild ist nämlich die letzte Runde im Leben bereits eingeläutet.

MAGENKRANKHEITEN

Der Magen ist ein sehr wichtiges Organ. Er spielt eine zentrale Rolle bei der Verdauung der Nahrung. Er reagiert sehr empfindlich auf schädliche Einwirkungen durch reizende Speisen und Getränke, gewisse Medikamente und Drogen. Gleichzeitig führen auch grosse Nervosität und seelische Belastungen zu Verkrampfungen und Funktionsstörungen des Magens.

Magenentzündung
Die häufigste Magenkrankheit ist die akute Magenschleimhautentzündung. Sie ist das Ergebnis einer akuten Schädigung der Magenschleimhaut durch Krankheitserreger, scharfe Speisen, Kaffee, alkoholische Getränke und starkes Rauchen. Im Weiteren können Unverträglichkeiten oder allergische Reaktionen auf gewisse Speisen Magenprobleme verursachen.

Magengeschwür
Relativ häufig sind auch Magen- und Zwölffingerdarmgeschwüre. Es handelt sich dabei um eine Wunde von einigen Millimetern bis einem Zentimeter Durchmesser in der Schleimhaut des Magens oder des Zwölffingerdarms. Das Geschwür entsteht durch die Einwirkung der scharfen Magensäure auf die Schleimhaut. Dies ist gewöhnlich nur möglich, wenn die normale Schutzschicht der Magenschleimhaut aus dem Gleichgewicht ist oder wenn dauernd zu viel Säure produziert wird.

Zwerchfellbruch
Eine sehr häufige Krankheit vor allem der älteren Menschen ist der Zwerchfellbruch. Dieser entsteht, wenn der Verschluss des Magens gegen die Speiseröhre nicht mehr gut funktioniert und Magensäure in die Speiseröhre zurückfliessen kann. Dadurch kommt es zu häufigem Aufstossen von Magensaft, Sodbrennen und zu einer starken Entzündung der Schleimhaut der Speiseröhre durch die aggressive Säure.

Magenkrebs
Magenkrebs gehört weltweit zu den häufigsten bösartigen Geschwulstkrankheiten. Bei uns ist er in den letzten 50 Jahren zum Glück stark zurückgegangen. Warum das so ist, weiss man bis heute nicht genau. Magenkrebs kommt vor allem bei Menschen über 40 Jahren vor, die ein Leben lang unter chronischer Magenschleimhautentzündung gelitten haben. Umwelt- und Ernährungsfaktoren spielen bei der Auslösung eine wichtige Rolle.

Beschwerden bei Magenkrankheiten
Bei allen Magenkrankheiten zeigen sich ähnliche Symptome. Der Betroffene leidet unter Appetitlosigkeit, Leere-, Völle- oder Druckgefühl im Oberbauch, Übelkeit und Erbrechen sowie mehr oder weniger starken Schmerzen im Oberbauch. Bei der akuten Magen-Darm-Entzündung werden die genannten Beschwerden häufig von Durchfall, Kopfweh und Gelenkschmerzen begleitet. Beim Magengeschwür treten die Schmerzen gewöhnlich eine knappe Stunde nach dem Essen auf. Sie sind häufig auf einen fingerkuppengrossen Bereich im Oberbauch lokalisiert. Beim Zwerchfellbruch bestehen durch das häufige saure Aufstossen Schmerzen und/oder Brennen hinter dem Brustbein und Reizungen im Hals. Chronischer Husten kann manchmal die Folge sein. Die Beschwerden verschlimmern sich, wenn man sich nach dem Essen hinlegt. Auf Magenkrebs verdächtig sind Gewichtsabnahme, Magenschmerzen, länger dauernde Übelkeit, Erbrechen, schwarzes Blut im Stuhl, eine zunehmende Blutarmut und eine allgemeine Erschöpfung.

Ursachen von Magenkrankheiten
Der Magen reagiert sehr empfindlich auf schädigende Einflüsse wie alkoholische Getränke, Kaffee, Rauchen, scharf gewürzte Speisen und gewisse Medikamente (z.B. antirheumatische Mittel).

Auch Bakterien (Helicobakter pylori) können für das Entstehen von Magengeschwüren und eventuell sogar Krebs eine wichtige Rolle spielen. Je älter ein Mensch ist, umso grösser ist die Chance, dass er diesen säureresistenten Krankheitserreger im Magen trägt. Krank wird erst, wer davon schon seit Jahrzehnten befallen ist. Gefährdet sind somit vor allem Menschen, die schon in ihrer Jugend damit angesteckt wurden. Das geschieht vor allem bei schlechter Hygiene und an Orten, an denen Menschen sehr nahe zusammenleben. Dies ist eine mögliche Erklärung für die Tatsache, dass Menschen in der Dritten Welt viel häufiger unter Magengeschwüren und Magenkrebs leiden als wir.

Nervosität, Stress, Sorgen und grosse innere Spannungen lösen ebenfalls Magenbeschwerden mit Bauchweh, Appetitstörungen und Übersäuerung aus. Man spricht von einem Reizmagen. Wer im Stress viel raucht und zur Beruhigung auch noch Alkohol trinkt, muss mit besonders häufigen und starken Beschwerden rechnen.

Chronische Belastungssituationen können sogar ein Zwölffingerdarmgeschwür auslösen. Dies kommt vor allem bei Leuten in einer schwierigen Lebenssituation vor, z.B. bei Gastarbeitern, Arbeitslosen oder Menschen in einer schwierigen Partnerschaft.

Abklärung wichtig
Die verschiedenen Magenkrankheiten äussern sich durch sehr ähnliche Beschwerden. Es ist daher besonders wichtig, sich bei Störungen der Magenfunktionen, die nach ein bis zwei Wochen nicht abklingen, beim Hausarzt zu einer Kontrolle zu melden. Dieser wird mit einfachen Untersuchungen und in gewis-

sen Fällen mit einer Magenspiegelung beim Spezialisten versuchen, eine genaue Diagnose zu stellen. Manchmal ist erst dann eine wirksame Behandlung und bleibende Heilung möglich.

Behandlungsmöglichkeiten
Bei akuten Magenentzündungen hilft eine konsequente Teediät. Kamillen- und Pfefferminztee wirken auf den Magen besonders beruhigend. Sobald das Erbrechen, die Übelkeit und das Magenweh nachgelassen haben, können wieder leichte Nahrungsmittel eingenommen werden. Geeignet sind weisser Reis, Zwieback und Bouillonsuppe. Häufig leidet man noch während Tagen nach dem Essen unter störenden Blähungen.

Bei chronischen Magenbeschwerden (Reizmagen) sollte man Produkte weglassen, die den Magen reizen. Alkohol, Kaffee, Nikotin und scharfe Speisen sind besonders schädlich. Eine Änderung der Essgewohnheiten kann also eine Besserung bringen. Häufige kleine Mahlzeiten ohne Stress und mit genügend Zeit sind bei Magenkrankheiten empfehlenswert. In der Apotheke sind Teemischungen erhältlich, die vor allem bei chronischen Magenbeschwerden beruhigend und lindernd wirken können.

Bei einem Zwerchfellbruch sollte man sich nach dem Essen nicht hinlegen und gewisse Speisen, die den Mageneingang öffnen, meiden (Schokolade und fetthaltige Speisen). Bei Magenproblemen können auch alternative Behandlungsmethoden (Homöopathie und Akupunktur) eine beruhigende Wirkung haben.

Medikamente
Es gibt Medikamente, welche die Produktion der Magensäure ganz erheblich reduzieren können. Das ermöglicht die Erholung der Schleimhaut und gilt als ideale Behandlung von Magen- und Zwölffingerdarmgeschwüren. Auch bei einem Zwerchfellbruch kommt es unter dieser Behandlung zum raschen Abklingen der akuten Beschwerden. Typische Medikamente dieser Wirkstoffgruppe sind Antra und Pantozol sowie die entsprechenden Generika (Omed, Ometazol). Auch Zantic (Generika: Ranitidin-Mepha, Ranimed) kann sehr hilfreich sein.

Wenn mindestens zwei Rückfälle von Magengeschwüren vorgekommen sind und die erwähnten Bakterien im Magen nachgewiesen wurden, wird der Arzt eine kombinierte Antibiotika-Behandlung vorschlagen, um den Magen von den krank machenden Bakterien zu befreien. Das kann manchmal zu einer vollständigen Heilung führen.

Operation
Noch vor 25 Jahren hat man einen Magengeschwürpatienten sehr rasch operiert und ihm dabei einen grossen Teil des Magens herausgeschnitten. Auch bei einem Zwerchfellbruch hat man früher bald eine operative Lösung vorgeschlagen. Das hat sich geändert. Eine Operation steht heute nur noch bei schweren Komplikationen zur Diskussion. Bei grossen Magengeschwüren mit einem Magendurchbruch oder einer akuten, unstillbaren Blutung muss häufig der Chirurg beigezo-

gen werden. Operieren muss man auch bei einem Magenkrebs. Die Aussichten für das Überleben sind dabei umso besser, je früher der Krebs entdeckt wird. Leider ist diese Krebsart häufig sehr bösartig, und die Behandlungsmöglichkeiten sind beschränkt.

Es ist wichtig, mit seinem Magen sehr sorgsam umzugehen. Bei länger andauernden Beschwerden ist es empfehlenswert, sich beim Hausarzt zu melden und die Krankheit abklären zu lassen. Nur so kann die richtige Behandlung zum Zuge kommen.

MEDIKAMENTENABHÄNGIGKEIT

Eine Medikamentenabhängigkeit liegt vor, wenn eine Patientin oder ein Patient nicht mehr ohne die regelmässige Einnahme eines bestimmten Mittels leben kann. Ohne dieses Medikament leidet er oder sie unter Entzugserscheinungen. Der Betroffene ist nervös und unruhig. Er schwitzt, zittert und hat starkes Herzklopfen. Er kann an nichts anderes mehr denken als daran, wie er immer wieder zu seinem Suchtmittel kommt. Medikamentenabhängigkeit ist bei Frauen deutlich häufiger als bei Männern.

Eigenheiten einer Sucht
Typisch für eine Suchtkrankheit ist, dass sich der Organismus an das regelmässig eingenommene Suchtmittel gewöhnt hat. Dazu gehört auch, dass es immer grössere Dosen des Suchtmittels (Alkohol, Medikament usw.) braucht, um die gewünschte beruhigende oder schmerzlindernde Wirkung zu erreichen. Wie bei der Alkoholkrankheit und der Heroinsucht kommt es bei der Medikamentenabhängigkeit nach Jahren zu einer deutlichen Veränderung der Persönlichkeit. Die geistige Leistungsfähigkeit geht zurück, und es treten schwere Charakterveränderungen auf. Manchmal geht der Betroffene aus seiner grossen inneren Not so weit, dass er Rezepte fälscht oder in eine Apotheke einbricht. Dies kann zu ernsthaften Problemen mit dem Gesetz führen. Manchmal verliert er die Arbeit, und die Familie geht in Brüche.

Häufigkeit von Suchtkrankheiten
Suchtkrankheiten sind bei uns sehr häufig. An erster Stelle steht in der Schweiz die Alkoholabhängigkeit. Bei uns trinkt jeder achte Erwachsene (800 000 Menschen) täglich im Durchschnitt eine Alkoholmenge, die die Gesundheit längerfristig schädigen kann. Davon sind 150 000 Menschen schwer alkoholkrank, und einige Tausend sterben jedes Jahr an den Folgen des übermässigen Trinkens.

Die Medikamentensucht ist etwas seltener. Etwa zwei Prozent der erwachsenen Schweizer Bevölkerung, also 100 000 Frauen und Männer, sind abhängig von Tabletten. Das sind immerhin fünfmal mehr als die rund 20 000 Heroinabhängigen, über die man so viel hört und spricht.

Ursache der Suchtkrankheiten
Zu einer Suchtkrankheit kommt es in erster Linie bei psychisch labilen Menschen. Wer häufig nervös und gestresst ist, wer unter Depressionen oder chronischen Schmerzen leidet und wer schon in der Jugend grosse Belastungen ertragen musste und schlechte Vorbilder gehabt hat, ist für Suchtkrankheiten deutlich an-

fälliger. Und offenbar gibt es auch Erbfaktoren, die gewisse Menschen für eine Abhängigkeit von Drogen jeder Art anfälliger machen.

Gefährliche Medikamente
Nicht alle Medikamente machen bei längerer Einnahme süchtig. Gefährlich sind vor allem Beruhigungs- und Schlafmittel. Auch stärkere Schmerzmittel, Abmagerungs- und Aufputschmittel können abhängig machen. Bei den Beruhigungsmitteln sind es vor allem die so genannten Tranquilizer (Seresta, Temesta, Xanax, Lexotanil, Valium usw.), die bei vielen Menschen eine Abhängigkeit auslösen können. Aber auch Schlafmittel (Mogadon, Dormicum, Halcion, Dalmadorm, Rohypnol usw.) machen häufig süchtig. Sie stören schon nach drei- bis vierwöchiger regelmässiger Einnahme den inneren Rhythmus in einer Art, dass man ohne Tabletten kaum noch schlafen kann.

Hingegen machen antidepressive und neuroleptische Medikamente nicht süchtig. Und bei den Schmerzmitteln lösen die einfachen, häufig gebrauchten Medikamente wie Alcacyl, Aspirin, Novalgin, Panadol, Dafalgan und Treuphadol keine Abhängigkeit aus. Unbedenklich sind auch antirheumatische Mittel wie Brufen, Voltaren, Ponstan oder Felden. Trotzdem sollte man auch diese Medikamente nicht über längere Zeit ohne ärztliche Kontrolle einnehmen, weil sie bei längerem regelmässigem Konsum zum Teil gefährliche Nebenwirkungen auslösen können, z.B. Kopfweh, Schwindel, Magenschmerzen und Blutkrankheiten.

Problematisch: Starke Schmerzmittel
Schwer süchtig machen hingegen die starken Schmerzmittel wie Morphium, Valoron, Vilan, Fortalgesic oder Pethidin. Sie eignen sich nur zur kurzen Anwendung bei sehr starken Schmerzen und bei schwer kranken Menschen. Grosszügiger können sie bei Patienten und Patientinnen angewendet werden, bei denen bei einer sehr belastenden Krankheit keine Aussicht auf eine dauerhafte Besserung oder Heilung mehr besteht.

Auch Schmerzmittel, die aus mehreren Substanzen zusammengesetzt sind, können süchtig machen. Vor allem anregende und beruhigende Substanzen wie Kodein oder Koffein werden häufig in kombinierten Schmerztabletten gefunden. Sie können bei regelmässiger Einnahme über längere Zeit eine deutliche Abhängigkeit auslösen. Co-Dafalgan, Treuphadol plus, Spasmo-Cibalgin comp. und die Migränemittel Cafergot, Migril und Migrexa eignen sich aus diesem Grund nicht zur Dauerbehandlung.

Eine deutliche Abhängigkeit von Schmerzmitteln ist bei chronischen Kopfwehpatienten recht häufig. Sie leben im Teufelskreis, dass sie ihr Kopfweh mit Schmerzmitteln behandeln möchten, die ihrerseits wieder Kopfweh auslösen können. So werden die Schmerzen immer schlimmer, und die Menge der eingenommenen Mittel wächst ebenfalls. Hier kann des chronische Kopfweh häufig erst geheilt werden, wenn der oder die Betroffene in eine Entzugsbehandlung für Schmerzmittel einwilligt.

Wichtiger Ratschlag: Hilfe annehmen

Auf Grund der körperlichen Veränderungen und der zunehmenden seelischen Probleme bleibt Medikamentensüchtigen kein anderer Ausweg, als Hilfe anzunehmen und sich behandeln zu lassen. Das ist schneller gesagt als getan. Der Süchtige hat eine grosse Angst vor dem Entzug und der Behandlung. Er neigt deshalb dazu, seine Probleme zu verharmlosen oder zu verleugnen. Nicht selten erkennt die ganze Umgebung die Schwierigkeiten und Nöte des Süchtigen schon recht früh. Nur er selbst streitet alles ab und wehrt sich mit Händen und Füssen gegen eine Therapie.

Motivationsarbeit

Sobald eine Suchtkrankheit für die Umgebung offensichtlich wird, müssen alle Angehörigen und Kollegen im Umfeld des Betroffenen intensive Motivationsarbeit leisten. Der Abhängige muss erkennen, dass sein Problem für die Mitmenschen sichtbar ist und dass sein verändertes Verhalten auffällt. Es kann nützlich sein, wenn der Betroffene unter einen gewissen Druck gesetzt wird. Als Partner, Freund oder Arbeitgeber muss man ihn dazu bringen, sich mit dem Hausarzt oder mit einer Beratungsstelle in Verbindung zu setzen. Man muss ihm einen festen Termin setzen, bis wann er mit einer Therapie anfangen muss. Findet er den Weg zur Behandlung nicht, muss er mit einer Kündigung bei der Arbeit oder mit einer Scheidung rechnen.

Eine Sucht ist eine ernsthafte, chronische Krankheit, die sich häufig über einen längeren Zeitraum entwickelt hat. So braucht auch die Therapie viel Zeit und Geduld.

Meist wird man zuerst eine ambulante Entzugsbehandlung versuchen. Wenn ein erfahrener Therapeut oder eine Therapeutin gefunden werden kann und die Angehörigen gute Unterstützung leisten, kann das den Weg aus der Sucht sehr erleichtern.

Recht häufig braucht es aber verschiedene Anläufe, bis sich ernsthafte Fortschritte einstellen. Nach dem körperlichen Entzug, bei dem der Betroffene manchmal massive Entzugserscheinungen durchzustehen hat, muss eine monate- und oft jahrelange psychotherapeutische Behandlung durchgeführt werden. Der Süchtige muss lernen, wieder ohne Medikamente zu leben und eine gute psychische Stabilität zu erreichen. Dies ist ein ziemlich harter Weg, der meist nur mit kompetenter Hilfe durch Fachleute zurückgelegt werden kann.

Klinikbehandlung häufig nicht zu umgehen

Häufig muss die Entzugsbehandlung im Spital oder auf spezialisierten Entzugsstationen durchgeführt werden, weil bei der ambulanten Therapie kein gutes Resultat erreicht werden kann. Dies ist allerdings nur möglich, wenn der Betroffene sein Einverständnis zur Einweisung gibt. Ohne grosse Motivation des Kranken hat eine Entzugsbehandlung ohnehin keinen Sinn. Man kann den Süchtigen nicht zu seinem Glück zwingen. Von der Umgebung erzwungene Entzugsbehandlungen scheitern praktisch immer.

In der Klinik lernt der Betroffene, seine Probleme auf andere Art als mit Drogen zu bewältigen. Das ist ein langer und mühsamer Prozess, und nicht selten können auch hier Rückfälle auftreten. Günstig ist, wenn nach der Entlassung der Kontakt zu einer Selbsthilfegruppe gefunden wird, in der man noch über Jahre Unterstützung bekommen kann. Entscheidend ist auch, dass das Umfeld den Betroffenen wieder aufnimmt und ihm die Chance gibt, sich im Alltag zu bewähren.

Vorsorgemassnahmen
Medikamente sind in der Medizin ohne Zweifel ein grosser Segen. Vorbedingung für eine nutzbringende Anwendung ist allerdings, dass sie bei der richtigen Problemstellung, in der korrekten Dosierung und über die richtige Zeitdauer eingesetzt werden. Die tägliche Erfahrung zeigt zum Glück, dass heute viele Menschen Medikamenten gegenüber eher skeptisch eingestellt sind. Das ist gut so. Nicht jede Nervosität oder Schlafstörung braucht sofort ein beruhigendes Medikament. Und nicht jeder Kopf- oder Bauchschmerz muss sofort mit einem Schmerzmittel zum Verschwinden gebracht werden. Allerdings gibt es auch sehr viele Menschen, die schon bei kleinen Wehwehchen unbedingt eine Pille einnehmen müssen.

Es ist besser, mit Entspannungsübungen, autogenem Training, Kinesiologie oder pflanzlichen Mitteln eine Linderung der lästigen Beschwerden zu versuchen. Man sollte alles tun, um nervöse Spannungen so gut wie möglich mit natürlichen Massnahmen abzubauen. Genügend Schlaf, erholsame Freizeitaktivitäten und lockernder Sport können eine Lösung der Nervosität und der Spannungsschmerzen bringen. Auch Kopfweh kann mit kalten Umschlägen, einer warmen Dusche, leichter Massage und einem entspannenden Spaziergang gebessert werden.

Gefährlicher ärztlicher Reflex: Rezept
Es gibt nicht nur Patienten und Patientinnen, die zu rasch zu Medikamenten greifen, wenn eine Störung des Befindens vorliegt. Auch Ärzte und Apotheker haben die Tendenz, bei Gesundheitsstörungen rasch ein chemisches Mittel zu verordnen oder abzugeben. Man sollte als Patient den Mut haben, immer wieder zu fragen, ob die Einnahme des vorgeschlagenen Medikamentes wirklich nötig ist. Natürlich möchte der Arzt oder der Apotheker nach bestem Wissen und Gewissen helfen, Schmerzen oder Ängste zu lindern. Das ist für kurze Zeit meist auch sinnvoll. Bei längerem Einsatz gewisser Mittel kann daraus jedoch nicht selten ein ernsthaftes Problem entstehen. Dafür müssen alle an der Verordnung, Abgabe und Einnahme Beteiligten die Verantwortung tragen.

Man muss lernen, dass nicht jede Missempfindung im Körper ein Feind ist, der bekämpft werden muss. Nervosität, Verspannungen und Kopfweh können Hinweise auf eine Überforderung, eine zu grosse Belastung und Störungen des inneren Gleichgewichts sein. Da soll man unbedingt immer wieder versuchen, die Ursache zu bekämpfen, statt die Warnsignale des Körpers mit Medikamenten auszuschalten.

MULTIPLE SKLEROSE (MS)

Multiple Sklerose (MS) ist eine Krankheit des Gehirns und des Rückenmarks. Sie zeigt einen chronischen Verlauf und die Tendenz zu schubweiser oder ständiger Verschlimmerung. Sie tritt vor allem im Alter zwischen 20 und 50 Jahren auf. Jeder tausendste Erwachsene ist davon betroffen. In der Schweiz leiden also fast 10 000 Patienten und Patientinnen unter MS.

Entzündungsherde im Zentralnervensystem
Bei der multiplen Sklerose bilden sich im Gehirn und im Rückenmark Entzündungsherde (Plaques). In diesen Herden findet eine Zerstörung von Nervenzellen und -fasern statt. Dies führt zum Ausfallen gewisser Funktionen, die im zentralen Nervensystem gesteuert werden. Ein solcher Entzündungsherd kann sich nach einer Weile wieder beruhigen, lässt aber gewöhnlich eine Narbe zurück. So erklären sich der schubweise Verlauf dieser Krankheit und die langsame Zunahme der Beschwerden und Ausfallserscheinungen beim Betroffenen.

Verlauf
Der Schub einer multiplen Sklerose kann einige Wochen bis Monate dauern. Vor allem in der Anfangsphase können dazwischen längere, fast beschwerdefreie Zeiten liegen. Viele Betroffene leiden unter der Angst, dass sie durch die multiple Sklerose sehr bald invalid und sicher auf den Rollstuhl angewiesen sein werden. Das ist falsch: Nur bei etwa fünf Prozent der Betroffenen nimmt die Krankheit einen sehr schweren Verlauf. Hingegen ist über ein Drittel der MS-Patienten und -Patientinnen auch 20 Jahre nach dem Ausbruch der Krankheit noch immer ganz oder teilweise arbeitsfähig und weiterhin selbstständig. Auch wenn die multiple Sklerose einen schweren Verlauf nehmen kann, ist sie in den meisten Fällen keine tödliche Krankheit.

Symptome
Die lokalen Entzündungsherde können irgendwo im Gehirn und im Rückenmark auftreten. So sind auch die Symptome der Krankheit in jedem Fall wieder anders. Typisch sind Beschwerden im Bereich der Augen. Es kann zu einer raschen Verschlechterung der Sehstärke kommen. Auch können Doppelbilder und Störungen des Farbsehens auftreten. Häufig besteht eine Gehstörung, und der Stand kann unsicher werden. Muskellähmungen und starke Verspannungen und Krämpfe der Muskeln sind häufig, auch Empfindungsstörungen wie Ameisenlaufen und Taubheitsgefühl können auftreten.

Oft werden auch Veränderungen der Geschmacksempfindung, Gleichgewichtsstörungen, Zittern, Schwierigkeiten beim Reden und Schwerhörigkeit festgestellt. Schliesslich treten recht häufig auch Veränderungen der Blasenfunktion (z.B. Inkontinenz) auf.

Psychische Veränderungen
Wenn die Krankheit weit fortgeschritten ist, können auch psychische Veränderungen beobachtet werden: Die Störungen gewisser Gehirnfunktionen führen zu Konzentrationsstörungen und Veränderungen in der Gefühlsempfindung. Nicht selten können schon in der ersten Phase der multiplen Sklerose Depressionen festgestellt werden. Sie sind gewöhnlich nicht nur die Folge der Entzündungsherde, sondern ebenso eine einfühlbare Reaktion auf die belastende Diagnose und die bestehenden Ängste vor der Zukunft.

Diagnose
In der Anfangsphase der Krankheit ist es oft schwierig, eine sichere Diagnose zu stellen. Die ersten Symptome lassen nicht eindeutig entscheiden, ob eine MS oder eine andere Krankheit vorliegt. Zur multiplen Sklerose gehört, dass Funktionsstörungen festgestellt werden können, die auf mindestens zwei Entzündungsherde im Gehirn schliessen lassen. Auch müssen mindestens zwei oder mehr Krankheitsschübe aufgetreten sein.

Zur Sicherung der Diagnose gibt es heute relativ zuverlässige Laboruntersuchungen der Rückenmarkflüssigkeit. Auch können die Entzündungsherde im Gehirn und Rückenmark mit einer Magnetresonanztomografie (MRI) sehr genau dargestellt werden.

Ursache
Die genauen Umstände, die bei gewissen Menschen zu dieser heimtückischen Krankheit führen, sind bis heute nicht bekannt. Immerhin weiss man, dass es ein Zusammenwirken von verschiedenen Faktoren braucht. So spielt möglicherweise eine Erbanlage eine Rolle, die gewisse Menschen für eine MS anfälliger macht. Dann besteht die Theorie, dass gewisse Viruskrankheiten in der Jugend eine Veränderung im Abwehrsystem auslösen können. Dies führt dazu, dass der Körper irrtümlicherweise Abwehrstoffe gegen eigenes Gewebe produziert. Man spricht von einer Autoaggressionskrankheit.

Bei der MS greifen also Antikörper des körpereigenen Immunsystems gewisse Nervenzellen im Zentralnervensystem an und zerstören wichtige Gehirn- und Rückenmarkfunktionen. Die einzelnen Schübe der Krankheit werden nicht selten von banalen Krankheiten (Grippe, Durchfall) ausgelöst. Auch seelische und körperliche Belastungssituationen können eine Verschlimmerung provozieren.

Sinnvolle Behandlungsmassnahmen
Genauso, wie die Ursache der multiplen Sklerose bis heute noch nicht sicher bekannt ist, gibt es bisher auch noch keine Behandlung, die den Verlauf der Krank-

heit entscheidend verbessern könnte. Das bedeutet, dass der Grossteil der bekannten Behandlungsmassnahmen sich darauf beschränkt, Symptome zu bessern oder einen Krankheitsschub abzukürzen.

Eine zentrale Rolle bei den therapeutischen Massnahmen spielt die Physiotherapie. Mit sinnvoller Krankengymnastik und Massage kann die Therapeutin geschwächte Muskeln wieder stärken und verkrampfte Arme und Beine beweglicher machen. Mit Gehtraining kann das Gleichgewichtsgefühl verbessert werden. Störungen der Blase können mit einem Beckenbodentraining erträglicher gemacht werden.

Die Ergotherapeutin kann den Betroffenen helfen, verlorene praktische Fähigkeiten (Kämmen, Anziehen, Kochen) wieder zurückzuholen. Auch braucht es Ratschläge für eine ausgewogene Ernährung mit genügend Vitaminen und Mineralstoffen. Soziale Massnahmen bei Schwierigkeiten in Beruf und Privatleben sind manchmal hilfreich. Schliesslich kann eine psychologische Betreuung die innere Kraft fördern, im Leben wieder mehr die vorhandenen Möglichkeiten und nicht nur die Einschränkungen wahrzunehmen. Häufig kann der Hausarzt die verschiedenen Massnahmen koordinieren und Beratungsaufgaben selbst übernehmen.

Medikamente

Auch Medikamente spielen bei der Behandlung der MS eine gewisse Rolle. Es gibt Mittel, mit denen eine Besserung der Symptome und eine Verkürzung der Schübe erreicht werden kann. Zur Anwendung kommen vor allem Cortison und cortisonähnliche Substanzen. Sie werden in Infusionen, als Injektionen und als Tabletten verabreicht. Leider wird nur der einzelne Schub und nicht der ganze Krankheitsverlauf positiv beeinflusst.

Andere Medikamente können einzelne Symptome der Krankheit beeinflussen. So gibt es Mittel zur Lösung von spastischen Muskeln, zur Bekämpfung von Schmerzzuständen, zur Verbesserung der Blasenfunktion, zur Bekämpfung des Schwindels und zur Stärkung des seelischen Gleichgewichts.

Neue Behandlungsmöglichkeiten

Seit einigen Jahren wird ein Medikament angeboten, das vom Patienten oder der Patientin selbst gespritzt werden kann und eine günstige Wirkung auf den Krankheitsverlauf verspricht. Das Mittel heisst Beta-Interferon (Betaferon, Rebif) und wird heute bei einem grossen Teil der MS-Patienten eingesetzt. In gewissen Fällen kommt es manchmal zu einer spürbaren Verbesserung des Krankheitsverlaufs. Nicht alle Patienten oder Patientinnen sind jedoch mit dem Resultat dieser Behandlung zufrieden. Es kommt dazu, dass das Medikament sehr teuer ist und nicht von allen Patienten und Patientinnen gut vertragen wird.

Alternative Behandlungsmassnahmen

Auch alternative Behandlungsmethoden können bei MS nur beschränkte Hilfe bringen. Akupunktur und Homöopathie können zwar einen wertvollen Beitrag zur Verminderung gewisser Symptome leisten, aber mit einer Verbesserung des Verlaufs ist auch da nicht zu rechnen.

Diäten haben keine positiven Auswirkungen auf den Krankheitsverlauf. Im Gegenteil: Wenn sie einseitig sind, können sie den Körper sogar schwächen. Warnen muss man auch vor Scharlatanen, die bei MS und anderen unheilbaren Krankheiten sensationelle Heilungsversprechen anbieten. Häufig haben diese Leute keinerlei Kenntnisse über diese Krankheiten und machen skrupellos ein Geschäft mit der Not der Hilfe Suchenden. Ein Hinweis auf die Kompetenz: Je grösser das Inserat in der Zeitung, umso schlechter der Heiler. Denn sonst bräuchte er nicht so viel Geld auszugeben, um neue Kunden anzulocken.

Wichtig: Lebensgestaltung

Das Befinden der MS-Patienten und -Patientinnen hängt nicht nur davon ab, welche Therapien mit ihnen gemacht und welche Medikamente ihnen verabreicht werden. Wie die Umgebung auf die Krankheit reagiert und mit den Betroffenen umgeht, ist ebenso wichtig. Man muss ihnen helfen, dass sie – wenn immer möglich und gewünscht – ihren angestammten Arbeitsplatz behalten können oder dass ihnen eine angepasste Aufgabe zugeteilt wird. Die Invalidenversicherung hilft bei solchen Problemstellungen im Normalfall aktiv mit.

Entscheidend ist, dass Freunde und Angehörige weiterhin für den MS-Patienten da sind und sich nicht langsam von ihm zurückziehen. Der oder die Betroffene soll so lange wie möglich ein zufriedenes, fröhliches und erfülltes Leben führen können. Das hängt davon ab, wie die Umgebung mit ihm umgeht. Er oder sie braucht nicht unser Mitleid, sondern möchte weiterhin als vollwertiger Mensch ernst genommen werden. Auch die Schweizerische Multiple Sklerose Gesellschaft (SMSG), Gartematt 1, 8180 Bülach, Tel. 01 862 12 55, bemüht sich darum, die Situation der MS-Betroffenen und ihrer Angehörigen zu verbessern. Sie gibt eine informative Zeitschrift sowie verständlich geschriebene Fachbücher zu Themen, welche die MS betreffen, heraus. Eine Mitgliedschaft kann für Patienten und Angehörige grosse Vorteile bringen.

NAHRUNGSMITTELALLERGIE

Eine Allergie ist ein Irrtum des menschlichen Abwehrsystems. Dieses hat normalerweise die Aufgabe, Krankheitserreger (Viren, Bakterien und Pilze) aufzuspüren und zu vernichten. Wenn das Immunsystem überreagiert, verwechselt es irgendwelche eiweissartigen Substanzen mit Krankheitserregern und bildet gegen sie Antikörper aus. So entstehen Allergien gegen Blütenpollen, Tierhaare, Hausstaub, Waschmittel, Medikamente und auch Nahrungsmittel.

Beschwerden

Eine Nahrungsmittelallergie kann ganz verschiedene Symptome verursachen. Bei kleinen Kindern kommt es hauptsächlich zu Beschwerden in Magen und Darm. Rund 90 Prozent der betroffenen Säuglinge haben Durchfall. Etwa die Hälfte von ihnen leidet auch unter Erbrechen und Bauchweh. Manchmal kann es auch schon bei kleinen Patienten zu Hautausschlägen (Nesselfieber oder Ekzem), chronischem Husten und/oder Asthma kommen.

Bei den Erwachsenen ist die Situation etwas anders. Magen-Darm-Symptome sind bei Nahrungsmittelallergien eher die Ausnahme. Viel häufiger sind ekzematöse Hautreaktionen und Nesselfieber. Auch das Anschwellen der Augenlider, der Lippen und der Zunge kann Zeichen für eine Nahrungsmittelallergie sein. Und schliesslich gibt es auch hier Reizungen der Luftwege mit chronischem Husten und Bronchialasthma.

Gefährliche Nahrungsmittel

Theoretisch kann jedes Nahrungsmittel eine Allergie auslösen. In der Realität gibt es aber nur ein paar wenige Speisen, die für den Grossteil der Allergien verantwortlich sind. Bei den Säuglingen und Kleinkindern sind es vor allem Kuhmilch, Fisch, Nüsse, Sojabohnen, Getreide und das Eiweiss aus dem Hühnerei.

Bei den Erwachsenen findet man eine ähnliche Auswahl von allergieerzeugenden Nahrungsmitteln. Von Bedeutung sind alle Milchprodukte, Fische, Meeresfrüchte, Rüben, Sellerie, Zitrusfrüchte, Nüsse, Schokolade und Erdbeeren.

Verlauf

Eine Nahrungsmittelallergie kann sehr unterschiedlich verlaufen. Die Kuhmilchallergie des Kleinkindes verschwindet sehr häufig im Alter von etwa fünf Jahren. Eine Allergie gegen Getreide besteht jedoch meist ein Leben lang. Auch beim Erwachsenen gibt es Allergien gegen gewisse Speisen, die schon nach kurzer Zeit nicht mehr festgestellt werden können. Allergien gegen die bekannten aggressiven Allergieauslöser wie Fisch, Meeresfrüchte, Eiweiss, Sellerie und Nüsse bleiben hingegen häufig lebenslang bestehen.

Ursache
Eine Allergie wird gewöhnlich vererbt. Die Nahrungsmittelallergie bildet sich dann auf Grund dieser Veranlagung während des Lebens. Dabei spielen die ersten Lebensmonate eine wichtige Rolle. Es ist offenbar für ein erblich belastetes Kind nicht gut, wenn es zu früh und zu häufig mit typischen allergiebildenden Speisen in Kontakt kommt.

Auch im Erwachsenenalter zwischen 20 und 40 können sich noch Allergien bilden. Manchmal scheint von Bedeutung zu sein, dass gewisse Menschen eine besondere Abneigung gegen bestimmte Speisen haben. Diese werden dann von ihrem Immunsystem abgewehrt, sodass es zur Entwicklung einer Allergie kommt.

Abklärung
Wenn eine Patientin oder ein Patient mit Zeichen einer Nahrungsmittelallergie zum Arzt kommt, wird dieser zuerst genau fragen, welche Symptome bestehen, wann die allergischen Beschwerden zum ersten Mal aufgetreten sind und wie lange sie jeweils dauern. Er wird dem Patienten raten, sorgsam darauf zu achten und aufzuschreiben, was er jeweils vor dem Auftreten des Hautausschlages oder der Atemnot gegessen hat.

Wenn das nicht weiterhilft, kann man auf der Haut Tests machen oder im Blut untersuchen, welche Nahrungsmittel für das Auftreten der Allergie verantwortlich sein könnten. Gewöhnlich fängt man beim Testen mit den häufigsten Allergieauslösern an, nämlich mit Milch, Eiweiss, Fisch, Weizen, Sojabohnen und Nüssen. Wenn man herausgefunden hat, welches die schädlichen Nahrungsmittel sind, kann eine Ernährungsberaterin nützliche Dienste leisten. Ohne das konsequente Weglassen der allergieauslösenden Produkte kann keine Besserung der Beschwerden erwartet werden.

Leichte Formen
Trotzdem soll man nicht schon beim erstmaligen Auftreten eines Hautausschlages eine aufwändige Abklärung durchführen und mit einer komplizierten Diät beginnen. Viele Hautausschläge und Schwellungen am Augenlid, den Lippen und der Zunge treten nur einmal auf und verschwinden dann spontan wieder. Eine Abklärung ist in diesen Fällen nicht sinnvoll.

Therapeutische Massnahmen
Es reicht natürlich nicht, einem Betroffenen zu raten, ein gewisses Nahrungsmittel wegzulassen. Wenn ein lästiger Hautausschlag besteht, der ihn wegen des starken Juckreizes nicht mehr schlafen lässt, oder wenn er wegen Asthma fast nicht mehr atmen kann, sind wirksame therapeutische Massnahmen dringend angezeigt. Der Arzt verfügt über potente antiallergische Medikamente, die man als Tabletten, Sirup, Tropfen und als Creme verabreichen kann. In schwereren Fäl-

len werden auch cortisonhaltige Mittel eingesetzt, welche die Beschwerden sehr schnell zum Verschwinden bringen können.

Bei anderen Formen von Allergien (Heuschnupfen, Insektenstich-Allergie) kann man auch desensibilisieren. Der Körper wird dabei mit einer jahrelangen Spritzenbehandlung langsam wieder an den Stoff gewöhnt, den er nicht erträgt. Das ist bei Nahrungsmittelallergien jedoch nicht Erfolg versprechend.

Seelische Ursachen

Eine allergische Krankheit zeigt einen eindeutigen Zusammenhang mit dem inneren Gleichgewicht des Menschen. Als Allergiker soll man besonders gut darauf achten, dass man grossen Stress meidet, dass man im Gleichgewicht von Spannung und Entspannung lebt und auf eine ausgewogene Ernährung achtet. Alternative Behandlungen, die sich positiv auf das innere Gleichgewicht von Körper und Seele auswirken (Akupunktur, Akupressur, Homöopathie), können oft eine positive Wirkung auf den Verlauf der Krankheit haben.

Prävention einer Allergie

Es gibt bisher keine gesicherten Massnahmen zur Verhinderung des Ausbruchs einer Allergie bei kleinen Kindern und Erwachsenen. Sicher ist nur, dass Allergien gefördert werden, wenn Säuglinge in Räumen aufwachsen, in denen regelmässig geraucht wird. Günstig ist hingegen, wenn man die Wohnräume eines gefährdeten Kindes besonders sorgfältig von Staub säubert. Auch das Stillen während mindestens sechs Monaten hat offenbar eine schützende Wirkung.

Es gibt gewisse Hinweise dafür, dass es sich positiv auswirken kann, wenn die Mutter eines allergiegefährdeten Kindes sich während der Monate des Stillens bei ihrer Ernährung mit Milchprodukten, Eiern, Fisch, Zitrusfrüchten und Nüssen zurückhält. Auch nach dem Abstillen sollten dem gefährdeten Kind die allergieauslösenden Nahrungsmittel nur zurückhaltend gegeben werden. Es wird sich aber erst zeigen müssen, ob sich diese grossen Einschränkungen in Zukunft als präventive Massnahme durchsetzen können oder ob man den schützenden Effekt überschätzt. Betroffene Eltern können diese Massnahmen anwenden. Es rechtfertigt sich aber auch der Standpunkt, zuzuwarten, bis man mehr über die Wirkung dieser einschneidenden Massnahmen weiss.

Wenn man unter Beschwerden leidet, die an eine Nahrungsmittelallergie denken lassen, lohnt sich ein Besuch beim Hausarzt. Er kann helfen, die genaue Diagnose zu stellen, und eine Erfolg versprechende Behandlung durchführen. Manchmal ist dazu die Vermittlung bzw. Mithilfe eines Spezialisten erforderlich.

NEBENHÖHLENENTZÜNDUNG

Die Entzündung der Nebenhöhlen (Sinusitis) ist eine häufige Krankheit. Bei den Erwachsenen sind vor allem die Kiefer- und Stirnhöhlen betroffen. Bei kleinen Kindern ist meistens die Siebbeinhöhle entzündet. Gewöhnlich liegt eine akute Entzündung vor, manchmal können auch chronische Entzündungsprozesse oder Polypen in den Nebenhöhlen vorkommen.

Anatomie
Die Nebenhöhlen liegen in den verschiedenen Hohlräumen des Schädels. Sie sind mit der Nase in direkter Verbindung und mit einer Schleimhaut ausgekleidet. Am bekanntesten sind die Kieferhöhlen direkt neben der Nase und die Stirnhöhlen über den Augenbrauen. Die Siebbeinhöhlen liegen im hinteren Bereich der Nase.

Symptome
Die Nebenhöhlenentzündung äussert sich mit dumpfen, bohrenden und manchmal pulsierenden Schmerzen im Gesichtsbereich. Die Schmerzen bei der Stirnhöhlenentzündung lassen sich über den Augenbrauen tasten, diejenigen der Kieferhöhlenerkrankung je seitlich neben der Nase. Diese typischen Beschwerden verstärken sich beim Bücken und Husten. Im Weitern kommt es zur Absonderung von gelb-grünlichem und manchmal auch blutigem Schleim aus der Nase. Diese Beschwerden können ein- oder auch beidseitig auftreten. Der Schleim aus den Nebenhöhlen kann vor allem im Liegen aus dem hinteren Nasenbereich über den Rachen in die Bronchien absteigen und eine gleichzeitige Bronchitis auslösen.

Wer unter einer Nebenhöhlenentzündung leidet, fühlt sich sehr müde und krank, er mag nichts unternehmen und hat leichtes Fieber. Der Arzt kann die Diagnose meist schon auf Grund der typischen Symptome stellen. Manchmal braucht es ein Röntgenbild oder eine Computertomografie, um genauer zu wissen, ob die Nebenhöhlen die Ursache für die Beschwerden sind.

Ursachen
Die Nebenhöhlenentzündung tritt meistens als Komplikation eines banalen Schnupfens oder einer Grippe auf. Durch die Schwellung der Schleimhäute verschliessen sich die Öffnungen zu den Nebenhöhlen, und der Schleim kann nicht mehr in die Nase abfliessen und ausgeschneuzt werden. Im warmen Schleimmilieu können sich Bakterien vermehren und eine Eiterung verursachen. Auch bei einem allergischen Schnupfen können sich die Nebenhöhlen auf Grund der stän

dig verstopften Nase entzünden und eitern. Nach häufigem Tauchen kann ebenfalls eine Sinusitis auftreten.

Behandlung

Die Behandlung der Nebenhöhlenentzündungen hat in erster Linie zum Ziel, die entzündeten Schleimhäute abschwellen zu lassen. An vorderster Stelle der Behandlung stehen abschwellende Nasentropfen oder Sprays. Sie sollen regelmässig zur Anwendung kommen (Rinosedin, Otrivin, Triofan oder Nasivin). Auch andere abschwellende, entzündungshemmende, schmerzlindernde oder schleimlösende Medikamente können vom Arzt verschrieben werden. Manchmal kann das Inhalieren von Kamille, Salbei und anderen Kräuterextrakten (Perubare oder Nasobol) Linderung bringen und den Schleim lösen helfen.

Antibiotika

Wenn die abschwellenden Massnahmen nach einer Woche keine Besserung bringen und offensichtlich das körpereigene Abwehrsystem mit der Bakterieninfektion in den Nebenhöhlen überfordert ist, kommen Antibiotika zur Anwendung. Der Hausarzt wird ein für eine Nebenhöhlenentzündung passendes Mittel verordnen. Manchmal reicht schon eine einwöchige Behandlung.

Spülung/Operation

Wenn auch diese Therapie keinen Erfolg zeigt, kommt der Ohren-Nasen-Hals-Spezialist zum Zug. Manchmal wird er vorschlagen, die Nebenhöhlen zu spülen, um den angesammelten Eiter abfliessen zu lassen. In sehr hartnäckigen und wiederkehrenden Fällen wird er eine Operation vorschlagen. Dabei werden die entzündeten Schleimhäute und eventuell vorhandene Polypen aus den Nebenhöhlen entfernt.

Genaue Abklärung

Nebenhöhlenentzündungen haben bei gewissen Menschen die Tendenz, sich häufig zu wiederholen. In diesen Fällen lohnt sich eine gute Abklärung bei einem Ohren-Nasen-Hals-Spezialisten. Nicht selten liegen diesen gehäuften Infektionen der Nebenhöhlen Veränderungen in der Nase zu Grunde, die unbedingt korrigiert werden müssen. Bei Kindern können vergrösserte Rachenmandeln die Ursache sein, bei Erwachsenen eine verkrümmte Nasenscheidewand oder Polypen in den Nasenöffnungen. Erst wenn die störenden Faktoren entfernt sind, können die Nebenhöhlen wieder gut und gleichmässig belüftet werden, und auch der Schleim kann wieder ungestört abfliessen.

Hartnäckige Fälle

Wichtig ist, dass vor einer Operation alle einfachen Massnahmen ausgeschöpft werden, z.B. das konsequente Behandeln von Erkältungskrankheiten mit abschwellenden Mitteln. Auch können eine ausgewogene Ernährung, genügend Freizeit und Schlaf die allgemeine Abwehrlage des Organismus verbessern. Und schliesslich gibt es Medikamente, welche die allgemeine und lokale Abwehr des Körpers gegen Erkältungskrankheiten stärken (Ribomunyl Kaps. oder Echinaforce Tropfen).

Immer wieder kann man beobachten, dass Nebenhöhlenentzündungen gehäuft bei Menschen vorkommen, die den Anforderungen des Lebens zeitweise nur schlecht gewachsen sind oder ihrer Gesundheit zu wenig Sorge tragen. Sie haben ein geschwächtes Abwehrsystem. In solchen Situationen kann eine alleinige Behandlung mit einem Antibiotikum und Nasenspray nicht genügen. Vielmehr sollte man auch den Lebensstil analysieren und wenn möglich verändern helfen.

NERVOSITÄT UND NEUROSE

Sehr viele Menschen leiden in gewissen Phasen ihres Lebens unter einer mehr oder weniger starken Nervosität. Daher kennen die meisten auch die typischen Symptome: Man fühlt sich unruhig, ist gereizt, unkonzentriert und wenig belastbar. Nicht selten treten gleichzeitig Schlafstörungen auf. Auch der Körper zeigt typische Reaktionen: Kopfweh, Herzklopfen, Zittern, Rückenschmerzen, Magendruck und Durchfall.

Ursache der Nervosität
Nervosität oder eine psychische Belastungsreaktion ist häufig auf eine akute oder chronische Stresssituation zurückzuführen. Auch kann ein schwer verkraftbares Ereignis, ein Todesfall, eine Scheidung, Arbeitslosigkeit oder eine Krankheit als Ursache in Frage kommen. So tritt eine Nervenkrise häufig als nachfühlbare Reaktion auf eine schwierige Situation oder ein belastendes Geschehen auf. Die Ursache der Nervosität ist meistens ziemlich klar verstehbar.

Formen von Nervosität
Wenn die auslösende Belastungssituation nicht verändert wird, kann sich die Nervosität verschlimmern und in der Folge ein Erschöpfungszustand oder eine Depression entstehen. Manchmal kann auch ein Nervenzusammenbruch auftreten. Der Patient oder die Patientin bricht zusammen, hat einen Schwächezustand und ist kaum mehr ansprechbar. Andere schreien bei einer nervösen Krise laut, zittern am ganzen Körper und sind ausser sich. Ein Nervenzusammenbruch ist immer ein Alarmsignal. Der oder die Betroffene drückt aus, dass er/sie nicht mehr kann, dass man ihn in Ruhe lassen oder ihm Hilfe geben soll.

Neurosen und ihre Ursachen
Bei einer Neurose liegen die Ursachen der Krankheit im Allgemeinen weit zurück, nämlich im frühkindlichen Alter. Belastende Situationen, seelische Verletzungen oder sogar Misshandlungen (Schläge, sexueller Missbrauch) von Kleinkindern können später zu schweren seelischen Störungen führen. Für die Betroffenen sind diese grossen psychischen Schwierigkeiten besonders schlimm, weil sie oft nicht verstehen können, wo die wirklichen Ursachen dafür liegen. So kann es nicht erstaunen, dass die Bemühungen der Neurotiker zur Bewältigung ihrer Schwierigkeiten meistens fehlschlagen. Im Gegenteil: Konfliktsituationen wirken auf die Patienten sogar häufig wie ein Magnet, und sie erleben nicht selten, dass sie immer wieder vor den gleichen Problemen stehen.

Schädigung in der frühen Kindheit
Eine Neurose kann ihren Ursprung im völligen Fehlen eines schützenden und stabilen Elternhauses mit einer positiv eingestellten und toleranten Mutter und/oder Vater haben. Wenn ein Kind sich schon in den ersten Lebensjahren häufig im Stich gelassen fühlt, wenn Liebe und Hass ständig wechseln, wenn es immer wieder Angst und Brutalität erlebt oder wenn die Eltern-Kind-Beziehung darauf ausgerichtet ist, dem Kind seine Fantasie und seinen Bewegungsdrang zu brechen, können schwere Störungen in der seelischen Entwicklung die Folge sein.

Nicht bei allen so genannten Neurotikern lassen sich derart gravierende lebensgeschichtliche Faktoren ausmachen. Gewisse Menschen haben vererbte Charakteranlagen, die sie für die Entwicklung von Neurosen anfälliger machen, auch wenn ihre Jugend anscheinend unauffällig verlaufen ist.

Neuroseformen
So verschieden bei einer Neurose die Ursachen sein können, so unterschiedlich sind auch ihre Ausdrucksformen. Bei einer Angstneurose leben die Betroffenen mit einer unbestimmten, lähmenden Angst, ohne dass sie dafür einen verständlichen Grund finden können. Manchmal treten plötzlich und ohne ersichtliche Ursache so genannte Panikanfälle auf.

Bei einer Sexualneurose kommt es zu ernsthaften Störungen in der Sexualität. Die Wünsche sind übermässig stark oder verkümmert, die Fähigkeit, eine stabile Partnerschaft einzugehen, ist vermindert, und auch das Objekt der Sexualität kann verändert sein (Kind, Tier, Kleidungsstück).

Phobien: Angst vor bestimmten Situationen
Bei den so genannten Phobien treten in bestimmten Situationen oder bei gewissen Reizen besonders starke Ängste auf. Bekannt ist die Klaustrophobie: eine Angst, die in geschlossenen Räumen, im Lift, im Einkaufszentrum oder im Flugzeug auftreten kann. Dann gibt es die Platzangst (Angst vor grossen Plätzen) und die Angst vor Insekten oder anderen Tieren (z.B. Mäuse, Schlangen). Häufig ist auch die Herzphobie: Die Betroffenen leben in einer ständigen Angst vor einem Herzinfarkt, einem Herzstillstand oder dem Herztod. Dabei spüren sie häufig einen starken Druck in der Brust, Herzjagen und Erstickungsgefühle.

Zwangsneurosen
Ein Zwang liegt vor, wenn eine Handlung gegen jede Vernunft ständig wiederholt werden muss, weil sonst panische Angst entsteht. Ein Zwangsneurotiker kann von einem immer wiederkehrenden Gedanken verfolgt werden, meist unlogische und manchmal absurde Ideen, die den zwangskranken Menschen penetrant verfolgen und ihn fast zur Verzweiflung bringen. Er hat keine Möglichkeit, sich dagegen zu wehren. Eine weitere Ausdrucksmöglichkeit ist der Kontrollzwang. Diese neurosekranken Menschen müssen ständig kontrollieren, ob der Herd abgestellt, die Tür verschlossen, das Telefon aufgehängt ist oder niemand unter dem Bett liegt. Solche Zwänge können das Leben zur Hölle machen.

Nicht selten sind auch Wasch- und Reinigungszwänge. Dabei leben die Patienten in der ständigen Angst, alles um sie herum sei unsauber und sie seien in Gefahr, sich zu beschmutzen oder sich mit Krankheiten anzustecken. So müssen sie sich stundenlang waschen, duschen und bürsten. Nach kurzer Zeit ist ihre Haut völlig ausgelaugt oder sogar wund. Andere können nicht aufhören zu wischen, abzustauben oder Staub zu saugen.

Therapiemassnahmen bei Nervosität
Die meisten nervösen Störungen sind nicht so gravierend, dass deswegen eine spezialisierte Behandlung notwendig ist. Der betroffene Patient kann daher selbst den Versuch wagen, seine Lebenssituation und die bestehenden Probleme zu analysieren und Lösungen zu suchen. Bei einer Partnerschaftsproblematik kann eine offene Aussprache, ein entspannendes Wochenende oder eine längst fällige Trennung Erleichterung bringen. Und bei Finanzsorgen kann ein Gespräch bei einer Beratungsstelle oft die notwendige Klarheit bringen.

Es gibt aber auch Situationen und Probleme, die nicht so leicht gelöst werden können. Wenn jemand seine Arbeit verloren hat, wenn eine Scheidung nicht verkraftet wird, wenn eine chronische Krankheit vorliegt oder wenn Flüchtlinge in einer ihnen feindlich gesinnten Umgebung leben müssen, ist wirksame Hilfe schwierig. Manchmal braucht es in solchen Situationen eine längere stützende und ermutigende Betreuung durch kompetente, geduldige Fachleute.

Bei nervösen Störungen können die lästigen Beschwerden manchmal mit autogenem Training, Massagen, Sauna, Akupressur, Bachblütentherapie oder entspannenden Spaziergängen gemildert werden. Manchmal kann ein Gespräch mit einer Vertrauensperson, einem Freund oder dem Hausarzt Erleichterung bringen. Ein vermittelndes Gespräch unter streitenden Parteien über bestehende Lösungsmöglichkeiten kann ebenfalls helfen.

Psychotherapie
Wenn eine ernsthafte Neurose (Zwänge, Phobien usw.) vorliegt, die dem Betroffenen den Alltag erschwert, Beziehungen belastet und die Handlungsfähigkeit einschränkt, braucht es dringend eine qualifizierte Psychotherapie durch einen Fachmann oder eine Fachfrau. Dafür kommen Psychiater oder Psychologen in Frage, die eine Weiterbildung in psychotherapeutischen Techniken abgeschlossen haben. Eine solche Therapie dauert Monate, mitunter sogar Jahre. Sie hat zum Ziel, die Lebensgeschichte des Patienten im Zusammenhang mit seinen heutigen Schwierigkeiten aufzuarbeiten.

Ein Psychiater ist ein Fachmann, der ein Medizinstudium absolviert hat und anschliessend durch eine jahrelange Weiterbildung in Klinik und Praxis zum Spezialisten für die Diagnose und Behandlung von seelischen Krankheiten geworden ist. Er hat die Möglichkeit, bei psychischen Krankheiten auch Medikamente einzusetzen. Der Psychologe/die Psychologin hat ein Psychologiestudium hinter sich und hat durch eine lange psychotherapeutische Weiterbildung die Fähigkeit erworben, seelische Krankheiten zu diagnostizieren und zu behandeln. Diese

Therapien basieren auf Gesprächen, körperbezogenen Techniken und Verhaltensübungen.

Nicht immer kann eine Neurose völlig zum Verschwinden gebracht werden. Immerhin bringt eine kompetente Psychotherapie meistens eine deutliche Erleichterung im täglichen Leben.

Geeignete Psychotherapeutinnen und Psychotherapeuten
Einen Psychotherapeuten sollte man sich nicht einfach im Telefonbuch suchen. Es ist gut, wenn man bei einer Beratungsstelle oder beim Hausarzt fragt, wer für eine solche anspruchsvolle Behandlung geeignet ist. Vor Beginn einer Psychotherapie ist die Abklärung empfehlenswert, wie weit die Krankenkasse diese Behandlung mitfinanziert. Bei einer Behandlung durch den Psychiater entstehen mit der Krankenkasse gewöhnlich keine Schwierigkeiten. Beim Psychologen braucht es hingegen manchmal ein Überweisungsschreiben eines Arztes. Manchmal leistet die Krankenkasse in diesem Fall nur eine beschränkte finanzielle Unterstützung.

Für die Entwicklung der psychischen Gesundheit spielt die Umgebung, in der ein Kind aufwächst, eine wichtige Rolle. Es braucht ein stabiles Umfeld, in dem es sich ernst genommen fühlt und sich frei entfalten kann. Kinder sollen Wärme, Sicherheit und Geborgenheit empfinden, Fantasie und Humor erleben, aber auch klare Grenzen für ihr späteres Leben kennen lernen. Nicht immer kann den erziehenden Eltern diese schwierige und vielseitige Aufgabe ganz gelingen. Aber alle Steine können und sollen wir unseren Kindern ohnehin nicht aus dem Weg räumen.

NIERENSTEINE

Nierensteine bilden sich fast immer im Nierenbecken. Darunter versteht man das Hohlsystem der Nieren, in dem sich der ausgeschiedene Urin sammelt. Von dort fliesst er durch den Harnleiter in die Blase ab. Nierensteine entstehen, wenn der Urin sehr konzentriert ist oder gewisse Stoffwechselprodukte vermehrt ausgeschieden werden. Auch chronische Infektionen im Nierenbecken fördern die Steinbildung. Männer sind von Nierensteinen häufiger betroffen als Frauen.

Eigenschaften der Nierensteine

Nierensteine sind meist ausgesprochen hart. Sie haben eine raue Oberfläche und weisen in der Regel einen Durchmesser zwischen einem und fünf Millimetern auf. Im Nierenbecken können sich manchmal bis 2 cm grosse Steine bilden. Auch sehr kleine Steine können sehr starke Schmerzen auslösen, wenn sie in den Harnleiter eindringen und dort stecken bleiben.

Entstehung

Nierensteine werden vor allem dann gebildet, wenn im Körper ein Flüssigkeitsmangel besteht. In dieser Situation kann der Körper nur wenig Wasser mit den Stoffwechsel-Abbauprodukten durch die Nieren ausscheiden. Der Urin ist also sehr konzentriert, und gewisse Substanzen können kristallisieren. Dies ist vor allem bei heissem, schwülem Wetter und bei starkem Schwitzen der Fall, ebenso bei hohem Fieber und bei anhaltendem Durchfall oder Erbrechen. Eine akute oder chronische Infektion im Nierenbecken kann die Steinbildung ebenfalls deutlich fördern.

Bei bestimmten Stoffwechselkrankheiten ist die Konzentration von Harnsäure, Kalzium und Oxalsäure im Urin deutlich erhöht. Auch da kann es zur Bildung von entsprechenden Steinen im Nierenbecken kommen. Schliesslich gibt es auch Missbildungen und Narben in den ableitenden Harnwegen, welche die Steinbildung erleichtern. Ein chronischer Schmerzmittelkonsum kann ebenfalls zur Nierensteinbildung führen.

Symptome

Nierensteine können ausserordentlich starke Koliken im Bereich des seitlichen Mittelbauches mit Ausstrahlungen in den Rücken und in die Leistengegend verursachen. Die Schmerzen nehmen rasch zu, lassen den Patienten fast verzweifeln und klingen nach einigen Minuten meist wieder ab. Solche Koliken können sich stunden- und tagelang wiederholen. Manchmal können auch konstante dumpfe

Schmerzen im seitlichen Rückenbereich unterhalb des Rippenbogens von einem Nierenstein herrühren.

Nierenschmerzen treten oft plötzlich auf. Sie können wegen ihrer grossen Intensität Übelkeit und sogar Erbrechen auslösen. Koliken bei Nierensteinen zählen neben den Geburtswehen zu den stärksten bekannten Schmerzen. Sie sind besonders stark, wenn ein Nierenstein aus dem Nierenbecken in den Harnleiter eintritt und durch Muskelkontraktionen in Richtung Blase gepresst wird. Dabei kommt es zu einem starken Stau des Urins im Harnleiter und Nierenbecken. Nicht selten verfängt sich das kleine Steinchen in einer Schleimhautfalte des ableitenden Harnleiters, und die Schmerzen können in der Folge während langer Zeit andauern. Fast immer wird bei der Laboruntersuchung im Urin mehr oder weniger viel Blut gefunden.

Komplikationen
Im gestauten Urin kann sich eine Infektion mit Bakterien bilden. Es entsteht hohes Fieber, oft verbunden mit Schüttelfrost. Auch kann ein Nierenstein den Harnleiter verletzen und eine Blutung auslösen. Schliesslich besteht die Möglichkeit, dass die Niere durch eine länger dauernde Stauung geschädigt wird. Im Extremfall kann die Niere sogar komplett versagen.

Der Arzt hat die Aufgabe, mit Untersuchungen im Urin und im Blut, aber auch mit Ultraschall- und Röntgenkontrollen herauszufinden, wo der Stein liegt und welche Probleme im Nierenbecken und in den Nieren bestehen. Je nach Resultat der Untersuchungen muss eine andere Therapie zur Anwendung kommen.

Der Patient oder die Patientin muss über längere Zeit den Urin mit einem Sieb filtern, um den abgehenden Stein auf jeden Fall aufzufangen. Vor allem bei wiederholtem Auftreten ist es sinnvoll, seine Zusammensetzung im Labor zu untersuchen. Das Resultat kann für die Planung der Behandlung manchmal von Bedeutung sein.

Behandlungsmassnahmen
Bei der Behandlung einer Nierenkolik steht die Schmerzbekämpfung im Vordergrund. Eine warme Bettflasche kann als erste Massnahme eine gewisse Linderung bringen. Der herbeigerufene Arzt kann mit krampflösenden und starken schmerzstillenden Spritzen und Zäpfchen die grausamen Beschwerden erträglicher machen. Die Schmerzen und Krämpfe können so stark sein, dass beim Neuauftreten auch in der Nacht sofort der Notfallarzt gerufen werden muss.

Nierenkoliken sind oft so stark, dass der Betroffene sofort ins Spital eingeliefert werden muss. Hier können die Schmerzmittel über eine Infusion direkt in die Vene geleitet werden. Dadurch werden die starken Krämpfe gelindert. Im Spital kann zudem der Verlauf der Krankheit sorgfältig kontrolliert werden.

Wenig trinken, aber viel bewegen
Früher hat man den Patienten geraten, sehr viel zu trinken, um den Stein mit der grossen Urinmenge aus dem Harnleiter auszuschwemmen. Heute rät man bei

starken Koliken eher zur Zurückhaltung mit Flüssigkeit, um nicht eine starke Stauung mit noch stärkeren Schmerzen auszulösen. Hingegen kann regelmässiges Bewegen, Treppensteigen und Hüpfen mit einem Springseil die Wanderung des Nierensteins durch den Harnleiter in die Blase erleichtern. Wenn es nach drei bis vier Tagen nicht zum spontanen Abgang des Steins kommt, stellt sich die Frage, wie er mit ärztlicher Hilfe entfernt werden kann.

Fachärztliche Hilfe
Wenn der Nierenstein im Harnleiter schon in der Nähe der Blase liegt, kann der Spezialist (Urologe) versuchen, mit einer Sonde durch die Harnröhre in die Blase und nachher durch den Harnleiter zum blockierten Stein vorzudringen. Mit einem kleinen Körbchen wird der Stein eingefangen und durch leichtes Ziehen an der Sonde zum Übertritt in die Blase gebracht. Wenn der Weg zur Blase noch relativ weit ist, wird die Sonde liegen gelassen, und der Harnleiter presst Stein und Sonde langsam dem Ausgang entgegen.

Zertrümmerung von Nierensteinen
Eine weitere Möglichkeit zur Entfernung von störenden Nierensteinen ist das Zertrümmern des Steinchens mit gebündelten Ultraschallwellen. Diese Methode eignet sich vor allem zur Behandlung von Steinen im Nierenbecken und im oberen Harnleiter. Bei dieser Behandlung liegt der Patient in einer Art Badewanne, und ein Computer steuert das Eindringen der Ultraschallwellen aus verschiedenen Sendern. Im Bereich des Steins kommt eine derartige Energie zur Wirkung, dass dieser in kleine Stücke zerspringt. Diese können durch den Harnleiter ausgespült werden.

Operation
In seltenen Fällen bringen diese Methoden keinen Erfolg, und es muss operiert werden. Das ist vor allem nötig, wenn ein grosser Stein im Nierenbecken liegt und Schmerzen oder häufige Infektionen verursacht. Meist öffnet der Chirurg vom Rücken her einen Zugang zur Niere und dringt zum Nierenbecken vor, um den Stein zu entfernen.

Wenn grosse Steine im Nierenbecken keine Komplikationen, also keine Schmerzen oder Infektionen auslösen, kann bei ältern Menschen auf eine Behandlung verzichtet werden. Erst wenn ernsthafte Probleme auftreten, muss der Arzt abwägen, welche Behandlung sinnvoll ist.

Auflösung des Nierensteins
Eine medikamentöse Auflösung von Nierensteinen ist in den meisten Fällen nicht möglich. Nur wenn ein Stein aus Harnsäure besteht, kann die Auflösung mit einem speziellen Mittel versucht werden. Dies ist natürlich nur bei Steinen sinnvoll, die keine stärkeren Schmerzen und keine Komplikationen auslösen. Denn eine solche Behandlung kann mehrere Monate dauern.

Prävention von Rückfällen
Wer einmal eine Nierenkolik erlebt hat, wird die gewaltigen Schmerzen nicht mehr vergessen. Er wird also alles daransetzen, dass ihm dies nicht noch einmal widerfährt. Die wichtigste Präventivmassnahme besteht darin, immer genügend zu trinken. Vor allem bei heissem Wetter, bei starkem Schwitzen (sportliche Betätigung, Tanzen, Sauna), bei Krankheiten mit hohem Fieber oder bei starkem Durchfall ist eine regelmässige Flüssigkeitszufuhr besonders wichtig. Ganz generell gilt die Regel, dass man täglich rund $1^1/_2$ Liter Urin ausscheiden sollte. Noch etwas grösser muss die tägliche Trinkmenge sein.

Diät: Wann sinnvoll?
Wenn ein Patient mehr als eine Nierenkolik gehabt hat, ist es sinnvoll, über eine spezielle Diät zu diskutieren. Der Arzt muss dafür wissen, welche Zusammensetzung die Nierensteine gehabt haben. Mit Hilfe einer Diätassistentin kann eine passende Diät für den Patienten zusammengestellt werden, um eine erneute Steinbildung zu vermeiden.

Meist wird eine ausgewogene Mischkost mit gewissen Einschränkungen empfohlen. Wenn die Nierensteine vor allem aus Kalzium bestehen, wird man eine Reduktion der Einnahme von Milch und Milchprodukten empfehlen. Wenn Oxalsäure der Hauptbestandteil des Nierensteins ist, kann das Weglassen von Spinat, Tomaten und Rhabarber helfen. Eine zu hohe Harnsäure im Blut als Ursache von Nierensteinen lässt sich mit einem gut verträglichen Medikament (Zyloric) auf ein normales Niveau senken.

Rückfälle verhindern
Wenn jemand wiederholt unter Nierensteinen leidet, muss der Arzt abklären, ob eine Stoffwechselstörung vorliegt oder ob in den ableitenden Harnwegen eine Verengung (Missbildung, Narbe) vorliegt, welche die Steinbildung fördert. Das ist besonders wichtig, wenn Nierenkoliken schon bei Kindern auftreten. Erst wenn eine solche Ursache definitiv behoben ist, bleiben die gefürchteten Koliken aus.

Eine Nierenkolik ist für jeden Betroffenen ein ausserordentlich schmerzhaftes Geschehen. Wer dafür sorgt, dass der Urin nie zu konzentriert ist, hat grosse Chancen, dass ihm dies nie oder nie mehr geschieht. Regelmässiges Trinken ist auch sonst für die Gesundheit bekömmlich. Durchschnittlich mindestens zwei Liter Flüssigkeit pro Tag ist als Trinkmenge sinnvoll.

OHRENSAUSEN (TINNITUS)

Unter Ohrensausen versteht man ein störendes Geräusch in einem oder in beiden Ohren. Dieses Geräusch hat seinen Ursprung nicht in der Umgebung, sondern im Innern, im Organismus der betroffenen Person. Ein solches Ohrensausen kann in der Stärke variieren und sehr verschieden tönen: Es kann ein Pfeifen, Sausen, Rauschen, Brummen, Kreischen, Knarren, Hämmern, Klopfen oder Läuten sein.

Häufigkeit

Unter Ohrensausen, einem Tinnitus, leiden zwischen 10 und 15 Prozent der Erwachsenen. In der Schweiz ist also mehr als eine halbe Million Menschen davon betroffen. Trotzdem hört man verhältnismässig wenig über diese lästige Störung. Viele Betroffene sprechen kaum darüber, weil ihr Leiden nicht sichtbar ist. Häufig haben sie auch die Erfahrung gemacht, dass Ärzte und Therapeuten ihnen wenig zu bieten haben. Auch andere Mitmenschen können sich in ihr Leiden kaum einfühlen.

Sehr verschiedenartige Ursachen

Verschiedene körperliche Krankheiten können einen Tinnitus auslösen. Ein zu hoher Blutdruck kann sich zum Beispiel in der ersten Zeit mit einem Rauschen in den Ohren bemerkbar machen. Auch eine Durchblutungsstörung im Kopf (Arteriosklerose) kann für ein Ohrgeräusch verantwortlich sein. Dann gibt es auch Ohrensausen bei Zuckerkrankheit, Allergien, fieberhaften Infektionskrankheiten und Veränderungen der Halswirbelsäule.

Auch Medikamente (z.B. Antibabypille, antidepressive Mittel) und Suchtmittel (Alkohol, Nikotin) können zu einem Tinnitus führen. Nach einem Unfall mit Schädel- und Hirnverletzungen und bei einer Geschwulst des Hörnervs kann ebenfalls ein Rauschen in den Ohren auftreten.

Tinnitus durch Aussen- und Mittelohrkrankheiten

Häufig liegt die Ursache eines Tinnitus im Ohr selbst. In diesen Fällen tritt er oft zusammen mit einer Schwerhörigkeit auf. Die harmloseste Ursache einer plötzlichen Schwerhörigkeit mit Ohrensausen ist ein Pfropfen aus Ohrenschmalz im äusseren Gehörgang. Er kann durch eine Ohrenspülung sofort zum Verschwinden gebracht werden.

Die gleichen Symptome treten auch bei einer Mittelohrentzündung auf, weil dabei oft Sekret oder Eiter hinter dem Trommelfell gestaut ist. Hier können abschwellende Nasensprays und manchmal Antibiotika Abhilfe schaffen. Wenn bei einem Kind drei Monate nach einer Mittelohrentzündung das Gehör nicht wieder normal ist, muss vom Spezialarzt ein Röhrchen ins Trommelfell eingesetzt werden, um die Flüssigkeit abfliessen zu lassen. Schliesslich gibt es auch Veränderungen der Hörknöchelchen im Mittelohr (Otosklerose). Sie können durch eine mikroskopische Operation behoben werden.

Tinnitus durch Innenohrstörungen
Häufiger als Krankheiten im Aussen- und Mittelohr führen Veränderungen des Innenohrs zu Ohrensausen und Schwerhörigkeit. Nicht selten entsteht ein Tinnitus durch einen Lärmschaden. Der Lärm einer Säge in der Schreinerei, das laute Knallen beim Schiessen oder die zu laute Musik in einer Disco oder bei einem Rockkonzert können zu einem Tinnitus führen. Schliesslich kann ein Ohrgeräusch zusammen mit einem Hörsturz (plötzliche Schwerhörigkeit) und starkem Schwindel auftreten. Das geschieht bei der so genannten ménièreschen Krankheit.

Häufig: Keine organische Veränderung nachweisbar
In rund 50 Prozent der Fälle kann bei einem Tinnitus mit den gängigen medizinischen Untersuchungen keine Veränderung im Ohr festgestellt werden. Der Arzt muss dem Betroffenen glauben, dass er unter einem störenden Ohrgeräusch leidet. Das bedeutet, dass man bis heute den genauen Mechanismus der Entstehung gewisser Tinnitusformen nicht kennt. Es wird angenommen, dass die feinen Hörzellen im Innenohr nicht mehr genügend mit Sauerstoff oder Mineralien versorgt werden und deshalb falsche akustische Signale zum Gehirn geleitet werden.

Eine andere Theorie basiert auf der Annahme, dass die normalen Körpergeräusche (Puls, Gelenkgeräusche) durch ein spezielles System im Gehirn herausgefiltert werden. Dank dieses intelligenten Schutzmechanismus leiden wir nicht ständig unter einem grossen Lärm im Kopf. Wenn nun dieses Filtersystem nicht mehr perfekt arbeitet, kann ein lästiges Ohrensausen die Folge sein.

Eher selten: Psychische Ursachen
Wenn ein Arzt eine Störung nicht genau messen, darstellen oder erklären kann, besteht heute häufig die Tendenz, die Ursache in der Psyche des Patienten zu suchen. Dies trifft oft auch bei der Abklärung eines Tinnitus zu. Der Patient fühlt sich durch entsprechende Andeutungen und Fragen des Mediziners ziemlich frustriert. Er glaubt zu hören, dass er für die Störung selbst verantwortlich sei und sich daher auch selbst helfen müsse. Das kann für den Betroffenen sehr verletzend sein, weil er sich vom Arzt nicht ernst genommen und verstanden fühlt.

Verschiedene neuere Studien zeigen denn auch, dass beim Tinnitus zwar mikroskopisch kleine Veränderungen im Innenohr festgestellt werden können, dass diese aber auch für den Spezialarzt (Ohren-Nasen-Hals-Arzt) nicht messbar oder darstellbar sind. Die Psyche scheint jedoch in den allermeisten Fällen nicht der Grund für das störende Geräusch in den Ohren zu sein.

Psychische Belastung: Tinnitus verstärkt
Psychische Belastungssituationen können hingegen die Wahrnehmung eines bestehenden Tinnitus verstärken. Wer bei der Arbeit oder zu Hause Probleme oder Stress hat, kann unter seinem Ohrensausen viel stärker leiden als jemand, der psychisch in Hochform ist. Auch Nervosität und Depressionen können ein Ohrensausen verstärken.

Weitaus häufiger ist, dass sich ein lästiges und zermürbendes Ohrgeräusch immer mehr als Belastung für das seelische Gleichgewicht erweist. Bei starken Formen können Nervosität, Übelkeit, ein «sturmer Kopf», Schlafstörungen und Verzweiflung die Folge sein. Im Extremfall kann das sogar zu einer Arbeitsunfähigkeit und zu Invalidität führen.

Therapie des akuten Tinnitus
Ein Ohrgeräusch kann das Befinden sehr einschneidend stören. Die Erfahrung zeigt, dass die Behandlung umso schwieriger ist, je länger das Geräusch besteht. Deshalb sollte man sofort den Arzt konsultieren, wenn ein Tinnitus neu auftritt. Man muss sofort abklären, welche Ursache für die Störung vorliegt und welche Behandlung Erfolg verspricht.

Bei einer Aussen- oder Mittelohrkrankheit als Ursache für ein Ohrgeräusch ist die Therapie meist relativ einfach. Wenn die Ursache hingegen im Innenohr vermutet wird, ist die Behandlung deutlich schwieriger. In seltenen Fällen kann mit Medikamenten eine Besserung erreicht werden. Manchmal muss aber in einer Ohren-, Nasen- und Halsklinik mit einer Infusionsbehandlung oder mit einer Sauerstoffüberdruck-Therapie versucht werden, die Veränderungen im Innenohr zu korrigieren.

Chronisches Ohrensausen: Was tun?
Wenn ein Tinnitus schon mehrere Monate oder noch länger besteht, ist die Therapie sehr aufwändig und meist nicht Erfolg versprechend. Wenn eine Schwerhörigkeit mit begleitendem Tinnitus besteht, kann ein kompetenter Fachmann (Hörgeräte-Akustiker) ein Hörgerät anpassen. Damit wird das Gehör verbessert und häufig auch der Tinnitus abgeschwächt. Wenn ein isoliertes Ohrensausen vorliegt, kann ein so genannter Masker mit einem künstlichen Geräusch zur Anwendung kommen. Dieses Geräusch soll den Tinnitus übertönen und wird sehr oft besser ertragen als das körpereigene Ohrensausen.

Bei chronischen Ohrgeräuschen ist die Aussicht gering, dass Medikamente zu einer Besserung führen. Trotzdem werden bei diesem Symptom von Ärzten nicht selten durchblutungsfördernde Mittel verschrieben. Alle Studien zeigen jedoch, dass dadurch keine messbare Verbesserung des chronischen Tinnitus erwartet werden kann. Manchmal können antidepressive Mittel die psychische Verfassung des Betroffenen verbessern und damit sein Leiden etwas lindern. Hingegen bringen Beruhigungsmittel zwar kurzfristig eine gewisse Erleichterung, aber mittelfristig machen sie abhängig und kreieren damit ein neues, schweres Gesundheitsproblem.

Alternative Therapiemassnahmen
Am besten bewährt haben sich Behandlungsmassnahmen, die nicht auf eine Heilung des Tinnitus abzielen, sondern eine positive Einstellung und Selbstheilungskräfte bei den Betroffenen anregen. Diese müssen unter kompetenter Anleitung lernen, mit ihrem Ohrgeräusch zu leben. Die eigene Aufmerksamkeit soll in einer Art gesteuert werden, dass das störende Geräusch immer mehr ignoriert, toleriert oder sogar akzeptiert wird.

Auch Entspannungsübungen wie Biofeedback, Yoga, Kinesiologie, Tai Chi oder autogenes Training können zu einer spürbaren Besserung beitragen. Verschiedene Methoden aus der Naturheilkunde wie Homöopathie, Akupunktur und Bachblüten können das innere Gleichgewicht ebenfalls positiv beeinflussen und damit den Tinnitus erträglicher machen. Schliesslich verhelfen auch physiotherapeutische Massnahmen (z.B. Feldenkrais) und Gymnastik (Stretching) zu einer Besserung. Besonders günstige Wirkungen sind von musiktherapeutischen Massnahmen zu erwarten. Hier wird versucht, das Gehör mit Musik und Naturklängen positiv einzustimmen.

Wichtig: Positive Einstellung finden
Bei allen Behandlungsmassnahmen des Tinnitus ist es wichtig, dass sich der Betroffene nicht einfach passiv behandeln lässt, sondern selbst eine aktive Rolle übernimmt. Man muss zur Kenntnis nehmen, dass eine Hoffnung auf Heilung zwar illusorisch ist, dass jedoch durch verschiedene Massnahmen mit einer spürbaren Besserung gerechnet werden kann.

Empfehlenswert: Selbsthilfegruppen
Gerade weil es so schwierig ist, mit einem Ohrensausen im Frieden zu leben, sollte man sich schon früh Beratung und Unterstützung bei betroffenen Menschen holen. Sie können auf Grund ihrer Erfahrung mit dem Tinnitus Ratschläge geben, wie man mit Ohrensausen umgehen und die täglichen Probleme, die daraus entstehen, lösen kann. Dafür kann die Teilnahme an einer Selbsthilfegruppe hilfreich sein. Man kann hier hören, inwieweit Arbeit und Sport ablenken, wie der Tinnitus mit leiser Musik vor dem Einschlafen übertönt werden kann und wie man mit einem gesunden, ausgewogenen Leben seine Aufmerksamkeit vermehrt auf wichtigere Dinge zu lenken vermag als auf den lärmigen Teufel im Ohr.

Wichtige Kontaktadresse für alle von Ohrensausen geplagten Menschen ist die Schweizerische Tinnitusliga, 3860 Meiringen BE, Tel. 033 971 55 73. Hier können wichtige Informationen über dieses eigenartige Krankheitssymptom eingeholt werden. Auch werden Adressen von Selbsthilfegruppen vermittelt.

OHRENSCHMERZEN

Ohrenweh ist vor allem bei kleinen Kindern ein häufiges Leiden. Fast alle Kinder im vorschulpflichtigen Alter leiden irgendwann unter diesem lästigen Symptom. Meistens tritt es mitten in der Nacht auf und löst beim Kind grosse Schmerzen und bei den Eltern Ratlosigkeit und Verzweiflung aus. Es gibt gute Möglichkeiten, etwas gegen diese starken Schmerzen zu tun.

Ursachen

Verschiedene Krankheiten können Ohrenweh auslösen. Am häufigsten ist eine Aussenohrentzündung der Anlass dafür. Diese tritt häufig nach dem Baden auf und beginnt meist mit einem Jucken im äusseren Gehörgang. Später kommt es zu starken Schmerzen im Ohr. Wenn ein Säugling von Ohrenschmerzen betroffen ist, kann man beobachten, dass er sehr unruhig und quengelig ist und dass er immer wieder an das betroffene Ohr greift. Wenn der Arzt mit dem Ohrspiegel ins Ohr schaut, findet er eine starke Rötung und Schwellung des Gehörganges.

Eine weitere Ursache von eher leichteren Ohrenschmerzen ist der Tubenkatarr. Im Zusammenhang mit einem Schnupfen kann sich der feine Gang zwischen der Nase und dem Mittelohr verschliessen und einen lästigen Druck im Ohr sowie eine vorübergehende Schwerhörigkeit auslösen.

Schliesslich führt auch eine Mittelohrentzündung zu starkem Ohrenweh. Bei dieser Krankheit liegt der Entzündungsherd direkt hinter dem Trommelfell. In hartnäckigeren Fällen findet man im Gehörgang dicken weissen oder gelben Eiter, der durch ein Loch im Trommelfell austritt.

Es kann auch Ohrenweh auftreten, wenn das Ohr mit Ohrschmalz verstopft ist. Der Ohrschmalz wird von Drüsen im Gehörgang produziert und ist ein wirksamer Schutz gegen Entzündungen. Bei gewissen Menschen schafft sich diese natürliche Substanz nicht spontan aus dem Ohr heraus, es bildet sich ein Pfropf im Gehörgang, und von Zeit zu Zeit sind die Ohren völlig verstopft und können schmerzen. Der Arzt kann die Ohren spülen und so das Problem rasch lösen.

Eigene Behandlungsmassnahmen

Ohrenweh ist zwar ausserordentlich unangenehm und häufig sehr schmerzhaft, aber in den meisten Fällen liegt keine unmittelbar gefährliche Krankheit vor. Umso wichtiger ist es, dass man weiss, wie man diese starken Schmerzen bei Kindern und Erwachsenen lindern kann. Vor allem beim Auftreten der Schmerzen in der Nacht kann dies hilfreich sein.

Wichtig ist, dass man sofort ein wirksames Schmerzmittel einsetzt. Bei Kindern helfen Schmerzzäpfchen am raschesten (Panadol, Ben-u-ron, Dafalgan). Bei grösseren Kindern und beim Erwachsenen können Schmerzmittel als Tabletten verabreicht werden. Am bewährtesten sind Dafalgan-, Panadol-, Novalgin- oder Aspirin-Tabletten. Daneben können bei allen Betroffenen gewärmte schmerzstillende Ohrentropfen ohne Antibiotika-Zusatz manchmal eine günstige Wirkung haben, z.B. Ciloprin oder Otosan.

Bei kleinen Kindern ist es besonders wichtig, sie zu beruhigen und ihnen die Angst zu nehmen. Häufig macht man gute Erfahrungen, wenn man sie zu sich ins Bett nimmt. Kinder brauchen in solchen Situationen Wärme und Schutz. Das Ohrenweh der häufigen Aussenohrentzündung dauert meist nur eine oder höchstens zwei Nächte.

Arztbesuch
Wenn es nach zwei Tagen nicht zu einer deutlichen Besserung der Schmerzen kommt oder wenn Eiter aus dem Ohr herausfliesst, sollte man unbedingt zum Haus- oder Kinderarzt gehen. Auch wenn das Gehör über mehrere Tage vermindert bleibt, ist eine Kontrolle beim Arzt sehr wichtig.

Behandlung der Mittelohrentzündung
Eine Mittelohrentzündung beim Säugling oder Kleinkind bis zwei Jahre sollte im Allgemeinen mit Antibiotika behandelt werden. Es geht dabei darum, die Bakterien im Mittelohr zum Verschwinden zu bringen. Bei Kindern über zwei Jahre ist eine Antibiotika-Therapie nicht notwendig, wenn der Allgemeinzustand gut ist. Bei rund 80 Prozent der Fälle kommt es zum spontanen Abheilen der Mittelohrentzündung. Anders ist die Situation beim Vorliegen einer eitrigen Mittelohrentzündung mit einem Loch im Trommelfell und bei mehrwöchiger Taubheit des Kindes, weil Flüssigkeit hinter dem Trommelfell liegt und das Gehör deutlich vermindert ist.

Tubenkatarr
Als Auslöser der schmerzhaften Mittelohrinfektion beobachtet man häufig einen Tubenkatarr (Korrekt: Tubenmittelohrkatarr). Dabei ist der Gang zwischen der Nase und dem Mittelohr durch eine meist virusbedingte Entzündung verklebt. Das Mittelohr wird nicht mehr belüftet und füllt sich mit Flüssigkeit. Typisches Symptom ist ein Druck im betroffenen Ohr und eine spürbar verminderte Hörleistung. Hingegen bestehen meistens keine Schmerzen.

Der Tubenkatarr verschwindet in knapp der Hälfte der Fälle innerhalb von zwei Wochen ganz spontan. Rund 60 Prozent der Betroffenen sind auch ohne Behandlung nach einem Monat wieder gesund. Der Rest braucht manchmal bis zu drei Monaten oder mehr, um die gewohnte Hörleistung wieder zu erreichen. Bei besonders hartnäckigem Tubenkatarr kommen in seltenen Fällen Antibiotika zur Anwendung. Deutlich wirksamer ist, wenn der Ohrenarzt ein Röhrchen ins betroffene Trommelfell einsetzt, um die störende Flüssigkeit im Mittelohr ablaufen zu lassen.

Wiederholte Ohrenschmerzen
Nicht selten leiden Kinder immer wieder unter Ohrenweh. Ihre Eltern fragen sich, welche Massnahmen diese belastende Situation eventuell verbessern helfen. Es kann manchmal von Vorteil sein, wenn man dem Kind nach jedem Bad und jeder Haarwäsche konsequent die Ohren mit Watte (nicht mit Wattestäbchen!) trocknet. Das Abwehrsystem der Haut des Aussenohrs wird so nicht durch die Feuchtigkeit geschwächt.

Günstig ist auch, wenn man ein Kind mit einer Mütze gegen Kälte schützt. Auch sollte man bei häufigem Vorkommen von Ohrenweh viel rascher zum Arzt gehen als gewöhnlich. Manchmal findet er als Ursache für die immer wiederkehrenden Ohrenkrankheiten vergrösserte oder chronisch entzündete Mandeln, die operiert werden müssen.

Kinder von rauchenden Eltern sind viel häufiger erkältet und haben öfter Ohrenweh als solche von Nichtrauchern. Es ist von grösster Bedeutung, dass in Räumen, in denen Kinder leben, unter keinen Umständen geraucht wird.

OSTEOPOROSE (KNOCHENABBAU)

In der zweiten Lebenshälfte kommt es bei Frauen und Männern zu einer langsamen Entkalkung des Knochens. Das ist normal und meist auch problemlos. Von Osteoporose spricht man erst, wenn der Knochenabbau überdurchschnittlich stark ist und die Knochen brüchig werden. Knochenbrüche der Wirbelkörper, der Rippen, des Unterarms und des Oberschenkelhalses usw. können die fatale Folge sein. Osteoporose ist eine in ihrer Häufigkeit und ihren Auswirkungen weit unterschätzte Krankheit. Viele davon Betroffene bekommen daher bis heute nicht die dringend benötigten Präventions- und Therapiemassnahmen.

Risikofaktoren

Die Osteoporose kommt bei Frauen deutlich häufiger vor als bei Männern. Das Absinken der Hormone im Klimakterium ist ein wichtiger Grund für das Auftreten von Osteoporose. Immerhin sind nicht alle Frauen in gleicher Weise gefährdet. Man kennt Risikofaktoren, die gewisse Frauen eindeutig anfälliger für diese Krankheit machen.

Dazu gehört an erster Stelle eine besondere Erbanlage gewisser Frauen für Osteoporose. Wenn in der eigenen Familie (v.a. Mutter, Grossmutter, Schwestern) gehäuft Knochenbrüche nach den Wechseljahren vorgekommen sind, kann von einer erhöhten Gefährdung ausgegangen werden. Im Weiteren sind jene Frauen für Osteoporose anfälliger, welche die Periode spät bekommen und/oder früh verloren haben. Das Gleiche gilt für Frauen, denen vor dem 45. Lebensjahr die Gebärmutter entfernt werden musste. Frauen mit feinem Körperbau sowie feingliedrige Spitzensportlerinnen und Untergewichtige leiden vermehrt unter dem beschleunigten Knochenabbau. Und schliesslich sind Raucherinnen, regelmässige Konsumentinnen von Alkohol und grösseren Kaffeemengen, aber auch Patientinnen und Patienten, die längere Zeit Cortison verabreicht erhielten, vermehrt für Osteoporose gefährdet.

Häufigkeit

Die Krankheit ist häufiger, als man im Allgemeinen denkt. Von den 60- bis 70-jährigen Frauen ist jede dritte vom beschleunigten Knochenabbau betroffen, ab dem 80. Lebensjahr sogar zwei Drittel der Frauen. Bei den Männern ist etwa jeder fünfte von Osteoporose betroffen. Knochenbrüche wegen Osteoporose kommen häufiger vor als alle Fälle von Herz- und Hirnschlägen zusammengerechnet. Das daraus entstehende Leid, die Einbusse von Lebensqualität und die Folgekosten sind gewaltig.

Symptome
Osteoporose führt bei älteren und sehr alten Leuten oft zu spontanen Knochenbrüchen. Besonders häufig sind Brüche der Wirbelkörper. Diese Knochen können ohne Sturz oder andere Unfallmechanismen plötzlich in sich zusammenbrechen und sehr starke Schmerzen auslösen. Daneben kommen bei Stürzen älterer Menschen nicht selten Brüche des Oberschenkelhalses vor. Auch Vorderarmbrüche sind bei Seniorinnen und Senioren häufig die Folge einer Osteoporose. Typisch ist auch, dass sich bei den Betroffenen durch das Zusammensinken der Wirbelkörper ein auffälliger Buckel bilden kann, sodass die Rippen den Beckengürtel berühren. Typisch für Osteoporose ist, dass vor allem in der Nacht starke Schmerzschübe im Rücken auftreten können.

Die Osteoporose ist eine sehr ernsthafte Gesundheitsstörung, deren Therapiemöglichkeiten sich in den letzten Jahren stark verbessert haben. Trotzdem sind präventive Massnahmen von grosser Wichtigkeit. Diese können das Auftreten der Osteoporose verhindern helfen.

Diagnose
Obschon heute zuverlässige Methoden bekannt sind, um die Osteoporose mit Sicherheit festzustellen, wird die Diagnose häufig erst gestellt, wenn starke Schmerzschübe oder Knochenbrüche auftreten. In diesem Stadium ist der Knochen aber schon so stark entkalkt, dass ein Wiederaufbau kaum mehr möglich ist. Auch wenn im Röntgenbild zufälligerweise eine Osteoporose diagnostiziert wird, ist es für eine Therapie schon sehr spät.

Seit einigen Jahren gibt es die Möglichkeit, mit der so genannten Knochendichtemessung (DEXA) schon recht früh festzustellen, welche Menschen für Osteoporose gefährdet sind. Da die Untersuchung relativ teuer ist, eignet sie sich nicht, um unkritisch bei allen Menschen angewendet zu werden. Dringend angezeigt ist sie aber bei Frauen über 45 Jahre, die Risikofaktoren für diese Krankheit aufweisen. Sinnvollerweise müssten aber auch alle Frauen über 65 Jahre dieser Untersuchung unterzogen werden. Leider bezahlt die Krankenkasse bis heute nur Untersuchungen, welche das Vorliegen einer Osteoporose bestätigen. Ist das Ergebnis der Knochendichtemessung negativ, muss die Untersuchte die Kosten selber übernehmen. In dieser Situation ist es sinnvoll, dass möglichst viele Menschen wissen, wie das Auftreten einer Osteoporose bei weniger gefährdeten Menschen einigermassen sicher verhindert werden kann.

Prävention
Das Verhindern von Osteoporose fängt schon in der Jugend an. Unser Skelett bildet sich nämlich bis ins Alter von etwa 25 Jahren fast vollständig aus. Deshalb ist es besonders wichtig, dass man sich in der Jugend genügend bewegt und viel Sport treibt. Auch die Aufnahme von genügend Kalzium spielt eine wichtige Rolle. Im Durchschnitt sollen Kinder und junge Erwachsene täglich etwa drei bis vier Glas stark kalziumhaltige Mineralwasser (Eptinger, Valserwasser usw.), Milch oder eine entsprechende Menge andere Milchprodukte (Jogurt, Käse) auf-

nehmen. Auch soll man sich häufig an der frischen Luft aufhalten, damit unsere Haut Vitamin D bilden kann. Vitamin D ist für die genügende Aufnahme von Kalzium von grosser Wichtigkeit. Nur in Ausnahmefällen (Widerwillen, Unverträglichkeit oder Allergie gegen Milchprodukte) müssen Kalzium und Vitamin D in dieser Lebensphase in Tablettenform verabreicht werden. Für Erwachsene ist Zurückhaltung im Umgang mit Zigaretten, Alkohol und Kaffee sehr wichtig.

Auch bei älteren Menschen ist die genügende Aufnahme von Kalzium und Vitamin D wichtig. Genügend Milch und Milchprodukte sowie der regelmässige Aufenthalt am Tageslicht stehen im Vordergrund. Wenn diese Massnahmen nicht möglich oder ungenügend sind, muss man Kalzium und Vitamin D als Medikament zu sich nehmen. Wichtig ist auch, dass sich Seniorinnen und Senioren regelmässig bewegen, wobei Spazieren allein nicht ausreicht. Man sollte walken, wandern, schwimmen, tanzen und intensive Gymnastik betreiben. Der Körper muss bei diesen Aktivitäten einigermassen angestrengt werden. Es ist ein gutes Zeichen, wenn man nach der körperlichen Betätigung schwitzt und müde ist.

Medikamente zur Prävention
Eine ganz zentrale Rolle bei der Prävention von Osteoporose bei den Frauen spielen die weiblichen Geschlechtshormone (Östrogene). Die Östrogene stimulieren den Knochenaufbau und bremsen die Kalzium-Ausscheidung durch die Nieren. Es ist sinnvoll, wenn vor allem diejenigen Frauen, die für Osteoporose besonders gefährdet sind (Risikofaktoren), nach dem Aufhören der Periode regelmässig östrogenhaltige Tabletten oder Pflaster zu sich nehmen bzw. anwenden. Damit diese Mittel nicht zu vermehrtem Gebärmutterkrebs führen, müssen die Östrogene mit einem anderen Hormon (Progesteron) kombiniert verabreicht werden. Häufig gebrauchte Medikamente dieser Art sind Livial 2,5 Tabl. oder Estracomb Pflaster.

Östrogene wirken sich auch positiv bei Wechseljahrbeschwerden wie Wallungen, Schweissausbrüchen, Herzklopfen, Schlafstörungen, psychischer Reizbarkeit und trockenen Schleimhäuten im Unterleib aus. Da eine grosse Studie ergeben hat, dass die längere Einnahme von natürlichen Östrogenen für ein gehäuftes Vorkommen von Brustkrebs verantwortlich sein könnte, sollen nur Frauen behandelt werden, die ernsthaft unter Wechseljahrbeschwerden leiden oder in erhöhtem Masse für Osteoporose gefährdet sind. Auch sollen diese Mittel nicht beliebig lange eingesetzt werden. Bei der Behandlung von Wechseljahrbeschwerden ist nach jeweils ca. drei Jahren eine Therapiepause zur Überprüfung der weiteren Notwendigkeit der Behandlung angezeigt.

Nebenwirkungen
Man darf nicht vergessen, dass gewisse Östrogene auch Nebenwirkungen haben können. Fast bei der Hälfte der Frauen, die natürliches Östrogen zu sich nehmen, kommt es zeitweise zu Blutungen aus der Gebärmutter. Nicht selten tritt auch ein Spannen in den Brüsten auf.

Östrogene sollten nicht bei Frauen zum Einsatz kommen, die Krebs in der Gebärmutter oder an der Brust gehabt haben. Auch beim Vorliegen von Leberkrankheiten und bei Krampfadern muss man mit Östrogenen zurückhaltend sein. Schliesslich gibt es auch Frauen, die prinzipiell keine Hormone nehmen möchten. Das kann durchaus vernünftig sein, wenn keine besondere Gefährdung für eine Osteoporose vorliegt. Es ist sinnvoll, dass eine Frau diese Fragen ganz offen mit ihrem Haus- oder Frauenarzt bespricht.

Behandlung der Osteoporose
Wenn eine Osteoporose mit einem oder mehreren Knochenbrüchen bzw. einer Verkrümmung der Wirbelsäule vorliegt, ist seit einiger Zeit eine wirksame Behandlung möglich. Die Einnahme einer Tablette Fosamax 70 jede Woche hilft, dass der Knochenabbau nicht weiter fortschreitet und deutlich seltener Brüche auftreten. Gegen die starken Schmerzen können Schmerzmedikamente (Treuphadol, Novalgin, Tramal) und Antirheumamittel (Ponstan, Voltaren, Brufen usw.) sowie Calcitonin Spray Linderung bringen. Auch Physiotherapie kann in gewissen Fällen hilfreich sein.

Damit sich der Knochen nicht weiter entkalkt, wird der Arzt die Einnahme von genügend Kalzium und Vitamin D empfehlen. Dies kann durch die Einnahme von Milchprodukten und die Einwirkung von Licht auf die Haut erfolgen. Nicht selten muss aber die genügende Versorgung mit Kalzium und Vitamin D durch die Einnahme von Medikamenten erfolgen (Calcimagon D3, Cal-De 3).

Vorsichtsmassnahmen
Das Verhindern von Stürzen bei älteren Menschen spielt eine sehr wichtige Rolle bei der Prävention von Knochenbrüchen. Nebst einem regelmässigen Muskeltraining soll man bei den Seniorinnen und Senioren auf gutes Schuhwerk achten. Wenn der Gang nicht mehr sicher ist, soll ein alter Mensch regelmässig einen Stock benützen. Auch in der Wohnung müssen Anpassungen vorgenommen werden: Rutschende Teppiche müssen verschwinden, und auf glitschigen Böden können stabilisierende Unterlagen angebracht werden. Schwellenränder, die gefährlich sein können, müssen markiert werden.

In der Nacht soll ein kleines Licht brennen, um den Gang zur Toilette nicht zur Sturzfalle werden zu lassen. Auch ein Nachtstuhl neben dem Bett kann das Sturzrisiko vermindern. Man muss auch daran denken, dass Beruhigungs- oder Schlafmittel bei alten Menschen die Muskeln der Beine schwächen können, sodass sie sich nur noch unsicher fortbewegen können. Auch Medikamente, die den Blutdruck senken, lösen grosse Unsicherheit aus und führen manchmal zu gefährlichen Stürzen.

Das Verhüten von Osteoporose soll mit verschiedenen Massnahmen und in jedem Lebensalter stattfinden. Darum ist es wichtig, dass man das Thema der Osteoporose-Prävention mit seinem Haus- oder Frauenarzt besprechen kann. Jede Frau und jeder Mann kann sich dann jene Massnahmen aussuchen, die am vernünftigsten scheinen und zu einem guten Schutz gegen Osteoporose verhelfen.

PARKINSONSCHE KRANKHEIT (SCHÜTTELLÄHMUNG)

Die parkinsonsche Krankheit ist ein sehr beschwerliches Leiden. Sie tritt nicht selten schon im mittleren Lebensalter auf. Die Beschwerden nehmen langsam zu und führen zu einer spürbaren Verschlechterung der Lebensqualität für die Betroffenen. Heute kennt man eine grosse Anzahl von wirksamen Medikamenten. Leider nimmt ihre Wirksamkeit nach langjähriger Anwendung ab.

Symptome
Die parkinsonsche Krankheit zeigt sehr typische Symptome. Auffällig ist vor allem die Verlangsamung aller Bewegungen der Betroffenen. Der Gang ist gut sichtbar gehemmt. Der Patient läuft mit kleinen Schrittchen, und vor allem Richtungsänderungen sind für ihn ausserordentlich mühsam.

Die Muskeln des Patienten oder der Patientin sind steif. Deshalb hält er die Arme beim Gehen angewinkelt. Auch die spontanen Bewegungen des Oberkörpers und der Arme beim Sprechen sind auffällig gebremst. Die Mimik im Gesicht ist wie eingefroren. Die Sprache ist monoton und nur schlecht verständlich. Schliesslich gehört auch ein in der Stärke wechselndes Zittern an Armen und Beinen zu den typischen Symptomen. Dieses kann ein- oder auch doppelseitig auftreten. Vor allem die Unterarme werden in raschem Rhythmus auf- und abbewegt, und es kommt häufig zum Reiben des Daumens am Zeigefinger.

Häufigkeit
Die parkinsonsche Krankheit betrifft in erster Linie ältere Leute. Bei den über 50-jährigen Menschen sind rund ein bis zwei Prozent davon betroffen. Das sind in der Schweiz mindestens 10 000 Personen. Etwa 10 Prozent der Fälle treten schon im Alter von rund 40 Jahren auf. Weil diese Krankheit einen chronischen Verlauf mit langsamer Zunahme der Symptome aufweist, ist dies für die Betroffenen ganz besonders belastend. Sie leiden nicht selten unter Depressionen, weil sie Mühe haben, mit den starken Einschränkungen zu leben.

Erste Zeichen für die Krankheit
Die ersten Beschwerden der Krankheit sind noch ganz diskret. Vielleicht hat der Betroffene plötzlich Mühe beim Schreiben, er stolpert häufiger, oder es tritt in Ruhe ein lästiges Zittern einer oder beider Hände auf, das im Schlaf verschwindet. Die Beschwerden der Krankheit nehmen langsam zu. Schon nach fünf Jahren

ist mehr als die Hälfte der Betroffenen spürbar behindert, und nach 10 Jahren sind rund 80 Prozent wegen der Stärke ihrer Symptome auf die Pflege von anderen Menschen angewiesen. Bis heute kann man auch mit der allerbesten medikamentösen Behandlung das Fortschreiten der parkinsonschen Krankheit nicht verhindern.

Veränderungen im Gehirn

Bei der parkinsonschen Krankheit kommt es zur Zerstörung bestimmter Nervenzellen im Innern des Gehirns. Diese produzieren im Normalfall das Steuerungshormon Dopamin, das eine grosse Bedeutung für die gute Koordination der verschiedenen Körperbewegungen hat. Wenn dieses Hormon nicht mehr in genügender Menge vorkommt und schliesslich ganz fehlt, kommt es zur Versteifung der Muskeln, zur Verlangsamung der Bewegungen und zu einem starken Zittern. Leider weiss man bis heute nicht, warum es im Innern des Gehirns zur Zerstörung der erwähnten Nervenzellen und damit zum Mangel an Dopamin kommt.

Vermutlich spielen verschiedene Faktoren für die Auslösung der parkinsonschen Krankheit eine Rolle. Man geht davon aus, dass bei den Betroffenen eine gewisse vererbte Anlage bestehen muss, damit die Krankheit überhaupt entstehen kann. Vermutlich spielen auch Umweltfaktoren (z.B. chemische Substanzen wie Kohlenmonoxid) eine Rolle. Man kann bei gewissen Tieren mit einem Gift, das mit einem häufig verwendeten Insektenschutzmittel verwandt ist, eine parkinsonsche Krankheit auslösen. Warum und wie es beim Menschen zum Ausbruch der Krankheit kommt, weiss man bis heute noch nicht genau.

Ähnliche Krankheitsbilder

Es gibt Patientinnen und Patienten, die unter Symptomen leiden, die an eine parkinsonsche Krankheit erinnern, aber auf andere, bekannte Ursachen zurückzuführen sind. So gibt es Medikamente (Neuroleptika), die bei psychischen Erkrankungen eingesetzt werden, die als Nebenwirkung eine Versteifung der Muskulatur, Zittern und Gehstörungen auslösen können.

Auch bei älteren Menschen mit Durchblutungsstörungen im Gehirn können parkinsonähnliche Symptome auftreten. In diesen Fällen steht meist ein lästiges Zittern der Hände und ein schleppender Gang im Vordergrund. Schliesslich können auch nach einem Unfall mit Hirnverletzungen, bei Boxern nach kräftigen Schlägen gegen den Kopf und nach Gehirnentzündungen (Encephalitis) Symptome auftreten, die einer parkinsonschen Krankheit ähnlich sind.

Psychische Veränderungen

Die parkinsonsche Krankheit kann manchmal auch zu psychischen Veränderungen führen. Die Betroffenen merken, dass sie Belastungen weniger gut ertragen und ihre körperlichen Symptome bei Stress verstärkt werden. Es treten auch häufig Depressionen auf, und in eher seltenen Fällen kommt es in der späteren Phase der Krankheit zu einem geistigen Abbau.

Sehr belastende Krankheit
Viel bedeutender als die genannten psychischen Störungen auf Grund der Veränderungen im Gehirn ist das Leiden des Parkinsonpatienten an seiner eigentlichen Krankheit. Bei vielen Betroffenen bestehen auch grosse Ängste vor den nicht immer sehr geschickten Reaktionen der Umgebung. Viele Patientinnen und Patienten haben nicht einmal den Mut, mit ihren nächsten Angehörigen und Freunden über ihre belastende Krankheit zu sprechen.

Sie wagen sich oft nicht mehr in die Öffentlichkeit, weil sie die Reaktion der Menschen auf ihre auffälligen Bewegungsstörungen fürchten. Immer wieder machen sie auch die schwierige Erfahrung, dass unerfahrene Menschen Parkinsonkranke wegen ihrer körperlichen Verlangsamung behandeln, als ob sie geistig abgebaut wären. So übergeht man sie bei Diskussionen und isoliert sie dadurch immer mehr.

Manchmal leidet der Parkinsonpatient fast ebenso stark an den Reaktionen seiner Umgebung auf sein Kranksein wie an der Krankheit selbst. Diese Menschen brauchen jedoch unser Verständnis und das Gefühl, dass sie trotz ihrer auffälligen Symptome weiterhin ernst genommen werden.

Sinnvolle Behandlungsmassnahmen
Weil die Symptome und der Verlauf der Krankheit individuell sehr verschieden sein können, muss auch die Behandlung auf die betroffenen Patienten und auf die konkreten Schwierigkeiten abgestimmt werden. Die Behandlung der parkinsonschen Krankheit muss immer auf ganz verschiedenen Ebenen stattfinden. In den ersten Jahren spielt vor allem die medikamentöse Behandlung eine zentrale Rolle. Auch physiotherapeutische Massnahmen kommen schon früh zur Anwendung.

Medikamente
Leider gibt es bis heute kein Medikament, das den Abbau der Dopamin produzierenden Nervenzellen im Gehirn bremsen oder sogar stoppen kann. Immerhin kennt man seit über 20 Jahren Medikamente, welche die Symptome der parkinsonschen Krankheit lindern können. Dadurch wird die Lebensqualität der Betroffenen deutlich verbessert. In den ersten Jahren braucht es meist nur ein einziges Mittel. Später kommen Medikamentenkombinationen zur Anwendung.

Leider haben diese Mittel nicht nur positive Wirkungen. Manchmal können sogar gravierende Nebenwirkungen auftreten: Mundtrockenheit, Verstopfung, Übelkeit, aber auch entstellende Grimassen und Verwirrungszustände werden beobachtet. Das Schlimmste ist, dass diese Medikamente ihre Wirkung mit den Jahren immer mehr verlieren und dafür die Nebenwirkungen eher zunehmen.

Physiotherapie
Von grosser Bedeutung ist die physiotherapeutische Behandlung. Sie hat eine positive Wirkung auf die körperliche Beweglichkeit und auf das seelische Befinden. Ziel ist es, die Haltung und das Gleichgewicht zu verbessern, die blockierten Bewegungsabläufe zu lösen, die Muskulatur zu entspannen und eine allgemeine Lockerung zu Stande zu bringen.

Die Psyche kann davon profitieren, weil so die Selbstständigkeit und das Selbstbewusstsein verbessert werden. Auch kann sich die Patientin oder der Patient bei der Therapeutin wieder einmal richtig verwöhnen lassen. Manchmal ergibt sich durch den gefühlvollen körperlichen Kontakt bei einer Massage auch ein gutes Gespräch, bei dem sich der Betroffene über seine Sorgen und Nöte aussprechen kann.

Weitere Therapiemassnahmen
Auch die Beschäftigungstherapeutin, die Logopädin, die Gemeindeschwester und die Hauspflege müssen manchmal zur Unterstützung beigezogen werden. Manchmal braucht es auch eine psychische Stützung durch eine Fachperson (Psychiater oder Psychologe). Schliesslich sind bei berufstätigen Parkinsonpatienten auch sinnvolle Massnahmen am Arbeitsplatz nötig.

Betreuungsnetz
Damit die Pflege und Behandlung des Patienten oder der Patientin im fortgeschrittenen Stadium der Krankheit zu einem guten Ergebnis führt, braucht es ein ganzes Netz von Betreuern und Betreuerinnen. Neben den Angehörigen, welche die schwierigste und belastendste Aufgabe tragen, braucht es Menschen aus der Nachbarschaft, die bereit sind, gewisse entlastende Tätigkeiten bei der Betreuung zu übernehmen. Hilfe beim Kochen, Begleiten beim Spazieren, Entlastung beim Einkaufen: Immer lassen sich sinnvolle Aufgaben finden, welche die Betroffenen und die nächsten Betreuer entlasten können.

Von grosser Wichtigkeit ist auch ein Hausarzt, der sich nicht nur um Medikamente, sondern auch um das körperliche und seelische Wohl des Patienten und seiner Angehörigen kümmert. Von Zeit zu Zeit soll auch ein Spezialist (Neurologe) zur Überprüfung des Krankheitsverlaufs und zur Kontrolle der medikamentösen Einstellung zugezogen werden.

Kräfte sparsam einsetzen
Die parkinsonsche Krankheit fordert von allen Beteiligten, vom Betroffenen und den Angehörigen, grosse Kräfte, Geduld und Durchhaltevermögen. Manchmal kommt es zu Zusammenbrüchen des Kranken oder seiner Nächsten, weil sie an die Grenze ihrer Kräfte gestossen oder frustriert sind, weil alle Anstrengungen nur einen sehr beschränkten Erfolg bringen. Es ist vorteilhaft, wenn die Betroffenen und Betreuenden über diese Krankheit informiert sind und sich keine zu hohen Ziele setzen.

Selbsthilfeorganisation
Eine grosse Hilfe kann die Schweizerische Parkinson-Vereinigung, Gewerbestrasse 12a, Postfach 123, 8132 Egg bei Zürich (Tel. 01 984 01 69), sein. Diese Organisation bietet Beratung an und vermittelt Kontakt zu den rund 40 Selbsthilfegruppen in der ganzen Schweiz. Sie gibt eine sehr informative Zeitschrift mit wissenswerten Ratschlägen heraus.

Es ist wichtig, dass ein Parkinsonpatient in der Gesellschaft integriert bleibt. So lange wie möglich soll er seine alltäglichen Aufgaben und Tätigkeiten aufrechterhalten können. Kontakte zu anderen Betroffenen können helfen, mit den Unsicherheiten und Nöten, die zu dieser Krankheit gehören, besser umzugehen. Der Austausch von Erfahrungen kann manchmal den Alltag mehr erleichtern als die Ratschläge eines noch so berühmten Spezialarztes.

PROSTATAKRANKHEITEN

Die Prostata ist eine gut kirschengrosse Drüse, die nur bei den Männern vorkommt. Sie liegt unmittelbar unter der Harnblase, direkt um die Harnröhre herum. Sie produziert einen Teil der Samenflüssigkeit. Zudem funktioniert sie als Ventil und lässt je nach Situation Harn oder Samen passieren.

Gutartige Prostatavergrösserung

Die häufigste Veränderung der Prostata ist ihre gutartige Vergrösserung. Gewöhnlich fängt dieses Wachstum schon vor dem 50. Lebensjahr an, mit 60 hat schon etwa die Hälfte der Männer eine vergrösserte Prostata, und mit 70 sind rund drei Viertel der Männer davon betroffen. Die Vergrösserung der Prostata ist ein natürlicher Vorgang und eine fast normale Alterserscheinung. Nur ein Teil der Männer mit einer vergrösserten Prostata hat deswegen Beschwerden, und längst nicht alle Betroffenen müssen sich operieren lassen.

Ursache

Das Wuchern des Prostatagewebes kommt unter dem Einfluss von männlichen Hormonen zu Stande. Früher war man der Meinung, dass sich die Prostata vergrössere, wenn man sexuell sehr aktiv sei oder zu viel onaniere. Das ist falsch. Ebenso unkorrekt ist es, wenn ein Mann denkt, eine vergrösserte Prostata störe sein Sexualleben oder bringe seine Potenz zum Erliegen.

Beschwerden bei vergrösserter Prostata

Eine vergrösserte Prostata kann in gewissen Fällen lästige Beschwerden auslösen. Im ersten Stadium muss der betroffene Mann viel häufiger Wasser lösen, weil die Blase ständig leicht gereizt ist. Im Weiteren bereitet beim Wasserlösen das Starten Schwierigkeiten, und schliesslich ist der Harnstrahl nicht mehr so kräftig wie beim jungen Mann. Häufig kommt es beim Wasserlösen zu kurzen Unterbrüchen.

Im zweiten Stadium kommen zu den beschriebenen Beschwerden gehäuft Blasenentzündungen dazu, weil man die Blase nicht mehr vollständig entleeren kann. Wenn solche Beschwerden festgestellt werden, ist es Zeit, mit dem Arzt über eine sinnvolle Behandlung zu sprechen.

Wenn nichts unternommen wird und die Prostata weiter wächst, besteht nach einer gewissen Zeit die Gefahr, dass sich der Urin bis in die Nierenbecken zurückstaut und die Nieren geschädigt werden (Stadium drei der Vergrösserung). Man nennt dieses Phänomen eine Überlaufblase. Die Blase ist ständig übervoll, und es kommt nur noch zum Ausscheiden kleiner Urinmengen. Eine Operation ist zu diesem Zeitpunkt kaum noch zu umgehen.

Komplikationen
Die gutartige Prostatavergrösserung kann manchmal ernsthafte Komplikationen auslösen. In jedem Stadium der Krankheit kann es zu einer akuten Harnverhaltung kommen. Der Patient kann dann trotz stärkstem Harndrang nicht mehr Wasser lösen. Er leidet unter starken Schmerzen, und die Blase lässt sich als harte Geschwulst im Unterbauch tasten. Der Arzt muss den Urin über einen Katheter abfliessen lassen.

Eine weitere Nebenwirkung einer vergrösserten Prostata ist das Auftreten eines Leistenbruchs. Durch den erhöhten Druck im Bauch beim Urinieren kann eine mehr oder weniger grosse Schwellung in der Leistengegend auftreten. Darin befindet sich gewöhnlich eine Darmschlinge. Hier müssen gleichzeitig zwei Probleme operativ gelöst werden. Es ist vernünftig, zuerst die Prostata in Ordnung zu bringen und erst einige Wochen später den Leistenbruch zu operieren.

Prostatakrebs
Die zweite häufige Krankheit ist der Prostatakrebs. Er ist nach dem Lungenkrebs das zweithäufigste bösartige Leiden bei den Männern. Der Prostatakrebs hat mit der gutartigen Vergrösserung der Prostata nichts zu tun. Der Krebs wächst im Allgemeinen an der Oberfläche der Prostata, die gutartige Vergrösserung besteht hingegen aus einer Wucherung des Gewebes in deren Zentrum.

Der Prostatakrebs ist eine Krankheit älterer und sehr alter Männer. Man diagnostiziert ihn eher selten bei Männern unter 60 Jahren. Zwischen 60 und 80 Jahren sind mehr als 20 Prozent der Männer davon betroffen, und im Alter von über 80 Jahren findet man bei über der Hälfte der Männer einen mehr oder weniger grossen Krebsherd in der Prostata. Trotzdem wissen viele Betroffene nichts davon, weil dieser Krebs nur sehr langsam wächst und fünf bis fünfzehn Jahre braucht, bis er überhaupt Beschwerden verursacht. Wenn man also bei einem Achtzigjährigen einen kleinen Krebsherd in der Prostata findet, kann man davon ausgehen, dass dieser Mann kaum daran sterben wird und bis zu seinem Tod keine Probleme und Beschwerden damit haben wird.

Abklärung auf Prostatakrebs
Zwischen dem 50. und 70. Altersjahr soll sich ein Mann regelmässig vom Hausoder Facharzt die Prostata abtasten lassen. Dieser kann dabei die Grösse beurteilen und feststellen, ob an der Oberfläche Verhärtungen spürbar sind. Dies lässt den Verdacht auf eine krebsartige Veränderung zu. Die Kontrolle des so genannten PSA-Wertes im Blut gibt einen weiteren Hinweis. Liegt ein entsprechender Verdacht vor, ist es sinnvoll, die Prostata vom Urologen punktieren zu lassen. Erst die Untersuchung von feinen Gewebszylindern aus der Prostata lässt die Diagnose Krebs mit Sicherheit stellen.

Behandlung der Prostatavergrösserung

Die Behandlung der gutartigen Prostatavergrösserung richtet sich in erster Linie nach den Beschwerden des Patienten. Im ersten Stadium der Vergrösserung sind die Symptome gewöhnlich so leicht, dass noch kaum therapeutische Massnahmen nötig sind. In über der Hälfte der Fälle kommt es sogar nicht selten spontan zur Besserung der Beschwerden. Günstig ist, wenn der betroffene Mann dafür sorgt, dass er in der kalten Jahreszeit warm angezogen ist, kalte Getränke aus dem Kühlschrank meidet und sofort Wasser lösen geht, wenn er einen entsprechenden Drang verspürt.

Eine ganze Reihe pflanzlicher Produkte kann in der Anfangsphase eine günstige Wirkung haben. Bekannt und sehr verbreitet ist die Einnahme von Kürbiskernen. Daneben gibt es auch wirksame Produkte aus Blütenstaub (Prostaflor). Schliesslich wird ein Baumrindenextrakt (plus Brennnessel) aus Afrika (Prostatonin) angeboten, der sich günstig auf die Beschwerden auswirken soll. Und am bekanntesten sind die Prosta-Urgenin-Kapseln aus der Sägepalme. Dieses Mittel wird von der Krankenkasse bezahlt. Alle diese pflanzlichen Medikamente sind in der Apotheke ohne Rezept erhältlich. Zum Teil sind sie erstaunlich teuer.

Die Schulmedizin sucht seit langem Medikamente, welche die Prostata verkleinern und die entsprechenden Beschwerden bessern können. Seit einigen Jahren sind Produkte im Verkauf, die Hoffnungen wecken. Häufig gebraucht ist das Proscar, welches das Volumen der Prostata verkleinert und den Harnstrahl verstärkt. Leider wirkt es manchmal erst nach einigen Monaten. Andere Mittel können den verspannten Muskelring im Bereich des Blasenhalses lösen und damit die Symptome bessern. Diese Medikamente bekommt man nur mit ärztlichem Rezept. Sie stellen einen wirklichen Fortschritt bei der Behandlung der vergrösserten Prostata dar. Häufig kann damit die Operation um Jahre hinausgezögert werden oder ist überhaupt nicht nötig.

Operation der vergrösserten Prostata

Die Operation der vergrösserten Prostata ist erst am Platz, wenn deutliche Beschwerden bestehen, wenn der Betroffene nachts häufig aufstehen muss, gehäuft unter Blasenentzündungen leidet oder Blut im Urin erscheint. Auch nach einer Harnverhaltung soll unbedingt operiert werden. Wenn der Spezialist (Urologe) nachweisen kann, dass in der Blase nach dem Wasserlösen noch grössere Mengen Urin zurückbleiben oder wenn sogar Zeichen einer Rückstauung ins Nierenbecken festgestellt werden, soll die Operation nicht mehr hinausgezögert werden.

Wenn hingegen der Arzt bei einer Gesundheitskontrolle eine vergrösserte Prostata tastet und keine oder nur leichte Beschwerden vorliegen, muss noch keine Operation in Betracht gezogen werden. Da ist durchaus Geduld am Platz. Medikamente können in dieser Situation häufig Linderung bringen.

Operationsmethode

Die Operation der vergrösserten Prostata wird praktisch immer durch die Harnröhre vorgenommen. Der Urologe schält mit einer Elektroschlinge schichtweise das gewucherte Gewebe aus der Prostata heraus und macht die Harnröhre damit wieder durchgängiger. Manchmal kommt es einige Jahre nach der Operation erneut zu Beschwerden. Die Operation kann dann problemlos nochmals durchgeführt werden.

Nebenwirkungen der Operation

Nach der Operation kommt es bei vielen Männern beim Orgasmus zur Entleerung des Samens in die Harnblase. Aus dem Glied tritt dabei keine Flüssigkeit mehr aus. Man redet in diesem Zusammenhang von einem «trockenen Vergnügen». Das stört gewöhnlich die Sexualität und die Potenz nicht stark. Hingegen ist die Fruchtbarkeit nicht mehr gegeben.

Behandlung des Prostatakrebses

Es ist sinnvoll, wenn Männer über 50 regelmässig vom Arzt die Prostata und den entsprechenden Blutwert (PSA) untersuchen lassen. Wenn bei einem Mann unter 70 Jahren ein Krebs, der auf die Prostata beschränkt ist, festgestellt wird, empfiehlt man in der Schweiz gewöhnlich die radikale Entfernung der Prostata. Damit kann der Krebs geheilt werden. Leider treten als Folge dieser Behandlung meistens eine Impotenz und eine Schädigung des Blasenverschlusses auf.

Wenn der Krebs bereits in die Umgebung eingewachsen ist, kommen andere Behandlungsmethoden zur Anwendung (Hormonbehandlung, Chemotherapie, lokale Bestrahlung). In fortgeschrittenen Fällen kann durch die operative Entfernung der Hoden der Krankheitsprozess nochmals kräftig gebremst werden. Bei älteren Patienten wird man mit einer aggressiven Behandlung eher zurückhaltend sein und in Betracht ziehen, dass der Prostatakrebs gewöhnlich sehr langsam wächst und lange braucht, bis er stärkere Beschwerden verursacht. Man wird also bei jedem Patienten unter Berücksichtigung von Grösse, Art und Ausbreitung der Geschwulst, des Alters des Patienten und der Stärke der Beschwerden die bestmögliche und vernünftigste Behandlung suchen.

Bei Prostatabeschwerden ist es von entscheidender Bedeutung, dass man einen vertrauenswürdigen Hausarzt und Urologen als Partner hat. Nicht immer ist rasches Operieren angezeigt. Beim Prostatakrebs eines älteren Mannes lohnt sich Geduld, vor allem wenn keine ernsthaften Beschwerden vorliegen.

PSORIASIS (SCHUPPENFLECHTE)

Die Schuppenflechte (Psoriasis) ist eine relativ häufige, chronisch wiederkehrende Hautkrankheit. Man schätzt, dass etwa ein bis zwei Prozent der Bevölkerung davon betroffen sind. Typisch dafür sind runde, bis münzengrosse, mehr oder weniger scharf begrenzte rötliche Flecken mit einer silbergrauen Schuppung. In schweren Fällen sind grössere Hautbezirke betroffen, und ausnahmsweise kann die ganze Hautoberfläche von der Krankheit befallen sein. Die Psoriasis schmerzt nicht, aber es kann ein lästiger Juckreiz auftreten. Die Lebensqualität der Betroffenen kann beeinträchtigt und die Belastungen für die Psyche können gross sein.

Lokalisation und Formen
Meist sind die Streckseiten von Armen und Beinen von dieser Hautveränderung befallen. An den Vorderseiten der Knie und den Hinterseiten der Ellenbogen treten gehäuft Psoriasisherde auf. Häufig entstehen auch Schuppungen auf dem Kopf im Bereich der Haare und über dem Kreuz. Im Weiteren können die Schleimhäute des Afters und der Geschlechtsteile befallen sein. Auch die Nägel der Hände und Füsse können Verdickungen, Verformungen und kleine Dellen aufweisen.

Neben der typischen Form der Psoriasis, die mit fleckigen, schuppenden Veränderungen der Haut auftritt, gibt es auch eine Ausprägung, die tropfenförmige, weniger schuppende Hautausschläge macht. Und schliesslich gibt es besonders im Bereich der Füsse Pusteln, welche zum Krankheitsbild der Psoriasis gehören können.

Mögliche Verläufe
In rund der Hälfte der Fälle treten die Hauterscheinungen schubweise auf. Zwischendurch gibt es also immer wieder Zeiten mit einer völlig gesunden Haut. Die übrigen Betroffenen leiden fast permanent unter Hautveränderungen. In jedem zehnten Fall kommt es zu einer völligen Heilung der Krankheit, ohne dass man eine Erklärung dafür hätte. Bei schwereren Fällen tritt diese Krankheit schon im Alter von 10 bis 25 Jahren auf, in leichteren Fällen erst zwischen 40 und 60 Jahren.

Störung der Hautbildung
Die Psoriasis hat mit einer massiv beschleunigten Bildung von Hautzellen zu tun. Normalerweise leben diese von der Bildung bis zur Abschuppung etwa vier Wochen. Bei der Schuppenflechte ist dieser Prozess rund fünfmal schneller. Dadurch kommt es zu einem starken, entzündlichen Prozess mit Verdickung, Rötung und

Schuppung der Haut. Laien verwechseln diesen Ausschlag gerne mit einer Pilzinfektion oder Allergie der Haut. Die Psoriasis der Haut ist aber nicht ansteckend, nicht bösartig und für die Umgebung völlig ungefährlich. Hingegen kann sie für die Betroffenen sehr belastend sein.

Beteiligung anderer Organe
Es gibt unterschiedliche Äusserungsformen und Stärkegrade der Psoriasis. In rund 90 Prozent der Fälle ist sie eine reine Haut- und eventuell auch eine Schleimhaut- und Nagelkrankheit. In den übrigen zehn Prozent sind auch die Gelenke, vor allem der Finger und Zehen, mitbetroffen. Selten kommt es auch zum Befall der Wirbelsäule und der Gelenke des Kreuzbeins. Typisch sind starke Entzündungsvorgänge in den Gelenken mit Rötung, Schwellung und Schmerzhaftigkeit. Dadurch kommt es zu einer Zerstörung und Versteifung der Gelenke.

Ursache
Die Schuppenflechte ist eine Autoimmunkrankheit. Das bedeutet, dass der Körper irrtümlicherweise Abwehrstoffe gegen eigene Hautzellen bildet. Bis heute ist nicht ganz klar, welche Strukturen der Haut von den Abwehrzellen attackiert werden. Sicher spielt beim Auftreten dieser Krankheit eine besondere erbliche Anlage eine wichtige Rolle. Die Krankheit kommt also in gewissen Familien gehäuft vor.

Auslösung eines Schubes
Jeder Betroffene macht die Erfahrung, dass Umwelteinflüsse für den Verlauf der Krankheit eine wichtige Rolle spielen. Folgende Faktoren können einen Psoriasisschub auslösen: Infektionen (Grippe, Darmkrankheiten usw.), aber auch Verletzungen, Druck, Reibung oder Entzündungen der Haut. Auch der Mangel an Sonne im Winter, Stress, Aufregungen und Schockerlebnisse können eine Verschlechterung herbeiführen. Auch die Ernährung, übertriebene Fettaufnahme, Alkoholkonsum und die Einnahme gewisser Medikamente (Rheumamittel, Betablocker usw.) spielen als negative Faktoren eine Rolle. Und schliesslich können Veränderungen der Hormone in der Pubertät, der Schwangerschaft und im Klimakterium die Schuppenflechte verschlechtern. Auch psychische Belastungen können Psoriasisschübe auslösen.

Daneben leiden viele Psoriasis-Patienten unter den ungeschickten und zum Teil dummen Reaktionen der Umgebung auf ihre Krankheit. Vor allem Kinder erleben, dass ihre Mitschüler aus Unwissenheit zum Beispiel im Schwimmbad mit Staunen und sogar Ekel auf ihren Hautausschlag reagieren. Solche bitteren Erfahrungen bleiben auch den Erwachsenen nicht erspart. Psoriasis-Patientinnen und -Patienten fühlen sich beim Schwimmen, in der Wahl von luftigen Kleidern und manchmal auch in der Erotik und Sexualität zurückgesetzt. Und gerade solche Hemmungen und Ängste können die Psoriasis eher noch verschlimmern.

Information dringend

Verständliche, für die ganze Bevölkerung gedachte Informationen sollen mithelfen, dass Vorurteile und instinktive Ablehnung durch Wissen und Verständnis abgelöst werden. Die Menschen müssen zur Kenntnis nehmen, dass die Schuppenflechte eine harmlose Hautveränderung ist und die Betroffenen völlig normale Mitglieder unserer Gesellschaft sind.

Behandlungsmöglichkeiten

Der oder die Betroffene muss lernen, dass die Psoriasis eine chronische, gewöhnlich lebenslange Krankheit ist, mit der man leben lernen muss. Er oder sie macht die Erfahrung, dass eine tägliche sorgfältige Hautpflege mit fettenden Salben und regelmässige Bäder mit cremenden Zusätzen gut tun. Auch Sonnenbaden und das Solarium können ein Segen sein, wenn man sich an die gängigen Regeln hält. Eine rasche Besserung bringt der Aufenthalt in der Wärme und an der Sonne des Südens. Besonders positiv für die Haut wirken sich solche therapeutischen Reisen im Herbst, Winter und Frühling aus.

Eine gewisse Bedeutung kommt auch der Ernährung zu. Es ist vorteilhaft, wenn der Speisezettel ausgeglichen und abwechslungsreich aussieht. Man soll mit Fett und alkoholischen Getränken zurückhaltend sein. Das Gewicht soll – wenn möglich und nötig – reduziert werden. Daneben lohnt es sich, für genügend Ruhe, Entspannung und Schlaf zu sorgen. Ein ausgeglichenes, einigermassen harmonisches Leben ist vorteilhaft und von allen anzustreben.

Lokal anwendbare Medikamente

Der Arzt kann der Patientin oder dem Patienten helfen, sich im breiten Angebot von Verhaltensregeln und möglichen Therapiemassnahmen zurechtzufinden. Er kann Cremen und Salben verschreiben, die zu einer spürbaren Besserung führen können. Es gibt Produkte, welche die Schuppen abschälen (Kerasal Creme oder flüssig, Soufrol flüssig). Dann gibt es cortisonhaltige Salben (Elocom, Locasalen, Advantan), die etwa eine Woche lang angewendet werden und die starke Entzündung der Haut deutlich bessern können. Es ist darauf zu achten, dass mit diesen Produkten wegen der Nebenwirkungen keine grossflächigen Anwendungen sinnvoll sind.

Seit einigen Jahren ist auch ein cortisonfreies Produkt auf der Basis von Vitamin D (Daivonex-Creme und -Salbe) auf dem Markt, das eine den Cortisonsalben vergleichbare Wirkung zeigt und wegen der besseren Verträglichkeit viel länger angewendet werden kann. Der Hautspezialist wird für grossflächig befallene Hautbezirke zusätzlich Behandlungen mit ultraviolettem Licht vorschlagen, weil damit auch in diesen hartnäckigen Fällen häufig eine deutliche Besserung erreicht werden kann.

Fumarsäure und andere Medikamente

Seit längerer Zeit werden auch Fumarsäure-Präparate (Fumaderm) als erfolgreiche Heilmittel gegen die Psoriasis eingesetzt. Leider kann diese Therapie nur von speziellen Ärzten und Kliniken angewendet werden, weil die Fumarsäure in der Schweiz noch nicht offiziell zugelassen ist. Trotzdem zeigen Studien, dass Fumarsäure um rund 50 Prozent wirksamer ist als Placebobehandlungen. Als Nebenwirkungen können Wallungen und Magen-Darm-Störungen auftreten.

Auch andere Medikamente, welche auf überschiessende Abwehrvorgänge des Körpers beruhigend wirken, können in schweren Fällen von Psoriasis zum Einsatz konnen. Wegen der manchmal doch beträchtlichen Nebenwirkungen können sie nur unter strenger und konsequenter Kontrolle durch den Arzt angewendet werden.

Förderung des Selbstbewusstseins
Neben einer kompetenten medikamentösen Behandlung ist es auch wichtig, das Selbstbewusstsein des Psoriasis-Patienten zu stärken und ihm zu helfen, dass er sich nicht von ungeschickten Mitmenschen einschüchtern lässt. Man muss ihm helfen, eine innere Stärke zu entwickeln und seine Flecken mit Würde zu tragen. Je kräftiger und ausgeglichener ein Betroffener sich fühlt, umso günstiger ist der Krankheitsverlauf.

Selbsthilfeorganisation
Es besteht eine gewisse Gefahr, dass Betroffene ein Leben lang Fernheilern, Magnetopathen oder sogar Scharlatanen nachrennen, in der Hoffnung, auf diese Art die sehr lästige Krankheit loszuwerden. Häufig wird ihnen dabei versprochen, dass ihre Krankheit geheilt werden könne. Das ist aber leider schlicht und einfach nicht möglich.

Viel sinnvoller ist es, sich mit der Psoriasis-Selbsthilfeorganisation in Verbindung zu setzen. Dort können mit andern Betroffenen Erfahrungen ausgetauscht werden. Man kann sich auf diesem Weg auch über günstige Verhaltens- und Therapiemassnahmen informieren. Und schliesslich können einer mit viel Sorgfalt redigierten Zeitschrift zahlreiche wertvolle Informationen und Tipps entnommen werden. Kontaktadresse: Schweizerische Psoriasis-Gesellschaft, Postfach, 8048 Zürich.

RAUCHEN? – NICHT RAUCHEN!

Diese Zeilen sind an Menschen gerichtet, die rauchen und dringend damit aufhören möchten. Das Stoppen mit dem Rauchen ist nicht ganz einfach und braucht eine gute Motivation, viel Willenskraft, Durchhaltevermögen und erst noch einen guten Berater. Diese Informationen enthalten Ratschläge, die den Ausstieg erleichtern sollen.

Häufigkeit

Die letzten Zahlen über das Rauchen in der Schweiz sind ernüchternd. Nachdem in den 80er-Jahren ein langsamer, aber stetiger Rückgang der Anzahl der Rauchenden gemeldet worden ist, hat sich diese Zahl in den letzten Jahren eher wieder leicht erhöht. Trotzdem darf man nicht vergessen, dass vor dreissig Jahren noch ca. 60 Prozent der Männer und 40 Prozent der Frauen geraucht haben. Gegenwärtig sind noch rund ein Drittel der Erwachsenen Raucher (37%) bzw. Raucherinnen (29%). Bedenklich ist, dass die Zahl der Jugendlichen, die rauchen, wieder am Zunehmen ist.

In der Schweiz rauchen durchschnittlich mehr Leute als in den meisten anderen Ländern Europas. Bei uns gibt es pro Jahr rund 100 000 neue Rauchende, davon sind rund zwei Drittel noch nicht 20 Jahre alt. Dabei steht in der Schweiz jeder sechste Todesfall in direktem Zusammenhang mit dem Rauchen. Das sind pro Jahr mehr als 10 000 Opfer des Tabaks. Der Nichtraucher lebt im Durchschnitt mehrere Jahre länger als der Raucher. Das Rauchen ist die wichtigste vermeidbare Todesursache. Jährlich möchten bei uns mindestens 500 000 Menschen damit aufhören. Leider ist nur knapp jeder fünfte Versuch längerfristig erfolgreich.

Gesundheitsschäden

Der Tabak macht die meisten Rauchenden krank. Viele entwickeln nach einigen Jahren eine schwere chronische Bronchitis mit ständigem Husten und Auswurf, eine Lungenblähung oder Kehlkopfkrebs. Pro Jahr sterben im Weitern 2700 Menschen an Lungenkrebs als Folge des Rauchens. Diese Menschen leben vom Moment der Diagnose bis zum Tod durchschnittlich nur noch rund zwei Jahre. Rauchen kann auch verschiedene Krankheiten des Herzes und des Kreislaufs (Herzinfarkt, Hirnschlag und Gefässverschlüsse in den Beinen) auslösen. Auch Magengeschwüre und Blasenkrebs können durch das Rauchen entstehen. Bei Frauen stellt die Kombination von Rauchen und Antibabypille im Alter von über 35 Jahren ein bedeutendes Risiko für die Gesundheit von Herz und Kreislauf dar.

Passivrauchen
Nicht nur Raucher, auch Passivraucher (Menschen, die in verrauchten Räumen leben oder arbeiten müssen) leiden gesundheitlich unter dem Tabak. Sie bekommen Augenreizungen, husten öfter und leiden vermehrt unter Asthma. Kinder von rauchenden Eltern leiden häufiger unter Ohrenweh, Nasenentzündungen und Allergien der Luftwege.

Eine andere, besonders dramatische Form des Mitrauchens erleben die ungeborenen Kinder. Wenn eine Mutter in der Schwangerschaft raucht, kommt es zu Verengungen der Blutgefässe in der Plazenta und zu einer Schädigung des ungeborenen Kindes. Manchmal können sogar Missbildungen entstehen. Für eine schwangere Frau gibt es eigentlich nur eine Lösung: Sie muss ihrem Kind zuliebe unbedingt aufhören zu rauchen, am besten schon vor Beginn der Schwangerschaft.

Prävention
Wenn es ein Nahrungsmittel gäbe, das so giftig ist, dass es sehr häufig Krebs verursacht und Herzinfarkte auslöst, wäre es längst verboten. Das ist beim Rauchen anders. Weil immer noch rund ein Drittel der Erwachsenen raucht, ist ein Verbot bei uns nicht denkbar und wäre vermutlich auch völlig wirkungslos. Trotzdem müsste dringend etwas geschehen, damit die jungen Menschen gar nicht erst mit dem schädlichen Laster anfangen.

Im Elternhaus und in den Schulen muss den Kindern gezeigt werden, dass Rauchen nicht erwachsener und geselliger macht und dass man mit einer Zigarette im Mund nicht lässiger, sondern blöder in die Welt schaut. Man wird durch den Nikotinkonsum über kurz oder lang süchtig und macht sich und auch andere krank. Spätestens wenn junge Menschen Spass am Küssen entwickeln, sollten sie eigentlich merken, wie viel angenehmer der Kuss eines Menschen ist, der nicht raucht. Auch die Kleider stinken nicht so schrecklich, wenn man sich an der frischen Luft und nicht in einem Meer von Rauch aufgehalten hat.

Eine wichtige Rolle spielt das Vorbild von Lehrern und Eltern. Wenn der Zigaretten rauchende und Bier trinkende Vater dem Jungen einen Vortrag über die Schädlichkeit von Haschisch hält, ist nachfühlbar, wenn dieser ihn offen oder im Versteckten auslacht und in Sachen Drogen, Nikotin und Alkohol nicht auf ihn hört. Sinnvoll und bis zu einem gewissen Grad wirksam ist, wenn in öffentlichen Gebäuden und Verkehrsmitteln sowie in gewissen Bereichen von Restaurants das Rauchen verboten ist. Das fördert die Rücksichtnahme und macht dem Raucher das Ausüben seines Lasters etwas schwerer.

Wie aufhören?
Wenn jemand mit dem Rauchen aufhören möchte, braucht er oder sie in erster Linie eine gute Motivation. Wer einen einleuchtenden Grund hat, um mit dem Rauchen zu stoppen, hat viel grössere Chancen auf Erfolg. Eine geplante Schwangerschaft oder eine neue Liebe mit einer Nichtraucherin können wichtige Gründe sein. Immer wieder erlebt man auch, dass ein Vater das Zigarettenrauchen seiner

Frau und den Kindern zuliebe aufgibt. Manchmal kann auch ein belastendes Erlebnis mithelfen, endlich die Zigarette auf der Seite zu lassen. Wenn ein Bruder oder eine gute Freundin an Lungenkrebs stirbt oder wenn der Vater nach einem Herzinfarkt oder einem Hirnschlag nur noch ein Schatten seiner selbst ist, kann die Freude an der Zigarette rasch abnehmen.

Zentrale Motivation zum Nikotinstopp kann auch sein, dass man realisiert, wie stark süchtig man als Raucher oder Raucherin ist und dass man ein typisches Suchtverhalten zeigt. Das Rauchen macht einen mit recht hoher Wahrscheinlichkeit krank und man verliert dadurch mehrere lebenswerte Jahre. Schliesslich gibt man für das Rauchen ein halbes Vermögen im Leben aus. Ein starker Raucher verschleudert eine Summe Geld, die spielend zum Kauf einer Eigentumswohnung reichen würde.

Wichtig ist, dass man einen starken Entscheid fällt! Man muss mit all seinen geistigen Energien bereit sein, das Rauchen aufzugeben. Von grosser Bedeutung ist die Wahl des richtigen Zeitpunktes. Wenn man sehr gestresst oder gesundheitlich geschwächt ist, wenn man seelisch nicht im Gleichgewicht ist und wenn man andere schwierige Probleme zu lösen hat, ist der Zeitpunkt für einen Rauchstopp schlecht. Um Nichtraucher zu werden, muss man in Hochform sein und sich und der Umgebung beweisen können, wozu man im Stande ist. Gut ist, wenn in einer Partnerschaft beide gemeinsam aufhören möchten oder wenn der nicht rauchende Partner das Bemühen des anderen mit Herz und Seele unterstützt.

Methoden
Der Erfolg beim Aufhören mit den Zigaretten hängt nicht in erster Linie davon ab, welche Methode (Akupunktur, Kinesiologie, Clip im Ohr, Pflaster auf dem Po) zur Anwendung kommt. Man kann davon ausgehen, dass von denjenigen, die mit dem Rauchen aufhören wollen, weniger als 20 Prozent längerfristig erfolgreich sind. Dieses enttäuschende Ergebnis ist völlig unabhängig davon, ob man allein mit seinem festen Willen dahinter geht oder seine Bemühungen mit irgendeinem Trick oder Hilfsmittel unterstützt.

Am erfolgreichsten sind erfahrungsgemäss diejenigen, die ihren Nikotinentzug mit Hilfe eines kompetenten Beraters (Hausarzt, Gruppenkurse der Lungen- oder Krebsliga) durchführen. Hier kann man sich mit Gesprächen auf den wichtigen Schritt vorbereiten, sich kräftig motivieren lassen, in kleinen Schritten vorangehen und sich bei Erfolg das verdiente Lob holen.

Medikamente
Schon längere Zeit gibt es Nikotinpflaster, das man beim Rauchstopp anwenden kann. Diese Hilfe ist nicht besser und nicht schlechter als andere Entzugsmethoden, wird aber heute von vielen Rauchenden bei ihrem Entzug mit gewissem Erfolg angewendet und geschätzt.

Die Methode besteht darin, dass man sich zuerst einmal das ganze Drum und Dran des Rauchens abgewöhnt. Man lernt zuerst, was man mit seinen Fingern beim Kaffeetrinken, beim Telefonieren und nach dem Lieben machen kann, wenn keine Zigarette geraucht wird. Man lässt auch alle Aschenbecher und Zigaretten verschwinden und erklärt seine Wohnung zur Nichtraucherzone. Während dieser anstrengenden und schwierigen Zeit gibt man dem Körper über ein Nikotinpflaster, Kaugummi oder Nasenspray täglich sein Suchtmittel. Monat für Monat senkt man die Tagesdosis, bis man sich auch ohne Nikotin gut fühlt. Die Behandlungsdauer beträgt im Idealfall drei Monate, meistens deutlich länger.

Es hat sich bewährt, starken Rauchern und Raucherinnen nach dem Entzug ein tief dosiertes Nikotinpräparat z.B. in Form von löslichen Tabletten mitzugeben, das er oder sie bei Rückfallgefahr (grosser Stress, Probleme usw.) einnehmen kann. Dies ist zwar keine Versicherung für einen Erfolg, vermindert aber die Gefahr eines Rückfalls.

Das Nikotinpflaster (Nicotinell, Nicorette) kann nur mit einem ärztlichen Rezept bezogen werden. Es ist kein normales Medikament. Nikotin ist ganz klar ein Suchtmittel, das abhängig macht und die Gesundheit empfindlich gefährden kann. Darum können diese Pflaster auch unangenehme Nebenwirkungen haben. Man sollte es nur unter Anleitung und Kontrolle eines Arztes anwenden. Es kann den Entzug erleichtern, wenn man sich einen guten Zeitpunkt gewählt hat und von kompetenten Beratern begleitet und motiviert wird. Nikotin kann dem Körper während der Entzugsphase auch in Form von Kaugummi, löslichen Tabletten oder Nasenspray verabreicht werden.

Seit einiger Zeit wird das antidepressiv wirkende Medikament Zyban in Form von Tabletten als Unterstützung beim Nikotinentzug empfohlen. Es mindert vor allem bei stark Rauchenden die Lust auf Nikotin spürbar. Obwohl es schon seit einigen Jahren in der Schweiz erhältlich ist, wird es noch immer relativ selten eingesetzt. Immerhin kann sich ein Versuch damit lohnen, wenn andere Möglichkeiten erfolglos versucht worden sind.

Wer wirklich gesünder, suchtfrei, besser und länger leben möchte, hat eine gute Möglichkeit: Er oder sie muss mit dem Rauchen aufhören! Je schneller, je besser! Der Nikotinentzug ist schwierig, frustrierend und anstrengend und geht selten ohne kompetente Hilfe. Allein ist dieses Ziel nur schlecht zu erreichen. Wer überzeugt ist, dass sich der Weg in ein besseres Leben lohnt, wird es mit Sicherheit schaffen.

REIZDARM UND CHRONISCHE DARMENTZÜNDUNGEN

Darmkrankheiten äussern sich in den meisten Fällen mit Durchfall und Bauchkrämpfen. Von einer chronischen Darmkrankheit spricht man, wenn die Beschwerden länger als drei bis vier Wochen dauern. Es gibt sehr unterschiedliche Ursachen für länger dauernde Darmstörungen. Viele Betroffene leiden sehr stark unter den lästigen Symptomen.

Ursachen

Die Ursache von länger andauernden Darmbeschwerden (z.B. chronischer Durchfall) kann eine Darminfektion mit Bakterien, Würmern oder Amöben sein. Auch Allergien auf gewisse Nahrungsmittel können über längere Zeit Bauchbeschwerden verursachen. Durchblutungsstörungen des Darms verursachen ebenfalls Beschwerden, die immer wieder auftreten können.

Es gibt auch Medikamente (z.B. antirheumatische Mittel), die für einen längeren Durchfall verantwortlich sein können. Stoffwechselkrankheiten (Überfunktion der Schilddrüse, Zuckerkrankheit usw.) lösen ebenfalls über längere Zeit dünnen Stuhl aus. Schliesslich gibt es die chronischen Darmentzündungen (crohnsche Krankheit und Colitis ulcerosa), die ernsthafte Formen von Darmstörungen verursachen und gewöhnlich über Jahrzehnte andauern.

Nervöser Darm (Reizdarm)

Bei mehr als der Hälfte der chronischen Darmkrankheiten mit Durchfall und chronischem Bauchweh kann im Darm bei der Spiegelung keine organische Veränderung gefunden werden. Der Darm ist gesund, aber in seiner Funktion nicht im Gleichgewicht. Er ist vielmehr nervös, verkrampft, überreizt und reagiert auf Stress, gewisse Nahrungsmittel und eine ungesunde Ernährung mit krampfartigen Schmerzen und dünnem Stuhl. Man spricht von einem nervösen Darm (Reizdarm). Typisch für diese Störung sind vermehrte Entleerungen am Morgen. In der Nacht ist der Patient hingegen beschwerdefrei, und der Darm verhält sich ruhig.

Im Unterschied zu schwereren Formen von chronischen Darmkrankheiten zeigen Patienten und Patientinnen mit einem Reizdarm einen normalen Allgemeinzustand. Ihr Gewicht ist konstant, und die Leistungsfähigkeit ist durch die chronische Darmstörung nicht beeinträchtigt.

Chronische Darmentzündungen

Ganz anders ist die Situation bei den chronischen Darmentzündungen. Die crohnsche Krankheit und die geschwürige Dickdarmentzündung (Colitis ulcerosa) beginnen häufig schon im jugendlichen Alter, also zwischen dem 10. und dem 30. Altersjahr. Typischerweise verlaufen beide Krankheiten in Schüben. Es gibt wochen- bis monatelange Phasen, in denen stark wässeriger oder blutig-schleimiger Durchfall und kräftige Bauchkrämpfe auftreten. Diese Beschwerden bestehen bei Tag und auch in der Nacht. Dann gibt es auch Zeiten, in denen der Betroffene fast oder ganz beschwerdefrei ist. Die Krankheitsphasen führen zu Gewichtsverlust, Blutarmut, Gelenkschmerzen, Augen- und Hautveränderungen und zu grosser Müdigkeit.

Ursache der chronischen Darmentzündungen

Eine wichtige Voraussetzung für das Auftreten einer chronischen Darmentzündung liegt fast sicher im Erbgut. Im Kindesalter entstehen bei Menschen mit dieser Anlage durch Krankheitserreger (z.B. Viren) Störungen im Abwehrsystem, und es werden Abwehrstoffe (Antikörper) gegen die eigenen Darmzellen gebildet (Autoaggressionskrankheit). Auch die Ernährung scheint bei der Auslösung eine bedeutende Rolle zu spielen: Gewisse Kranke vertragen Milch nicht gut, und auch Süssigkeiten wirken sich negativ auf die Gesundheit des Darmes aus. Auch der seelische Zustand des Betroffenen spielt eine gewisse Rolle. Eine chronische Darmentzündung ist zwar keine psychische Krankheit, aber Stress, Kummer und Ängste können durchaus Schübe auslösen.

Abklärung von Darmstörungen

Wenn bei einem Patienten immer wieder Darmstörungen auftreten, ist es sinnvoll, den Hausarzt aufzusuchen. Dieser kann die nötigen Abklärungen durchführen oder veranlassen. In vielen Fällen reicht ein ausführliches Gespräch über die Art der Beschwerden, eine sorgfältige körperliche Untersuchung und manchmal Blut- und Stuhlkontrollen. Nur in schweren oder unklaren Fällen, wenn die Symptome an eine ernsthaftere organische Störung denken lassen, muss eine Darmspiegelung bei einem Magen-Darm-Spezialisten veranlasst werden. Meist kann mit dieser heute wenig belastenden Untersuchung endlich die genaue Diagnose gestellt werden. Erst wenn die exakte Ursache für die chronische Krankheit feststeht, kann eine wirksame Behandlung in die Wege geleitet werden.

Therapie von chronischen Darmentzündungen

Die Behandlung dieser schweren chronischen Darmstörungen besteht in der längeren Einnahme von Medikamenten, welche die Entzündung abklingen lassen. Dafür gibt es ein sehr wirksames Medikament (Salofalk), das dem Aspirin ähnlich ist.

In schweren Fällen muss manchmal über eine gewisse Zeit auch Cortison verabreicht werden. Dieses Mittel kann Entzündungsprozesse sehr wirksam abklingen lassen. Es hemmt die überschiessende Abwehrreaktion in der Darmschleimhaut und weist bei richtiger Anwendung kaum negative Nebenerscheinungen auf.

Auch Medikamente, die das Immunsystem bremsen, können den Krankheitsverlauf positiv beeinflussen. Bei schweren Schüben muss der Kranke im Spital vorübergehend durch eine Infusion ernährt werden, damit der Darm ruhig gestellt werden und sich erholen kann.

Operation
Nicht selten treten im Zusammenhang mit chronischen Darmentzündungen schwer wiegende Komplikationen auf. Es kann zu einem Darmverschluss kommen. Auch kann sich im Bauchraum ein Abszess bilden, oder im Bereich des Enddarms treten entzündete Gänge (Fisteln) auf. In allen diesen Fällen muss manchmal eine operative Lösung des Problems gesucht werden.

Auch wenn ein Krankheitsschub einer chronischen Darmentzündung auf alle gängigen Behandlungen nicht anspricht, muss in gewissen Fällen der stark entzündete Darmabschnitt operativ entfernt werden. Hie und da ist es sogar nötig, einen künstlichen Darmausgang durch die Bauchdecke anzulegen.

Seelische Unterstützung
Eine chronische Darmentzündung ist für den Betroffenen ausserordentlich belastend. Die ständigen Beschwerden führen zu einer deutlichen Beeinträchtigung der Lebensqualität und der Leistungsfähigkeit. Diese Patienten und Patientinnen brauchen von der Umgebung Verständnis und Unterstützung. Der Hausarzt muss ihnen zeigen, wie sie mit ihrem Leiden umgehen können und welche Verhaltensweisen sich günstig auf die Gesundheit des Darms auswirken können.

Behandlung des Reizdarms
Die Behandlung des Reizdarms sieht völlig anders aus. Er löst zwar lästige, aber völlig harmlose Beschwerden aus. Bei starken Darmkrämpfen hilft gewöhnlich Wärme. Eine Bettflasche oder warme Wickel bringen also rasche Erleichterung. Auch krampflösende Medikamente (Pfefferminzöl, Buscopan) können hilfreich sein. Manchmal müssen auch Medikamente, die den Darm beruhigen und den Durchfall stoppen (Imodium, Duspatalin, Spasmo Canulase) zur Anwendung kommen. Schliesslich gibt es ein neues Mittel (Zelmac), das bei chronischen Darmbeschwerden mit gleichzeitiger Verstopfung lindernd wirken kann. Wenn die Beschwerden nur leicht sind, kann auf eine Behandlung völlig verzichtet werden. Ein regelmässiges, ausgeglichenes Leben mit genügend Erholung wirkt sich aber immer positiv auf lästige Darmsymptome aus.

Ernährung
Ein Reizdarm reagiert gut auf eine Ernährung mit genügend Ballaststoffen. Günstig ist die Einnahme von Vollkornbrot, Gemüse, Kartoffeln, Weizenkleie und eventuell nicht reizenden Quellmitteln (Agiolax mite, Colosan). Auch komplementäre Heilmethoden wie Homöopathie, Akupunktur und Pflanzenmedizin (Kräutertees) können das Gleichgewicht des Darms günstig beeinflussen.

Sich informieren
Der Patient mit einem Reizdarm muss darüber informiert werden, dass sein Leiden harmlos ist. Seine lästigen Beschwerden sind umso erträglicher, je ausgeglichener er oder sie lebt und sich ernährt. Auch Stress, seelische Belastungen und Überforderung sind schädlich für den Darm. Man muss lernen, mit seinem Reizdarm einigermassen in Frieden zu leben.

Es lohnt sich, seinem Darm Sorge zu tragen. Wer unter einem Reizdarm leidet, profitiert von einem ausgeglichenen Leben, einer ausgewogenen Ernährung und einer gesunden Lebenseinstellung. Sie verhelfen meist zu einer gesünderen Darmfunktion.

Wer unter einer chronischen Darmentzündung leidet, braucht dringend eine länger dauernde ärztliche Betreuung und eine regelmässige medikamentöse Behandlung. Der Betroffene muss lernen, möglichst gut mit seinem kranken Darm zu leben.

RHEUMATISCHE KRANKHEITEN LEICHTER ART («RHEUMA»)

Die Meinung ist weit verbreitet, Rheuma sei eine Krankheit wie eine Lungenentzündung, eine Migräne oder ein Fusspilz. Das ist jedoch nicht richtig. Rheuma ist ein Oberbegriff für alle Krankheiten des Bewegungs- und Stützapparates, also der Wirbelsäule, der Gelenke, Sehnen, Bänder und Schleimbeutel.

Verschiedene Formen

Neben den schweren rheumatischen Krankheiten (Wirbelsäulenerkrankungen, Arthrose der grossen Gelenke, Polyarthritis, Fibromyalgie usw.) gibt es eine grosse Zahl von leichteren Störungen im Bereich der Muskeln, Sehnen, Bänder und Schleimbeutel. Diese zwar lästigen, aber meist ziemlich harmlosen Beschwerden sind sehr verbreitet. Die meisten Menschen werden im Verlaufe ihres Lebens irgendwann davon befallen.

Zu diesen harmlosen Beschwerden gehören Verspannungen der Rücken- oder Schultermuskeln, dann auch Entzündungen der Gewebe um die Sehnen (Fersen, Unterarm), Reizungen der Muskeln am Beckenkamm und Schmerzen der Fingergelenke am Morgen. Schliesslich gibt es auch Entzündungen im Fettgewebe (Oberschenkel) von übergewichtigen Menschen. Das Gemeinsame all dieser Störungen ist, dass sie zwar lästig, manchmal schmerzhaft und nicht selten ziemlich hartnäckig, im Allgemeinen aber nicht schwer wiegend sind.

Ursache

Als Ursache von leichten rheumatischen Störungen kennt man verschiedene äussere und innere Einwirkungen auf den Körper. Häufig sind vor allem chronische Reizungen durch häufig wiederholte Bewegungen. Der berühmte Tennisellbogen entsteht, wenn jemand beim häufigen Greifen (z.B. eines Schraubenziehers, von Pfannen oder des Tennisschlägers) oder beim Bedienen der Computermaus die Muskeln seines Unterarms über Gebühr beansprucht. Das führt zu einer Verkrampfung des Muskelpaketes des Unterarms und zu einer Überreizung der Knochenhaut im Bereich des Ellbogens.

Eine weitere Ursache von leichten rheumatischen Schmerzen ist eine schlechte Körperhaltung. Wenn jemand tagsüber verkrampft und mit hochgezogenen Schultern hinter einem Computer sitzt, kommt es zu Verspannungen der Muskulatur. Auch chronischer Druck, z.B. auf die Schleimbeutel des Knies oder des Ellbogens, kann eine Entzündung verursachen.

Leichte rheumatische Beschwerden gibt es auch nach Unterkühlung bei kaltem oder nassem Wetter. Muskelschmerzen oder Schmerzen in den Fingergelenken können oft darauf zurückgeführt werden. Schliesslich können auch Infektionskrankheiten (z.B. Grippe, Magen-Darm-Krankheit usw.) flüchtige Schmerzen in den Gelenken und im Rücken auslösen. Auch seelische Störungen (Depressionen, Angst oder Hemmungen) können sich in Verspannungen der Muskulatur äussern und diffuse Schmerzen im ganzen Körper verursachen.

Eigene therapeutische Massnahmen
Viele dieser leichten rheumatischen Störungen sind harmlos. Man muss deshalb nicht sofort den Arzt aufsuchen. Häufig kommt es ganz spontan zu einer spürbaren Erholung. Manchmal kann auch Schonung oder Ruhigstellung zum Abklingen der Beschwerden beitragen. Auch andere entzündungshemmende Massnahmen wirken sich günstig auf den Krankheitsverlauf aus.

Kälte kann akute Schmerzen lindern. Sie wirkt vor allem bei starken Entzündungen mit Schwellung und Rötung des Gewebes. Man kann einen Eisbeutel, eine Kältepackung oder auch feucht-kalte Kompressen auflegen.

Die Anwendung von Wärme wirkt sich bei verspannten Muskeln und chronischen Schmerzen günstig aus. Eine Bettflasche oder ein Heizkissen auf schmerzhaften Muskelpaketen kann eine deutliche Linderung bewirken. Auch warme Wickel oder ein warmes Bad mit Heublumen- oder Kamillenzusätzen kann helfen. Bewegungen im warmen Thermalwasser sind günstig bei Muskelverspannungen und chronischen Gelenkschmerzen.

Eine gute Wirkung zeigt auch das Massieren. Wenn der Schmerz durch verspannte Muskeln ausgelöst wird, kann man die Muskulatur streichen, klopfen, leicht kneten und fein vibrieren. Eine solche Massage soll angenehm sein und unter keinen Umständen schmerzen. Gymnastik mit Dehnungs- und Lockerungsübungen ist ebenfalls hilfreich. Auch Ziegenfett, Bienengiftsalbe oder Franzbranntwein können eine günstige Wirkung haben. Man muss bei leichten Beschwerden immer den Mut haben, einfache therapeutische Massnahmen zu versuchen. Der Erfolg kommt häufiger, als man denkt.

Wann zum Arzt?
Ein Arztbesuch ist angezeigt, wenn die Schmerzen stark sind und auf die beschriebenen eigenen Behandlungsmassnahmen nicht mit einer deutlichen Besserung reagieren. Auch wenn die Beschwerden keine eindeutige Ursache haben oder neben den lokalen Schmerzen auch allgemeine Krankheitserscheinungen bestehen, ist das Konsultieren des Fachmanns wichtig. Der Arzt oder die Ärztin kann auf Grund von gezielten Untersuchungen und dank ihrer grossen Erfahrung feststellen, welche rheumatische Krankheit vorliegt und welche Behandlung Erfolg verspricht.

Medikamente
Gerade bei starken Schmerzen können Medikamente eine erstaunlich gute Wirkung haben. Die antirheumatischen Mittel wie z.B. Brufen, Ponstan, Voltaren und Indocid mildern nicht nur Schmerzen, sondern lassen auch die Entzündung deutlich abklingen. Aber Achtung: Antirheumatische Mittel können auch unangenehme und gefährliche Nebenwirkungen haben. Neben Schwindel und Durchfall können auch starke Magenschmerzen auftreten. Im Extremfall kann sogar ein Magengeschwür entstehen. Vor allem ältere Menschen und Leute mit empfindlichem Magen sollen diese Mittel eher nicht einnehmen. Als Alternative stehen gut verträgliche Schmerzmittel wie Novalgin, Panadol, Treuphadol oder Dafalgan zur Verfügung. Mit Vioxx und Celebrex sind neuerdings besser verträgliche Rheumamittel erhältlich.

Man kann antirheumatische Mittel auch als Creme oder Gel lokal auftragen. Das bewirkt zwar keine Wunder, ist aber viel besser verträglich als Tabletten und Zäpfchen. Viele Patienten und Patientinnen empfinden die Anwendung dieser Salben als sehr angenehm und schmerzlindernd. Bei lokalen Schmerzen (z.B. Ellbogen, Schultern) kann der Arzt Cortison an entzündete Punkte spritzen und damit Entzündungen und starke Schmerzen zum Verschwinden bringen.

Physiotherapie
Mindestens so wichtig und wirksam wie Medikamente sind Behandlungen mit Physiotherapie. Mit warmen oder kalten Packungen, Massage, Gymnastik und Behandlungen mit Reizstrom können rheumatische Schmerzen gebessert oder sogar zum Verschwinden gebracht werden. Entscheidend ist, dass diese Therapien von ausgebildeten Fachleuten vorgenommen werden.

Es gibt Menschen, die bei körperlichen Beschwerden rasch zum Arzt gehen. Das ist bei stärkeren Schmerzen oder unklaren Krankheiten sicher vernünftig. Bei leichten Schmerzen soll man aber den Mut haben, sich zu überlegen, was man selbst für seine Gesundheit tun kann. Vielleicht kann man sein Leben in einer Art ändern, dass weniger Beschwerden durch Übermüdung und Überlastung entstehen. Eigenverantwortung in Gesundheitsfragen ist angesagt. Man soll mitdenken, mithandeln und seiner Gesundheit Sorge tragen.

RÜCKENSCHMERZEN

Der Mensch geht auf zwei Beinen. Das hat ihm auf der einen Seite grosse Vorteile gebracht. Auf der anderen Seite leidet er deshalb vermehrt und häufig unter Rückenschmerzen. Man geht davon aus, dass rund 75 Prozent der Erwachsenen mindestens einmal in ihrem Leben unter einer Phase mit starkem Rückenweh leiden.

Formen
Am häufigsten ist der so genannte Hexenschuss (Lumbago). Darunter versteht man einen plötzlichen starken Schmerz im Bereich der unteren Lendenwirbelsäule und des Kreuzes. Sehr häufig sind auch Schmerzen im Nacken und im Bereich der Halswirbelsäule. Diese können in die Schultern und sogar in die Arme ausstrahlen. Bekannt ist auch der so genannte Ischias, ein Schmerz des Rückens, der in eines der Beine ausstrahlt und Gefühlsstörungen und Muskelschwäche auslösen kann.

Ursache
Früher ging man davon aus, dass Rückenschmerzen immer von einer kranken Wirbelsäule (Knochen- und Bandscheibenveränderungen) herrühren müssen. Heute weiss man, dass die Hauptursache für Rückenschmerzen ein untrainierter Rücken und eine schlechte Haltung sind. Besonders gefährdet für Rückenschmerzen sind Menschen, die keinen Sport treiben oder eine Veränderung der Wirbelsäule aufweisen (Flachrücken, Wirbelsäulenverkrümmung usw.).

Rückenweh findet man auch häufig bei Menschen mit einer sehr anstrengenden Arbeit. Eine monotone Haltung von Sekretärinnen hinter dem Computer oder ständige Schläge und Vibrationen auf die Wirbelsäule von Lastwagenchauffeuren wirken sich negativ auf die Gesundheit des Rückens aus. Auch starke Belastungen der Wirbelsäule durch gewisse Sportarten (Reiten, Trampolin) können die Wirbelsäule schädigen.

Rückenschmerzen bei älteren Menschen können auch auf Grund einer Osteoporose (Knochenabbau) entstehen. Auch eine Knochenentzündung (Osteomyelitis) oder Ableger (Metastasen) einer bösartigen Geschwulst in den Wirbelkörpern (z.B. von Prostata- oder Brustkrebs) können starke Schmerzen im Rücken auslösen.

Bandscheibenschäden – vor allem im Bereich der unteren Lendenwirbelsäule und im Bereich des Halses – können stärkste Schmerzen auslösen.

Wann zum Arzt?
Wenn die Schmerzen im Rücken stark sind und innerhalb von zwei bis drei Tagen nicht abklingen, ist der Gang zum Hausarzt vernünftig. Er hat die Möglichkeit, die Ursache der Beschwerden genau abzuklären. Er wird den Patienten oder die Patientin gut untersuchen und dabei die Form, die Haltung und die Beweglichkeit der Wirbelsäule beurteilen. Auch die Empfindungen der Haut und die Kraft der Beine müssen genau untersucht werden. Er wird vor allem darauf achten, ob keine gefährlichen Ursachen (z.B. Bandscheibenschaden mit Lähmungserscheinungen, Metastasen, Osteoporose) vorliegen.

Röntgen und Computertomografie
Viele Leute glauben, dass Röntgen oder Computertomografie die wichtigsten Untersuchungen des Rückens seien. Das ist falsch. Zwar sieht man in einem Röntgenbild der Wirbelsäule häufig Abnützungserscheinungen, und man könnte meinen, dies sei die Ursache der Schmerzen. Diese Veränderungen haben aber mit dem Rückenweh meist wenig oder nichts zu tun. Und eine computertomografische Untersuchung macht gewöhnlich erst dann Sinn, wenn es um die genauere Abklärung geht, ob ein Rücken wegen eines Bandscheibenschadens operiert werden muss. Das ist erst dann aktuell, wenn durch andere Behandlungen (Bettruhe, Medikamente, intensive Physiotherapie) während mehrerer Wochen keine Besserung eingetreten ist, wenn Lähmungen bestehen oder Probleme mit der Blase oder dem Darm aufgetreten sind.

Sinnvolle Behandlungen von Rückenschmerzen
Rückenweh bessert meist auch ohne Behandlung mehr oder weniger schnell. Trotzdem ist es ratsam, alles vorzukehren, was den Heilungsprozess beschleunigen kann. Dazu gehören in schweren Fällen einige Tage Bettruhe mit Hochlagern der Beine. Akute Schmerzen können mit kalten Wickeln und Eispackungen gelindert werden. Auch das Einreiben von antirheumatischen Cremen oder Gels (z.B. Voltaren Emulgel, Ecofenac Lipogel oder Rheumon forte Gel) kann eine Besserung bringen.

Medikamente
Schon gewöhnliche Schmerzmittel können Rückenschmerzen bessern (Panadol, Dafalgan, Treuphadol oder Aspirin). Der Arzt kann bei starken Schmerzen mit der Injektion eines antirheumatischen Mittels in den Gesässmuskel eine Lösung der schmerzhaften Muskelverkrampfungen erreichen. Die gleichen Mittel (Voltaren, Optifen, Spiralgin, Mefenacid usw.) können auch über einige Tage als Tabletten oder Zäpfchen verabreicht werden und beschleunigen die Besserung der Schmerzen. Manchmal hilft auch ein entzündungshemmendes Präparat (kristallines Cortison), das direkt in die Schmerzstelle eingespritzt wird.

Sobald der akute Schmerz nachgelassen hat, beginnt man mit Lockerungsübungen, Gymnastik und Schwimmen. In schwereren Fällen ist eine physiotherapeutische Behandlung empfehlenswert. Die Therapeutin wird mit Wärmepackungen, Massagen und Gymnastik arbeiten und der Patientin oder dem Patienten langsam zu einer Entspannung und Kräftigung der Rückenmuskulatur verhelfen.

Operation
Die Operation einer Bandscheibe, die viele Leute als die einzige Behandlung des Ischiasschmerzes kennen, kommt nur selten zur Anwendung. Bei weniger als zehn Prozent der Ischiaspatienten liegen derart schwere Beschwerden vor, dass mit intensiver physiotherapeutischer Behandlung keine Besserung erreicht werden kann.

Wenn es jedoch zu häufigen Rückfällen der Ischiasschmerzen kommt oder wenn eine Lähmung im Bein festgestellt wird, muss ein chirurgischer Eingriff in Erwägung gezogen werden. Die heutigen Operationen sind viel schonender als früher. Man muss aber wissen, dass auch nach einer Bandscheibenoperation gewisse Patienten weiterhin unter Rückenschmerzen leiden. Jeder zwanzigste Ischiaspatient muss ein zweites Mal operiert werden.

Prävention von Rückenschmerzen
Wer will, dass er kein Rückenweh bekommt oder nach einem Schmerzanfall kein Rückfall auftritt, kann einiges tun: Angesagt ist ein regelmässiges Training der Rückenmuskulatur mit Schwimmen, Krafttraining und Gymnastik. Auch das Einüben einer guten Haltung beim Sitzen und Stehen sowie des richtigen Anhebens von schweren Gewichten mit gebeugten Knien und einem gestreckten Rücken kann helfen. Günstig sind auch entspannende Massagen, bei denen man loslassen kann und nicht immer etwas Sinnvolles leisten muss. Gewisse Menschen profitieren auch vom Wechsel ihrer Matratze. Günstig ist eine möglichst flache, eher harte Schlafunterlage.

Sehr wichtig ist, dass man eine einseitige Belastung des Rückens durch stundenlange Zwangshaltung bei der Arbeit vermeidet. Schädlich und ebenfalls zu vermeiden sind häufige Schläge oder Vibrationen, z.B. bei längeren Autofahrten.

Der Rücken ist ein geniales Organ. Er ermöglicht den aufrechten Gang und eine grosse Beweglichkeit. Gerade wegen seiner vielfältigen Funktionen ist er aber sehr störungsanfällig. Man muss ihm also Sorge tragen. Er braucht ein regelmässiges, kräftigendes Training und häufige Entspannungsübungen.

SCHEIDENENTZÜNDUNG

Die Scheide ist für Krankheitserreger sehr attraktiv. Sie ist ein feuchter und warmer Hohlraum in der Nähe des Darmausgangs. Hier kommen Infektionserreger wie Bakterien und Pilze vermehrt vor. Auch beim Geschlechtsverkehr können Bakterien, Viren und Pilze in die Scheide eingeschleppt werden. Nicht alle Frauen sind für Scheidenentzündungen gleich anfällig.

Schutzmechanismen

Damit Scheidenentzündungen trotz dieser Risikofaktoren nicht häufiger vorkommen, hat der Körper eine äusserst wirksame Infektionsbarriere eingebaut. So leben bei allen Frauen im fruchtbaren Alter ganz besondere Bakterien in der Scheide. Diese Bakterien lösen nicht Krankheiten aus, sondern haben eine schützende Funktion. Sie heissen Döderlein-Bakterien und produzieren Milchsäure. Weil die meisten Krankheitserreger Säure hassen, ist die Scheide gegen Infektionen mit Pilzen und Bakterien im Normalfall geschützt.

Ausfluss

Dass bei erwachsenen Frauen im fruchtbaren Alter weisslicher oder glasklarer Schleim aus der Scheide austritt, ist normal. Ausfluss aus der Scheide ist also keineswegs ein Zeichen für eine Krankheit. Die Stärke kann während des Zyklus variieren. Bei Nervosität ist der Ausfluss eher stärker. Es gibt auch deutliche individuelle Unterschiede. Verdächtig für eine Scheidenentzündung ist, wenn der Schleim riecht oder gelblich, bräunlich oder gräulich-schaumig ist. Gleichzeitig können störender Juckreiz, Brennen und Schmerzen vor und in der Scheide auftreten.

Ursachen von Scheidenentzündungen

Zu Scheidenentzündungen kommt es, wenn innere oder äussere Einflüsse den Schutzwall der Döderlein-Bakterien stören. Das kann durch hormonelle Veränderungen z.B. während der Periode, in der Schwangerschaft oder in den Wechseljahren geschehen. Auch bei chronischen Leiden wie Zuckerkrankheit oder bei einer Antibiotikabehandlung werden die Scheidenbakterien beeinflusst und machen eine Infektion möglich. Auch gewisse Verhütungsmittel (z.B. Scheidenzäpfchen) oder Fremdkörper in der Scheide (vergessener Tampon, Fäden der Spirale) schwächen die natürliche Abwehr und können Ursache für eine Infektion sein.

Pilzinfektion

Pilzinfektionen (Soor) sind im Bereich der Scheide häufig. Es kommt dabei zu einem kräftigen Juckreiz und zu einer deutlichen Rötung der Schleimhaut vor und in der Scheide. Beim Wasserlösen kann es stark brennen. Zwischen den Schamlippen bilden sich weissliche Beläge auf der Schleimhaut. Typisch ist auch ein flockig-weisslicher Ausfluss.

Pilzinfektionen holt man sich im Allgemeinen nicht im Schwimmbad oder auf einer öffentlichen Toilette. Viele Menschen tragen die entsprechenden Erreger fast ständig auf ihrem Körper und/oder im Darm. Bei einer Schwächung der Abwehr (z.B. bei Schwangerschaft, nach Antibiotikabehandlung) finden Pilze leicht den Weg in die Scheide und lösen dort eine Infektion aus.

Bakterielle Infektionen

Auch verschiedene Bakterien können eine Scheidenentzündung auslösen. Bekannt sind vor allem Infektionen durch die so genannten Gartnerella vaginalis. Viele Frauen tragen diesen Erreger in der Scheide, ohne Beschwerden zu haben. Wenn sich diese Bakterien plötzlich stark vermehren, kommt es zur Bildung eines dünnflüssigen, gräulichen und manchmal schaumigen Ausflusses. Dieser hat einen sehr unangenehmen Geruch nach Fisch und kann vor allem nach dem Geschlechtsverkehr stark stören. Meistens trägt auch der Partner den Erreger in seiner Harnröhre, ohne dass er deswegen Beschwerden hat. Er kann so zur Quelle von wiederholter Ansteckung werden.

Ähnliche Beschwerden wie die Gartnerella-Entzündung macht eine Scheideninfektion, die durch Einzeller mit dem Namen Trichomonaden ausgelöst wird. Auch hier sind gewöhnlich beide Partner vom Erreger befallen.

Wechseljahre

Während und nach den Wechseljahren kommt es zu einem gehäuften Auftreten von Scheidenentzündungen. Da die weiblichen Geschlechtshormone in dieser Lebensphase absinken, können die schützenden Döderlein-Bakterien aus der Scheide verschwinden, und die betroffenen Frauen werden anfälliger für Infektionen von Bakterien und Pilzen. In dieser Situation soll man zuerst eine Behandlung mit Pilzmitteln oder antiinfektiösen Medikamenten durchführen und anschliessend die Schleimhaut der Scheide mit einer Creme oder Zäpfchen aus Östrogen (z.B. Premarin Vaginal Creme oder Ovestin Zäpfchen) wieder abwehrkräftiger machen.

Wann zum Arzt?

Eine Scheideninfektion ist meist keine gefährliche Krankheit, aber eine ziemlich lästige Störung. Sie kann die betroffene Frau recht nervös machen und vor allem das Sexualleben stören. Weil diese lästigen Beschwerden nur selten spontan abklingen, lohnt sich ein Besuch bei einer Ärztin oder einem Arzt. Wenn mit den Scheidenbeschwerden auch starke Unterbauchschmerzen, Fieber oder eitriger Ausfluss einhergehen, ist der Arztbesuch sogar dringend. Hier besteht die Gefahr einer gefährlichen Gebärmutter- oder Eileiterentzündung.

Behandlung einer Pilzinfektion (Soor)

Die Therapie einer Pilzinfektion ist nur nötig und sinnvoll, wenn eine Frau durch die Infektion störende Beschwerden hat. Wenn der Arzt bei der Jahreskontrolle (Krebsabstrich) zufällig auch ein paar Pilzfäden oder andere Bakterien als die weiter oben erwähnten Döderlein-Bakterien in der Scheide findet und die Frau beschwerdefrei ist, braucht es keine Behandlung.

Ein Scheidenpilz wird gewöhnlich mit Scheidenzäpfchen behandelt, die man vor dem Schlafen in die Vagina einführt. Zur Anwendung kommen Gyno-Canesten, Gyno-Pevaryl, Gyno-Trosyd und andere Substanzen, die sehr wirksam sind. Zusätzlich kann man mit einer Salbe (z.B. Nystalocal) den starken Juckreiz zwischen den Schamlippen lindern.

Wiederkehrende Soorinfektion

Manchmal kommt es nach der lokalen Behandlung zu einem Rückfall. Wenn ein Soor immer wieder aufflackert, kann der Arzt mit Tabletten zum Schlucken (z.B. Diflucan 150 Kapseln, Sporanox und andere) nicht nur die Scheide, sondern auch den Darm als Quelle der Pilzerreger behandeln.

Gleichzeitig soll man alle Faktoren in Betracht ziehen und wenn nötig korrigieren, die den Ausbruch einer Pilzinfektion fördern können: Enge Hosen, Nylon-Unterwäsche, ein soorinfizierter Partner, aber auch die Antibabypille usw. können Ursache für häufig wiederkehrende Pilzinfektionen sein. Oft kann eine häufig auftretende Soorinfektion nur mit viel Geduld und konsequenten Behandlungs- und Schutzmassnahmen endgültig zum Verschwinden gebracht werden. Der Arzt soll dabei ein kompetenter und geduldiger Berater sein.

Therapie von Bakterieninfektionen

Eine bakterielle Scheidenentzündung kann mit Vaginalzäpfchen (z.B. Betadine) oder Tabletten (z.B. Flagyl 500 Tabl. oder Tiberal Tabl.) behandelt werden. Meistens wird eine fünftägige Behandlung durchgeführt. Wenn Trichomonaden oder Gartnerella die Ursache einer Scheidenentzündung sind, sollte man den Partner mit dem gleichen Mittel mitbehandeln. Ohne Partnerbehandlung läuft man Gefahr, dass die Infektion immer wieder auftritt. Aber Achtung: Während der Einnahme von Flagyl soll auf den Konsum von alkoholischen Getränken verzichtet werden. Denn das Medikament zusammen mit Alkohol löst starke Übelkeit und Erbrechen aus.

Natürliche Massnahmen

Wenn immer wieder Beschwerden auftreten oder wenn eine Antibiotikabehandlung eine Scheidenentzündung ausgelöst hat, soll man nach der lokalen Behandlung unbedingt den natürlichen Schutzwall der Döderlein-Bakterien wieder aufzubauen versuchen. Es gibt ein Mittel (Gynoflor E), das die natürlichen Milchsäurebakterien enthält und das man während einer Woche täglich in die Scheide einführt. Häufig klingen die Beschwerden dann rasch ab.

Bei starken Beschwerden kann man Auflagen mit Quark oder Jogurt versuchen, um zu kühlen und den Juckreiz zu stillen. Diese Behandlungsart ist manchmal sehr angenehm, leider wird dadurch aber die Pilzinfektion nicht vertrieben. Günstig wirken sich bei Entzündungen im Unterleib auch Kamillensitzbäder aus. Sie müssen aber mit einer medikamentösen Behandlung kombiniert werden, wenn man die Krankheit ausheilen und nicht ständige Rückfälle riskieren will.

Scheidenentzündungen werden von Frauen häufig nicht richtig behandelt, weil Hemmungen den Gang zum Arzt oder zur Ärztin erschweren. Betroffene Frauen brauchen aber unbedingt eine wirksame Therapie, damit die Scheideninfektion nicht chronisch wird und die Sexualität nicht darunter leidet. Dieser Preis wäre angesichts einer gut behandelbaren Infektion eindeutig zu hoch.

SCHILDDRÜSENKRANKHEITEN

Die Schilddrüse ist ein Organ, das aus zwei Lappen besteht und zwischen dem oberen Rand des Brustbeins und dem Kehlkopf vor der Luftröhre liegt. Sie ist ein Steuerungsorgan für eine grosse Zahl von Stoffwechselvorgängen im Organismus. Die Wärmeproduktion im Körper, Kohlehydrat-, Fett- und Eiweiss-Stoffwechsel sowie Wachstums- und Entwicklungsvorgänge werden von ihr gelenkt. Auch der Wasserhaushalt des Körpers, die Muskelaktivität und die Nerven- und Gehirnfunktionen hängen zum Teil von der Schilddrüse ab.

Vergrösserung der Schilddrüse (Kropf)
Früher litten in der Schweiz rund 20 Prozent der Erwachsenen unter einem Kropf. Diese Vergrösserung der Schilddrüse äussert sich als gut sichtbare Geschwulst im unteren Bereich des Halses. Zu einem Kropf kommt es, wenn im Körper ein Mangel an Jod besteht. Seit in der Schweiz praktisch nur noch mit Jod angereichertes Salz oder Wasser konsumiert wird, ist seine Häufigkeit stark zurückgegangen.

Schilddrüsen-Überfunktion
Auch die Überfunktion der Schilddrüse kann zu einer auffälligen Kropfbildung führen. Dabei produziert die Schilddrüse zu viel Schilddrüsenhormon. Die Ursache für ein solches Entgleisen kann eine Entzündung oder eine gestörte Steuerung der Schilddrüse durch die Zirbeldrüse im Gehirn sein.

Als Folge einer Schilddrüsen-Überfunktion entsteht eine grosse innere Unruhe und ein ständiges Angetriebensein. Typisch sind auch Hitzewallungen mit Schweissausbrüchen, lästiges Zittern der Hände, starkes Herzklopfen und unregelmässiger Puls. Es kommt zur Gewichtsabnahme trotz Heisshunger, ständigem Durst, Muskelschwäche, Durchfall, Schlafstörungen, Haarausfall, brüchigen Nägeln, Verlust der sexuellen Lust und bei der Frau auch zu Blutungsstörungen. Manchmal findet man auch vergrösserte, starre Augen mit einem zurückgezogenen Oberlid.

Wenn alle diese typischen Schilddrüsen-Überfunktionssymptome vorliegen, spricht man von einer Basedowkrankheit. Es gibt auch Formen von Überfunktion, die nur leichte Beschwerden verursachen. Bei sehr nervösen Menschen findet man häufig Symptome, die den Beschwerden einer Überfunktion der Schilddrüse ähnlich sind. In diesen Fällen muss der Arzt mit Untersuchungen und Labortests feststellen, ob eine Nervosität oder eine Schilddrüsenkrankheit vorliegt. Weil die Schilddrüsenhormone im Blut genau gemessen werden können, fällt diese Unterscheidung nicht schwer.

Schilddrüsen-Unterfunktion

Ganz anders zeigen sich die Symptome einer Unterfunktion der Schilddrüse. Diese Krankheit findet man besonders häufig bei älteren Menschen. Weil dabei ein Mangel an Schilddrüsenhormon im Körper vorliegt, sind alle Aktivitäten des Stoffwechsels gebremst. Der betroffene Kranke fühlt sich lustlos, schwach und deprimiert. Er leidet unter Konzentrationsstörungen und grosser Ermüdbarkeit. Er friert oft und hat eine verminderte Körpertemperatur. Er leidet unter Verstopfung, nimmt trotz schlechtem Appetit an Gewicht zu und hat ein aufgedunsenes Gesicht, glanzlose Haare und eine raue, heisere Stimme. Die Diagnose kann vom Arzt auf Grund einer einfachen Blutuntersuchung rasch und zuverlässig gestellt werden.

Andere Schilddrüsenkrankheiten

Entzündungen der Schilddrüse, die von Krankheitserregern (Viren, Bakterien) ausgelöst werden, sind eher selten. Häufiger sind Entzündungen, die auf Störungen des Abwehrsystems zurückgeführt werden müssen. Dabei bildet der Körper Abwehrstoffe gegen das eigene Drüsengewebe. Es kommt zu Schmerzen und zur Schwellung im Bereich der Schilddrüse. Während der Entzündung findet man oftmals Zeichen einer Überfunktion. Nach deren Abklingen entsteht jedoch eine Unterfunktion, die lebenslang mit künstlichem Schilddrüsenhormon (z.B. Eltroxin) behandelt werden muss.

Schilddrüsenkrebs

Zum Glück sind auch bösartige Schilddrüsengeschwülste (Krebs) eher selten. Typisch dafür ist ein harter, rasch wachsender Knoten im Bereich der Schilddrüse. Der Schilddrüsenkrebs kommt vor allem bei jungen Leuten unter 25 Jahren und bei älteren Menschen über 60 vor. Vor allem bei den jungen Betroffenen gibt es sehr wirksame Behandlungen: Rund 90 Prozent dieser Krebskranken können geheilt werden.

Schilddrüsenzysten

Manchmal entsteht im Bereich der Schilddrüse innerhalb weniger Stunden eine erbsen- bis kirschengrosse Schwellung (Blutungszyste). Dabei handelt es sich um eine kleine Blutung in der Drüse, die einen erbs- bis kirschgrossen Knoten bildet. Diese Schwellung ist harmlos und verschwindet innerhalb weniger Wochen ohne Behandlung. Wie bei jeder anderen Form von Schilddrüsenveränderung sollte man den Arzt aufsuchen, um mit gezielten Untersuchungen abklären zu lassen, welche Art von Störung vorliegt.

Therapie der Überfunktion

Glücklicherweise gibt es für die meisten Schilddrüsenkrankheiten wirkungsvolle Behandlungen. Bei der Überfunktion geht es darum, die übermässige Produktion von Schilddrüsenhormon zu bremsen. Das kann mit speziellen Medikamenten erreicht werden. In anderen Fällen wird der Arzt eine Operation vorschlagen.

Hier wird ein grosser Teil der Schilddrüse entfernt. Schliesslich gibt es die Möglichkeit, die Funktion der Schilddrüse mit radioaktivem Jod, das in die Vene gespritzt wird und sich im Schilddrüsengewebe ansammelt, zu bremsen.

Diese Therapie ist vor allem bei älteren Menschen, die sich nicht mehr operieren lassen möchten, empfehlenswert. Nach der Behandlung einer Überfunktion tritt in den meisten Fällen relativ rasch eine Unterfunktion auf, die lebenslang mit dem Medikament Eltroxin behandelt werden muss.

Therapie der Unterfunktion

Die Behandlung der Schilddrüsen-Unterfunktion ist einfach. Die betroffenen Patienten müssen bis ans Lebensende täglich eine Tablette des künstlichen Schilddrüsenhormons (Eltroxin) zu sich nehmen. Mit diesem Mittel wird dem Körper das fehlende Hormon verabreicht und so wieder ein Gleichgewicht im ganzen Stoffwechsel erreicht. Es kommt nicht darauf an, welches die Ursache der Unterfunktion ist, die Behandlung ist immer die gleiche. Der Arzt muss hie und da kontrollieren, ob die Dosis des Medikaments stimmt und der Spiegel des Schilddrüsenhormons im Blut korrekt ist.

Therapie des Kropfs

Eine normal funktionierende Schilddrüse, die vergrössert ist, muss nicht in jedem Fall behandelt werden. Wenn die Schwellung nicht stört und keine Beschwerden (Druck, Atemnot) auftreten, kann problemlos von einer Behandlung abgesehen oder mindestens einmal zugewartet werden. Bei grösseren Kröpfen, die kosmetisch stören oder Beschwerden verursachen, kann die vergrösserte Schilddrüse operativ entfernt werden. Vor allem bei älteren Menschen sollte man mit dieser Operation eher zurückhaltend sein.

Bevor ein Kropf operiert wird, muss der Arzt abklären, ob kein Krebs oder keine Funktionsstörung der Schilddrüse vorliegt. Nach einer Kropfoperation kommt es häufig zu einer Unterfunktion der Schilddrüse. Diese Menschen müssen nachher lebenslang ein Medikament mit künstlichem Schilddrüsenhormon (Eltroxin) zu sich nehmen.

SCHIZOPHRENIE (GEISTESKRANKHEIT)

Unter dem Begriff Schizophrenie werden verschiedenartige, meist schwere Störungen der seelisch-psychischen Gesundheit zusammengefasst. Diese Erkrankungen äussern sich mit sehr unterschiedlichen Symptomen, zeigen verschiedene Schweregrade und leichte bis sehr langwierige Verlaufsformen. Sie können schon in der Pubertät ausbrechen und verlaufen häufig schubweise. Zwischen den einzelnen Krankheitsphasen können Betroffene häufig ein ganz normales Leben führen.

Symptome
Ein schizophrener Krankheitsschub bringt für den Patienten oder die Patientin eine mehr oder weniger dramatische Veränderung der Wirklichkeitswahrnehmung. Trotzdem ist der Betroffene bei vollem Bewusstsein, ohne dass er aber seinen abnormen Zustand beeinflussen kann. Er nimmt häufig Sachen oder Geschehnisse wahr, die Gesunde nicht realisieren. So hört er Stimmen, sieht Gesichter, Geister und Ungeziefer, oder er riecht ekelhafte Gerüche. Man spricht von Halluzinationen.

Oft kommen auch wahnhafte Ideen vor: Der Kranke fühlt sich bedroht, verfolgt, beobachtet oder als Opfer einer Verschwörung. Manchmal hat er auch die Überzeugung, dass er ein König, ein Erfinder oder ein Star sei. Auch sein Denken ist gestört. Seine Gedanken springen ständig von einem Inhalt zum anderen, und die Logik seiner Sätze kommt durcheinander. Schliesslich erlebt der Betroffene auch Veränderungen der Körperwahrnehmung. Der Körper scheint aus dem Gleichgewicht zu sein, und es werden Schmerzen, Gefühlsstörungen und fremdartige Empfindungen wahrgenommen.

Angst, Aufregung, Aggressionen
Meist ist die Stimmung des Patienten oder der Patientin von Angst, Aufregung und sogar Aggressionen beherrscht. Die ängstliche, manchmal auch feindliche Reaktion der Umgebung auf die fremdartigen Krankheitssymptome des Betroffenen verschlimmert die Situation noch zusätzlich. Vor allem die Angehörigen und nahe Kollegen erschrecken, verstehen nicht, was geschieht, geraten in Aufregung und sind völlig hilflos. So kommt es zu einem fatalen Teufelskreis zwischen dem Betroffenen und seinen Mitmenschen: Die Angst und Erregung des einen verschlimmern das Erleben und Empfinden des anderen.

Ursache

Früher galt der Geisteskranke als vom Teufel oder von Dämonen besessen. Auch heute noch gibt es Menschen, die Mühe haben, hinter einem seelischen Leiden einfach eine gewöhnliche Krankheit zu sehen, wie z.B. eine Lungenentzündung oder eine Zuckerkrankheit. Man bezeichnet psychisch Kranke oft als Spinner, grenzt sie aus und macht sogar verletzende oder geschmacklose Witze über sie. Das ist darauf zurückzuführen, dass viele Menschen keine Ahnung haben, worum es sich bei dieser Art von psychischer Störung handelt.

Dass eine Schizophrenie ausbricht, erfordert das Zusammenwirken von verschiedenen krank machenden Faktoren. Eine wichtige Ursache kann im Erbgut liegen. Gewisse Erbfaktoren können in einer Art verändert sein, dass psychische Reaktionen auf starken oder andauernden Stress nicht mehr normal ausfallen. Die Anfälligkeit für diese Art von Krankheit tritt in gewissen Familien gehäuft auf.

Auch negative Einflüsse während der Schwangerschaft auf die Entwicklung des Gehirns beim ungeborenen Kind können eine spätere psychische Verletzlichkeit bewirken. Diese kann die Voraussetzung sein, dass später eine Schizophrenie auftreten kann. Ähnliche schädigende Einwirkungen können auch während der Geburt vorkommen. Bei solchen Geburtsstörungen kommt es ebenfalls zu einer Traumatisierung in bestimmten Bereichen des Gehirns. Schliesslich besteht auch die Möglichkeit, dass der Stoffwechsel gewisser Steuerungshormone aus dem Gleichgewicht geraten kann und dass so das seelische Gleichgewicht ebenfalls aus den Fugen gerät.

Seelische Belastungssituationen

Einerseits spielen solche vorbestehenden Veränderungen im Nervensystem und im Hirnstoffwechsel eine wichtige Rolle bei der Entstehung einer Schizophrenie. Andererseits braucht es meist auch chronische oder akute seelische Belastungssituationen, damit die Krankheit überhaupt ausbricht.

Übermässiger Stress in der Schule, an der Arbeit, im Militär, in einer Partnerschaft, aber auch in der Familie kann dazu führen, dass es auf der Basis der verminderten Belastbarkeit und grösseren Verletzlichkeit zum Ausbruch eines schizophrenen Schubs kommt. Das ganze seelisch-geistig-gefühlsmässige Gleichgewicht kommt ins Wanken und dekompensiert. Ein Schub bricht aus und dauert gewöhnlich einige Wochen bis wenige Monate, bevor er wieder langsam abklingt.

Frühsymptome einer Schizophrenie

Es ist schwierig, schizophreniegefährdete junge Menschen frühzeitig zu erkennen und den Ausbruch dieser Krankheit mit therapeutischen Massnahmen zu vermeiden. Trotzdem gilt es, psychische Symptome ernst zu nehmen, die darauf hinweisen können, dass sich in der Psyche eines Menschen etwas verändert bzw. destabilisiert hat und sich ein erster Schub dieser Krankheit anbahnen könnte. Auffällig kann sein, wenn sich ein Jugendlicher plötzlich vom gewohnten Leben zurückzieht, seine gewohnten Pflichten (Schule, Studium, Arbeit) immer mehr vernachlässigt und sich der Umgebung gegenüber uneinfühlsam und immer abweisender verhält. Auch die Stimmung kann immer labiler werden, depressive Phasen treten häufiger auf, und manchmal kann er auch plötzlich wie überdreht wirken. Auffällig ist auch, dass er die Ordnung und Sauberkeit immer mehr vernachlässigt.

Treten bei einem jungen Menschen solche Veränderungen auf, kann es sinnvoll sein, ihn in Kontakt mit einer kompetenten Fachperson zu bringen. Diese wird durch eingehende Befragungen und Gespräche zu ergründen suchen, ob die Gefahr des baldigen Ausbruchs einer Geisteskrankheit besteht. Bestätigt sich dieser Verdacht, soll rasch mit therapeutischen Massnahmen (Gespräche, Medikamente usw.) begonnen werden.

Verlauf
Früher war man der irrigen Auffassung, eine Schizophrenie führe immer zu einer frühzeitigen geistigen Verblödung. Deshalb wurden die so genannt Geisteskranken häufig lebenslänglich in einem Spital oder Heim verwahrt. Viele von ihnen zerbrachen an diesen schrecklichen Folgen der Unwissenheit über ihre Krankheit. Auch heute noch werden geisteskranke Menschen in der Dritten Welt häufig wie Aussätzige isoliert und gehen seelisch völlig zu Grunde.

Auf Grund intensiver Forschungsarbeiten weiss man heute, dass der Verlauf dieser Krankheit viel günstiger ist, als man dies früher irrtümlicherweise postulierte. Etwa ein Drittel der Patientinnen oder Patienten mit Schizophrenie erholt sich nach einem oder zwei Schüben vollständig von der Krankheit. Sie sind anschliessend wieder in der Lage, ein normales Leben zu führen, und müssen sich nicht mehr vor weiteren Krankheitsphasen fürchten. Ein weiteres Drittel der Betroffenen erlebt nach einigen Schüben eine langsame Beruhigung und Besserung der Krankheit. Auch hier treten kaum mehr Schübe auf. Aber es bleiben gewisse psychische Reststörungen zurück, z.B. eine gewisse seelische Lähmung, Kontaktschwierigkeiten und eine starke Abkapselung von der Umwelt. Nur das übrige Drittel der Schizophreniekranken muss mit einem chronischen Verlauf rechnen. Diese Menschen leiden dauernd an ihrer Krankheit. Sie bleiben wegen ihrer Empfindungs- und Verhaltensveränderungen behindert und von betreuenden Institutionen und Therapeuten abhängig.

Diagnose Schizophrenie diskriminiert
Ärzte und Therapeuten, aber auch mitbetreuende Laien müssen sich hüten, einem Patienten nach einem einmaligen psychischen Ausnahmezustand sofort die Diagnose Schizophrenie anzuhängen. Das ist eine Etikette, die diskriminierend sein kann und erfahrungsgemäss bei der Umgebung auf Angst und Unverständnis stösst. Nach den ersten Anzeichen dieser Krankheit kann man noch überhaupt nicht abschätzen, wie der spätere Verlauf sein wird. Es lohnt sich also, mit Angst erzeugenden und in ihren Auswirkungen kaum abschätzbaren Diagnosen und diskriminierenden Einordnungen zurückhaltend zu sein.

Behandlungsmöglichkeiten

Das Auftreten von schizophrenieartigen Symptomen oder der Ausbruch eines schizophrenen Schubes löst bei den Angehörigen immer Angst und Sorge aus. Der Betroffene verhält sich plötzlich auffällig und wird nicht mehr verstanden. Da stellt sich sofort die Frage, ob ein Patient oder eine Patientin in eine Klinik eingewiesen werden muss oder ob eine ambulante Behandlung der Krise möglich ist. Der beigezogene Arzt hat die schwierige Aufgabe, den seelischen Zustand des Betroffenen und die Belastungsfähigkeit der Umgebung sorgfältig zu beurteilen und mit Verantwortungsbewusstsein eine möglichst gute Lösung anzustreben.

Spital ja oder nein?

Gegen eine Spitaleinweisung spricht der berechtigte Wunsch der Angehörigen, den Patienten wenn immer möglich in seiner gewohnten Umgebung und bei den ihm vertrauten Menschen zu belassen. Meist stellt sich auch der Betroffene energisch gegen eine Einweisung in eine Klinik. Man möchte seinen persönlichen Willen gerne respektieren. Zu Hause bleiben kann der Patient aber meist nur dann, wenn er ruhig ist, andere Menschen nicht zu sehr terrorisiert und wenigstens eine gewisse Einsicht in seinen krankhaften Zustand zeigt.

An eine Spitaleinweisung muss hingegen gedacht werden, wenn grosse Unruhe, Angst und Panik beim Betroffenen und seiner Umgebung vorgefunden werden. Auch wenn der Patient aggressiv ist und eine Gefährdung der Mitmenschen oder seines eigenen Lebens angenommen werden muss, ist eine Zwangseinweisung ins Auge zu fassen. Wenn der Patient zudem allein stehend ist, nicht mehr für sich selber sorgen kann und keine fähigen Betreuungspersonen vorhanden sind, kann eine Einweisung kaum umgangen werden.

Es gibt auch Situationen, in denen Angehörige beim Ausbruch eines schizophrenen Schubes während längerer Zeit versucht haben, den Betroffenen zu Hause zu betreuen und ihm die Hospitalisation zu ersparen. Das braucht einen grossen und sehr anstrengenden Einsatz meist rund um die Uhr. Eine Spitaleinweisung wird dann nötig, wenn das Betreuungssystem wegen einer grossen Erschöpfung der Betreuungspersonen zusammenbricht und niemand mehr in der Lage ist, den Patienten oder die Patientin zu stützen und zu beruhigen.

Sinnvolle Behandlungsmassnahmen

Im Zentrum der Behandlung eines schizophrenen Schubes steht die Beruhigung und Stützung des Patienten. Wenn dies zu Hause nicht möglich ist, bedingt dies die Unterbringung an einem stressfreien, ruhigen Ort, wo die Sicherheit des Patienten und seiner Umgebung garantiert werden kann. Dies wird meist eine psychiatrische Klinik sein. Leider sind aber in vielen Spitälern die Aufnahmestationen eher klein und die Ausstattung mit Personal ziemlich knapp. So können diese wünschenswerten Therapieansätze häufig nicht in optimaler Weise eingehalten werden. Die Psychiatrie wird bei den heutigen Sparübungen vom Staat nicht verwöhnt, und das macht die Aufgabe des Personals im Umgang mit psychisch schwer kranken Menschen sehr schwierig.

Medikamente (Psychopharmaka)
Eine wichtige Rolle in der Behandlung der Schizophrenie spielen die Medikamente. Die so genannten Neuroleptika können die Ängste, Aggressionen, Wahnideen und Halluzinationen des Patienten dämpfen. Sie ermöglichen, dass der Patient oder die Patientin offener wird für das Gespräch mit Betreuern und Therapeuten, für Ergo- und Arbeitstherapie und die Aufnahme von neuen Beziehungen.

Die Psychopharmaka können den Verlauf einer psychischen Krise meist verbessern. Bei hospitalisierten Patienten ermöglichen sie eine frühere Entlassung. Allerdings können Neuroleptika zum Teil beträchtliche Nebenwirkungen haben. Sie können zu grosser Steifigkeit der Muskulatur, Zittern und sogar zu Blutkrankheiten führen. Der verantwortliche Arzt hat die Aufgabe, alle Massnahmen zu treffen, dass der Patient durch die Behandlung mit Neuroleptika sicher keinen Schaden erleidet. Zum Teil gibt es Gegenmittel zur Linderung der erwähnten belastenden Nebenwirkungen.

Therapieteam
Das Betreuungsteam in der Klinik hat die Aufgabe, den Patienten oder die Patientin wieder auf den Boden der Realität zu bringen. Mit einem strukturierten Programm und speziellen Therapiemassnahmen soll er aus seiner irrealen Welt und aus seiner Passivität herausgeholt werden. Dazu können Ergo- und Physiotherapie, Gesprächsrunden, kreative Tätigkeiten und Arbeiten in einer geschützten Werkstatt beitragen.

Spitalentlassung
Wenn der Patient wieder einigermassen fest auf dem Boden steht und wieder Verantwortung für sein Leben übernehmen kann, soll über eine Klinikentlassung diskutiert werden. Schon frühzeitig soll davon gesprochen werden, wer die Nachbetreuung übernimmt. Dafür muss ein kompetenter Hausarzt oder ein Psychiater gefunden werden, der mit dem Betroffenen all die schweren Erlebnisse und Verletzungen im Zusammenhang mit dem Vorleben, der belastenden Krankheit, der Spitaleinweisung und dem Klinikaufenthalt verarbeiten kann. Auch die Angehörigen müssen rechtzeitig auf die Entlassung vorbereitet werden.

Nachbetreuung
Eine wichtige Aufgabe des nachbetreuenden Arztes oder der Ärztin ist es, die Medikamente langsam und schrittweise abzubauen, ohne dass ein Rückfall riskiert wird. Nicht selten muss eine Dauerbehandlung mit Neuroleptika in Betracht gezogen werden. Dies kann erfahrungsgemäss das Rückfallrisiko deutlich senken. Schliesslich muss der Patient oder die Patientin lernen, Symptome, welche auf das Ausbrechen eines weiteren Schubes hinweisen könnten, rechtzeitig zu erkennen und sofort Hilfe anzufordern. Wenn zwischen den Angehörigen, dem Patienten und dem Arzt eine gute Zusammenarbeit zu Stande kommt, kann der Verlauf der Krankheit im günstigen Sinn beeinflusst werden.

Weitere Hilfsmassnahmen

Der Arzt/die Ärztin allein genügt gewöhnlich nicht, um dem Patienten bei seinen verschiedenen Schwierigkeiten zu helfen und einen Rückfall zu verhindern. Die Unterstützung einer Sozialarbeiterin kann dazu beitragen, die Wiedereingliederung in den Kreis der Familie, der Freunde und der Arbeit zu erleichtern. Man muss alles tun, um den Betroffenen möglichst bald in die Lage zu versetzen, sein Wohnen, Arbeiten und seine Freizeitgestaltung wieder selbstständig zu regeln.

Für die nahen Familienmitglieder kann sich der Kontakt mit einer Selbsthilfegruppe als hilfreich erweisen. Der Verein der Angehörigen von Schizophrenie-Kranken (VASK) steht betroffenen Eltern oder Partnern mit Ratschlägen und direkter Hilfe zur Verfügung. Das Kontakttelefon dieser kompetenten Selbsthilfeorganisation ist 01 312 01 02.

Viele Leute glauben, dass sie den psychisch Kranken einen Dienst erweisen, wenn sie die oft schwierige Situation in psychiatrischen Kliniken heftig anprangern. Dies ist sicher falsch und kontraproduktiv. Viel hilfreicher ist es, wenn man sich direkt um die Betroffenen kümmert und ihnen tatkräftige Unterstützung gibt, damit sie den Weg zurück ins normale Leben rasch wieder finden können. Leider ist die Psychiatrie mit ihren beschränkten personellen und räumlichen Mitteln nicht immer in der Lage, die schwer wiegenden Probleme der seelisch Kranken allein und in optimaler Art zu lösen. Auf allen Ebenen ist man daher dringend auf die direkte Mithilfe von einfühlsamen Mitmenschen angewiesen.

SCHLAFSTÖRUNGEN

Der Schlaf ist nicht – wie man denken könnte – eine Art Bewusstlosigkeit, in der sich der Mensch für ein paar Stunden vom Weltgeschehen abkoppelt und mit reduzierter Energie dahinvegetiert. Der Schlaf ist ein Vorgang, der vom Gehirn aktiv gesteuert wird und bei dem lebenswichtige Erholungsvorgänge für Körper und Seele stattfinden. In den Träumen kommt es zu einer Verarbeitung von Erlebtem und zur Erfüllung von Wünschen, die im wachen Leben unerfüllt bleiben.

Normaler Schlaf
Der gesunde Schlaf ist eine Abfolge von Phasen mit Tiefschlaf ohne Träume, oberflächlichen, traumreichen Abschnitten und kurzen Wachphasen, die man meist sofort wieder vergisst. Die Schlafdauer nimmt im Verlauf des Lebens ab. Die einjährigen Kinder schlafen noch durchschnittlich 14 Stunden, die vierjährigen 12, die zehnjährigen 9 bis 10 und die Erwachsenen 7 bis 8 Stunden. Die über Fünfzigjährigen brauchen häufig nur noch 5 bis 7 Stunden Schlaf. Immerhin gibt es auch Langschläfer, die über 10 Stunden Schlaf brauchen, und Kurzschläfer, die mit 3 bis 5 Stunden auskommen.

Häufigkeit von Schlafstörungen
Schlafstörungen sind sehr häufig. Mindestens jeder vierte Erwachsene gibt an, er schlafe zeitweise schlecht. Rund die Hälfte dieser Menschen leidet unter mittelschweren bis schweren Schlafstörungen. Bei den über Sechzigjährigen sind fast 50 Prozent von Schlafstörungen betroffen, wobei Frauen häufiger darunter leiden als Männer.

Formen
Man unterscheidet verschiedene Formen von Schlafstörungen. Unter Einschlafstörungen leidet, wer trotz grösster Müdigkeit den Schlaf nicht finden kann. Durchschlafstörungen liegen vor, wenn die Patientin oder der Patient schon nach kurzem Schlaf wieder erwacht und den Schlaf kaum wieder finden kann. Und von unruhigem Schlaf spricht man, wenn einen Alpträume, Schlafwandeln und Angstzustände quälen. Interessant ist, dass es auch Störungen der Wahrnehmung des eigenen Schlafes gibt. Wenn Menschen behaupten, sie hätten die ganze Nacht kein Auge zugetan, kann man im Schlaflabor manchmal nachweisen, dass sie sehr wohl stundenlang geschlafen haben.

Störfaktoren
Die Wissenschaft ist noch weit davon entfernt, die genauen Abläufe des krankhaft veränderten Schlafes zu kennen. Gut bekannt sind hingegen die Faktoren, die den Schlaf negativ beeinflussen können. Lärm, ein unbequemer Schlafplatz, ständig wechselnde Schlafzeiten (Schichtarbeit), schweres Essen, Rauchen und Alkohol am Abend stören den Schlaf nachhaltig.

Auch körperliche Krankheiten erschweren den Schlaf. Wer unter Schmerzen leidet (z.B. Kopfweh, Arthroseschmerzen, Rückenweh usw.), kann nicht gut schlafen. Fieberhafte Zustände und Stoffwechselstörungen (z.B. Schilddrüsen-Überfunktion) können den Schlaf ebenfalls stören. Auch bei Lungen-, Herz- und Hirnkrankheiten kann man schlechte Nächte haben. Der Schlaf kann auch wegen Beinkrämpfen, Ohrensausen, Prostatavergrösserung, Wallungen, Schnarchen des Partners und während der Schwangerschaft gestört sein.

Schliesslich kann man auch nicht gut schlafen, wenn man durch Nervosität, Stress, Belastungen und unerledigte Probleme geplagt wird. Besonders betrifft dies Menschen, die ihre Sorgen in sich hineinfressen und in der Nacht ständig grübeln. Schlafstörungen können auch ein Frühzeichen einer Depression oder Angstkrankheit sein. Und öfter sieht man bei Geisteskrankheiten, dass sich ein Schub mit einem stark gestörten Schlaf ankündigt.

Am besten schläft man, wenn man psychisch stabil und entspannt ist, ein weiches, kuscheliges Bett hat, in einem kühlen Raum ist und von einem lieben, zärtlichen Menschen begleitet wird, der einem Ruhe, Geborgenheit und Sicherheit geben kann.

Sinnvolle Therapiemassnahmen
Leichtere und kurz dauernde Schlafstörungen brauchen keine Behandlung. Auch wenn man zwei oder drei Nächte wegen Problemen nicht gut geschlafen hat, braucht es nicht gleich ein Schlafmittel.

Bei mittelschweren Störungen gibt es verschiedene Massnahmen, die hilfreich sein können. Man muss lernen, am Abend langsam abzuschalten und den Tag ausklingen zu lassen. Ein Spaziergang, ein warmes Bad, ein entspannendes Buch und sanfte Musik können beruhigend wirken. Prinzipiell sollen Menschen mit Schlafstörungen am Abend nicht zu schwer essen, keinen Kaffee trinken sowie Alkohol und Nikotin möglichst nur in kleinen Dosen oder überhaupt nicht konsumieren.

Therapie
Die Behandlung von Schlafstörungen mit Medikamenten ist immer problematisch. Man soll eine Therapie von Schlafstörungen immer zuerst mit sanften Methoden beginnen. Die Kräutermedizin kennt verschiedene Pflanzen, die beruhigend wirken und den Schlaf fördern können. In der Apotheke bekommt man Produkte aus Baldrianwurzeln, Passionsblütenkraut, Hopfenzapfen, Melissen- und Pfefferminzblättern, Lavendel- und Orangenblüten. Auch autogenes Training, Entspannungsübungen, Bachblütentherapie, Akupunktur und Homöopathie können manchmal recht gut gegen Schlafstörungen helfen.

Medikamente
Beruhigungs- und Schlafmedikamente helfen bei Schlafstörungen zu Beginn erstaunlich gut. Aber es gibt nicht selten Probleme mit diesen Medikamenten, wenn man sie über längere Zeit einnimmt. So kann es vorkommen, dass nach längerem Gebrauch die Wirkung nachlässt und man die Dosis steigern muss, um weiterhin einigermassen gut schlafen zu können. Dadurch entwickelt sich langsam eine Abhängigkeit, die einen nach kurzer Zeit nicht mehr ohne das Mittel leben lässt.

Auch andere unangenehme Auswirkungen sind bekannt. So stellt man fest, dass eine Schlafstörung nach dem Weglassen des Medikaments noch schlimmer sein kann als vor der Behandlung. Schlafmittel können auch beträchtliche Nebenwirkungen haben. Konzentrationsstörungen am nächsten Tag, Gedächtnislücken und Schwächung der Beine (gefährlich bei älteren Menschen) sind häufige Störungen. Auch eine Verstärkung der Alkoholwirkung kann beobachtet werden. Dies kann sich vor allem beim Autofahren fatal auswirken.

Wichtig: Zurückhaltung mit Medikamenten
Der Einsatz von Schlafmitteln ist nur für kurze Zeit sinnvoll. Er soll immer unter der Anleitung eines erfahrenen Arztes geschehen. Verantwortbar ist die Anwendung bei einer akuten Schlafstörung, die auf eine bekannte Überlastung oder grosse akute Probleme zurückzuführen ist. Auch bei Schlaflosigkeit in den Ferien kann die kurzfristige Einnahme eines Schlafmittels sinnvoll sein. In diesen Fällen kann man es wagen, eine Schlafstörung mit der Anwendung eines Schlafmittels während drei bis fünf Tagen zu durchbrechen. Dabei soll man in jedem Fall eine möglichst kleine Dosis eines kurz wirkenden Schlafmittels anwenden. Der Hausarzt kann bei der Wahl des richtigen Mittels behilflich sein.

Warnung
Man soll sich davor hüten, bei Schlafstörungen gedankenlos mit der Einnahme eines Medikamentes zu beginnen und dies einfach weiterzuführen. Die Folgen davon für die Gesundheit können ernsthaft sein. Schlafmittel bringen den normalen Schlafzyklus des Körpers völlig durcheinander, und die Traumphasen des Schlafs werden unterdrückt. Dabei sind diese für unser seelisches Gleichgewicht ausserordentlich wichtig. Häufig werden also mit Medikamenten die Schlafstörungen nicht behoben, sondern es entstehen eher zusätzliche Schwierigkeiten.

Bei schweren und lang dauernden Schlafstörungen soll man sich unbedingt von einem Fachmann beraten lassen. Der Hausarzt kann erster Ansprechpartner sein und abklären, ob eine körperliche Ursache für die Störung vorliegt. Bei schwereren seelischen Belastungen wird er einen kompetenten Psychiater oder Psychologen vermitteln. Meist ist es für diese Fachperson wichtig, zuerst die Ursache der schweren psychischen Störung abzuklären. Eine Psychotherapie mit Gesprächen und Entspannungsübungen kann in vielen Fällen eine Besserung bringen.

SCHÖNHEITSCHIRURGIE

Unter Schönheitschirurgie (korrekte Bezeichnung: Plastische und Wiederherstellungschirurgie) versteht man das Fachgebiet, welches das Aussehen der Menschen zu verbessern versucht. Es geht aber nicht nur um mehr Schönheit. Man kann auch Menschen helfen, die durch einen Unfall (z.B. Kopfverletzungen), eine Verbrennung oder eine Krankheit (z.B. Brustkrebs) eine störende Veränderung des Äusseren erlitten haben. Es gibt auch Menschen, die von Natur aus entstellende Veränderungen aufweisen (krumme Nase, kurzes Kinn, abstehende Ohren), die korrigiert werden können. Das sind heilende Eingriffe, die für die Betroffenen ein sehr belastendes Problem lösen können.

Schönheitschirurgische Eingriffe
In der Schweiz werden jährlich rund 30 000 schönheitschirurgische Eingriffe durchgeführt. Darunter versteht man Operationen, die nicht dazu dienen, ein akutes oder chronisches Gesundheitsproblem (akute Blinddarmentzündung, Knochenbruch, vergrösserte Mandeln) zu beheben. Ziel ist vielmehr, das körperliche Aussehen zu verbessern oder körperliche Eigenarten (dicke Oberschenkel, Adlernase) zu korrigieren. Frauen lassen sich diesbezüglich deutlich häufiger operieren als Männer. Die Motivation für eine solche Operation ist meist der Wunsch nach Jugendlichkeit, Schlankheit und Schönheit. Man möchte mit dem schöneren Aussehen bei der Umgebung besser ankommen, oder man kann sich mit einem körperlichen Makel nicht abfinden.

Besonders häufig: Korrekturoperationen der Brüste
Unter den Schönheitsoperationen sind Korrekturen der Brüste ganz besonders gefragt. Es gibt einerseits die Möglichkeit, einen kleinen oder schlaffen Busen zu vergrössern, weil eine Frau sich davon eine bessere Ausstrahlung verspricht. Oder ein zu grosser Busen kann operativ verkleinert werden. Wenn eine Frau unter der Grösse ihrer Brüste seelisch stark leidet, kann ein solcher Eingriff in Betracht gezogen werden. Oder wenn der grosse Busen durch sein Gewicht ständige Rückenschmerzen verursacht, ist eine Verkleinerungsoperation eventuell medizinisch sinnvoll.

Absaugen von Fettpolstern
Eine weitere Schönheitsoperation, die recht häufig an übergewichtigen Menschen durchgeführt wird, ist das Absaugen von Fett aus dem Bauch, dem Gesäss, den Oberschenkeln und den Oberarmen. Auch schlaffe, hängende Hautfalten nach Abmagerungsdiäten können entfernt werden. Im Weiteren kann die Gesichtshaut

und die Haut des Halses durch Herausschneiden von Hautstreifen gestrafft werden (Lifting). Schliesslich können auch hängende Augenlider oder zu grosse Tränensäcke korrigiert werden. Glatzköpfigen wird durch die Transplantation von kleinen Haarbüscheln aus der Gegend des Hinterkopfes zu helfen versucht. Der Erfolg dieser Operationen entspricht häufig nicht ganz den Erwartungen der Betroffenen oder des Betroffenen.

Heilender Eingriff versus Schönheitsoperation
Zwischen einer medizinisch sinnvollen Operation und einem schönheitschirurgischen Eingriff gibt es einen klaren Unterschied. Bei einer «normalen» Operation besteht immer eine ernsthafte Gesundheitsstörung, die mit dem Eingriff behoben werden soll. Gallensteine lösen starke Schmerzen aus, eine Blinddarmentzündung kann unbehandelt zu einer lebensbedrohlichen Bauchfellentzündung führen, oder ein Hirntumor kann ohne Therapie dem Betroffenen den Tod bringen. Wenn bei einer solchen Operation Komplikationen auftreten, versteht man das als normales Risiko, das zur Behebung der gravierenden Gesundheitsstörung eingegangen werden musste.

Ganz anders ist die Ausgangssituation bei einer Schönheitsoperation. Da steht nicht die Erhaltung oder Wiederherstellung der Gesundheit als Motiv für den chirurgischen Eingriff im Vordergrund, sondern die Verbesserung des Aussehens oder die Erhaltung der Schönheit. Wenn bei einem solchen Eingriff eine Komplikation auftritt oder wenn sich das versprochene Ergebnis nicht einstellt, ist das viel schwerer zu verkraften. Meist hat man nicht mit einer Komplikation oder einem schlechten Ergebnis gerechnet.

Kompetente Beratung wichtig
Wer denkt, er oder sie brauche eventuell eine schönheitschirurgische Operation, geht mit Vorteil nicht direkt zum plastischen Chirurgen. Es ist sicher besser, zuerst eine vertraute Ärztin/einen Arzt (z.B. den Hausarzt) zu konsultieren, der nicht operativ tätig ist. Dieser kann aus kritischer Distanz über Sinn und Unsinn eines solchen Eingriffes beraten. Ihm sollte man sein Problem schildern und sich über die möglichen Behandlungen sowie ihre Vor- und Nachteile informieren lassen. Auch Nebenwirkungen und Komplikationen müssen offen angesprochen werden. Anschliessend soll man zusammen mit dem Lebenspartner oder einem anderen vertrauten Menschen überlegen, ob der chirurgische Eingriff wirklich die beste Lösung ist.

Manchmal hängt der Wunsch nach einer Schönheitsoperation mit einem mangelnden Selbstbewusstsein, einer grossen Enttäuschung im Liebesleben oder einer veränderten Wahrnehmung des eigenen Körpers zusammen. Da wäre es falsch, sich zu schnell für eine Operation als Lösung für das quälende Problem zu entscheiden. Denn ein Misserfolg oder ein unbefriedigendes Ergebnis des Eingriffs sind da schon fast vorprogrammiert. Auf jeden Fall soll man sich für die Entscheidung für oder gegen eine Schönheitsoperation viel Zeit nehmen.

Kosten abklären
Rein schönheitschirurgische Eingriffe werden in der Regel von der Krankenkasse nicht bezahlt. Es lohnt sich daher, rechtzeitig abzuklären, wie viel ein solcher Eingriff kosten könnte. Weil in einem solchen Fall nicht der Sozialtarif, sondern ein viel höherer Privattarif zur Anwendung kommt, können die Kosten eines solchen Eingriffs mit Narkose, Operationssaal, Spitalbett usw. schnell einmal weit über 10 000 Franken ausmachen.

Wer also keine bösen Überraschungen erleben will, soll den Schönheitschirurgen schon beim ersten Kontakt darum bitten, so rasch wie möglich einen schriftlichen Kostenvoranschlag vorzulegen. Der Hausarzt kann jederzeit mithelfen, einen Schönheitschirurgen ausfindig zu machen, der sein Handwerk versteht und zu fairen Preisen arbeitet.

Problemstoff Silikon
Vor einiger Zeit ist der Kunststoff Silikon im Zusammenhang mit Aufbauoperationen des Busens in Verruf geraten. Immer wieder klagten Frauen, die sich ihre kleinen oder schlaffen Brüste mit Silikonpolstern hatten vergrössern lassen, über zunehmende Schmerzen im operierten Bereich. Der Arzt stellte dann meist fest, dass sich um den Fremdkörper eine schmerzhafte, harte Bindegewebskapsel gebildet hatte. Manchmal kam es auch zur Verschiebung der Silikonprothese und zu einem sehr störenden ästhetischen Resultat des Eingriffs.

Vor einigen Jahren ist auch der Verdacht aufgekommen, dass Silikon für das Auftreten von schwer wiegenden rheumatischen und manchmal auch neurologischen Problemen verantwortlich sein könnte. Darunter versteht man dauernde starke Schmerzen des Bindegewebes und der Gelenke, aber auch Lähmungen und Funktionsstörungen gewisser Organe.

Bis heute konnte dieser gravierende Vorbehalt gegen dieses häufig angewendete Material weder bestätigt noch komplett aus der Welt geschafft werden. Immerhin haben die Schönheitschirurgen ihre Techniken verbessert und wenden heute auch besser verträgliche Materialien an. Trotzdem ist es sinnvoll, den Chirurgen vor der Operation ganz genau über das Risiko des Eingriffs und der verwendeten Materialien zu befragen.

Wenn eine Frau, die vor einigen Jahren am Busen mit Silikon operiert worden ist, keine Probleme mit der Gesundheit hat, kann auf eine Entfernung der Silikonpolster verzichtet werden. Wenn hingegen gesundheitliche Probleme oder grosse Ängste bestehen, sollte sie unbedingt den Hausarzt aufsuchen. Hier können die schwierige Situation und die vorliegenden Beschwerden besprochen und beurteilt werden. Wenn nötig, soll auch ein kompetenter Rheumatologe oder Neurologe zugezogen werden. In gewissen Fällen wird man zur Entfernung des Silikons raten. Noch wichtiger ist die Einleitung einer wirksamen Behandlung für die bestehenden Beschwerden.

Wunsch nach Brustvergrösserung: Wie vorgehen?

Eine Frau, die sich eine oder beide Brüste vergrössern lassen möchte, tut gut daran, sich beim Schönheitschirurgen genau über die möglichen Methoden und die verwendeten Materialen zu informieren. Erst nachher kann sie sich in Ruhe ein Bild darüber machen, welche Risiken eingegangen werden müssen und mit welchen Nebenwirkungen und Komplikationen zu rechnen ist. Der Hausarzt ist jederzeit ein kompetenter Berater und Begleiter, um auf diesem schwierigen Weg keine Enttäuschungen zu erleben.

Es kann durchaus sein, dass eine Frau in dieser Zeit der Überlegungen und Beratungen zur Überzeugung kommt, dass sie eine Schönheitsoperation gar nicht mehr will oder braucht. Die Bedenkzeit hilft ihr also, sich so zu akzeptieren, wie sie ist. Vielleicht realisiert sie plötzlich, dass alle Menschen mit Ecken und kleinen Schönheitsfehlern leben müssen und dass man dies ohne grosse Nachteile auch einfach akzeptieren kann.

Wer mit seinen Brüsten, der Nase, den Falten im Gesicht oder den Fettwülsten am Bauch nicht glücklich ist, soll sich immer zuerst eingehend beraten lassen, bevor eine Operation vereinbart wird. Nicht selten gibt es sinnvolle Alternativen zu einer chirurgischen Lösung. Wer mit sich und seiner Umwelt im Einklang lebt, wird weniger dazu neigen, einen kleinen Makel des Körpers unbedingt korrigieren lassen zu müssen.

SCHWANGERSCHAFTSBETREUUNG

Eine Schwangerschaft ist keine Krankheit, sondern ein ganz natürlicher Vorgang. In den meisten Fällen verläuft sie daher völlig normal. Auch die Geburt bringt meist keine grösseren Schwierigkeiten mit sich. Es ist die Aufgabe des betreuenden Arztes, der schwangeren Frau ein einfühlsamer Berater und Begleiter zu sein und mit seinen Untersuchungen zu helfen, Komplikationen rechtzeitig zu entdecken und zu beheben.

Schwangerschaftskontrollen

Im Mittelpunkt jeder Schwangerschaftskontrolle steht das Gespräch. Der Arzt erkundigt sich nach dem körperlichen und seelischen Befinden der schwangeren Frau. Er ist Berater bei Beschwerden und muntert sie bei Ängsten auf. Er rät der Frau, wie sie sich während der Schwangerschaft verhalten soll und wie die optimale Vorbereitung auf die Geburt aussieht.

Für die Schwangerschaftskontrollen braucht es also nicht einen berühmten Professor, sondern einen Arzt, zu dem die Frau grosses Vertrauen hat. Vernünftigerweise ist das der Arzt oder die Ärztin, der/die gewöhnlich ihre gynäkologischen Kontrollen durchgeführt hat. Das kann eine Frauenärztin oder auch ein kompetenter Hausarzt sein. Wichtig bei den Kontrollen sind nicht die grossen Maschinen in der Praxis, sondern die fachliche Kompetenz und die menschliche Wärme des Arztes.

Wie häufig kontrollieren?

Die erste Kontrolle soll nach dem Ausbleiben der Periode stattfinden. Der Arzt kann einen Schwangerschaftstest durchführen und den Geburtstermin (plus/minus 10 Tage) berechnen. Eine Schwangerschaft dauert gewöhnlich 40 Wochen (zehn Mondmonate) ab dem ersten Tag der letzten Periode. Der Arzt wird der Schwangeren ein Rezept für ein Vitaminpräparat abgeben, damit der Körper der Frau sofort genügend Folsäure erhält. Dieses Vitamin verhindert in den ersten Schwangerschaftswochen Missbildungen bei der Ausbildung des Rückenmarks beim Ungeborenen.

Nachher ist es sinnvoll, alle fünf bis acht Wochen eine Kontrolle vorzunehmen. Der Arzt macht dabei eine gynäkologische Untersuchung und kontrolliert, ob sich das Kind in der Gebärmutter richtig entwickelt. Von der 12. Woche an kann man die Herztöne des Ungeborenen mit einem kleinen Ultraschallgerät hören, und ab der 20. Woche spürt man die Bewegungen des Kindes. Bei jeder Kontrolle wird auch das Gewicht der Mutter kontrolliert. Es ist sinnvoll, wenn die schwangere Frau bis zur Geburt nicht mehr als zehn bis zwölf Kilogramm zunimmt. Zur Schwangerschaftsbetreuung gehört auch die regelmässige Blutdruckkontrolle.

Im Blut wird die Menge des roten Blutfarbstoffes (Hämoglobin) gemessen. Im Urin wird kontrolliert, ob eine Infektion der Blase oder des Nierenbeckens vorliegt und ob Zucker ausgeschieden wird. Schliesslich werden zu Beginn oder besser schon vor der Schwangerschaft die Abwehrstoffe gegen Röteln, Gelbsucht, Toxoplasmose und manchmal auch HIV und Syphilis im Blut kontrolliert. Bei einer Schwangerschaft müssen auch die Blutgruppe und der Rhesusfaktor bekannt sein. Bei Frauen mit einem negativen Rhesusfaktor sind besondere Zusatzuntersuchungen notwendig.

Ultraschall: Wie häufig?
Bei einer normalen Schwangerschaft reichen gewöhnlich zwei Ultraschall-Kontrollen. Mit dieser Untersuchung können das Kind und der Mutterkuchen (Plazenta) in der Gebärmutter sichtbar gemacht werden. Die erste Kontrolle soll zwischen der 11. und der 13. Woche stattfinden. In dieser Phase kann festgestellt werden, ob die Grösse des Kindes der berechneten Dauer der Schwangerschaft entspricht, ob das Kind eine normale Entwicklung zeigt, ob eventuell eine Mehrlingsschwangerschaft vorliegt und ob die Plazenta in der Gebärmutter richtig liegt.

Die zweite Ultraschall-Untersuchung findet zwischen der 20. und 22. Schwangerschaftswoche statt. Zu diesem Zeitpunkt kontrolliert man, ob die Entwicklung der verschiedenen Organe normal ist, wie das Kind in der Gebärmutter liegt und ob die Plazenta nicht den Gebärmutterausgang versperrt. Manchmal erwartet eine Frau, dass der Arzt bei dieser Untersuchung das Geschlecht des Kindes bestimmt. Da diese Diagnose nicht immer ganz zuverlässig ist, ist es sinnvoller, sich bei der Geburt vom Geschlecht des Kindes überraschen zu lassen.

Baby-Fernsehen
Bei gewissen Gynäkologen ist es Mode geworden, dass bei jeder Schwangerschaftskontrolle mit dem Ultraschallgerät das Kind gezeigt wird. Dieses so genannte Baby-Fernsehen ist nicht nur teuer, sondern meist auch völlig sinnlos und unnötig. Diese häufigen Kontrollen leisten keinen Beitrag zur Sicherheit der Schwangerschaft und zur Gesundheit des Kindes. Denn bei einem krankhaften Befund ist gewöhnlich keine Massnahme zu Gunsten des Kindes möglich. Im Übrigen zahlt die Krankenkasse im Normalfall nur zwei bis drei Ultraschall-Untersuchungen pro Schwangerschaft.

Ängste in der Schwangerschaft
Fast jede Frau erlebt während der Schwangerschaft die Angst, dass sich das Kind nicht gesund entwickeln könnte. Die werdende Mutter freut sich so sehr auf die Geburt und ihr Baby, dass für sie der Gedanke, dass mit dem Kind etwas nicht in Ordnung sein könnte, fast unerträglich ist. Es ist die Aufgabe des Arztes, der Frau zu helfen, diese Ängste als normal zu akzeptieren und sie als Teil der grossen Liebe zu ihrem Kind zu verstehen.

Manchmal hat die Frau den dringenden Wunsch, dass während der Schwangerschaft alle nur möglichen Untersuchungen gemacht werden, um die Gesundheit des Kindes zu garantieren. Das ist jedoch nicht sinnvoll. Eine Garantie für die Gesundheit des Kindes gibt es nicht, und zu viele Untersuchungen bringen wegen manchmal unklarer Ergebnisse mehr Unsicherheit und Kummer als Entspannung und Freude.

Pränatale Diagnostik
Bei der ersten Ultraschall-Untersuchung kann der Arzt kontrollieren, ob Hinweise auf eine Missbildung bestehen. Beim so genannten Mongolismus (Trisomie 21) kann eine Verdickung der Haut und des Unterhautgewebes im Bereich des Nackens festgestellt werden. Wenn die Untersuchung einen Verdacht in diese Richtung ergibt, kann im Blut das so genannte Alpha-Fötoprotein untersucht werden, welches bei dieser Art Missbildung verändert ist. Auch kann durch die Entnahme von Plazentamaterial durch die Bauchdecke oder den Gebärmutterhals im dritten Schwangerschaftsmonat kontrolliert werden, ob eine Chromosomenkrankheit oder eine Schädigung des Rückenmarks vorliegt. Diese Untersuchungen sind vor allem bei Frauen mit einem erhöhten Risiko für Missbildungen sinnvoll (Alter über 35 Jahre, Missbildungen in der Familie, bereits Geburt eines behinderten Kindes).

Wenn eine Frau diese Untersuchungen wünscht, muss sie dies rechtzeitig mit dem betreuenden Arzt/der Ärztin besprechen. Sie soll darüber aufgeklärt werden, dass es für eine festgestellte Behinderung des Ungeborenen keine Behandlung gibt. Die einzig mögliche Reaktion auf ein schlechtes Untersuchungsresultat ist der Abbruch der Schwangerschaft.

Schwangerschaftskomplikationen
Meist harmlose, aber häufige Symptome in der Schwangerschaft sind Übelkeit und Erbrechen in den ersten 16 Wochen. Hier kann mit einer angepassten Ernährung und manchmal mit gut verträglichen Medikamenten (z.B. Itinerol B6) geholfen werden. Auch der plötzliche Verlust der Schwangerschaft (Fehlgeburt) in den ersten vier Monaten ist nicht selten (fast ein Drittel der Schwangerschaften).

Schliesslich können auch vorzeitige Wehen oder Blutungen in der zweiten Schwangerschaftshälfte auftreten. Und in den letzten Wochen vor der Geburt kann es zu einer Schwangerschaftsvergiftung mit erhöhtem Blutdruck, geschwollenen Beinen und Händen sowie Ausscheidung von Eiweiss im Urin kommen. Bei all diesen Komplikationen braucht es vermehrte Kontrollen beim Arzt und manchmal auch zusätzliche technische Untersuchungen und Behandlungsmassnahmen. In schweren Fällen muss eine Frau ins Spital eingewiesen werden.

Sinnvolle Verhaltensmassnahmen
Im Allgemeinen kann eine Frau in der Schwangerschaft ihr Leben genauso weiterführen wie vorher. Sie kann also Sport treiben, schwimmen, Velo fahren, jog-

gen und auch Tennis spielen. Von Extremsportarten (Klettern, Pferdesport usw.) muss hingegen eher abgeraten werden.

Auch bei der Sexualität gibt es gewöhnlich bis wenige Wochen vor der Geburt keine Einschränkungen. Und auch das Reisen ist in den ersten sechs Schwangerschaftsmonaten ohne Einschränkungen erlaubt.

Gerade während der ersten Schwangerschaft soll das zukünftige Elternpaar nochmals gemeinsam Ferien machen und ganz bewusst die Zweisamkeit geniessen und sich zusammen auf das erwartete Kind einstimmen. Es kann auch sinnvoll sein, dass die Partner gemeinsam einen Geburtsvorbereitungskurs besuchen und die Frau in den Monaten vor der Geburt an einem Kurs für Schwangerschaftsgymnastik teilnimmt.

Gesunde Ernährung
Wichtig ist eine ausgewogene Ernährung. In der Schwangerschaft besteht ein erhöhter Bedarf an Nährstoffen, Vitaminen und Mineralien. Eine abwechslungsreiche Mischkost mit genügend Milchprodukten, Eiern, Fisch, Fleisch, Vollkornprodukten, Salat, Gemüse, Früchten und Kartoffeln kann diesen zusätzlichen Bedarf praktisch vollständig decken.

Es gibt drei Substanzen, die dem Körper auch bei einer ausgewogenen Ernährung in der Schwangerschaft kaum in genügender Menge zugeführt werden können. Es handelt sich um Eisen, Magnesium und Folsäure. Darum verordnet der Arzt schon bei der ersten Schwangerschaftskontrolle ein Aufbaupräparat, das Eisen für das Blut, Magnesium zur Verhinderung von vorzeitigen Wehen und Muskelkrämpfen sowie Folsäure zur Verhütung von Missbildungen des Rückenmarks enthält. Geeignete Produkte sind Elevit Pronatal, Gyno Tardyferon oder Duofer Fol.

Stopp mit Rauchen und Alkohol
Eine Frau soll in der Schwangerschaft unbedingt das Rauchen unterlassen und nur selten und zurückhaltend alkoholische Getränke zu sich nehmen. Alkohol und Nikotin können die Schwangerschaft belasten und Missbildungen oder Mangelentwicklungen beim ungeborenen Kind bewirken. Auch Medikamente gegen Kopfweh und andere Beschwerden sollen nie ohne Rücksprache mit dem Arzt eingenommen werden.

Wenn eine Frau während der Schwangerschaft von der Toxoplasmose oder den Röteln angesteckt wird, kann das Ungeborene Schaden nehmen. Der Arzt kontrolliert daher zu Beginn der Schwangerschaft, ob Abwehrstoffe gegen diese Krankheitserreger vorhanden sind. Wenn noch kein Schutz gegen Toxoplasmose besteht, soll die schwangere Frau kein rohes Fleisch essen und keinen Kontakt mit Katzenkot haben (Reinigung des Katzenkistchens nur mit Handschuhen, gutes Waschen des Salats aus dem eigenen Garten). Gegen Röteln soll sich jedes Mädchen impfen und vor der geplanten Schwangerschaft im Blut die entsprechenden Antikörper kontrollieren lassen.

Wo gebären?

Es ist der Wunsch jeder schwangeren Frau, dass die Geburt in angenehmer und stressfreier Umgebung stattfindet und dass sie von vertrauten, erfahrenen Menschen umgeben ist. Dadurch kann eine problemlose Geburt und ein unvergessliches Erlebnis ermöglicht werden. Besonders wichtig ist, dass der Partner oder eine gute Freundin dabei sind. Ferner soll eine kompetente Hebamme als Helferin und Beraterin anwesend sein. Schliesslich ist es wichtig, dass ein Arzt im Hintergrund bereitsteht, um sofort zu helfen, wenn während der Geburt etwas nicht rund läuft.

Heute kann eine schwangere Frau von den meisten Spitälern erwarten, dass ihre Wünsche im Zusammenhang mit der Geburt ernst genommen werden. Man bemüht sich heute mehr als früher, dass eine schöne und sanfte Geburt möglich ist. Es lohnt sich, vor der Geburt abzuklären, in welchem Spital die Wünsche der Frau am ehesten Gehör finden. Gewöhnlich bleiben Mutter und Kind nach der Geburt etwa vier bis sechs Tage im Spital.

In vielen Spitälern ist es auch möglich, ambulant zu gebären und schon wenige Stunden nach der Geburt mit dem Baby nach Hause zurückzukehren. In diesem Fall muss schon im Voraus sichergestellt sein, dass zu Hause eine gute Betreuung von Mutter und Neugeborenem möglich ist. Unter günstigen Bedingungen kann ausnahmsweise auch eine Geburt zu Hause oder in einem Geburtshaus geplant werden. Auch hier lohnt es sich aber, rechtzeitig Ausschau nach kompetenten Betreuerinnen oder Betreuern zu halten.

Kaiserschnitt

Bei etwa 5–10 Prozent der Geburten muss ein Kaiserschnitt durchgeführt werden, weil das Kind nicht auf dem normalen Weg geboren werden kann. Dies kann zum Beispiel der Fall sein, wenn der Kopf des Kindes für das Becken zu gross ist, wenn ein Geburtsstillstand mit Sauerstoffmangel beim Kind auftritt oder wenn eine Quer- oder Steisslage des Kindes (v. a. bei der ersten Geburt) vorliegt. Wenn ein Gynäkologe schon während der Schwangerschaft für die Geburt einen Kaiserschnitt vorschlägt, kann bei einem zweiten Arzt abgeklärt werden, ob dies wirklich notwendig ist. Gerade bei privat versicherten Patientinnen werden manchmal Kaiserschnitte ohne wirklich stichhaltigen Grund empfohlen.

Es lohnt sich, sich schon früh zu informieren, welcher Arzt und welches Spital eine möglichst gute Schwangerschaftsbetreuung und Geburt garantieren können oder welche Bedingungen für eine ambulante oder eine Hausgeburt erfüllt sein müssen. Eine Frau kann selbst bestimmen, an welchem Ort ihre Geburt stattfinden soll. Der Haus- oder Frauenarzt kann ihr bei diesen Fragen ein erfahrener Berater und Helfer sein.

SCHWERHÖRIGKEIT UND HÖRSTURZ

Unter Schwerhörigkeit versteht man das ganze Spektrum von leichten Hörstörungen bis hin zur völligen Taubheit. In der Schweiz leiden mehrere Hunderttausend Menschen unter einer mehr oder weniger starken Form von Schwerhörigkeit. Eine totale Gehörlosigkeit kann angeboren oder im Verlauf des Lebens erworben sein. Eine Verminderung des Hörvermögens ist dann von Bedeutung, wenn die normale Umgangssprache nicht mehr richtig wahrgenommen werden kann und Schwierigkeiten in der Verständigung mit Mitmenschen auftreten.

Mögliche Ursachen von Hörstörungen

Wenn das Gehör plötzlich auf einer Seite schlecht wird, kann ein Pfropf aus Ohrschmalz die Ursache für die Störung sein. Der Arzt wird das verstopfte Ohr mit Wasser spülen, und das Problem ist erledigt. So einfach ist die Behandlung von Gehörstörungen in den meisten Fällen allerdings nicht.

Häufige Ursachen von Schwerhörigkeit sind Krankheiten des Mittelohrs. Wenn man im Zusammenhang mit einer Erkältung plötzlich nicht mehr gut hört, steckt dahinter meist ein so genannter Tubenkatarr. Der Verbindungsgang zwischen der Nase und dem Mittelohr ist verklebt, und das Mittelohr kann nicht mehr belüftet werden. Das Gehör ist auch bei akuten Mittelohrentzündungen oder bei chronischen Mittelohrkrankheiten deutlich vermindert.

Im Weitern gibt es viele Veränderungen des Innenohrs, die eine mehr oder weniger schwere Gehörstörung auslösen können. Es gibt angeborene und erworbene Formen. Wenn zum Beispiel eine Frau während der Schwangerschaft an Röteln erkrankt, kann das Innenohr des Ungeborenen Schaden nehmen und das Kind mit einer Schwerhörigkeit geboren werden. Auch bei einer schweren Geburt kann ein Sauerstoffmangel beim Säugling eine Schädigung des Gehörs auslösen. Es gibt auch Erbkrankheiten, bei denen die Schwerhörigkeit von einer Generation auf die andere übertragen wird.

Schliesslich kann das Innenohr auch im späteren Leben geschädigt werden. Bekannt ist die Schwerhörigkeit als Komplikation der Mumpserkrankung. Auch durch eine Verletzung der Schädelbasis bei einem Unfall kann das Gehör geschädigt werden.

Schädigung durch Lärm

Akuter oder chronischer Lärm kann das Gehör aufs Schwerste schädigen. Das kam früher vor allem bei Schreinern oder Schleifern als Berufskrankheit vor. Unterdessen ist diese Gefahr bekannt. Für Berufsleute mit einem lärmigen Arbeitsplatz ist es heute selbstverständlich vorgeschrieben, dass sie permanent einen guten Gehörschutz tragen.

Es gibt dafür heute eine neue Gefahr für die Gesundheit des Gehörs. Vor allem junge Menschen sind durch laute Musik in Discos, an Rockkonzerten und beim Musikhören mit dem Walkman oder potenten Stereoanlagen gefährdet. Wenn das Gehör über längere Zeit und wiederholt einem Lärm von mehr als 85 Dezibel ausgesetzt ist, kann es einen definitiven Schaden nehmen. Dieser Lärmwert wird bei der heutigen Musik und den eingesetzten Verstärkeranlagen häufig erreicht und oft sogar deutlich überschritten.

Otosklerose

Die Otosklerose ist eine Krankheit im Mittelohr. Sie kommt bei Frauen deutlich häufiger vor als bei Männern. Typisch für diese Hörstörung ist die langsam zunehmende Verschlechterung des Gehörs über mehrere Jahre im mittleren Lebensalter. Bei der Otosklerose sind die Gehörknöchelchen nicht mehr frei beweglich. Deshalb kann der Schall vom Trommelfell nicht mehr an das Innenohr weitergeleitet werden. Es gibt heute Erfolg versprechende Operationsmethoden für die Otosklerose, welche das Gehör meist fast vollständig in Ordnung bringen können.

Hörsturz

Eine besonders belastende Hörstörung ist der Hörsturz. Man versteht darunter eine plötzlich auftretende Schwerhörigkeit, die bis zur Taubheit führen kann. Er tritt meist einseitig auf. Es handelt sich um eine Störung im Innenohr, deren genaue Ursache noch immer unklar ist. Diskutiert werden Durchblutungsstörungen oder Virusinfektionen. In rund der Hälfte der Fälle klingt die Störung rasch und meist vollständig wieder ab.

Dennoch macht es Sinn, beim Auftreten eines Hörsturzes sofort einen Ohrenarzt aufzusuchen, um das Ausmass der Hörstörung feststellen zu lassen und bestmögliche Therapiemassnahmen in die Wege zu leiten. Manchmal kommen Tabletten zur Förderung der Durchblutung zur Anwendung, in schwereren Fällen wird eine Infusionsbehandlung durchgeführt. Auch bei der ménièreschen Krankheit kommt es anfallweise zu einem Gehörsturz, und zwar zusammen mit Ohrrauschen und starkem Drehschwindel. Medikamente können meist helfen, den Anfall abklingen zu lassen.

Altersschwerhörigkeit

Häufig verschlechtert sich das Gehör, wenn man über 40–50 Jahre alt ist. Doch diese Form der Hörverminderung ist von Mensch zu Mensch verschieden. Von einer eigentlichen Altersschwerhörigkeit spricht man nur, wenn im Aussen- und Mittelohr kein klarer Grund für eine Hörstörung vorliegt. Wenn bei einem älteren Mann oder einer Frau das Gehör plötzlich deutlich abnimmt, sollte man an einen Ohrpfropf oder eine Krankheit des Mittelohrs denken. In diesen Fällen gibt es gute Behandlungsmöglichkeiten. Deshalb ist es wichtig, dass man die Ohren sofort untersuchen lässt.

Die krankhafte Veränderung bei einer Altersschwerhörigkeit liegt entweder im Innenohr, oder der Hörnerv und sogar die Hörzentren im Gehirn sind geschädigt. Typisch für eine Altersschwerhörigkeit ist, dass ein Gespräch unter vier Augen problemlos möglich ist, während in einer grösseren Gesellschaft oder bei deutlichem Umgebungslärm die Kommunikation schwierig ist. Viele ältere Menschen meiden daher gesellschaftliche Anlässe, weil sie sich durch ihre Hörbehinderung ausgeschlossen fühlen. Das führt zu Isolation, und nicht selten können in der Folge Depressionen auftreten.

Bei älteren Menschen ist es wichtig, eine Hörstörung schon früh abzuklären und wenn nötig therapeutisch anzugehen. Wird eine frühzeitige Korrektur des geschädigten Gehörs durch ein Gehörgerät verpasst, kann es zu bleibenden Schäden im Bereich des Hörzentrums im Gehirn kommen, die zu einem späteren Zeitpunkt nicht mehr rückgängig gemacht werden können.

Kleinkind: Rasche Abklärung von Hörstörungen wichtig
Auch beim Säugling oder Kleinkind ist es besonders wichtig, dass möglichst früh festgestellt wird, ob es ein normales Gehör hat, schlecht hört oder sogar taub ist. Das hat eine grosse Bedeutung, weil in den ersten zwei Lebensjahren eine wichtige Phase der Sprachentwicklung und die entsprechende Reifung des Hör- und Sprachzentrums im Gehirn stattfindet. Wenn durch eine Gehörstörung dieser Entwicklungsprozess ausbleibt oder nur rudimentär stattfindet, kommt es zu einer Verzögerung in der Sprachentwicklung, die später kaum mehr korrigiert werden kann.

Die Diagnose einer Hörstörung beim kleinen Kind ist sehr schwierig. Gerade gehörlose oder schwerhörige Kleinkinder sind mit ihren Augen sehr aufmerksam und reagieren auf Bewegungen des Mundes der Eltern in einer so adäquaten Art, dass man denkt, sie müssten die Sprache verstehen. Das Gehör des Säuglings wird geprüft, indem man einen starken Lärm macht, z.B. in die Hände klatscht oder einen Gong anschlägt, ohne dass es das Kind sehen kann. Gewöhnlich kneift das Baby bei Lärm die Augen zusammen und beugt Arme und Beine. Bei Gehörstörungen bleibt diese Reaktion aus. Wenn das Kind grösser ist, kann man mit Glöckchen, Musikdosen oder Rasseln an einem versteckten Ort Töne erzeugen und darauf achten, wie das Kind reagiert.

Wenn eine Mutter auch nur den kleinsten Verdacht hat, dass mit dem Gehör ihres Kindes etwas nicht stimmt, sollte sie zu einer Kontrolle zum Ohren-, Haus- oder Kinderarzt gehen. Der Arzt sollte die Mutter ernst nehmen und den Verdacht sorgfältig prüfen. Meist sind es nicht die Ärzte, welche eine Hörstörung beim kleinen Kind feststellen. Es sind vielmehr die Eltern, die realisieren, dass das Gehör schlecht ist. Wenn der Arzt den Verdacht bestätigen kann, muss er sofort eine Abklärung an einer Ohren-Poliklinik veranlassen. Dort hat man spezielle Geräte, um das Gehör des Kindes sehr genau zu testen.

Behandlung von Hörstörungen bei kleinen Kindern
Beim Säugling muss bei einem Verdacht auf Schwerhörigkeit so rasch wie möglich eine Abklärung gemacht werden, damit bei einem geschädigten Gehör möglichst bald mit einer Behandlung begonnen werden kann.

Bei einer Mittelohrentzündung, die bei kleinen Kindern sehr häufig ist, kommt es zur Ansammlung von Flüssigkeit im Mittelohr. Häufig genügt die Behandlung mit abschwellenden Nasentropfen und entzündungshemmenden Mitteln. In gewissen Fällen braucht es aber eine intensivere Therapie mit einem Antibiotikum. In hartnäckigen Fällen wird manchmal das Einlegen eines Röhrchens ins Trommelfell für einige Monate notwendig. Damit wird das Mittelohr wieder belüftet, und das Gehör normalisiert sich. Bei schweren chronischen Mittelohrkrankheiten mit einem Loch im Trommelfell oder bei Veränderungen der Hörknöchelchen braucht es meist eine Operation, bei welcher der Chirurg mit dem Mikroskop das Mittelohr und das geschädigte Trommelfell wieder funktionstüchtig macht.

Bei einer Innenohrschwerhörigkeit eines kleinen Kindes muss möglichst früh mit einem Hörgerät das Gehör verbessert werden. Der Ohrenarzt sucht zusammen mit einem Gehörgeräte-Akustiker das richtige Gerät für das Kind aus. Seit kurzer Zeit gibt es die Möglichkeit, schwer hörbehinderten Kindern und Erwachsenen eine Art künstliches Gehör hinter dem Ohr einzupflanzen, welches die Sprache mit einem Kleincomputer in elektrische Impulse verwandelt und damit den Hörnerv stimuliert. Damit eröffnet sich die Möglichkeit, dass der Gehörlose oder der schwer Hörbehinderte neben der Verständigung mit der Gebärdensprache und dem Ablesen von den Lippen die Sprache auch wieder über sein Hörzentrum im Gehirn wahrnehmen kann.

Intensive Förderung
Die Behandlung einer Schwerhörigkeit ist aber nicht nur eine Frage von Hörapparaten und Computern. Ein hörbehindertes Kind braucht immer auch eine intensive Förderung und Schulung. Mit allen möglichen Mitteln muss erreicht werden, dass es sich verständlich machen und andere Menschen verstehen kann. Dazu braucht es meist die Einschulung in einer speziellen Schule für Schwerhörige und Gehörlose.

Massnahmen bei alten Menschen
Eine Schwerhörigkeit bei älteren Menschen ist nicht einfach ein Schicksal, mit dem man sich abfinden muss. Es gibt heute gute Möglichkeiten, hörbehinderten älteren Menschen mit einem passenden Hörgerät zu helfen. Man muss unbedingt frühzeitig den Ohrenarzt für eine genaue Abklärung konsultieren.

Der oder die Hörbehinderte muss motiviert werden, das empfohlene Hörgerät auch wirklich zu gebrauchen. Ältere Menschen sind manchmal der neuen Technik gegenüber skeptisch und brauchen die Hörhilfe selten oder nie. Andere wieder sind richtig glücklich mit ihrem Hörgerät und freuen sich, dass sie wieder einigermassen gut hören können. Mit einem Hörapparat können sie sich meist wieder problemlos mit den Angehörigen, Kolleginnen und Kollegen verständigen.

Das Gehör ist nicht einfach ein Organ, das im Alter gewisse Schwächen zeigen kann. Über das Gehör läuft ein grosser Teil unserer Kontakte mit der Umwelt ab. Für die älteren Menschen spielen auch Radio, Fernsehen und das Telefon eine besonders wichtige Rolle. Man kann ihnen mit Verstärkergeräten helfen, dass sie nicht mehr und mehr vom Leben ausgeschlossen werden. Eine Hörbehinderung erfordert vom Betroffenen grosse Anpassungsleistungen, damit er oder sie die Umgebung wieder verstehen und sich auch verständlich machen kann. Es ist aber auch eine Aufgabe der Hörenden, sie bei dieser schwierigen Aufgabe zu unterstützen.

Hörende Menschen sollen lernen, für die Sprache der Gehörlosen offen zu sein. Wir müssen uns anstrengen, mit einer deutlichen und langsamen Sprache (evtl. Hochdeutsch) für Hörbehinderte verständlich zu werden. Gehörlose sind genauso intelligent und lebenslustig wie wir. Sie möchten ebenso intensiv leben und am Geschehen teilnehmen wie die Hörenden. Dazu brauchen sie nicht Mitleid für ihr Handikap, sondern die Sicherheit, dass wir sie als vollwertige Mitglieder unserer Gesellschaft akzeptieren. Wir müssen dazu beitragen, dass sie im Zusammenleben mit Hörenden nicht diskriminiert und gedemütigt werden.

SCHWINDEL

Schwindel ist ein häufiges Symptom. Man geht davon aus, dass etwa jeder zehnte Patient in der Hausarztpraxis unter Schwindel leidet. Dabei kann man feststellen, dass Menschen, die über Schwindel klagen, ganz unterschiedliche Beschwerden darunter verstehen: eine Leere im Kopf, ein Schwarzwerden vor den Augen, ein allgemeines Unsicherheitsgefühl, ein Schwanken beim Gehen oder ein Drehen der Welt vor den Augen.

Definition
Schwindel ist kein exakter medizinischer Begriff. Man versteht darunter eine Störung der Orientierung des Körpers im Raum. Die Wahrnehmung des Gleichgewichts ist dabei verändert. Wegen seines aufrechten Gangs braucht der Mensch ein ganz besonders tüchtiges Gleichgewichtsorgan. Dieses liegt auf beiden Seiten im Innenohr, und zwar in kleinen Höhlen des Schädelknochens direkt hinter dem Mittelohr. Das Gleichgewichtsorgan wird in seiner schwierigen Steuerungsfunktion von den Augen und den Ohren unterstützt. Weil dieses ganze System sehr delikat ist, ist es auch sehr störungsanfällig.

Ursachen
Erfahrungsgemäss löst Schwindel bei den Menschen grosse Verunsicherung und manchmal auch Angst aus. Schwindel ist in den meisten Fällen zwar lästig, aber harmlos. Zum Auftreten von Drehschwindel kommt es vor allem bei Krankheiten, die das Gleichgewichtsorgan im Innenohr betreffen. Bei der ménièreschen Krankheit kommt es zum plötzlichen Auftreten von starkem Drehschwindel, Ohrensausen und Hörverlust. Sie tritt in Anfällen auf, die Minuten bis Stunden dauern können. Als Ursache für die sehr dramatischen Beschwerden wird ein Ansteigen des Flüssigkeitsdruckes im Innenohr angenommen.

Sehr häufig und glücklicherweise harmlos ist der so genannte gutartige Lagerungsschwindel. Dabei tritt Schwindel während weniger Sekunden bei Lageänderungen auf, also zum Beispiel beim Umdrehen im Liegen. Der Betroffene erwacht manchmal aus dem Schlaf und leidet unter Drehschwindel. Auch bei raschem Kopfdrehen oder beim Sichhinlegen kann es zum Auftreten des Schwindels kommen. Man geht davon aus, dass frei umherschwimmende Ohrsteinchen im Innenohr die Ursache dieses Schwindels sind.

Dann gibt es auch Schwindel bei Entzündungen der Nervenzellen oder der Nervenfasern des Gleichgewichtsorgans. Nach einer Infektionskrankheit, bei Zuckerkranken oder bei Alkoholikern wird diese Art Schwindel besonders oft festgestellt. In seltenen Fällen kann auch bei einem Hirntumor langsam zunehmender Schwindel auftreten.

Herz-Kreislauf-Krankheiten
Auch Krankheiten des Herz-Kreislauf-Systems können zu Schwindel führen. Bekannt ist dieses Symptom bei zu hohem oder zu tiefem Blutdruck. Verengungen der Kopfarterien, Herzrhythmusstörungen und Herzschwäche können ebenfalls Schwindel auslösen. Auch zu hohes Blutfett kann manchmal für Schwindel verantwortlich sein. Dann gibt es Medikamente, die den Blutdruck senken oder das Gleichgewichtsorgan dämpfen und Schwindel auslösen. Schliesslich sieht man auch bei seelischen Störungen nicht selten Schwindel: Angstzustände, Depressionen und starker Stress können ihn auslösen.

Abklärungen
Gerade weil die Ursachen des Schwindels so vielfältig sind, besteht die Gefahr, dass der Arzt mit technischen Abklärungen sehr grosszügig umgeht. Bei Schwindel ist aber ein sorgfältiges Gespräch mit der Patientin oder dem Patienten viel erfolgversprechender. Man muss herausfinden, welche Art von Schwindel vorliegt, wann er genau auftritt und wie lange er gewöhnlich dauert. Dann soll der Arzt eine sorgfältige körperliche Untersuchung vornehmen. Vor allem das Herz-Kreislauf-System (Blutdruck, Puls, Herzrhythmus, Strömungsgeräusche der Gefässe) muss sehr sorgfältig geprüft werden.

Bei der sorgfältigen neurologischen Untersuchung wird das Funktionieren des Gehirns, des Rückenmarks, der Augen, der Augenmuskeln, der Ohren und des Gleichgewichtsorgans kontrolliert. Schliesslich können Zusatzuntersuchungen im Labor und ein EKG wichtige Daten liefern. Nur in sehr seltenen Fällen müssen kompliziertere technische Zusatzuntersuchungen wie Computertomografie usw. veranlasst werden.

Aufklärung
Der Arzt muss sich die Zeit nehmen, das Ergebnis der verschiedenen Untersuchungen eingehend mit der Patientin oder dem Patienten zu besprechen. Die Betroffenen brauchen genaue Informationen über das Wesen, die Ursache und die Bedeutung des Schwindels. Dadurch können sie Ängste abbauen, die gerade bei älteren Leuten im Zusammenhang mit dem Schwindel häufig anzutreffen sind. Manchmal kann der Hausarzt auch zur Geduld raten, weil gewisse Formen von Schwindel ohne Behandlung abklingen. Bei älteren Menschen muss er nicht selten darauf hinweisen, dass ihr Schwindel von Veränderungen der Durchblutung herrühren kann. In diesen Fällen ist eine erfolgreiche Behandlung schwierig.

Training
In vielen Fällen kann einiges zur Besserung des Schwindels getan werden. Wenn ein labiler oder tiefer Blutdruck die Ursache für den Schwindel ist, ist ein regelmässiges Kreislauftraining mit Joggen, Velofahren oder Schwimmen angezeigt.

Am Morgen, wenn der Schwindel besonders störend ist, sollte man sich genügend Zeit nehmen und zuerst ein Weilchen am Bettrand sitzen bleiben. Später ist ein kräftiges Frühstück am Platz.

Auch bei Störungen des Gleichgewichtsorgans kann ein gezieltes Training zu einer Besserung führen. Da helfen Übungen, bei denen man mit geradeaus gerichtetem Kopf die Augen nach links und rechts sowie nach unten und oben dreht. Man kann sich auch auf einen Drehstuhl setzen und ihn mit den Füssen im Kreis herumdrehen. Die Augen fixieren so lange wie möglich einen Punkt an der Wand. Schliesslich dreht man den Kopf so schnell im Kreis, bis der gleiche Punkt wieder fixiert werden kann. Auch Übungen, bei denen man den Kopf hin- und herdreht oder auf die Seite neigt, können die Koordination und das Gleichgewicht verbessern.

Schonung

Nach einem schweren akuten Schwindelanfall ist es sinnvoll, sich ein bis drei Tage hinzulegen. Anschliessend soll man unbedingt mit Gleichgewichtsübungen beginnen. Der Körper muss seine Orientierung im Raum möglichst rasch wieder finden. Bei einem Anfall der ménièreschen Krankheit helfen manchmal eine salzarme Diät und ausschwemmende Mittel. In hartnäckigeren Fällen von Drehschwindel kann eine physiotherapeutische Behandlung sinnvoll sein.

Medikamente

Eine grosse Zahl von Medikamenten findet gegen Schwindel Anwendung. Gerade bei akuten Schwindelattacken können Tabletten (z.B. Stugeron oder Betaserc) das Gleichgewichtsorgan beruhigen und die unangenehmen Beschwerden lindern. Bei chronischem Schwindel älterer Menschen ist der Einsatz von Medikamenten hingegen nicht immer sinnvoll. Zusammen mit dem Hausarzt sollte man diskutieren, ob ein solches Mittel eingesetzt werden soll oder nicht.

Mehr Erfolg mit Medikamenten hat der Arzt, wenn die Ursache des Schwindels eine Herzrhythmusstörung oder eine Herzschwäche ist. Da können Tabletten den Schwindel manchmal völlig zum Verschwinden bringen. Nicht vergessen darf man, dass Schlaf-, Beruhigungs-, Blutdruck- und Rheumamittel ebenfalls Schwindel verursachen können und manchmal deswegen abgesetzt werden müssen.

Gerade weil Schwindel ein Angst erzeugendes Symptom ist, brauchen die betroffenen Patientinnen und Patienten eine besonders gute Betreuung und Beratung durch ihren Hausarzt oder den Spezialisten. Die Erfahrung zeigt, dass sich Betroffene umso vernünftiger verhalten, je mehr sie von ihrem Leiden wissen. Je gekonnter man sich bei Schwindel verhält, umso eher verschwindet er wieder. Oder man kann wenigstens lernen, mit ihm in Frieden zu leben.

SEELISCHE STÖRUNGEN BEI KINDERN

Alle Eltern wünschen sich gesunde, unbeschwerte und fröhliche Kinder. Leider sieht es in der Realität anders aus. Ängste, Depressionen, Schulversagen, Schlafstörungen und aggressives Verhalten sind schon in jungen Jahren häufig. Man geht davon aus, dass jedes dritte Kind wenigstens zeitweise im seelischen Bereich unter Schwierigkeiten leidet. Natürlich ist dabei nicht nur das Kind allein betroffen, auch die Eltern und die Geschwister werden dadurch ziemlich stark belastet.

Häufig: Körperliche Symptome
Bei Kleinkindern und auch im Schulalter äussern sich seelische Probleme und Überforderungssituationen häufig über den Körper. Belastete Kinder leiden unter chronischem Kopfweh, wiederkehrenden Bauchschmerzen, Rückenweh und anderen manchmal undefinierbaren Beschwerden. Meist findet der Haus- oder Kinderarzt bei seinen körperlichen Untersuchungen und bei den Labortests keine krankhaften Befunde. Trotzdem ist für alle Beteiligten klar, dass dem Kind etwas fehlt. Oft sind die körperlichen Beschwerden Ausdruck eines seelischen Ungleichgewichts, einer Überforderung oder eines Konfliktes mit seinen nächsten Mitmenschen.

Solche psychosomatischen Störungen sind beim Kind sehr häufig. Sie müssen unbedingt ernst genommen werden. Auf keinen Fall darf man das Kind auf Grund der negativen Untersuchungsergebnisse beim Arzt zum Simulanten stempeln. Wenn für die Störung innerhalb der Familie oder der Schule keine offensichtliche Ursache festgestellt werden kann, müssen Fachleute beigezogen werden. Der Hausarzt kann einen Kinderpsychiater oder eine Kinderpsychologin vermitteln. Je früher das Problem des Kindes aufgearbeitet wird, umso grösser ist die Chance auf eine erfolgreiche Lösung.

Konzentrationsstörungen und Hyperaktivität (Aufmerksamkeits-Defizit-Syndrom)
Oft zeigen sich psychische Störungen beim Kind in einem sehr auffälligen Verhalten. So gibt es Kinder, die ständig angetrieben und überaktiv sind. Sie finden nie Ruhe und gehen der Umgebung mit ihrem überaktiven Gebaren auf die Nerven. Sie haben Mühe, sich auf gewisse Aufgaben zu konzentrieren und angefangene Arbeiten zu einem guten Ende zu führen. Gerade in der Schule bleiben sie mit ihren Leistungen oft deutlich hinter dem, was man auf Grund ihrer Intelligenz erwarten könnte. Man spricht hier von einem Aufmerksamkeits-Defizit-Syndrom (ADS).

Natürlich haben auch normale Kinder Phasen von übertriebener Aktivität und Unruhe. Doch im Gegensatz zu den ADS-Kindern haben sie immer wieder ruhige, besonnene und entspannte Zeiten. Von einem ADS sind etwa 3 bis 5 Prozent der Grundschulkinder betroffen. Sie sind nicht nur für die Eltern, sondern auch für Lehrer und Mitschüler eine Belastung.

Ein Aufmerksamkeits-Defizit-Syndrom mit Hyperaktivität äussert sich durch eine dauernde Ruhelosigkeit des Kindes. Es ist überdreht und kann kaum einen Moment still sitzen. Auch in der Nacht zeigt es im Schlaf eine grosse Unruhe und vermehrtes Zappeln. In der Schule und beim Spiel leidet es unter Unaufmerksamkeit und ist leicht ablenkbar. Es wechselt ständig seine Aktivitäten, handelt häufig kopflos und ist auffällig aggressiv. Wo immer es auftritt, kämpft es um Aufmerksamkeit und Zuwendung. Dadurch hat es häufig Probleme mit anderen Kindern. Auch die Eltern fühlen sich überfordert, und andere Erwachsene wenden sich ab.

Nicht alle Kinder, die unter einem ADS leiden, sind hyperaktiv. Andere leiden einfach unter einer deutlichen Konzentrationsstörung und in gewissen Bereichen deutlicher Leistungsschwäche. Das ADS basiert vermutlich auf einer vererbten Anlage, die eine Stoffwechselstörung im Gehirn auslöst. Deshalb kommt diese Veränderung des Verhaltens in gewissen Familien gehäuft vor. Allerdings wird davon ausgegangen, dass diese Störung durch ein ungünstiges Familienmilieu noch verschlimmert wird. Umgekehrt können vor allem hyperaktive Kinder das Familienleben stark belasten und eine grosse Unruhe und täglichen Stress verursachen.

Damit nicht die ganze Familie an dieser auffälligen Störung des Kindes leiden muss, soll man sich rechtzeitig beraten lassen. Häufig kommt zuerst der Schulpsychologe zum Zug. Aber auch der Kinder- oder Hausarzt kann auf das belastende Verhalten des Kindes angesprochen werden. Diese Fachleute können mit ersten Ratschlägen weiterhelfen und zum Beispiel dringend notwendige heilpädagogische Massnahmen vermitteln.

In den letzten Jahren wurden in der Diagnostik und der medikamentösen Behandlung dieser Störung grosse Fortschritte gemacht. Das Medikament Ritalin und andere, ähnliche Produkte haben sich als grosse Hilfe für die betroffenen Kinder erwiesen. Viele Kinder mit ADS profitieren enorm von diesen Mitteln und erleben unter dieser Behandlung eine weit gehende Normalisierung ihrer intellektuellen und praktischen Fähigkeiten und ihres Verhaltens. Voraussetzung für eine erfolgreiche medikamentöse Therapie ist, dass eine saubere Diagnose gestellt wurde und die Behandlung durch Fachleute erfolgt, die Erfahrung mit der Verabreichung dieses heiklen Medikaments haben.

Schulprobleme
Nicht selten kommen seelische Belastungen des Kindes auch in der Schule zum Vorschein. Das betroffene Kind bringt von Anfang an schwächere Leistungen als die gleichaltrigen Kolleginnen und Kollegen, oder es lässt in seinen Schulleistungen plötzlich nach. In solchen Situationen stellt sich die Frage, ob Belastungen im

privaten Umfeld oder ungünstige Faktoren im Schulbetrieb Ursache für das Versagen sein können. Manchmal schieben sich Eltern und Lehrkräfte die Schuld gegenseitig zu. Dabei wäre es wichtig, in Ruhe zusammenzusitzen und die Situation des Kindes zu analysieren.

Mangelnde Schulleistungen müssen häufig auch auf eine mangelnde schulische Intelligenz zurückgeführt werden. Das Kind hat Erbanlagen, welche ihm das Verstehen des Schulstoffes und das Lernen erschweren. Gerade in diesen Fällen kann ihm auch das Umfeld zu Hause beim Bewältigen des Lernstoffes oft nur wenig Unterstützung bieten.

Schlechte Schulleistungen findet man manchmal auch bei intelligenten Kindern, die wegen ihrer überdurchschnittlichen Intelligenz in der Schule unterfordert sind und sich langweilen. Auch Kinder, die wegen belastender Vorgänge im Elternhaus (dauernder Streit, Scheidung, körperliche Gewalt, sexuelle Übergriffe) unter Depressionen leiden, haben in der Schule grösste Mühe.

Wenn ein Kind dauernd oder plötzlich schlechte Schulleistungen zeigt, muss unbedingt nach der Ursache gesucht werden. Eltern und Lehrkräfte müssen dafür zusammenarbeiten. Nicht selten muss der Schulpsychologische Dienst eingeschaltet werden. Manchmal kann eine spezialisierte Abklärung der Störung (neuropsychologische Untersuchung) weiterhelfen.

Zusammen mit den Eltern müssen die beigezogenen Fachleute mögliche Massnahmen diskutieren. Manchmal genügt eine Wiederholung der Klasse. Eher selten muss eine Sonderschule in Betracht gezogen werden. Schliesslich gibt es auch heilpädagogische Massnahmen, die dem Kind den «Knopf» lösen helfen. Ungünstig für die Entwicklung des Kindes ist, wenn man einfach die Hände in den Schoss legt und das Versagen und Leiden des Kindes in Kauf nimmt. Überforderte Schüler leiden stark unter ihren Misserfolgen. Sie reagieren nicht selten mit Aggressivität, Depression, Rüpelhaftigkeit und Stehlen.

Weitere psychische Störungen
Seelisches Unwohlsein kann sich bei Kindern noch auf andere Weise äussern. Schlafstörungen, Nägelkauen, Essstörungen, erneutes Bettnässen nach einer Phase des Trockenseins, übertriebene Sauberkeit, völlige Antriebslosigkeit und auffällige Müdigkeit können auf psychische Probleme hinweisen.

Auch bei Kindern kommen eigentliche Depressionen vor. Die Betroffenen leiden unter innerer Lähmung, Angst, Freud- und Lustlosigkeit, fühlen sich bedroht und ausgeliefert. Ihre Stimmung ist gleichgültig. Depressive Kinder leiden vor allem am Morgen unter völliger Kraft- und Antriebslosigkeit. Manchmal werden ganz offen Todeswünsche ausgesprochen.

Manchmal haben Depressionen bei Kindern eine klar definierte Ursache. Sie haben einen schmerzhaften Verlust erlitten (Tod von Mutter oder Vater), oder sie leiden unter den Streitereien der Eltern oder dem übermässigen Alkoholkonsum des Vaters oder der Mutter. Oft kann die Ursache nicht klar definiert werden. Immer aber ist eine Depression eine Krankheit, die nach einer fachlich kompetenten Behandlung ruft.

Pubertät
Die Pubertät der Kinder bedeutet für viele Familien eine grosse Belastung. Die bisher wohl erzogenen Heranwachsenden beginnen zu rebellieren und suchen bei jeder Diskussion den Widerspruch. In der Pubertät suchen die Kinder mit ihrem Streiten eine neue Distanz zu ihren Eltern. Sie versuchen, sich von ihren bisherigen Betreuern und Erziehern klar abzugrenzen.

Für die Eltern ist es wichtig, dass sie diesen Prozess ernst nehmen und akzeptieren. Wo versucht wird, diese Entwicklung zur Unabhängigkeit zu bremsen oder sogar zu brechen, können ernsthafte Konflikte entstehen und nicht selten eskalieren. Wenn Eltern jedoch akzeptieren, dass ihre Kinder mit 14 oder 16 Jahren ihre Selbstständigkeit suchen müssen, wird der manchmal schmerzhafte und stressige Prozess nach einiger Zeit zu einem guten Ende kommen.

Trotzdem gibt es Entwicklungen, die Anlass zu ernster Sorge sein können. Wenn junge Menschen sich Banden anschliessen, die stehlen, lügen und herumstreunen, wenn immer mehr auch Drogenkonsum und Alkoholexzesse vorkommen oder wenn sich Jugendliche fanatischen religiösen oder weltanschaulichen Gruppierungen anschliessen, kann bei den Eltern Rat- und Hilflosigkeit aufkommen. In diesen Fällen soll man nicht zuwarten, sondern schon früh eine kompetente Beratung bei entsprechenden Fachstellen einholen.

Wie reagieren die Eltern?
Wenn Eltern bei ihren Kindern Schwierigkeiten feststellen, kann die Reaktion sehr unterschiedlich ausfallen. In einer ersten Phase besteht die Tendenz, die Probleme zu verdrängen. Man tröstet sich damit, dass auch andere Kinder im Alltag Mühe haben und sich die Situation schon wieder beruhigen werde. Andere Eltern suchen rasch einen Sündenbock für aufkommende Probleme: Der Lehrer versteht das Kind nicht, die Grosseltern verwöhnen es zu sehr, die Kolleginnen und Kollegen werden nicht richtig erzogen usw. Wenn die Ursache für das bestehende Problem von den Eltern dauernd weggeschoben wird, ist eine Verbesserung der Situation kaum zu erwarten.

Auch umgekehrte Reaktionen auf kindliche Probleme können beobachtet werden. Vor allem Mütter fühlen sich für das Versagen des Kindes verantwortlich und fallen in eine Depression. Sie sind verzweifelt, nervös und aggressiv und haben manchmal kaum noch die Kraft, den Alltag zu bewältigen. Wenn von den Angehörigen bei der Mutter von Problemkindern solche Zeichen einer Erschöpfungsdepression festgestellt werden, müssen die Alarmglocken läuten. Eine rasche Entlastung und fachlich kompetente Beratung und Unterstützung von Mutter und Kind sind dringend notwendig. Der Hausarzt kann die erste Kontaktperson sein.

Psychotherapie: Auch bei Kindern sinnvoll
Wenn bei Kindern länger dauernde und ernsthafte psychische Störungen festgestellt werden, sollte unbedingt die Hilfe von Fachleuten in Anspruch genommen werden. Häufig kann eine Kinderpsychiaterin oder ein Kinderpsychologe dem

Kind die nötige Unterstützung geben und eine dringend notwendige Lösung von Problemen ermöglichen. Manchmal haben Eltern völlig unbegründete Ängste vor einer psychotherapeutischen Behandlung. Sie glauben, eine solche Therapie sei eine Schande und könne dem Ruf des Kindes schaden. Mit dieser fatalen Ansicht verhindern sie eine dringend notwendige Behandlung und lassen ihr Kind unnötigerweise leiden.

Medikamentöse Therapie
Medikamente spielen bei der Behandlung von Störungen der psychischen Gesundheit von Kindern eine untergeordnete Rolle. Sogar Schlafstörungen und Nervosität sollten wenn immer möglich ohne Psychopharmaka behandelt werden. Zwar ist es für den Arzt einfach, bei einer chronischen seelischen Befindlichkeitsstörung des Kindes ein Rezept auszufüllen. Erfahrungsgemäss ist aber von einer solchen Behandlung allein kaum ein positives Resultat zu erwarten.

Einzig bei kindlichen Depressionen, eigentlichen Geisteskrankheiten (Schizophrenie) oder schweren Verhaltensstörungen müssen Medikamente eingesetzt werden. Dies erfordert aber gleichzeitig unbedingt eine intensive therapeutische Führung und heilpädagogische Massnahmen.

Ziel der Kindererziehung
Störungen in der kindlichen Entwicklung sind längst nicht immer auf Fehlleistungen der Eltern zurückzuführen. Auch Charakteranlagen, chronische Körperkrankheiten, belastende Umwelteinflüsse und manchmal unklare Faktoren können dafür mitverantwortlich sein. Immer wieder haben Kinder auf ihrem Weg zum Erwachsenwerden grösste Mühe, obschon ihre Mütter und Väter wirklich nur das Beste geben und kaum offensichtliche Erziehungsfehler machen.

Trotzdem ist es wichtig, sich immer wieder in Erinnerung zu rufen, was Eltern ihren Kindern geben können: Kinder brauchen Wärme, Geborgenheit und Schutz. Gleichzeitig muss man ihnen Mut machen, keine Angst vor Mitmenschen und den alltäglichen Aufgaben zu haben. Auch müssen sie lernen, dass im Leben gewisse Grenzen zu respektieren sind. Und schliesslich – und das ist gar nicht so einfach – sollen sie von den Eltern rechtzeitig losgelassen werden, damit sie das in der Kindheit Gelernte schon als junge Erwachsene in der täglichen Erfahrung umsetzen können.

Eine wichtige Erfahrung soll man den Kindern nicht vorenthalten: Auch Eltern sind Menschen aus Fleisch und Blut. Auch sie haben ihre Stärken und Schwächen und sind weit davon entfernt, immer alles richtig zu machen. Je offener, menschlicher und auch verletzlicher sich Eltern ihren Kindern gegenüber zeigen, umso leichter werden es diese haben, sich an ihnen zu orientieren und sie als Vorbilder zu akzeptieren.

SEXUALITÄT – PROBLEME UND STÖRUNGEN

Die Sexualität ist ein wichtiges Grundbedürfnis. Der ursprüngliche biologische Sinn ist die Sicherung der Fortpflanzung. Beim Menschen übersteigt die Bedeutung der Sexualität diese Grundfunktion bei weitem. Sie ist eine Quelle von körperlicher Entspannung und psychischem Wohlbefinden und findet ihre höchste Erfüllung im Geben und Nehmen in der Partnerschaft und Liebe.

Heterosexuelle Liebe
Die Sexualität kennt sehr verschiedene Ausdrucksformen. Am häufigsten findet sie ihren Sinn in der Partnerschaft zwischen Mann und Frau. Dort ist auch die Fortpflanzung möglich und häufig gewünscht.

Selbstbefriedigung
In gewissen Lebenssituationen kann auch die Selbstbefriedigung (Onanie) ihre Berechtigung und Bedeutung haben. Vor allem bei jungen Menschen ist sie mit dem Erleben von körperlicher Lust, dem Kennenlernen der eigenen sexuellen Reaktionen und dem Entdecken von körperlicher Zärtlichkeit verbunden. Onanie kann für die sexuelle Entwicklung von jungen Menschen von grosser Bedeutung sein.

Auch bei Erwachsenen kann es Zeiten geben, in denen die Selbstbefriedigung eine gewisse Rolle spielt. Wenn ein Partner oder eine Partnerin fehlt oder wenn das Bedürfnis nach Sexualität in der Partnerschaft sehr unterschiedlich ist, kann die Selbstbefriedigung eine befreiende Wirkung haben. Auch für das Ausleben sexueller Wünsche, die in der Realität nicht möglich oder erfüllbar sind, hat sie eine gewisse Bedeutung.

Homosexualität
Auch die Sexualität zwischen zwei Männern oder zwei Frauen ist normal und gesund. Wer heute noch denkt oder sagt, dass Homosexualität anormal oder krankhaft sei, widerspricht nicht nur wissenschaftlichen Erkenntnissen über die Sexualität des Menschen, er diskriminiert und verletzt auch eine grosse Gruppe von Männern und Frauen.

Störungen der Sexualität
Der Mann kann unter Schwierigkeiten mit dem Steifwerden des Gliedes (Potenzstörungen) leiden. Wenn das Glied überhaupt nicht mehr steif wird, spricht man von Impotenz. Andere Männer leiden darunter, dass der Samenerguss beim

Geschlechtsverkehr viel zu schnell kommt. Das kann schon kurz nach dem Einführen in die Scheide oder schon vorher geschehen. Schwierigkeiten entstehen auch, weil die Lust nur noch schwach oder überhaupt nicht mehr da ist. Dies betrifft vor allem ältere Männer. Manchmal kann das sexuelle Bedürfnis aber auch derart stark sein, dass es quälend ist. Man spricht von «Sexsucht».

Bei der Frau ist Lustmangel die häufigste Störung. Dabei geht es oft nicht um ein allgemeines sexuelles Desinteresse. Vielmehr verliert die Frau die Lust auf das, was der Partner ihr bietet oder von ihr möchte. Nicht selten erleben Frauen auch Erregungs- und Orgasmusschwierigkeiten. Sie haben Mühe, einen sexuellen Höhepunkt zu erleben. Das ist bei jungen Frauen häufig und nicht Besorgnis erregend. Viele Frauen brauchen für die Entwicklung ihrer Sexualität Zeit und erleben erst viele Jahre nach der Pubertät eine körperlich erfüllte Sexualität. Schliesslich kommt es bei der Frau beim Sexualverkehr manchmal zu Schmerzen im Unterleib.

Wichtigkeit der Erziehung
Auch heute noch hören viele Kinder von ihren Eltern nicht, dass Selbstbefriedigung völlig normal ist und von den meisten jungen Männern und von vielen Frauen praktiziert wird. Da entsteht bei Jugendlichen manchmal die Angst, Onanie sei ungesund und mache krank. Andere junge Menschen fürchten, sie sei sündhaft und man komme deswegen in die Hölle. Diese Menschen geraten so in einen gewaltigen Gewissenskonflikt wegen der intensiven Wünsche ihres Körpers. Sie leiden dabei nicht unter der Selbstbefriedigung selbst, sondern unter der falschen Angst und dem schlechten Gewissen, entstanden durch eine verklemmte und ungenügende Aufklärung.

Schädlicher moralischer Druck
Auch lesbische Frauen und schwule Männer kennen Schwierigkeiten mit ihrer Sexualität. Diese Störungen unterscheiden sich meist nicht gross von den Schwierigkeiten, die Männer mit Frauen und Frauen mit Männern haben. Zusätzlich leiden die Homosexuellen aber unter Problemen, die mit den Reaktionen ihrer Familie und der Umgebung auf ihr Lesbisch- oder Schwulsein zusammenhängen. Auch heute noch erleben sie nicht selten bösartige Diskriminierungen und Demütigungen am Arbeitsplatz, im Kollegenkreis und bei der Wohnungssuche.

Häufig leben homosexuelle Menschen in einer ständigen Angst, man könnte ihre sexuelle Neigung entdecken. Das zwingt gewisse Schwule oder Lesben zu einem ständigen Versteckspiel und zum Verheimlichen äusserst wichtiger Lebens- und Liebesbereiche. Das kann so weit gehen, dass ein Homosexueller sich seinen grössten Wunsch nach einer gleichgeschlechtlichen Partnerschaft nicht erfüllen kann, weil er die Kraft und den Mut dafür nicht aufbringt. Es gibt in unserer Gesellschaft noch immer viele Vorurteile und viel Intoleranz. Daraus resultieren grosses Leid und belastende Enttäuschungen im Leben vor allem von jungen Menschen.

Sexualstörungen durch Krankheiten
Sexualstörungen können auch durch körperliche Krankheiten verursacht sein. Schon Spannungskopfschmerzen oder eine Migräne können ausreichen, um die sexuelle Lust völlig einschlafen zu lassen. Auch Stoffwechselstörungen (Zuckerkrankheit) oder Veränderungen im Gehirn oder Rückenmark können die Sexualität stark stören.

Auch seelische Krankheiten können für das Abflauen der Sexualität verantwortlich sein. Angstzustände, Depressionen und Erschöpfungen können die Sexualität empfindlich dämpfen.

Eine schwierige Jugend mit einer übertrieben strengen, lustfeindlichen und verklemmten Erziehung kann die spätere sexuelle Entfaltung spürbar beeinträchtigen. Auch wo körperliche Gewalt oder sexueller Missbrauch in einer Familie vorgekommen ist, können später ernsthafte Störungen in der Sexualität auftreten. Schliesslich können auch Medikamente und Drogen die Sexualität beeinträchtigen. So gibt es Blutdruckmittel, die auf die sexuelle Lust eine bremsende Wirkung haben. Auch Beruhigungsmittel wirken dämpfend auf die Sexualität. Auch täglicher Alkoholgenuss in grösseren Mengen ist ein sicherer Lusttöter. Schliesslich gibt es Hormonpräparate (z.B. Antibabypillen), die bei der Frau die Freude an der Sexualität stören können.

Probleme in der Partnerschaft
Störungen in der Sexualität haben ihre Ursache häufig in ernsthafteren Problemen der Partnerschaft. Wenn Spannungen und Konflikte an der Tagesordnung sind, wenn man das Interesse aneinander verloren hat und sich womöglich nicht mehr riechen kann, kann es auch im Bett nicht mehr klappen. Manchmal leidet der Sex auch unter der Banalität der täglichen oder wöchentlichen Routine.

Behandlungsmöglichkeiten
Viele Menschen fühlen sich ratlos und verzweifelt mit ihrem sexuellen Problem. Gerade Männer können oft nicht darüber sprechen und sind in ihrem Innersten verletzt. Häufig sieht man, dass sich Menschen mit Sexualstörungen zurückziehen und ihr Problem sogar vor ihrem Partner oder der Partnerin verstecken.

Sexuelle Störungen sind häufig. Viele Menschen kennen Schwankungen in ihrer sexuellen Leistungsfähigkeit. Man muss das akzeptieren können. Weil sich Sexualstörungen vor allem in der Partnerschaft auswirken, sollte unbedingt das Gespräch mit dem Partner oder der Partnerin gesucht werden. Das ist vor allem wichtig, wenn die Beziehung schwierig geworden ist. Manchmal braucht es die Hilfe eines Paartherapeuten oder einer Paartherapeutin. Es kann auch sein, dass man eine Trennung in Betracht ziehen muss, weil man sich einfach nicht mehr erträgt. Wenn eine Sexualstörung so schwer ist, dass es während Monaten nicht zu einer Besserung kommt, sollte man unbedingt die Hilfe von Fachleuten in Anspruch nehmen.

Das Gespräch suchen
Erfahrungsgemäss sind viele Sexualstörungen nicht allzu ernsthaft. Man braucht dafür nicht unbedingt einen Sexual- oder Psychotherapeuten. Meist reicht es, wenn man einen vertrauenswürdigen Gesprächspartner findet, der zuhören und sich einfühlen kann. Der Hausarzt ist in vielen Fällen dafür durchaus geeignet. Man kennt ihn schon, er hat Erfahrungen mit dem Thema und kann abklären, ob eine körperliche oder seelische Krankheit hinter den sexuellen Schwierigkeiten steht. Wenn er den Eindruck hat, dass es einen Spezialisten braucht, kann er eine entsprechende Adresse vermitteln.

Medikamente
Seit wenigen Jahren ist das Medikament Viagra auf dem Markt, das Männern mit Störungen der Potenz erstaunlich gut helfen kann. Bei vielen Männern kann dank diesem Mittel die Potenz wieder geweckt werden. Wichtig zu wissen ist, dass dieses Medikament vom Arzt verordnet werden muss und von den Krankenkassen nicht bezahlt wird. Damit die Behandlung erfolgreich sein kann, muss man sich vom Arzt genau beraten lassen. Seit kurzer Zeit ist ein weiteres Mittel im Handel (Uprima), das in ähnlicher Art Hilfe bei Potenzstörungen bringt. Weitere Medikamente stehen kurz vor der Einführung.

Auch für Frauen gibt es ein Medikament, das bei vielen Störungen der Sexualität hilfreich sein kann. Es ist das weibliche Geschlechtshormon (Östrogen) und ist bei sexuellen Schwierigkeiten, die mit den Wechseljahren zusammenhängen, sehr wirksam. Es macht die Schleimhäute feucht und kräftig, verbessert die sexuelle Empfindungsfähigkeit vieler Frauen und kann auch die sexuelle Lust wecken.

Eine gesunde Sexualität ist etwas Wichtiges und Aufregendes. Manchmal ist sie aber auch schwierig. Alle Menschen haben dabei Höhenflüge und auch schwache Momente. Wir müssen lernen, das so zu akzeptieren. Und wir müssen uns vor allem bemühen, dass wir unsere Partnerin und unseren Partner genauso akzeptieren, wie er oder sie ist, mit allen seinen Ecken und Kanten.

SEXUALITÄT IM ALTER

Viele ältere Menschen sind mit ihrer Sexualität zufrieden und haben in dieser Beziehung kaum offene Wünsche. Das trifft vor allem auf jene zu, die in einer Partnerschaft leben, die trotz längeren Zusammenlebens nicht erstarrt ist. Hier können noch immer das Kribbeln und die Fantasie vorhanden sein, um zusammen eine erfüllte Sexualität zu erleben. Andere leben in einer Beziehung, in der die Sexualität eingeschlafen ist und keine wichtige Rolle mehr spielt. Die einen können sich mit dieser Situation abfinden und leiden kaum darunter. Andere wiederum sind frustriert und mit sich und der Umwelt unzufrieden. Am schwersten haben es allein stehende Menschen, denen manchmal die Sexualität intensiv fehlen kann.

Rolle der Sexualität im Alter

Man geht davon aus, dass zwei Drittel der Frauen über 65 nicht mehr in einer festen Partnerschaft leben, weil ihr Mann gestorben oder die Ehe auseinander gebrochen ist. In dieser Lebenslage ist das Angebot an möglichen Partnern nur noch relativ klein. Trotzdem gibt es unter den allein stehenden älteren Menschen viele, die mit ihren sexuellen Möglichkeiten einigermassen zufrieden leben. Bei den einen hat die Sexualität ein Leben lang nie eine grosse Rolle gespielt. Andere haben eine mehr oder weniger lockere Beziehung zu einem Mann oder einer Frau, bei der sie sexuell auf die Rechnung kommen.

Schliesslich gibt es ältere Menschen, die mit genügend Fantasie auch ohne Partner die Sexualität einigermassen lebendig erhalten können. Viele allein stehende Senioren und Seniorinnen stellen aber auch fest, dass das sexuelle Bedürfnis im Alter automatisch geringer wird oder sogar ganz erlischt. Sie fühlen sich dadurch manchmal sogar erleichtert.

Sexuelles Bedürfnis kann erhalten bleiben

Auf der anderen Seite gibt es viele Menschen, die auch im Alter über 70 oder sogar 80 Jahre noch immer ein grosses Bedürfnis nach Zärtlichkeit, Nähe, Liebe und Sexualität haben. Dies trifft mindestens auf die Hälfte der Siebzigjährigen zu, und zwar auf Männer und Frauen. Je älter jedoch die Menschen werden, umso kleiner ist die Zahl der sexuell noch Aktiven. Träume und Wünsche bleiben oft bis ins hohe Alter erhalten, leider aber immer häufiger unerfüllt.

Wo sexuelle Wünsche nicht mehr ausgelebt werden können, kommt es nicht selten zu einem stillen Leiden der Betroffenen. Meist haben diese Menschen keine Möglichkeit, oder es fehlt der Mut, mit vertrauten Personen oder dem Hausarzt über ihre Nöte zu sprechen. Sogar in der Vertrautheit einer langen Partnerschaft kann die Kommunikation schwierig sein, wenn man sich mit den Jahren auseinander gelebt oder nie gelernt hat, offen miteinander über intime Themen zu sprechen.

Es kommt häufig vor, dass einer der Partner ein noch deutlich grösseres sexuelles Bedürfnis hat als der andere. Hier ist dann manchmal guter Rat teuer, und nicht selten bleiben beide Betroffenen mit ihrer Situation unzufrieden. Manchmal kann es helfen, wenigstens wieder Mut zur Zärtlichkeit miteinander zu haben, ohne immer direkt den Orgasmus anzustreben.

Sexualität beim älteren Mann
Bei den Männern ist es normal, dass die sexuelle Potenz beim Älterwerden mehr oder weniger schnell zurückgeht. Viele Männer über 50 leiden mindestens zeitweise unter Problemen mit dem Steifwerden des Gliedes oder einem frühen Samenerguss. Die sexuellen Kräfte des Mannes werden zusätzlich vermindert, wenn er überarbeitet, gestresst und übermüdet ist. Viele Männer setzen sich in dieser Situation im Bett unter einen gewaltigen Leistungsdruck und meinen, sie müssten ihrer Partnerin so oft wie möglich zeigen, dass sie jung und dynamisch geblieben sind. Gerade dieser grosse Druck kann jedoch die Ursache des Versagens sein.

Auch gewisse Medikamente (z.B. Blutdruckmittel) und chronische Krankheiten (z.B. Zuckerkrankheit) können die Sexualität bremsen. Auch nach einer akuten Gesundheitskrise (z.B. Herzinfarkt) oder einer Operation (z.B. Prostata, Hüftgelenk) kann die Sexualität über eine gewisse Zeit brachliegen. Je gelassener man diese Situation akzeptieren kann, umso grösser ist die Wahrscheinlichkeit, dass die sexuellen Kräfte nach einer gewissen Zeit wieder erwachen.

Sexualität von älteren Frauen
Die Stärke des sexuellen Bedürfnisses bei älteren Frauen ist individuell sehr verschieden. Es gibt Frauen, die ein Leben lang wenig Wert auf Sexualität legten und auch im Alter nur sehr bescheidene Wünsche nach körperlicher Nähe und sexueller Entspannung haben. Andere spüren auch im Alter noch einen starken Wunsch nach Sexualität. Diese Unterschiede müssen akzeptiert und können kaum korrigiert werden.

In den Wechseljahren treten bei den Frauen körperliche Veränderungen auf, welche die Sexualität stören können. Durch das Absinken der weiblichen Hormone im Körper werden die Schleimhäute im Unterleib dünner, trockener und verletzlicher. Gehäuftes Auftreten von Blasen- und Scheidenentzündungen kann die Folge sein. Oft wird auch die Scheide etwas weniger elastisch und damit schmerzempfindlicher.

In dieser Lebensphase leiden viele Frauen darunter, dass an ihrem Körper Falten und Fettpölsterchen auftreten. Sie haben Angst, nicht mehr attraktiv zu sein und vom Partner abgelehnt zu werden. Auch chronische Krankheiten oder Operationen können die Sexualität bremsen. So muss eine Frau, die wegen Krebs eine Brust verloren hat, oft viele Ängste überwinden, bis sie wieder sexuelle Beziehungen aufzunehmen wagt. Viele Frauen zeigen in den Wechseljahren auch ein geringeres Selbstbewusstsein, was sich negativ auf ihre Sexualität auswirken kann.

Psychische Krankheiten
Bei Mann und Frau können auch seelische Störungen die Sexualität beeinträchtigen. Depressionen, die im Alter öfter auftreten können, lassen die Lust auf Sexualität meist völlig verschwinden. Auch Hirnabbaukrankheiten führen häufig zu einem Erliegen der sexuellen Bedürfnisse. Schliesslich können auch Angstkrankheiten ein normales Sexualleben unmöglich machen.

Leiden an der Sexualität
Viele ältere Menschen haben, wie gezeigt, Mühe mit ihrer Sexualität und leiden stark darunter. Sie schämen sich ihrer Träume und Wünsche, weil sie denken, dass sexuelle Bedürfnisse in ihrem Alter eigentlich nicht mehr vorhanden sein sollten. Manchmal haben sie wegen ihrer Wünsche und Fantasien sogar ein schlechtes Gewissen und Ängste vor den Reaktionen der Umgebung.

Negative Reaktionen der Umgebung
Manchmal machen es auch die Mitmenschen den älteren Menschen nicht leicht, zu ihren sexuellen Wünschen zu stehen. Angehörige finden es oft ungehörig, wenn ein allein stehender älterer Mensch nochmals eine Beziehung eingeht. Und wenn diese auch noch körperliche Nähe beinhaltet, redet man beim Mann schnell einmal von einem alten Lüstling. Einer Frau unterschiebt man gelegentlich, sie habe es wohl nur auf das Geld des Partners abgesehen. Mit solchen Vorurteilen verletzt man alte Menschen aussergewöhnlich stark und macht ihnen das Leben noch schwerer.

Beratung in Anspruch nehmen
Wer mit seiner Sexualität Schwierigkeiten hat oder stark unter seiner Einsamkeit leidet, sollte den Mut haben, sich Hilfe zu holen. Es braucht dafür einen Menschen, zu dem man Vertrauen hat und bei dem man es wagt, über seine Nöte zu sprechen. Geeignet ist zum Beispiel der Hausarzt. Man kennt ihn gut und ist es gewohnt, mit ihm verschiedene Sorgen zu besprechen. Er hat die Möglichkeit, wenn nötig körperliche Untersuchungen vorzunehmen und bei seelischen Problemen auf Grund seiner grossen Erfahrung Berater zu sein.

Sinnvolle Behandlungsmassnahmen
Sucht ein Mann wegen sexueller Schwierigkeiten Hilfe, muss zuerst die Ursache seiner Störung abgeklärt werden. Wenn es bei ihm mit der Sexualität nicht mehr richtig klappt, ist selten einfach eine Krankheit im Glied vorhanden. Manchmal ist ein seelisches Problem, eine chronische Krankheit oder der Einfluss gewisser Medikamente für das Versagen verantwortlich. Deshalb ist es meist auch nicht möglich, das Problem mit einer Spritze, mit Hormontabletten oder einer Operation aus der Welt zu schaffen.

Erfolgversprechender sind offene Gespräche in der Arztpraxis mit dem Mann allein oder – wenn möglich – zusammen mit seiner Partnerin. Dabei muss versucht werden, für die bestehenden Schwierigkeiten ein besseres Verständnis zu bekommen. Manchmal können einfache Ratschläge und einfühlsame Verhaltensanweisungen eine deutliche Besserung der Situation oder wenigstens eine Linderung der Not bringen.

Nur in seltenen Fällen kann der Spezialist (Urologe) mit einer verordneten Vakuumpumpe oder einer Injektion ins Glied (Caverject) die Erektion wieder ermöglichen. Auch das operative Einsetzen einer Prothese in den Penis ist eine eher ausgefallene Problemlösung. Meist ist eine Behandlung, die Körper und Seele berücksichtigt, viel aussichtsreicher.

Seit wenigen Jahren sind neue Medikamente auf dem Markt (Viagra und Uprima), welche sehr gute Resultate zeigen. Sie geben dem Arzt die Möglichkeit, vielen Patienten mit Potenzstörungen eine wirksame Hilfe anzubieten. Diese Mittel nimmt man rund 30 Minuten vor dem Geschlechtsverkehr ein und erlebt dann, dass das Glied in den meisten Fällen bei sexueller Stimulation wieder hart wird. Anfänglich wurde befürchtet, dass diese Medikamente beim Sex Herzinfarkte auslösen könnten. Dies hat sich zum Glück nicht bestätigt. Immerhin sollte der Arzt im Voraus kontrollieren, dass der Patient daneben keine Mittel schluckt, die mit Viagra oder Uprima Komplikationen auslösen können. Damit diese Medikamente ein Paar zufrieden stellen können, empfiehlt es sich, mit dem Hausarzt im Voraus ein Gespräch über die richtige Anwendung zu führen. Der einzige Nachteil von Viagra und Uprima: Sie sind sündhaft teuer. Eine Tablette Viagra 50 kostet rund 20 Franken.

Bei Frauen ist die Behandlung häufig einfacher als beim Mann. Durch eine medikamentöse Therapie mit weiblichen Geschlechtshormonen kann die abgebaute und sensible Schleimhaut wieder gestärkt und der ganze Unterleib besser durchblutet werden. Dadurch kann manchmal die sexuelle Lust wieder aufgeweckt und können die häufigen Beschwerden und Infektionen der Blase und der Scheide zum Verschwinden gebracht werden. Diese Hormone können als Tabletten eingenommen, in Form eines Pflasters direkt auf die Haut geklebt oder als Creme oder Zäpfchen in die Scheide eingeführt werden. Günstig ist auch die Anwendung eines Gleitgels (KY-Gel). Er hilft beim Geschlechtsverkehr, die Schleimhaut zu befeuchten, und kann auch als Pflegemittel eingesetzt werden.

Den Mut nicht verlieren
Wenn ältere Menschen sexuelle Bedürfnisse haben, ist das ganz normal. Es zeugt davon, dass sie gesund und jung geblieben sind. Es wäre falsch, sich deswegen zu schämen oder falsche Rücksichten auf eine intolerante Umgebung zu nehmen.

Wer in einer Beziehung lebt, soll lernen, dass die Sexualität häufig neue, altersgemässe Formen finden muss. So spielen sicher Zärtlichkeit, Streicheln, Massieren und Umarmen eine viel wichtigere Rolle als in jungen Jahren. Man muss sich viel mehr Zeit nehmen, mit dem Partner oder der Partnerin viel Geduld haben und noch mehr als früher aufeinander Rücksicht nehmen. Es ist besonders wichtig, miteinander über Wünsche und Vorlieben zu sprechen. Die Zahl der Orgasmen, die man pro Monat miteinander hat, ist hingegen weniger von Bedeutung. Das sollen sich vor allem die Männer merken.

Wenn ein älterer Mensch allein lebt und das starke Bedürfnis hat, nochmals eine Beziehung einzugehen, darf er oder sie sich nicht einfach daheim hinter den Fernsehapparat setzen und denken, die neue Liebe komme schon vorbei und läute an seiner Tür. Man muss selbst aktiv werden und unter die Menschen gehen. Das können Wanderungen, Tanznachmittage oder Diskussionen sein. Man kann auch Kurse besuchen oder sich an der Seniorenuniversität einschreiben. Man muss den Mut haben, seinen Kontaktwunsch gegen aussen deutlich werden zu lassen. Es ist vorteilhaft, wenn man sich sorgfältig pflegt, auf andere Leute offen zugeht und wagt, einen sympathischen Menschen auch zu sich nach Hause einzuladen.

All das ist einfacher gesagt als getan. Und natürlich lassen sich im Alter längst nicht mehr alle Wünsche erfüllen. Häufig passen in dieser Lebensphase die Vorstellungen der Menschen noch schlechter zusammen als in jungen Jahren. In dieser Situation sollte man sich wenigstens nicht schämen, seine Träume und Fantasien für sich allein zu geniessen. Wenn man hie und da einen Liebesfilm geniesst, kann das helfen, seinen intensiven Gefühlen freien Lauf zu lassen. Das ist zwar nicht immer ganz erfüllend, aber besser, als wenn man sich ins Schneckenhaus zurückzieht und darüber klagt, wie schlecht es das Leben mit einem meint.

Wenn die sexuellen Wünsche aus Mangel an Gelegenheit nicht mehr zur Entfaltung kommen können, muss man sich bemühen, seine Energien und Kräfte anderen Aktivitäten und Interessen zukommen zu lassen. Auch mit Angehörigen kann man Zärtlichkeiten austauschen und dabei Wärme, Geborgenheit und Zuwendung erfahren. Noch mehr als in jungen Jahren muss man im Alter lernen, sein Leben so zu nehmen, wie es ist, und dazu eine positive Einstellung finden.

TROPENKRANKHEITEN – SINNVOLLE PRÄVENTIVE MASSNAHMEN

Reisen in die Tropen bieten viel Angenehmes: Sonne, Wärme, Meer, Wüste, üppige Vegetation, Entspannung, die Begegnung mit anderen Menschen und fremden Kulturen. Daneben gibt es aber auch gewisse Risiken für die Gesundheit. Es lohnt sich, vor, während und nach der Reise alles Mögliche zu tun, damit das Ferienerlebnis nicht durch Krankheiten getrübt wird.

Durchfallerkrankungen

Die am meisten verbreitete Krankheit, die Tropenreisende befallen kann, ist der Durchfall. Je nach bereistem Land werden 20 bis 50 Prozent der Touristen und Touristinnen davon befallen. Bei etwa der Hälfte der betroffenen Patienten können im Stuhl keine Krankheitserreger nachgewiesen werden. Offenbar spielen die Hitze und die Umstellung der Ernährung (scharfe Speisen, pikante Gewürze) als Ursache eine gewisse Rolle. Aber auch bei den übrigen Durchfallkranken findet man meistens nur harmlose Erreger (Viren, Bakterien). Nur selten kommt es zu einer Darminfektion mit gefährlichen tropischen Keimen (Amöben, Lamblien, Würmer).

Die meisten Durchfälle klingen ohne medikamentöse Behandlung nach zwei bis fünf Tagen wieder ab. Wichtig ist eine strikte Tee- und Bouillondiät am ersten und eventuell zweiten Tag. Anschliessend können wieder leichte Speisen (weisser Reis, Karottensuppe, Zwieback) eingenommen werden. Wenn sich der Darm nicht beruhigt, kann ab dem dritten Tag die Einnahme von Imodium-Kapseln oder -Sirup helfen. Wenn die Krankheit länger dauert, hohes Fieber auftritt oder blutig-schleimiger Stuhl festgestellt wird, sollte man unbedingt den Arzt aufsuchen. Auch für diese schweren Durchfallkrankheiten gibt es heute eine wirksame Behandlung.

Cholera und Typhus sind Krankheiten, die Touristen kaum je befallen, weil sie sich nur in schlechten hygienischen Bedingungen ausbreiten. Sollte trotzdem einmal eine Ansteckung stattfinden, kann mit einer Antibiotika-Therapie eine Heilung erreicht werden. Eine Impfung gegen diese Krankheiten ist für Touristen gewöhnlich nicht nötig.

Schutzmassnahmen gegen Durchfall

Es lohnt sich, in den Tropen auf folgende Essregeln zu achten, um nicht von einer infektiösen Durchfallkrankheit befallen zu werden:

- Fleisch, Fisch und Meeresfrüchte sollten nur gut gekocht oder gebraten gegessen werden.
- Salat, rohes Gemüse und Früchte, die man nicht selbst schälen kann, sind gefährlich.
- Nicht empfehlenswert sind kalte Buffets mit Eiersauce oder Mayonnaise auf den Speisen.
- Vorsicht auch mit Pudding, Eiscreme und Tiramisù.
- Leitungswasser soll nie getrunken werden.
- Nur Getränke aus verschlossenen Flaschen eignen sich gegen den Durst.

Fieberhafte Erkrankungen

Ein zweites, häufig auftretendes Krankheitssymptom während und nach Tropenreisen ist Fieber. Als Ursache können in den meisten Fällen harmlose Virusinfektionen angenommen werden. Auch Bakterienkrankheiten (z.B. Blasen-, Nebenhöhlenentzündung) können Fieber auslösen. In weniger als 10 Prozent der Fälle ist eine tropische Krankheit die Ursache des Fiebers. Am häufigsten und besonders gefährlich ist die Malaria. Bei jeder fieberhaften Krankheit in den Tropen muss sofort daran gedacht werden.

Malaria: Häufig und gefährlich!

Die Malaria kommt noch in mehr als 100 Ländern der Welt vor, und zwar in Afrika, Lateinamerika und im südlichen Asien. Übertragen wird sie durch die Anopheles-Mücke. Zwischen dem ursächlichen Mückenstich und dem Ausbruch der Krankheit vergehen durchschnittlich ein bis zwei Wochen. Ohne medikamentöse Prophylaxe bringt etwa jeder 50. Afrika-Tourist eine Malaria nach Hause. Pro Jahr zählt man in der Schweiz zwischen 250 und 350 Malariafälle bei Tropentouristen. Immer wieder kommt es bei dieser hinterlistigen Krankheit sogar zu überraschenden Todesfällen.

Malariasymptome

Viele Leute meinen, dass die Malaria alle drei bis vier Tage einen starken Fieberschub verursacht, der beim Auftreten rasch und wirkungsvoll behandelt werden kann. Dies ist zumindest für die Malariaform, die in Afrika und Indien vorkommt, falsch. Dieser Irrtum kann fatale Folgen haben. In etwa der Hälfte der Fälle tritt die Malaria in einer Form auf, die nicht diesem gängigen Schema entspricht und rasch tödlich enden kann.

Diese gefährliche Form beginnt mit Symptomen, die an eine gewöhnliche Grippe erinnern. Fieber, Schüttelfrost, Kopf- und Gliederschmerzen und manchmal Durchfall prägen anfänglich das Geschehen. Aber schon innerhalb von Stunden oder spätestens nach ein bis drei Tagen kann es zu Verwirrtheit, Bewusstlosigkeit und sogar zum Tod kommen. Es bleibt also keine Zeit zum Abwarten und Überlegen.

Das bedeutet, dass jedes hohe Fieber während oder nach einem Tropenaufenthalt so lange auf Malaria verdächtig ist, bis das Gegenteil bewiesen ist. Das erfordert, dass man bei einem solchen Fieber schon in den ersten Stunden einen Arzt aufsuchen oder mitgebrachte Malariamittel einnehmen soll.

Schutzmassnahmen gegen Malaria

Es bestehen heute sehr genaue Richtlinien für den Schutz vor Malaria in den verschiedenen tropischen Gegenden. Sie werden in regelmässigen Abständen von einem erfahrenen Expertengremium ausgearbeitet. Es ist dringend empfohlen, sich unbedingt daran zu halten. Da diese Massnahmen fast jedes Jahr wechseln, sollte man sich vor jeder Reise beim Haus- oder Tropenarzt von neuem vergewissern, was für Empfehlungen für ein gewisses Land gültig sind.

Medikamentöse Malariaprophylaxe

In Gebieten mit einem grossen Malariarisiko muss man unbedingt eine medikamentöse Malaria-Prophylaxe durchführen. Für die Länder südlich der Sahara wird die Einnahme einer Tablette Lariam oder Mephaquin pro Woche empfohlen. Für Indien ist die tägliche Einnahme einer Tablette Nivaquin wichtig. Man beginnt mit der Einnahme dieser Medikamente eine Woche vor der Abreise und hört erst vier Wochen nach der Rückkehr damit auf.

Für Leute, die Mühe mit der Verträglichkeit von Lariam oder Mephaquin haben, gibt es neuerdings die Malarone Tabletten. Mit der täglichen Einnahme des Mittels wird knapp vor der Abreise begonnen und eine Woche nach Rückkehr aufgehört.

Für Gebiete mit einem eher geringen Malariarisiko kann heute auf eine medikamentöse Prophylaxe verzichtet werden. Das betrifft die Länder Lateinamerikas und die meisten Länder Asiens. Wichtig für diese Länder ist aber, dass der Tourist oder die Touristin in ihrer Reiseapotheke ein Malariamittel dabei hat. Dieses wird beim Auftreten von Fieber in jedem Fall sofort eingenommen. Zusätzlich soll innerhalb von 6 bis 12 Stunden wenn immer möglich ein Arzt konsultiert werden. Vor der Abreise in die Tropen muss der Hausarzt gefragt werden, welches Produkt geeignet ist.

Besonders wichtig: Mückenschutz

Eine Massnahme gegen die Ansteckung mit Malaria gilt für überall: der konsequente Schutz vor Mückenstichen. Sobald es dämmert, soll man lange Hosen oder Röcke sowie langärmlige Hemden oder Blusen tragen. Die freien Körperstellen (Gesicht, Fuss- und Handgelenke) müssen mit Insektenschutzmittel eingesprayt werden. Schliesslich soll man mit gut verträglichen Insektenschutzmitteln dafür sorgen, dass das Schlafzimmer in der Nacht mückenfrei ist. In der tropischen Zone Afrikas lohnt es sich, konsequent unter einem Moskitonetz zu schlafen.

Gelbsucht, HIV-Infektion

Auch eine Gelbsucht kann man in den Tropen auflesen. Besonders die ansteckende Gelbsucht (Hepatitis A) kommt in der Dritten Welt häufig vor und wird durch verschmutzte Nahrungsmittel und Meeresfrüchte übertragen. Die Gelbsucht tritt gewöhnlich zwei bis vier Wochen nach der Ansteckung auf und dauert oft fast einen Monat. Noch vor kurzer Zeit kam etwa jeder 300. Tropentourist mit dieser Krankheit nach Hause.

Seit wenigen Jahren kann man sich mit einer einzigen Impfung zwei Wochen vor der Abreise gegen diese Krankheit schützen. Mit einer zweiten Spritze sechs bis zwölf Monate später hält der Schutz gegen Hepatitis A viele Jahre. Auch mit Hepatitis B (Serum-Gelbsucht) können sich gewisse Touristen anstecken. Sie wird durch Blut und Blutprodukte sowie beim Geschlechtsverkehr übertragen. Besonders gefährdet dafür sind also männliche und weibliche Sextouristen. Auch gegen diese Gelbsucht gibt es heute eine wirksame Schutzimpfung. Es lohnt sich, rechtzeitig mit dem Hausarzt über diese Schutzmöglichkeit zu sprechen.

Beim ungeschützten Geschlechtsverkehr kann man sich auch mit dem HI-Virus und den klassischen Geschlechtskrankheiten anstecken. Wer in den Ferien nicht auf ein Sexabenteuer verzichten kann, soll ganz konsequent Kondome anwenden. Es lohnt sich, ein mit einem Gütesiegel versehenes Produkt aus der Schweiz mitzunehmen. Noch sinnvoller ist es, sich Gedanken darüber zu machen, was die Prostitution in tropischen Ländern für die jungen Frauen und Kinder bedeutet. Vielleicht lässt man dann die Demütigung dieser jungen Menschen bleiben und verzichtet auf dieses fragwürdige Vergnügen.

Häufig: Hautkrankheiten

Touristen und Touristinnen werden in den Tropen relativ häufig von Hautkrankheiten angesteckt. Infektionen mit Eiter- und Pilzerregern oder mit tropischen Hautwürmern können hartnäckige Hautveränderungen auslösen. Auch Insektenstiche führen zu lästigen Geschwürbildungen. Es ist empfehlenswert, gute desinfizierende Lösungen und Sprays dabeizuhaben und Hautveränderungen immer sofort und konsequent damit zu behandeln.

In gewissen Gebieten Afrikas kann man sich mit der gefährlichen Bilharziose anstecken. Es ist deshalb nicht ratsam, in gefährdeten Gegenden in stehenden Binnengewässern herumzuwaten.

Gelbfieberimpfung

In gewissen Ländern Afrikas und Südamerikas wird obligatorisch eine Gelbfieberimpfung bei der Einreise verlangt. Diese Länder möchten verhindern, dass ihnen Touristen diese Krankheit einschleppen. In anderen afrikanischen und südamerikanischen Ländern kommt das Gelbfieber auch heute noch häufig vor, sodass die Gelbfieberimpfung als sinnvolle Schutzmassnahme für Touristen unbedingt empfohlen wird.

Da dieser Impfstoff sehr empfindlich ist, muss man sich diese Impfung immer in einem Impfinstitut oder bei einem Tropenarzt verabreichen lassen. Die Impfung wird in den gelben internationalen Impfausweis eingetragen, und die Unterschrift des Arztes muss offiziell beglaubigt werden. Gewöhnlich macht das Reisebüro darauf aufmerksam, wenn für eine gebuchte Reise die Gelbfieberimpfung obligatorisch oder empfohlen ist. Sie ist ab Impfdatum zehn Jahre lang gültig.

Weitere sinnvolle Impfungen
Ausser der Gelbfieberimpfung können alle anderen Impfungen vor Tropenreisen beim Hausarzt gemacht werden. Mit Vorteil meldet man sich vier bis sechs Wochen vor der Abreise bei ihm und nimmt alle seine Impfzeugnisse mit. Nur so ist es möglich, verbindlich über die nötigen und möglichen Impfungen und Schutzmassnahmen zu diskutieren.

Häufig ist es nötig und sinnvoll, sich vor der Reise in die Tropen die Starrkrampf- und Diphtherieimpfung auffrischen zu lassen (Gültigkeit 10 Jahre). Seit 1985 werden bei uns nur noch die Kinder gegen die Kinderlähmung geimpft. Dieser Schutz reicht für die Industrieländer bis ins hohe Alter. Wer aber in Asien oder Afrika Ferien machen will, sollte vor der Abreise unbedingt die Kinderlähmungsimpfung auffrischen lassen. In vielen Ländern kommt diese Krankheit auch heute noch vor, und unser Impfschutz aus der Kindheit ist für solche Gegenden ungenügend.

Den fremden Kulturen und ihren Bewohnern soll man mit Zurückhaltung und grossem Respekt begegnen. Das betrifft sowohl unsere Kleidung als auch unser Verhalten und unsere Einstellung ihnen gegenüber. Wir sollten alles tun, dass wir die unvergesslichen Ferienerlebnisse nicht auf Kosten unserer Gastgeber machen.

ÜBERGEWICHT UND FETTSUCHT

Übergewicht und Fettsucht sind häufig. Viele Menschen leiden stark darunter. Sie machen häufig die deprimierende Erfahrung, dass Abmagerungskuren jeder Art bei ihnen nicht den gewünschten Erfolg bringen. Auch die Umgebung reagiert nicht selten mit Verachtung und Unverständnis auf den zu hohen Fettanteil im Körper. Das Gewicht zu reduzieren, ist ohne Zweifel ziemlich schwierig. Viele Übergewichtige sind überzeugt, dass ihnen nichts anderes übrig bleibt, als sich mit ihren Rundungen abzufinden und nicht die ganze Zeit, Energie und viel Geld für Diäten zu verschwenden. Aber vielleicht gibt es zu dieser pessimistischen Einstellung doch noch eine gute Alternative.

Definition

Bis vor kurzem wurde in der Medizin der Begriff Normalgewicht verwendet. Darunter verstand man ein Gewicht, das man als gesundheitlich unbedenklich erachtete. Als normalgewichtig wurden Menschen bezeichnen, deren Gewicht in Kilogramm etwa ihre Grösse in Zentimeter minus 100 betrug (Beispiel: 175 cm gross, 75 kg schwer).

Daneben sprach man auch vom so genannten Idealgewicht. Dieses lag beim Mann 10 Prozent und bei der Frau 15 Prozent tiefer als das Normalgewicht. Ein 175 cm grosser Mann durfte also noch 67,5 kg und eine gleich grosse Frau 64 kg wiegen. Das Idealgewicht war eine statistische Grösse. Damit wurde das Gewicht mit dem kleinsten Risiko für die Gesundheit definiert. Das Idealgewicht wurde nur von einem sehr kleinen Prozentsatz vor allem junger Menschen erreicht und hatte damit keine Bedeutung.

Heute wird zur Einteilung des Gewichts ein so genannter Körpermassenindex verwendet. Bekannt ist er unter der englischen Bezeichnung Body Mass Index (BMI). Er wird errechnet aus der Körpermasse in Kilogramm, geteilt durch die Körpergrösse in Meter im Quadrat (kg/m^2). Ein BMI bis 25 gilt als normal, zwischen 25 und 30 spricht man von Übergewicht und über 30 von Fettsucht (Adipositas). Der Hausarzt ist jederzeit in der Lage, den BMI rasch und präzis zu berechnen.

Häufigkeit

Die Häufigkeit von Übergewicht und Fettsucht nimmt weltweit und auch in der Schweiz ständig zu. Als Ursache für diese Entwicklung werden im Allgemeinen die Veränderungen der Ernährungs- und Bewegungsgewohnheiten in den letzten Jahrzehnten angesehen. Gleichzeitig spielen bei der Zunahme des Gewichts auch psychische Störungen eine immer zentralere Rolle.

Die Häufigkeit von übergewichtigen Erwachsenen (BMI über 25 kg/m^2) beträgt in der Schweiz etwas über 30 Prozent. Einen BMI von über 30 kg/m^2 erreicht rund ein Zehntel der Menschen. Übergewicht und Fettsucht müssen heute neben Rauchen und Bewegungsmangel als eines der grössten gesundheitlichen Probleme bezeichnet werden. Grosse Sorge macht vor allem die Tatsache, dass sich auch in Europa die Häufigkeit des kindlichen Übergewichtes in den letzten 15 Jahren etwa verdoppelt hat.

Ursachen
Zu Übergewicht kommt es immer dann, wenn pro Zeiteinheit (Tag, Woche, Monat) mit der Ernährung mehr Kalorien aufgenommen als vom Körper verbrannt werden. Die meisten übergewichtigen Menschen sind keineswegs einfach unbeherrschte Vielfresser, wie es von vielen Besser- oder Nichtwissern angenommen wird. Bei vielen Übergewichtigen besteht vielmehr eine Störung in der Verwertung der Energie. Sie können die zu viel aufgenommenen Kalorien nicht als Wärme wieder loswerden. Manchmal findet man im Organismus auch einen gebremsten Kalorienverbrauch durch einen krankhaft reduzierten Stoffwechsel.

Gefördert wird das Übergewicht durch Erbfaktoren. Wenn beide Eltern übergewichtig sind, werden es rund 80 Prozent der Kinder auch, und zwar unabhängig davon, ob diese Kinder im elterlichen Haushalt oder im Haushalt von schlanken Menschen aufwachsen.

Die Art und Weise, wie man sich ernährt, spielt ganz klar eine sehr zentrale Rolle. Und auch die Häufigkeit von Bewegung und sportlicher Betätigung beeinflusst das Gewicht. In der Schwangerschaft und in den Wechseljahren kann es wegen der Hormonveränderungen zu einer übermässigen Gewichtszunahme kommen. Und schliesslich gibt es auch Medikamente, die das Gewicht deutlich ansteigen lassen können (z.B. Hormonpräparate, Psychopharmaka).

Erst in neuerer Zeit achtet man vermehrt auch auf psychische Faktoren, die das Auftreten von Übergewicht und Fettsucht fördern können. Es gibt Menschen, die unter regelmässig auftretenden Fressattacken leiden. In einer solchen Situation verlieren sie die Kontrolle über das Essen und stopfen grosse Nahrungsmengen in sich hinein. Meist finden diese Essattacken dann statt, wenn die Betroffenen allein sind. Solche Anfälle sind oft von Schuld- und Schamgefühlen sowie depressiven Stimmungen begleitet. Als Ursache für das Auftreten solcher Zustände werden eine genetische Anlage, vermindertes Selbstwertgefühl, psychische Schwierigkeiten bei der Arbeit und im Privatleben oder Unzufriedenheit mit dem eigenen Körper angenommen.

Die Gewichtszunahme findet meist nur sehr langsam statt. Ein Mensch nimmt zum Beispiel täglich nur 100 Kalorien (10 g Fett) mehr auf, als er verbrennt. Das ergibt übers Jahr gerechnet eine Gewichtszunahme von 3,5 kg und in zehn Jahren eine Zunahme von 35 kg. Der tägliche Schokoladeriegel kann also mit den Jahren als sehr lästiges und beträchtliches Fettpolster spürbar werden.

Gesundheitliche Auswirkungen

Das körperliche Wohlbefinden und die Lebensqualität können durch das Übergewicht stark vermindert sein. Eine dicke Person ist weniger beweglich und in ihrer Leistungsfähigkeit beeinträchtigt. Sie leidet häufiger unter Rücken- und Gelenkschmerzen. Bei Anstrengungen hat sie öfter Atemnot und Herzdruck. Es kommt nicht selten zu hohem Blutdruck, Arteriosklerose, Angina pectoris, Herzinfarkt, Hirnschlag, Zuckerkrankheit, Gallensteinen, Krampfadern, Rückenleiden, Arthrosen, Hautkrankheiten und bei Frauen zu Periodenstörungen.

Auch die Sterblichkeit ist bei Übergewichtigen deutlich erhöht. Die Wahrscheinlichkeit, zwischen 50 und 60 zu sterben, ist bei 20 kg Übergewicht um 50 Prozent und bei 40 kg um 100 Prozent erhöht. Das sind erstaunlich hohe Werte und belasten Übergewichtige zusätzlich.

Mögliche Massnahmen

Die meisten Übergewichtigen haben verschiedene, meist erfolglose Abmagerungskuren hinter sich. Sie sind häufig verzweifelt und der Überzeugung, dass es aussichtslos sei, etwas gegen die überschüssigen Pfunde zu unternehmen. Das darf nicht sein. Es ist für die meisten Menschen möglich, das Gewicht langsam und bleibend zu reduzieren. Eine wenigstens 10-prozentige Gewichtsreduktion bringt für die Gesundheit schon spürbare Vorteile.

Schädliche Abmagerungskuren

Es gibt mit Sicherheit keine Wunderdiäten. Alle Kuren, die versprechen, man könne das Gewicht in wenigen Wochen um viele Kilogramm reduzieren, bringen mittelfristig meistens nur Frustrationen und neue störende Fettpolster. Was allzu schnell weggehungert wird, ist nachher meist sehr rasch wieder da. Auch der Glaube, es gebe irgendeinen Trick oder ein Wundermittel, mit dem das Gewicht von selbst zurückgehe, ist falsch. Im Gegenteil: Alle einseitigen Diäten und die meisten Abmagerungsmittel sind für die Gesundheit schädlich und manchmal sogar gefährlich.

Realistische Ziele

Eine Abmagerungskur ist ein sehr anstrengender Prozess, der viel Energie, Ausdauer und Durchhaltevermögen braucht. Je realistischer man sich die Ziele setzt, um so sicherer lassen sie sich auch erreichen. Wer sich vornimmt, in einem halben Jahr 5 kg abzunehmen, wird eher ans Ziel kommen und den Erfolg auch halten als jemand, der in einem Monat 5 kg wegbringt und nach erreichtem Ziel innerhalb von wenigen Wochen wieder beim Ausgangsgewicht oder sogar darüber angekommen ist.

An erster Stelle für eine erfolgreiche Abmagerungskur steht die gute Motivation. Man muss mit viel Kraft und Überzeugung hinter eine Diät gehen, sonst lässt man sie lieber gleich sein. Wer in seinem Leben ernsthaftere Probleme hat oder erschöpft ist, soll zuerst für Ordnung in seinem seelischen Gleichgewicht sorgen. Die Gewichtsabnahme verschiebt man lieber auf später.

Sinnvolle Diätmassnahmen

Eine gewichtsreduzierende Diät ist im Prinzip einfach. Man soll unbedingt dreimal am Tag essen und keine längeren Hungerphasen einschalten. Schwerpunkt der Nahrungsaufnahme soll das Frühstück sein. Am Mittag ist eine mittlere Mahlzeit angesagt. Und am Abend sind nur noch kleinste Mengen erlaubt.

Fette und süsse Speisen sowie weissmehlhaltige Nahrungsmittel sollen so gut wie möglich gemieden werden. Aufgenommenes Fett wird im Körper ganz direkt ins Unterhautfettgewebe eingelagert, und zucker- und weissmehlhaltige Speisen lösen Hungerattacken aus. Teigwaren und dunkles Brot enthalten zwar viele Kalorien, sorgen aber viele Stunden lang für eine gute Sättigung. Ihre Menge muss mit Verstand dosiert werden. Sehr günstig sind Salate, Früchte, Gemüse, Fisch, fettarme Milchprodukte und mageres Fleisch. Ungünstig und nicht empfehlenswert sind alkoholische Getränke. Sie enthalten viele Kalorien und fördern den Aufbau von Fettgewebe. Auch andere kalorienhaltige Flüssigkeiten (z.B. Vollmilch, zuckerhaltige Mineralwasser) sind nicht empfehlenswert. Hingegen ist es gut, kalorienfreie Getränke in grosser Menge zu sich zu nehmen. Sie helfen mit, Hungerattacken zu überwinden.

Ausdauer und Konsequenz

Eine solche Diät ist in den ersten Tagen und Wochen hart. Dann aber hat sich der Magen an die kleineren Nahrungsmengen gewöhnt. Jetzt fällt es viel leichter, wenig zu essen. Wichtig ist, dass es nicht zu Abstürzen kommt. Ein einziges Festessen kann zerstören, was man mit mühsamem Fasten in zehn Tagen zu Stande gebracht hat. Auch das Essen zwischen den Mahlzeiten und häufiges Naschen aus dem Kühlschrank beeinträchtigen den Erfolg der Bemühungen.

Erfolgskontrolle

Es ist günstig, wenn man sich bei einer Abmagerungskur vom Hausarzt oder von einer Ernährungsfachfrau beraten lässt. Erfahrungsgemäss sind mit einer solchen Unterstützung die Erfolgsaussichten viel grösser. Diese Fachpersonen können einen sinnvollen Diätplan zusammenstellen, die Motivation verstärken und anlässlich von monatlichen Konsultationen das Erreichen der angestrebten Ziele kontrollieren. Man kann mit ihnen über Erfolg und Frustrationen reden und für den nächsten Monat neuen Durchhaltewillen und Selbstsicherheit tanken.

Es ist empfehlenswert, sich nur einmal im Monat auf die Waage zu stellen. Das Gewicht schwankt über den Tag und die Woche so stark, dass es kurzfristig über den Erfolg oder Misserfolg einer Abmagerungskur nur wenig aussagen kann.

Medikamente

Seit einigen Jahren sind zwei Medikamente auf dem Markt, die bei Übergewicht und Adipositas eine Abmagerungskur erstaunlich gut unterstützen können. Es handelt sich um Xenical und Reductil. Leider werden sie nur bei starkem Übergewicht und Zuckerkrankheit von der Krankenkasse bezahlt. Und der Hausarzt muss erst noch im Voraus ein schriftliches Gesuch an den Vertrauensarzt einreichen.

Immerhin helfen sie mit, über eine gewisse Zeit deutlich weniger zu essen. Damit spart man einiges an Geld. Es kann sich also durchaus lohnen, diese Mittel selbst zu bezahlen (Kosten einer Tagesbehandlung ca. 3.50 Fr.). Die Anwendung solcher Medikamente erfordert etwas an Wissen, wenn der Einsatz erfolgreich sein soll. Es macht also Sinn, sie nur in enger Zusammenarbeit mit einem kompetenten Arzt anzuwenden.

In den ersten drei Monaten einer Diät kann ein solches Medikament, das den Hunger bremst und/oder die Fettaufnahme im Darm erschwert, den Start einer Kur spürbar erleichtern. Wenn gleichzeitig die verordnete Diät und die erforderliche tägliche Bewegung durchgehalten werden, kann in dieser Zeit meist mit einer rund 10-prozentigen Gewichtsabnahme gerechnet werden. In der Folge soll dieses Gewicht ohne Medikamente beibehalten werden und vielleicht zu einem späteren Zeitpunkt eine weitere Gewichtsreduktionsphase mit Hilfe des Medikamentes vorgenommen werden.

Der oder die Übergewichtige muss die grosse Anstrengung zur Reduktion der Fettpolster weit gehend selbst leisten. Keine Wunderpille, kein Heiler und keine Spezialdiät können ihm oder ihr das abnehmen. Darum ist es empfehlenswert, die Gewichtsreduktion in enger Begleitung einer kompetenten Ernährungsberaterin oder eines vertrauten Hausarztes zu versuchen.

UNTERBINDUNG BEI MANN UND FRAU

Heute gibt es ein grosses Angebot an Verhütungsmitteln. Trotzdem ist es für viele Menschen nicht einfach, in den verschiedenen Lebens- und Liebesphasen jeweils eine passende und sichere Verhütung zu finden. Wenn die Familie die gewünschte Grösse erreicht hat und keine weiteren Kinder gewünscht werden, entsteht das Bedürfnis nach einer definitiven Lösung der Familienplanung. Auch kinderlose Paare oder allein stehende Menschen erreichen ein Alter, in dem sie die fruchtbare Lebensphase abschliessen möchten. In dieser Situation kann die Unterbindung in Betracht gezogen werden.

Definitiver Eingriff
Eine Operation zur definitiven Beendung der Fruchtbarkeit ist bei Mann und Frau möglich. Weil dieser Eingriff in der Regel aber nicht rückgängig gemacht werden kann, müssen sich die betroffenen Menschen diesen Schritt gut überlegen. Wer kann im Alter von 30 Jahren schon genau wissen, was ihm oder ihr das Leben in den folgenden 10 bis 20 Jahren noch alles bringt!

Ein weiterer wichtiger Schritt im Zusammenhang mit der Unterbindung ist die Entscheidung, ob der Mann oder die Frau den Eingriff machen lassen soll. Beide Lösungen haben ihre Vor- und Nachteile. Um die Entscheidung sicher und richtig treffen zu können, braucht es genaue Informationen über die Art und die Auswirkungen der beiden Möglichkeiten. Es ist empfehlenswert, sich beim Haus- oder Facharzt Beratung zu holen und sich genügend Zeit für die Entscheidung zu nehmen.

Unterbindung des Mannes
Die Unterbindung der Samenleiter des Mannes (Vasektomie) ist eine einfache Operation. Der erfahrene Chirurg oder Urologe kann sie in weniger als 30 Minuten ambulant in seiner Praxis durchführen. Mit einer Spritze setzt er auf beiden Seiten des Hodensacks ein kleines Depot mit einem lokalen Betäubungsmittel. Dann macht er auf der einen Seite ein kleines Schnittchen, sucht den Samenleiter und durchtrennt ihn. Schliesslich schneidet er ein etwa 1 cm langes Stück heraus (Gewebeprobe zur Kontrolle), faltet die beiden Enden zurück und vernäht sie so, dass sie unter keinen Umständen wieder zusammenwachsen können. In gleicher Weise geht er auf der anderen Seite vor. Dann werden die beiden Schnitte am Hodensack wieder verschlossen.

«Samenflüssigkeit» ohne Samen

Nach diesem kleinen Eingriff können die Samenzellen, die im Hoden produziert werden, nicht mehr durch den Samenleiter in die Flüssigkeit gelangen, die in der Samenblase im Bereich der Harnblase bereitliegt. Die Samenzellen bleiben im Nebenhoden liegen und werden vom Körper abgebaut. Sie machen nur einen kleinen Prozentsatz der beim Orgasmus ausgestossenen Flüssigkeit aus. Das bedeutet, dass die Sexualität nach dem Eingriff völlig ungestört und unverändert funktioniert. Beim sexuellen Höhepunkt kommt nicht einfach nur noch warme Luft, sondern eine gleich geartete Flüssigkeit wie eh und je, aber ohne befruchtungsfähige Samen.

Achtung: Unmittelbar nach der Unterbindung ist in der Samenblase noch eine grosse Zahl von Samen anzutreffen, die dort schon zuvor gespeichert wurden. Sie verschwinden erst nach einer grösseren Anzahl Orgasmen. Erst zwei bis drei Monate nach der Operation werden beim Orgasmus keine Samen mehr ausgestossen.

Deshalb nimmt der gewissenhafte Arzt einige Wochen nach dem Eingriff eine mikroskopische Untersuchung der Samenflüssigkeit vor. Erst wenn in diesem Test keine Samen mehr nachweisbar sind, darf davon ausgegangen werden, dass eine Befruchtung des Eis nicht mehr möglich ist. Bis zu diesem Zeitpunkt muss sich ein Paar beim Geschlechtsverkehr konsequent mit Kondomen schützen.

Vasektomie: Vor- und Nachteile

Der Eingriff beim Mann ist chirurgisch relativ einfach und kostengünstig. Er bringt bei genauer Einhaltung der beschriebenen Vorsichtsmassnahmen eine 100-prozentige Sicherheit. Es treten auch kaum nennenswerte Beschwerden, Nebenwirkungen oder Komplikationen auf. So gibt es auch keine Beeinflussung der sexuellen Lustempfindung (Libido) und der sexuellen Leistungsfähigkeit (Potenz).

Trotzdem haben viele Männer erstaunlich grosse Angst vor diesem Eingriff. Sie erleben die zwei kleinen Schnittchen im Bereich des Hodensacks als Angriff auf ihre Männlichkeit und wehren sich mit Händen und Füssen dagegen. Dies ist umso unverständlicher, weil schliesslich die Frauen während ihrer ganzen fruchtbaren Phase die meisten Leistungen im Zusammenhang mit erwünschten und unerwünschten Schwangerschaften, Geburten, Stillen, Kinderbetreuung und Verhütung in aller Selbstverständlichkeit übernehmen. Es ist daher kaum zu verstehen, warum nicht auch der Mann in diesem Bereich einen Beitrag leisten soll.

Es ist jedoch sehr wichtig, dass der Eingriff erst durchgeführt wird, wenn ein Mann in seinem Leben sicher nie mehr Kinder haben möchte, was immer auch geschehen möge. Dabei ist auch an die Situation zu denken, dass ein Kind oder die Partnerin sterben kann. Noch häufiger ist, dass eine Familie auseinander bricht. Die Kinder bleiben nach der Scheidung meistens bei der Mutter, und der unterbundene Mann kann in einer allfälligen neuen Partnerschaft keinen weiteren Nachwuchs mehr haben. Manchmal wird bei einem dringenden neuen Kinderwunsch zwar versucht, die Operation rückgängig zu machen. Die Erfolgsrate dieses Zweiteingriffes ist jedoch relativ klein.

Unterbindung der Frau
Die operative Unterbindung der Frau (Tubenligatur) ist deutlich aufwändiger. Dieser operative Eingriff dauert mindestens eine halbe Stunde und braucht eine Vollnarkose, weil die Operation im Innern des Bauchraumes stattfindet. Trotzdem kann dieser Eingriff heute ambulant durchgeführt werden. Die Frau kann also noch am Tag des Eingriffs wieder nach Hause entlassen werden. Dieser Eingriff sollte aber unter keinen Umständen in der Praxis des Frauenarztes gemacht werden. Für den Fall von Komplikationen ist ein voll ausgerüsteter Operationssaal mit allem personellen und materiellen Drum und Dran absolut erforderlich.

Der Frauenarzt sticht bei diesem Eingriff mit einer Sonde in den Bauchraum und bläst ihn mit Kohlensäure so lange auf, bis es aussieht, als ob die Frau im neunten Monat schwanger wäre. Durch einen kleinen Schnitt beim Bauchnabel führt er sein Instrument zur Betrachtung des Innenraumes ein. Nun kann er die Gebärmutter, die Eileiter und die Eierstöcke, aber auch alle anderen Bauchorgane (Darm, Magen, Leber) sehen.

Durch einen Schnitt über der Schamhaargrenze führt er eine feine Zange in den Bauchraum ein und fasst damit den ersten Eileiter. Mit elektrisch erzeugter Hitze wird dieser an verschiedenen Stellen verschorft und damit unpassierbar gemacht. Das Gleiche geschieht auch auf der gegenüberliegenden Seite. Damit ist der Eingriff bereits beendet.

Die Kohlensäure wird wieder abgelassen, und die verschiedenen kleinen Öffnungen werden verschlossen. Wenn die Frau aus der Narkose erwacht, braucht sie noch eine gewisse Zeit, bis sie wieder fest auf ihren Beinen steht und entlassen werden kann. Manchmal hat die Frau in den darauf folgenden Tagen noch Beschwerden im Bereich des Oberbauches. Sie sind harmlos und auf das starke Aufblasen des Bauches zurückzuführen.

Samen kommt nicht mehr zum Ei
Bei der operierten Frau wird weiterhin in der Mitte jedes Monatszyklus ein befruchtungsfähiges Ei aus dem Eierstock ausgeschleudert. Aber weil jetzt beide Eileiter undurchgängig sind, können Samen und Ei nicht mehr zusammenfinden. Damit ist eine Befruchtung unmöglich. Diese Sicherheit besteht schon unmittelbar nach der Operation. Anders als bei der Unterbindung des Mannes ist nach dem Eingriff bei der Frau also keine Sicherheitsphase mit Kondomen nötig.

Man kann die Unterbindung bei der Frau auch unmittelbar nach einer Geburt durchführen. Dieser Eingriff ist dann technisch sehr einfach, weil sich die Eileiter nach der Niederkunft direkt in der Gegend des Nabels befinden und so leicht erreicht und unterbunden werden können. Trotzdem wird dieser Zeitpunkt der Operation nur für Frauen empfohlen, die schon während der Schwangerschaft ganz sicher wissen, dass sie nach ihrer Geburt nie mehr schwanger werden möchten. Das ist vor allem bei Frauen mit einer grossen Familie der Fall.

Tubenligatur: Vor- und Nachteile
Der Eingriff bei der Frau ist relativ aufwändig und kann manchmal auch zu Nebenwirkungen oder Komplikationen führen. Er kostet auch einiges mehr als die Operation beim Mann. Trotzdem wünschen viele Frauen ausdrücklich, dass die Unterbindung bei ihnen vorgenommen wird. Sie fühlen sich durch den Eingriff erleichtert, weil sie anschliessend sicher nie mehr Verhütungsmittel einnehmen müssen. Sie erleben die Unterbindung manchmal auch als symbolischen Abschluss ihrer fruchtbaren Lebensphase. Sie spüren, dass sie sich danach für Neues in ihrem Leben rüsten können.

Früher wurde von Spitälern häufig verlangt, dass eine Frau bei der Tubenligatur 30 Jahre alt ist, mindestens zwei bis drei Kinder hat und das schriftliche Einverständnis des Partners präsentieren muss. Das ist heute nicht mehr so. Eine Frau ist für ihren Körper und den Nachwuchs allein verantwortlich. Der Arzt ist nicht ihr Richter in dieser Angelegenheit, sondern sollte ein einfühlsamer Berater sein. Dennoch ist es auch heute noch vorteilhaft, wenn dieser definitive Eingriff mit dem Segen des Lebenspartners und der kompetenten Beratung eines Arztes vorgenommen wird.

Wie vorgehen?
Wenn ein Paar den Wunsch nach einer definitiven Lösung der Familienplanung hat, kann man sich direkt beim Frauenarzt oder beim Urologen melden. Es ist sinnvoll, vor dem Eingriff mit dem entsprechenden Spezialisten oder dem Hausarzt ein Gespräch zu führen, bei dem sich beide Partner über die geplante Operation informieren lassen und anschliessend nochmals zusammen darüber nachdenken.

Dabei ist vor allem zu überlegen, ob der Zeitpunkt gut gewählt und die Situation für einen definitiven Schritt reif ist. Wenn Unsicherheiten bestehen, sollte man sich lieber noch etwas Zeit nehmen und die Operation bei Mann oder Frau auf einen späteren Zeitpunkt verschieben.

Mögliche Reaktionen auf den Eingriff
In eher seltenen Fällen kommt es nach der Unterbindung bei der Frau oder beim Mann zu einer vorübergehenden seelischen Reaktion. Manchmal fällt der Abschied von der fruchtbaren Zeit schwerer, als man sich das vor dem Eingriff vorgestellt hat. Schlafstörungen oder verstärkte Nervosität können die Folge sein.

Viel häufiger stellt sich aber schon rasch nach dem Eingriff eine grosse Erleichterung ein. Der Mann und die Frau sind froh, dass sie die Familienplanung auf sichere und einfache Art gelöst haben. Oft kann in dieser Phase die Liebe nochmals richtig aufblühen, weil die Angst vor einer Schwangerschaft wegfällt.

In weit weniger als fünf Prozent der Fälle kommt es zu ernsthafteren Schwierigkeiten mit Depressionen und Störungen des Sexuallebens. In seltenen Einzelfällen muss die Hilfe eines Psychotherapeuten angefordert werden.

Kosten
Die Unterbindung beim Mann kostet rund 800 Fr. Dies ist ein einigermassen vernünftiger Preis. Ein höherer Kostenvoranschlag sollte nicht akzeptiert werden. Bei der Frau betragen die Kosten heute 2000 bis 3500 Fr. Was darüber liegt, ist übertrieben. Es ist wichtig, schon vor dem Eingriff mit dem Arzt offen über die anfallenden Kosten zu sprechen und sich einen schriftlichen Kostenvoranschlag geben zu lassen. Damit kann verhindert werden, dass man sich hinterher betrogen vorkommt. Der Hausarzt kann zudem raten, wo ein preislich günstiger und handwerklich geschickter Operateur gefunden werden kann. Man darf nicht vergessen, dass die Krankenkassen im Normalfall nichts an die Unterbindung von Mann oder Frau bezahlen.

Die Familienplanung ganz allgemein und die Unterbindung im Besonderen sind keine einfachen Themen. Man soll sich in diesem Bereich sehr genau informieren. Die engagierte Auseinandersetzung mit diesen Themen in der Partnerschaft und auch bei allein Stehenden lohnt sich. Von einer guten Lösung der Familienplanung in den verschiedenen Lebensphasen hängt ein glückliches Liebesleben, das Wohlergehen der Familie und letztlich auch der Aufbruch der Frauen in neue Aufgaben nach dem Kinderkriegen und -erziehen ab.

VERSTOPFUNG (OBSTIPATION)

Verstopfung ist eine äusserst lästige Gesundheitsstörung, unter der viele Menschen leiden. Schon Kinder sind nicht selten davon betroffen. Es gibt einfache und sehr wirksame Massnahmen, welche die Verdauung wieder ins Gleichgewicht bringen können.

Definition
Von Verstopfung spricht man, wenn der oder die Betroffene weniger als drei Stuhlentleerungen pro Woche hat. Zur Verstopfung gehört auch, dass man beim Stuhlgang kräftig pressen muss, weil der Stuhl hart ist und bei der Entleerung Schmerzen verursacht.

Häufigkeit
Verstopfung ist sehr verbreitet: Bereits drei Prozent der Kinder leiden darunter. Im Alter zwischen 20 und 50 Jahren sind es rund zehn Prozent. Und bei den älteren Leuten leidet beinahe die Hälfte daran. Es gibt kaum Menschen, die in ihrem Leben nicht irgendwann unter Problemen beim Stuhlgang gelitten haben.

Säuglinge und Kleinkinder
Schon bei den Säuglingen kann es bei der Entleerung des Stuhles grosse Schwankungen geben. Wenn ein Neugeborenes voll gestillt wird, entleert es seinen Stuhl manchmal bis zu zehnmal in 24 Stunden. Es kann aber auch vorkommen, dass es nur einmal pro zehn Tage Stuhl hat. Wenn die Entleerungen ohne grössere Probleme erfolgen und der Stuhl eine normale Konsistenz aufweist, ist beides normal. Bei Kindern über zwei Jahre spricht man von Verstopfung, wenn sie länger als drei Tage keinen Stuhl mehr gehabt haben und die Entleerung grosse Mühe oder sogar Schmerzen bereitet.

Symptome
Verstopfung führt häufig zu Bauchschmerzen, und zwar vor allem im linken Unterbauch. Daneben treten Darmkrämpfe, Blähungen und Kopfweh auf. Bei alten Menschen kann es bei hartnäckiger Obstipation paradoxerweise auch zu Durchfall kommen. Der völlig überfüllte Darm produziert übermässig viel Flüssigkeit, um die grossen Stuhlmengen loszuwerden. Nicht selten kommt es bei Verstopfung auch zur Ausbildung von erweiterten Venen (Hämorrhoiden) und Rissen in der Schleimhaut des Afters (Analfissur).

Ursache
Bei der chronischen Verstopfung funktioniert die Steuerung des Dickdarms nicht mehr richtig. Wenn man sich schlecht oder einseitig ernährt, z.B. zu wenig Ballaststoffe (Salat, Gemüse, Obst, Vollkornbrot usw.) zu sich nimmt, verliert der Dickdarm seine natürlichen Transport- und Entleerungsreflexe. Es wirkt sich auch ungünstig auf die Verdauung aus, wenn man sich zu wenig bewegt. Regelmässiger Sport regt die Verdauung an und fördert die Entleerungen.

Vor allem Frauen haben die schlechte Gewohnheit, dass sie zu wenig trinken. Der Körper ist dann gezwungen, sich die dringend benötigte Flüssigkeit aus dem Stuhlbrei im Dickdarm zu holen. Dabei kommt es zu einem übermässigen Austrocknen der Stuhlmassen und zur Verstopfung. Bei der Arbeit, aber auch in der Freizeit hat man manchmal zu wenig Zeit zur Darmentleerung, auch wenn unser Körper heftig danach verlangt. Das stört die natürlichen Reflexe im Darm und führt zu Störungen der Stuhlentleerung.

Medikamente
Antidepressive Mittel, ausschwemmende Medikamente, Eisenpräparate, hustenstillende Mittel, Schmerztabletten, Morphium und ähnliche Mittel, die Antibabypille und Produkte gegen eine Übersäuerung des Magens können zu Verstopfung führen.

Weitere Einflüsse
In der Schwangerschaft, in der zweiten Zyklushälfte und in den Wechseljahren kommt es auf Grund hormoneller Einflüsse häufig zu Verstopfung. Auch geizige Menschen haben aus psychologischen Gründen nicht selten Mühe, ihren Stuhl loszulassen. Offenbar reut sie sogar dieses Geschenk an die Umwelt. Andere Leute denken vom Morgen bis zum Abend nur an den Stuhlgang, was natürlich auch Probleme verursacht. Auch seelische Leiden können sich negativ auf die Verdauung auswirken.

Darmkrankheiten
Es gibt auch körperliche Krankheiten, die sich durch Verstopfung ankündigen können. Bei Menschen im Alter von über 45 Jahren kommt es häufig zu Entzündungen, Abszessbildungen oder zu Geschwülsten im Bereich des unteren Dickdarms. Auch bei Stoffwechselkrankheiten (z.B. Schilddrüsen-Unterfunktion) kann eine plötzliche, hartnäckige Verstopfung auftreten. Bei Säuglingen und Kleinkindern kann die Verstopfung Hinweis auf ein Versagen des steuernden Nervengeflechts im Dickdarm sein. Der Arzt muss also die Verstopfung ernst nehmen und vor allem bei hartnäckigen Formen und akutem Auftreten eine sorgfältige Untersuchung durchführen.

Behandlungsmassnahmen
Alle Massnahmen, die eine gute Verdauung fördern, sind gefragt. Vor allem ältere Menschen und Frauen müssen sich zwingen, genügend Flüssigkeit aufzu-

nehmen. Man sollte täglich ganz bewusst 1,5 bis 2 Liter Tee oder Mineralwasser trinken. Ein Glas kaltes Wasser oder eine Tasse Kaffee am Morgen löst nicht selten einen Reflex aus, der einen raschen und problemlosen Stuhlgang ermöglicht. Man muss lernen, die feinen Zeichen des Körpers wahrzunehmen und ihm die nötige Zeit zu geben.

Wichtig ist eine ballaststoffreiche Ernährung. Dazu gehören genügend Obst, frisches Gemüse, Vollkornbrot und Weizenkleie. Gesund für den Darm ist auch, wenn man sich täglich genügend bewegt. Man sollte sich auch zum Essen, Verdauen und zum Stuhlgang genügend Zeit nehmen und diese lebenswichtigen Funktionen nicht dauernd unter grosser Spannung und Stress erledigen.

Sanfte Abführmittel

Wenn diese Massnahmen keinen Erfolg bringen, können leichtere Abführmittel eingesetzt werden. An erster Stelle stehen Quellmittel, die den Darm nicht reizen, zucker- und kalorienfrei sind und zu einem weichen Stuhl verhelfen. Bewährte Produkte sind Agiolax mite, Colosan mite oder Laxiplant soft.

Es gibt auch Wasser bindende Abführmittel (Duphalac, Mannite oder Gatinar), die relativ gut verträglich sind und auch Kindern verabreicht werden können. Sie haben aber den Nachteil, dass sie häufig störende Blähungen verursachen. Ein neueres, in der Wirkung vergleichbares Produkt (Transipeg und Transipeg forte) hat diesen störenden Nachteil etwas weniger. Auch Glyzerinzäpfchen (z.B. Bulboid) machen den Stuhl weicher und ermöglichen bei Verstopfung eine Entleerung.

Starke Mittel

Stärkere Abführmittel regen den Darm zwar kurzfristig kräftig an, sie führen aber häufig zu einer kräftigen Reizung. Bekannt sind Dulcolax und alle Mittel, die Senna-Bestandteile enthalten (z.B. Agiolax, Kräuterlax). Diese Mittel eignen sich nur für eine kurze Anwendung bei einer akuten Verstopfung. Bei längerem Gebrauch dieser Produkte kommt es zu Darmveränderungen, welche die Verstopfung eher noch verschlimmern.

Fast 30 Prozent der Erwachsenen nehmen regelmässig Mittel zur Anregung der Verdauung ein. Das ist meist schlecht für die Gesundheit und muss als Missbrauch von Medikamenten angesehen werden. Wer nicht mehr ohne Abführmittel leben kann, soll sich beim Hausarzt melden. Dieser kann häufig helfen, wieder eine normale Darmfunktion ohne schädliche Medikamente zu erreichen.

VITAMINE

Vitamine sind Wirkstoffe, die der menschliche Organismus für lebenswichtige Funktionen unbedingt braucht. Weil er sie in seinem Körper meist nicht selbst herstellen kann, ist eine regelmässige Zufuhr mit der Ernährung oder ausnahmsweise in Form von Tabletten oder Tropfen dringend notwendig. Aus Vitaminen werden im Körper in erster Linie Hormone und Enzyme hergestellt, also Verbindungen, die unseren Stoffwechsel steuern.

Vitaminmangelkrankheiten

Wenn dem Körper zu wenig Vitamine zugeführt werden, kann es zu Mangelerscheinungen kommen. In schweren Mangelsituationen können gefährliche Krankheiten wie Skorbut (Mangel an Vitamin C), Beri-Beri (Vitamin B) und Rachitis (Vitamin D) auftreten. Bei uns begegnet man heute diesen schweren Leiden meist nur noch in den Geschichtsbüchern. Hingegen werden sie auch heute noch in gewissen Entwicklungsländern angetroffen. Leichtere Vitaminmangelerscheinungen gibt es auch in unseren Breitengraden. Sie äussern sich am ehesten mit Symptomen wie Appetitlosigkeit, Schlafstörungen, Konzentrationsschwäche, Reizbarkeit und Erschöpfung.

Vitaminmangel: Eher selten

Würde man der Werbung glauben, könnte man meinen, dass auch bei uns alle Menschen ständig unter Vitaminmangel leiden und daher dringend täglich auf die Einnahme von Vitaminpräparaten angewiesen sind. Das ist sicher nicht richtig. Die Vitaminversorgung des grössten Teils der Bevölkerung der Schweiz ist zwar nicht ideal, aber im Grossen und Ganzen genügend. Das breite Angebot an Milchprodukten, Früchten, Gemüsen und Salaten sichert uns eine gute Versorgung mit allen Vitaminen.

Bevölkerungsgruppen mit Vitaminmangel

Es gibt jedoch Gruppen von Menschen, die eher Mühe haben, ihren Körper genügend mit Vitaminen zu versorgen. Dazu gehören vor allem die älteren Leute. Auch allein stehende Menschen nehmen sich oft zu wenig Zeit, um auf eine ausgewogene Ernährung zu achten. Mängel in der Vitaminversorgung können auch bei Menschen entstehen, die schlechte Zähne oder ein Wackelgebiss haben. Häufig nehmen sie nur noch flüssige oder breiige Nahrung zu sich. Dadurch haben sie ernsthafte Probleme, dem Körper die dringend nötigen Nährstoffe, Mineralien und Vitamine zuzuführen. Auch Gastarbeiter, Bewohner von Berggebieten und alkoholkranke Menschen ernähren sich häufig sehr einseitig. Auch bei magenoperierten Patienten gibt es manchmal Probleme, dem Körper mit der Ernährung alle notwendigen Stoffe zu verabreichen.

Schliesslich leiden auch jüngere Menschen mit Essstörungen (Magersucht, Ess- und Brechsucht) oder bei einer längeren radikalen Abmagerungskur unter einem Vitaminmangel, sei es, dass sie zu wenig essen oder sich einseitig ernähren.

Ein besonderes Problem haben die starken Raucher und Raucherinnen: Es hat sich gezeigt, dass durch das Rauchen dem Körper nicht mehr die nötige Menge an Vitamin C zugeführt werden kann. Dies kann zur Schwächung ihres Abwehrsystems und damit zum vermehrten Auftreten von Infektionen und Krebsleiden führen.

Vegetarier: Kaum je Vitaminmangel

Man könnte meinen, dass Menschen, die auf die Einnahme von Fleisch verzichten, häufiger unter einem Vitaminmangel leiden müssten. Das ist aber nicht so. Vegetarier und Vegetarierinnen führen sich die lebensnotwendigen Substanzen mühelos mit Früchten, Gemüsen, Salat, Vollkornprodukten, Milch und Eiern zu. Sie haben zudem erfahrungsgemäss ein besonders gutes Gefühl für eine ausgewogene Ernährung.

Etwas anders ist die Situation der so genannten Veganer. Darunter versteht man extreme Vegetarier, die auch keine Tierprodukte (Milch, Milchprodukte, Eier) zu sich nehmen. Bei ihnen entsteht manchmal ein Vitamin-B12-Mangel mit Blutarmut, weil dieser Stoff mit pflanzlichen Nahrungsmitteln nicht in genügender Menge in den Körper gelangen kann. Schwangere Veganerinnen haben daher oft Schwierigkeiten, für ihr ungeborenes Kind genügend Vitamine aufzunehmen. Dies kann zu Mangelerscheinungen bei Mutter und Kind führen. Dies ist umso problematischer, als diese Menschen es meist konsequent ablehnen, die empfohlenen Vitaminpräparate für die Schwangerschaft in Form von Tabletten einzunehmen.

Vitaminmangel schwangerer Frauen

Eine Frau muss dem Körper während der Schwangerschaft deutlich mehr Vitamine und Mineralstoffe zuführen als im normalen, nicht schwangeren Leben. Gleichzeitig soll aber die Nahrungsmenge nur unbedeutend gesteigert werden, damit das Gewicht nicht zu sehr ansteigt. Es ist wichtig, dass in der Schwangerschaft ganz bewusst auf eine ausgewogene Ernährung mit genügend Milch, Vollkornprodukten, Früchten, Gemüse und Salaten geachtet wird.

Seit längerem weiss man, dass der Mangel an Folsäure (Vitamin-B-Anteil) in der ersten Schwangerschaftsphase für Missbildungen im Bereich des kindlichen Rückenmarks verantwortlich sein kann. Weil es für die Schwangere schwierig ist, dem Körper diesen Stoff mit Sicherheit in genügender Menge über die Ernährung zuzuführen, erachtet man es als sinnvoll, einer schwangeren Frau schon kurz nach dem Ausbleiben der Periode (oder noch besser schon vorher) die Einnahme eines Vitaminpräparates zu empfehlen, in dem Folsäure, Magnesium und Eisen in genügender Menge vorkommen. Dieses soll in jeder Schwangerschaftsphase eine genügende Vitamin- und Mineralienversorgung sicherstellen. Bewährt haben sich z.B. Elevit Pronatal, Duofer Fol oder Gyno-Tardyferon Kapseln.

Vitaminzufuhr beim Säugling
Auch beim Kleinkind gibt es zwei Vitamine, die bei der Brusternährung in zu kleinen Dosen zugeführt werden. Deshalb wird empfohlen, sie dem Säugling künstlich zu verabreichen. Es handelt sich um das Vitamin K, das schon in der ersten Lebenswoche zur Verhinderung von Spontanblutungen verabreicht werden muss. Auch Vitamin D wird im kleinkindlichen Organismus noch in zu kleiner Menge hergestellt. Deshalb kann es sinnvoll sein, im ersten Lebensjahr täglich vier Vi-De-3-Tropfen zu verabreichen. Dies ist vor allem im Winter wichtig, weil dann im Organismus kaum Vitamin D produziert wird. Im Sommer hingegen, wenn das Baby häufig an der frischen Luft und am hellen Licht ist, wird in der Haut genug Vitamin D hergestellt.

Wichtig: Ausgewogene Ernährung
Im Normalfall müssen bei Erwachsenen und Kindern die Vitamine nicht über Tabletten und Tropfen zugeführt werden. Meist reicht eine abwechslungsreiche, ausgewogene Ernährung mit genügend Salat, Gemüse, Früchten, Vollkorn- und Milchprodukten, Fleisch und Fisch. Nur selten müssen bei Kindern, die sich sehr einseitig ernähren (Ablehnung von Milchprodukten, Salat, Gemüsen und Früchten), zur Sicherheit Vitamine nachgeliefert werden.

Schonende Speisezubereitung
Es lohnt sich, bei der Zubereitung der Speisen darauf zu achten, dass nicht zu viele Vitamine zerstört werden. So sollen Gemüse und Salate erst nach dem Waschen zerkleinert werden. Auch sollen sie nicht länger als nötig im Wasser liegen bleiben. Aus dem gleichen Grund soll beim Kochen von Gemüse und Kartoffeln möglichst wenig Flüssigkeit in die Pfanne gegeben werden. Das Kochen im Dampftopf ist in dieser Beziehung besonders schonend. Auch längeres Warmhalten entzieht den Speisen die wertvollsten Vitamine. Daran sollte man vor allem in Kantinen, Heimen und im Spital denken, wo Speisen häufig über längere Zeit warm gestellt werden müssen.

Vitamintabletten
Die regelmässige Verabreichung von Vitaminpräparaten aus der Apotheke (z.B. Supradyn, Centrum), der Drogerie (z.B. Biovital) oder vom Grossverteiler (Multivitaminikum) ist nur sinnvoll für Menschen, bei denen ein begründbarer Verdacht auf einen Vitaminmangel besteht. Dies trifft für ältere Menschen zu, bei denen eine ausgewogene Ernährung häufig nicht mehr möglich ist. Aber auch bei Jugendlichen, die sich nur von Cola und Pommes frites ernähren, kann ein Vitaminstoss manchmal angebracht und der geistigen und körperlichen Fitness förderlich sein. Auch bei Menschen, die länger krank waren oder unter Appetitstörungen gelitten haben, kann eine zusätzliche Vitaminabgabe sinnvoll sein.

Bevor eine Diät zur Reduktion des Gewichts begonnen wird, lohnt es sich, mit dem Hausarzt darüber zu sprechen, wie diese erfolgreich und ohne Schaden für die Gesundheit durchgeführt werden kann. Frauen, die eine radikale Abmagerungskur über mehrere Wochen machen möchten, muss empfohlen werden, genügend Obst, Salat und Gemüse zu essen oder sich regelmässig Vitamine in Form von Tabletten zuzuführen. Auch Menschen mit Essstörungen (Mager-, Ess- und Brechsucht) profitieren von einer zusätzlichen Vitaminzufuhr.

Vitamin C zur Grippeprävention?

Manchmal hört man, dass die Einnahme von höheren Dosen Vitamin C im Winter gegen Erkältungen und Grippe schützen kann. Das ist nur bedingt richtig. Die Häufigkeit dieser Krankheiten in der kalten Jahreszeit wird durch Vitamin C kaum beeinträchtigt. Hingegen kann die Dauer dieser Krankheiten etwas abgekürzt werden. Trotzdem kann die regelmässige Einnahme von Vitamin C im Winter sinnvoll sein. Vitamin C hat ganz allgemein eine kräftigende Wirkung auf das Abwehrsystem. So kann es sich auf die Gesundheit positiv auswirken, wenn man im Herbst und Winter genügend Orangen, Mandarinen, Grapefruits, Kiwi und andere Früchte isst. Viel Vitamin C ist auch im Gemüse und in den Kartoffeln enthalten.

Vitamine: Schutz gegen Krebs?

In letzter Zeit liest man häufig, dass Vitamine auch gegen Krebs und Herz-Kreislauf-Krankheiten schützen können. Seit kurzem weiss man, dass gewisse chemische Verbindungen (freie Radikale) aus der Umwelt im Körper Zellen des Abwehrsystems schädigen oder sogar zerstören können. Diese Schadstoffe entstehen zum Beispiel durch starke Luftverschmutzung, aber auch häufiger Stress kann sich ungünstig auswirken. Darunter leiden die Infektionsabwehr und das Schutzsystem gegen die Entstehung von Krebszellen und Gefässverkalkung.

Gewisse Vitamine (Vitamin A, C und E) sollen die Fähigkeit haben, diese Schadstoffe im Körper unschädlich zu machen. Ihre vermehrte Einnahme kann sich also positiv auf die Gesundheit auswirken. Das bedeutet, dass Menschen, die genügend Gemüse und Früchte essen, weniger Krebs, Herzinfarkte und Hirnschläge bekommen als solche, die sich nicht um eine abwechslungsreiche Ernährung kümmern. Diese neue Theorie ist interessant, wurde bis heute aber wissenschaftlich noch nicht vollständig erhärtet.

Vitamine: Wie zuführen?

Es wäre falsch, aus diesen neueren Erkenntnissen abzuleiten, dass wir nun täglich einige Vitamintabletten zu uns nehmen müssen. Das würde zwar der chemischen Industrie gefallen, unserer Gesundheit aber kaum nützen. Im Allgemeinen reicht eine gute, ausgewogene Ernährung, um die postulierte Schutzwirkung zu erreichen. Auch soll man nicht vergessen, dass zur Verhinderung eines Herzinfarkts und eines Hirnschlags letztlich die bisherigen Vorbeugemassnahmen weiterhin gelten: Normalisierung von Blutdruck, Gewicht, Cholesterin und Blutzucker sowie genügend Bewegung. Auch den Lungenkrebs sollte man nicht mit Vitamin C verhüten, sondern damit, dass man mit dem Rauchen aufhört.

Überall sind heute bekömmliche Fruchtsäfte erhältlich. Die tägliche Einnahme von ca. drei Dezilitern reicht zur Deckung des Vitaminbedarfs, auch wenn dieser im Winter besonders gross ist. Vor allem Kinder schätzen dies mehr als Fischtran-Kapseln oder Tabletten. Erwachsene können sich zusätzlich mit einem bis zwei Glas Rotwein zum Nachtessen Schutzstoffe (Antioxidantien) gegen die erwähnten Umweltgifte zuführen. So kann man das Angenehme mit dem Nützlichen verbinden.

WARZEN

Warzen sind häufige, meist harmlose Verhornungsstörungen der Haut und treten meist als Knötchen auf. Sie sehen unappetitlich aus, sind für den Träger lästig und können vor allem an den Füssen Schmerzen verursachen. Auch für den Fachmann sind sie nicht immer leicht zu behandeln.

Arten

Die normale Hautwarze (Vulgärwarze) findet man meistens auf den Händen und manchmal im Gesicht. Gewöhnlich sind es einzelne derbe, gräuliche oder bräunliche, vorgewölbte Knötchen mit einer rauen, unregelmässigen Oberfläche. Sie können einzeln oder als kleine Gruppe von Wärzchen vorkommen.

Die so genannten Dornwarzen treten bevorzugt an den Fusssohlen auf und wachsen typischerweise wie Dornen in die Haut hinein. Manchmal kommen sie einzeln, meist aber in kleineren oder grösseren Gruppen vor. Auf der Fusssohle sieht man braune oder schwarze Punkte, die von einer dicken Hornhaut umgeben und oft schmerzhaft sind.

Die Alterswarzen sind bei älteren Menschen sehr häufig und treten manchmal schon bei Fünfzigjährigen, meist aber eher später auf. Man findet sie vor allem im Gesicht, auf der Brust und auf dem Rücken. Im Allgemeinen sind die Alterswarzen in grösseren Gruppen angeordnet. Sie sind gewöhnlich flach oder haben einen kurzen Stiel. Die Oberfläche ist hellbraun oder braunschwarz und schuppt manchmal. Es gibt ältere Menschen, deren ganzer Rücken oder die Stirne davon betroffen ist.

Ursache

Die Vulgär- und Dornwarzen werden von Viren (Papilloma-Viren) verursacht. Sie sind also ansteckend. Trotzdem bekommen längst nicht alle Leute, die mit diesen Viren Kontakt haben, Warzen. Offenbar spielt die Reaktionsbereitschaft des Abwehrsystems des betroffenen Menschen eine wichtige Rolle. Auf den Böden von Duschen, Saunen und Schwimmbädern können Warzenviren übertragen werden. In Einzelfällen lässt sich beobachten, dass auch der schlechte seelische Zustand eines Menschen das Auftreten von Warzen begünstigen kann.

Die Alterswarzen sind nicht durch Viren verursacht. Sie entstehen auf Grund einer erblichen Anlage. Auch Umwelteinflüsse (z.B. intensive Sonnenexposition) können die Warzenbildung im Alter fördern. Alterswarzen sind nicht ansteckend.

Behandlung
Die Behandlung von Warzen ist nicht immer einfach. Manchmal macht man die Erfahrung, dass bei gewissen Behandlungsmassnahmen ein sehr schneller, ja überraschender Erfolg eintritt. In anderen Fällen will eine Warze einfach nicht verschwinden. Eine Warze hat die unangenehme Eigenschaft, dass sie immer wieder zum Vorschein kommen kann. Man darf bei der Warzenbehandlung die Geduld nicht verlieren und muss den Warzen mit Überzeugung den Kampf ansagen.

Behandeln kann man Warzen mit einem Pflaster (z.B. Isocorn-Pflaster), das man in der Nacht auf die Warze klebt. Am Morgen wird die aufgeweichte Hornschicht mit einer kleinen Schere abgeschnitten oder abgekratzt. Günstig können sich auch regelmässige Fuss- oder Handbäder in heissem Salzwasser auswirken. Eine gute Wirkung haben auch Flüssigkeiten, die das Horn auflösen und die Viren abtöten (z.B. Clabin, Verra-med und Verrumal). Alle diese Mittel bekommt man in der Apotheke. Verra-med und Verrumal sind rezeptpflichtig.

Ärztliche Behandlung
Der Arzt kann die Warzen mit einem scharfen Löffel herausschälen, mit einem heissen Messer ausbrennen oder mit dem Skalpell herausschneiden. Der Hautspezialist braucht manchmal auch die ätzende Kälte des flüssigen Stickstoffs, um die Warze zum Verschwinden zu bringen.

Unkonventionelle Heilmethoden
Manchmal helfen auch ungewöhnliche Heilmethoden. Bei Warzen an der Hand kann es nützlich sein, eine rote Schnecke darüber kriechen zu lassen. Bei meinem jüngsten Sohn verschwanden die Warzen, nachdem wir sie täglich massierten und dabei das Sprüchlein aufsagten: «Mit Sympathie verschwindet sie.» Der Fantasie zur Behandlung von Fingerwarzen sind keine Grenzen gesetzt.

Vorbeugende Massnahmen
Die Haut der Hände und Füsse soll man gut pflegen. Dazu eignen sich fettende Cremen und Salben (z.B. Excipial). Die Haut soll keine Risse aufweisen, und in den Schuhen darf es nicht ständig feucht sein und stinken. Vor allem im Sommer trägt man mit Vorteil offene Sandalen und sollte wenn möglich auch häufig barfuss gehen. Synthetische Turnschuhe, Gummistiefel und geschlossene Bergschuhe sind gefährlich und müssen regelmässig durchlüftet werden. Wenn man ins Schwimmbad oder in die Sauna geht, sollte man nachher die Füsse gut waschen und vor allem sorgfältig trocknen. Es ist auch wichtig, dass man gesund lebt, sich gut ernährt und nicht zu viel Stress aufkommen lässt. So wird das Abwehrsystem gegen jede Art von Krankheit gestärkt.

Warzenpatienten und -patientinnen sollen sich unbedingt schnell und gut behandeln lassen, bevor sie die eigene Familie, die Schulkollegen und die ganze Nachbarschaft angesteckt haben. Erst wenn Dornwarzen richtig behandelt worden sind, darf man wieder ins Schwimmbad gehen.

Es ist sinnvoll, die Warzen zuerst einmal mit den beschriebenen einfachen Mitteln und/oder den unkonventionellen Methoden zu behandeln. Wenn nach wenigen Wochen kein Erfolg verzeichnet wird, lohnt sich ein Besuch beim Hausarzt oder bei einem Hautspezialisten. Warzen heilen auch ohne Behandlung nach etwa zwei bis drei Jahren spontan ab. Geduld kann also bei wenig störenden Warzen Rosen bringen.

WECHSELJAHRBESCHWERDEN

Das Aufhören der Periode (Menopause) ist keine Krankheit, sondern ein natürlicher Vorgang. Er tritt meist kurz nach dem 50. Lebensjahr ein. Die Jahre vorher und nachher werden als Wechseljahre bezeichnet. Bei vielen Frauen geht diese Zeit ohne grössere Probleme vorüber. Bei anderen kommt es zu mehr oder weniger grossen Beschwerden und Schwierigkeiten. Alle Menschen müssen sich früher oder später mit den spürbaren Veränderungen von Körper und Seele durch das Älterwerden auseinander setzen.

Ängste
Dieser nicht ganz einfache Prozess des Älterwerdens wird erschwert durch das negative Bild, welches die Wechseljahre in unserer Gesellschaft haben. Man spricht davon meist im Zusammenhang mit Abbau, Beschwerden und Krankheiten und löst damit bei betroffenen Frauen die Angst aus, sie seien jetzt alt und «out». Viele leiden unter dieser Form von Diskriminierung mehr als unter den eigentlichen Wechseljahrbeschwerden.

Dabei ist das Klimakterium zwar der Abschluss der fruchtbaren Phase im Leben, aber keinesfalls der Anfang vom Ende. Vielmehr kann man darin auch den Aufbruch in eine neue, spannende Lebensphase sehen. Diese Zeit auch als Chance wahrzunehmen, ist die wichtige Herausforderung.

Typische Beschwerden
Hitzewallungen sind besonders häufig. Man versteht darunter das Einschiessen von Blut und Wärme ins Gesicht, den Hals und die Brust. Viele Frauen leiden auch unter Schweissausbrüchen. Fast 70 Prozent der Frauen sind davon mehr oder weniger stark betroffen. Manchmal treten diese Störungen schon zu Beginn der Vierzigerjahre auf. Besonders stark sind sie um den Zeitpunkt der Menopause und dauern dann nicht selten weitere fünf, zehn oder noch mehr Jahre an.

Wallungen und Schweissausbrüche können durch zu warme Kleider, heisse Getränke, scharf gewürzte Speisen, aber auch durch Kaffee und Alkohol ausgelöst werden. Die meisten Wechseljahrbeschwerden zeigen sich aber erfahrungsgemäss ohne besonderen Grund oder Auslöser.

Auch Herzjagen, Müdigkeit und Schlafstörungen treten im Klimakterium häufiger auf. Es kommt auch zu Trockenheit der Schleimhäute im Unterleib und damit zu einer vermehrten Anfälligkeit für Infektionen der Blase und der Scheide. Auch eine Blasenschwäche, also der unkontrollierte Abgang von Urin, kann die Folge sein.

Osteoporose
In der zweiten Lebenshälfte kommt es bei allen Menschen zu einer langsamen Entkalkung der Knochen. Bei etwa 25 Prozent der Frauen tritt ein beschleunigter Knochenabbau (Osteoporose) ein. Dieser steht in einer direkten Beziehung zum

Absinken der weiblichen Hormone (Östrogene) im Klimakterium. Die Osteoporose äussert sich dann im Alter mit einer Zunahme von Knochenbrüchen am Unterarm, in den Wirbelkörpern, den Rippen und am Oberschenkelhals. Auch kann sich ein stärkerer Buckel mit kräftigem Rückenweh bilden.

Osteoporose tritt vor allem bei Frauen auf, bei denen die Periode schon früh aufgehört hat, die schmal und fein gebaut sind, und deren nächste Angehörige verstärkte Osteoporose mit Buckel und häufigen Frakturen zeigen. Auch Frauen, die sich wenig bewegen und regelmässig viel rauchen, neigen zu Osteoporose. Gefährdet sind auch Frauen, die über längere Zeit mit Cortison behandelt wurden.

Seelische Veränderungen

Die Wechseljahre können auch seelische Reaktionen auslösen. Viele Frauen erleben in dieser Lebensphase eine verstärkte Reizbarkeit, Traurigkeit und depressive Verstimmungen. Manchmal werden ohne klaren Grund Tränen vergossen.

Neben den hormonell bedingten Gefühlsschwankungen finden während der Wechseljahre auch wichtige Veränderungen statt, welche die seelische Verfassung zusätzlich belasten. Häufig lösen sich in dieser Zeit die Kinder von den Eltern und verlassen den gemeinsamen Haushalt. Die Frau sieht sich damit konfrontiert, dass eine neue Lebensphase beginnt und sie sich eine neue Rolle und Aufgabe suchen muss. Auch Veränderungen in der Partnerschaft fallen häufig in diese Zeit.

Vorsorge

Eine Frau soll schon vor den Wechseljahren Anstrengungen unternehmen, um sich ein Netz von Freundinnen aufzubauen und neue Aufgaben ausserhalb der Familie anzunehmen. So ist die Gefahr kleiner, dass sie im Klimakterium in ein «Loch» fällt und plötzlich nicht mehr weiss, für wen und was sie eigentlich da ist.

Sexualität

Auch nach der Menopause kann die Sexualität genauso schön sein wie vorher. Die körperlichen Veränderungen sollten in einer gesunden Partnerschaft kein Hindernis sein, um weiterhin ein lebendiges, intensives Geschlechtsleben zu ermöglichen. Zwar leiden viele Frauen in diesen Jahren manchmal unter trockenen Schleimhäuten. Der Arzt kann ihnen jedoch mit Feuchtigkeitscremen (z.B. KY-Gel) oder hormonhaltigen Präparaten (Premarin oder Ortho Gynest Vaginalcreme) Erleichterung verschaffen.

Sinnvolle Behandlungsmassnahmen

Bei der Behandlung von Wechseljahrbeschwerden geht es in erster Linie darum, die Lebensqualität der betroffenen Frauen zu verbessern. An erster Stelle steht dabei ohne Zweifel, dass sie eine gesunde Einstellung zu dieser Lebensphase gewinnt. Die Menopause ist keine Krankheit. Auch die Angehörigen – vor allem der Partner – sollten so gut wie möglich dazu beitragen, dass die Frau eine positive

Haltung finden kann. Wichtig ist ein gesundes Leben mit genügend Bewegung und Sport. Ungünstig wirken sich Rauchen, Kaffee und Alkohol aus.

Bei der Ernährung soll durch die Einnahme von Milchprodukten für eine genügende Zufuhr von Kalzium gesorgt werden. Auch Vitamin D ist wichtig und wird bei regelmässigem Aufenthalt an der frischen Luft und an der Sonne vom Körper gebildet.

Eine ballaststoffreiche Ernährung ist für eine regelmässige Verdauung von Bedeutung. Auch Sauna, Wechselduschen, Kräutertees, Fussreflexzonenmassage und autogenes Training können das innere Gleichgewicht fördern.

Bei leichteren Wechseljahrbeschwerden stehen heute pflanzliche Heilmittel (Cimifemin Tabletten), alternativmedizinische Methoden (Akupunktur, Homöopathie, traditionelle chinesische Medizin), Kräutertees usw. zur Verfügung. Häufig lohnt es sich, die Beschwerden zuerst einmal mit einer sanften Methode anzugehen.

Hormone

Gross in Diskussion ist die Anwendung von Hormonpräparaten im Klimakterium. Es gibt Ärzte, die am liebsten allen Frauen regelmässig und für viele Jahre Hormonpräparate verschreiben würden. Das ist keine gute Lösung, denn Hormone können neben ihren segensreichen Wirkungen durchaus auch gefährliche Nebenwirkungen haben. Ebenso falsch ist aber die Meinung, dass die Einnahme von Hormonen grundsätzlich schlecht und daher abzulehnen sei.

Hormonpräparate können für gewisse Frauen eine grosse Hilfe sein. Wenn man unter starken Wechseljahrbeschwerden leidet, können diese Präparate eine deutliche Verbesserung der Lebensqualität bringen. Die regelmässige Hormoneinnahme ist auch empfehlenswert für Frauen, die als osteoporosegefährdet gelten. Hingegen ist mit Hormonen Vorsicht am Platz, wenn in der Vorgeschichte Thrombosen oder Embolien aufgetreten sind.

Ganzheitliche Sicht

Die Lebensqualität, das Glück und die Gesundheit während und nach den Wechseljahren ist nicht in erster Linie davon abhängig, ob eine Frau Hormone einnimmt oder nicht. Viel wichtiger ist eine positive Einstellung zur neuen Lebenssituation. Freunde und Freundinnen, eine Familie, ein Partner und Kinder, die Mut machen und zu einem zufriedenen Leben beitragen, sind von grösster Bedeutung.

Es ist gut, wenn man einen Haus- oder Frauenarzt bzw. eine Ärztin hat, die gut zuhören und mit der Frau zusammen offen Probleme, Wünsche und Ängste besprechen kann. Der Arzt oder die Ärztin soll ein vorurteilsloser Berater und Begleiter in dieser manchmal schwierigen Lebensphase sein.

ZECKENBISSE UND IHRE FOLGEERKRANKUNGEN

Wenn es im Frühling wärmer wird, werden die Zecken (Holzböcke) wieder aktiv. Sie klettern im Gras, in den Büschen und in den Sträuchern herum und steigen bis auf eine Höhe von einem Meter. Am häufigsten findet man die Zecken an Waldrändern, in Waldlichtungen, im Unterholz und etwas seltener auf Gartenhecken. Hier warten sie auf ihre Opfer und lassen sich auf sie fallen.

Das Leben einer Zecke

Eine Zecke braucht Blut zum Leben. Deshalb ist sie darauf aus, Rehe, Hirsche, Hasen, Füchse, Vögel und Mäuse zu stechen. Aber auch der Mensch und seine häufigen Begleiter, die Katze und der Hund, sind ihr als Blutspender willkommen. Die Zecke gibt sich nicht damit zufrieden, Blut zu saugen. Während ihrer stunden- bis tagelang dauernden Blutmahlzeit entleert sie auch immer wieder ihren Darminhalt in den Blutkreislauf des Wirtes und kann damit Krankheiten übertragen.

Krankheiten: Hirnhautentzündung und Borreliose

Die bekannteste von Zecken übertragene Krankheit ist die Frühsommer-Hirnhautentzündung (FSME). Es handelt sich um eine Viruskrankheit. Ein bis vier Wochen nach dem Zeckenbiss kommt es zu einer grippeähnlichen Krankheit, die von starkem Kopfweh begleitet ist. Manchmal kommt es zu Lähmungen von Muskeln des Auges oder des Gesichts. Meist heilen diese Symptome wieder vollständig ab.

Deutlich weniger bekannt, aber eindeutig häufiger ist die zweite Krankheit, die durch Zecken übertragen wird: die Borreliose. Sie wird durch Bakterien ausgelöst. Dabei entsteht nach ein bis drei Wochen an der Stelle des Zeckenbisses nicht selten eine langsam wachsende, kreisförmige Rötung mit aufgeworfenem Rand, die nach einigen Tagen spontan wieder abheilt. Gleichzeitig kann eine fieberhafte Krankheit mit Kopfweh und Gelenkschmerzen auftreten. Auch diese Beschwerden verschwinden ohne Behandlung wieder. In gewissen Fällen geht die Borreliose in ein chronisches Stadium mit Befall von Gelenken, Herz und Nervensystem über. Dieses Stadium ist gefürchtet und kann einen sehr belastenden Verlauf nehmen.

Wer ist gefährdet?
Gefährdet für Zeckenbisse und die dabei übertragenen Krankheiten sind vor allem Leute, die sich im Unterholz, in den Büschen und an den Waldrändern aufhalten. Dazu gehören Berufsleute wie Waldarbeiter, Förster und Vermesser. Aber auch Pilzsammler und Sportler (Jogger, Orientierungsläufer) sind betroffen. Viel weniger ausgesetzt sind Erwachsene und Kinder, die sich auf den Wegen und im offenen Wald bewegen. Zecken fallen nämlich nicht von den Bäumen, wie man das oft fälschlicherweise hört. Sie klettern auf Gräser, Büsche und Sträucher bis zu einer Höhe von einem Meter und lassen sich auf ihre Opfer fallen.

Gefährliche Gegenden
Nicht jede Gegend ist gleich gefährlich für die Übertragung der Zecken-Hirnhautentzündung. Diese Krankheit wird vor allem in den Kantonen Zürich, Aargau, Schaffhausen, Luzern, Solothurn und Bern übertragen. In diesen Kantonen sind die Waldgebiete bekannt, in denen die Zecken das gefährliche Virus tragen können. Die Borreliose hingegen, die andere Zeckenkrankheit, kann man in der ganzen Schweiz bei einem Zeckenbiss auflesen.

Ansteckungsrisiko
Das Risiko, bei einem Zeckenbiss von einer der beiden Krankheiten angesteckt zu werden, ist viel kleiner, als manche Leute glauben. Zwar lässt sich das Bakterium, das die Borreliose auslösen kann, bei rund jeder dritten Zecke und in der ganzen Schweiz nachweisen. Aber nur etwa ein Zehntel der Menschen, die mit einem entsprechenden Krankheitserreger angesteckt werden, zeigt in der Folge auch wirklich Krankheitszeichen. Bei 90 Prozent der Angesteckten kommt es zwar zu messbaren Blutveränderungen, die Betroffenen bleiben aber gesund.

Die Wahrscheinlichkeit einer Hirnhautentzündung nach einem Zeckenbiss ist noch viel kleiner. Auch in den bekannten, gefährlichen Gegenden der Schweiz sind weniger als 1 Prozent der Zecken Meningitis-Virusträger. Und auch da werden nur etwa 10 Prozent der Angesteckten krank. Die meisten von ihnen machen eine grippeähnliche Krankheit durch. Eine eigentliche Hirnhautentzündung bekommen nur 10 Prozent der Erkrankten. Pro 10 000 Zeckenstiche in einer gefährlichen Zone kommt es also nur einmal zu einer Hirnhautentzündung.

Schutzmassnahmen
Es wäre übertrieben, wenn man aus Angst vor Zecken nicht mehr in den Wald ginge. Man soll aber wissen, was man tun kann, dass einen die Zecken nicht so leicht erwischen. Wichtig ist, dass man sich gut anzieht. Im Wald soll man lange Hosen und langärmlige Oberkleider tragen und dafür sorgen, dass der Kragen und die Schuhe geschlossen sind. Die offene Haut kann man mit Insektenschutzmitteln wie Parapic-Anti-Zeckenspray, Kik oder Antibrumm schützen.

Wenn man am Abend nach Hause kommt, sollte man bei sich und den Kindern den Körper kurz inspizieren. Zecken sitzen mit Vorliebe auf dem Kopf, den Ohren, in den Achselhöhlen und Kniekehlen, an Händen und Füssen sowie in der

Schamgegend. Wenn man eine Zecke findet, soll man sie möglichst schnell entfernen. Am besten packt man sie mit einer Pinzette oder den Fingernägeln nahe der Haut und zieht sie langsam heraus.

Das Ersticken mit Öl, das Verbrennen oder das Einfrieren mit Kältespray haben sich nicht bewährt. Offenbar entleert der Holzbock bei solchen Schockmethoden seinen ganzen Darminhalt in den menschlichen Körper und ist auf diese Weise ganz besonders ansteckend. Wenn beim Entfernen der Zecke der Kopf in der Haut stecken bleibt, ist das nicht gefährlich. Man kann ihn bei nächster Gelegenheit vom Hausarzt entfernen lassen, damit sich an dieser Stelle keine lästige Fremdkörpergeschwulst bildet.

Wann zum Arzt?
Den Hausarzt soll man aufsuchen, wenn 1–4 Wochen nach einem Zeckenbiss eine grippeartige Krankheit oder eine langsam wachsende Hautrötung auftritt. Gegen die Borreliose kann der Arzt sehr wirksame Antibiotika einsetzen und in den meisten Fällen eine Heilung erreichen. Die Hirnhautentzündung ist hingegen eine Viruskrankheit, bei der Antibiotika nichts nützen. Die Ärzte müssen Vertrauen in das Abwehrsystem des Betroffenen haben und mit schmerzstillenden Medikamenten die sehr belastenden Beschwerden lindern.

Schutzimpfung
Gegen die häufigere und viel heimtückischere Borreliose gibt es bis heute keine Impfung. Hingegen kann gegen die Zecken-Hirnhautentzündung eine wirksame Impfung verabreicht werden. Trotzdem es ist nicht sinnvoll, dass sich alle Menschen in den gefährlichen Regionen impfen lassen. Doch ist es vernünftig, wenn sich Familien schützen, die am Waldrand wohnen, oder Bauernfamilien, deren Kinder sich oft in den Büschen herumtreiben. Die Impfung ist sicher auch angezeigt bei Menschen, die im Wald (vor allem im Unterholz) arbeiten oder sich als Sportler oder aus anderen Gründen häufig im Wald aufhalten. Auch ängstliche Leute können sich mit der Impfung schützen, damit sie nicht aus Angst ständig zu Hause bleiben.

Die Impfung sollte im Winter oder im Frühling vorgenommen werden. Sie besteht aus zwei Spritzen im Abstand von einem bis drei Monaten. Im darauf folgenden Jahr kann man den Impfschutz mit einer Auffrischungsimpfung wieder aktualisieren. Nach weiteren drei Jahren muss der Impfschutz mit einer weiteren Spritze erneuert werden.

Es ist nicht angezeigt, übermässige Angst vor den durch Zecken übertragenen Krankheiten zu haben. Aber man soll sich bei Spaziergängen in den Wald die angeführten Hinweise zu Herzen zu nehmen. Wenn man trotzdem von einer Zecke gebissen wird, ist die Erkrankungsgefahr gewöhnlich viel kleiner, als man denkt. Bei Krankheitssymptomen sollte man aber unbedingt den Arzt konsultieren, um die möglichen Behandlungsmassnahmen nicht zu verpassen.

ZUCKERKRANKHEIT (DIABETES MELLITUS)

Die Zuckerkrankheit (Diabetes mellitus) ist eine häufige chronische Stoffwechselkrankheit. Die Bauchspeicheldrüse produziert kein Insulin mehr (Typ I), oder das Insulin verliert seine Wirkung im Körper (Typ II). Dadurch gerät die Steuerung des Zuckergehaltes im Blut aus dem Gleichgewicht. Ein zu hoher Zuckerspiegel im Blut über Jahre kann das Herz, die Gefässe, die Nieren und die Augen ernsthaft schädigen. Von der Zuckerkrankheit sind 3–4 Prozent der Bevölkerung betroffen. Ziel der Behandlung ist das Erreichen eines normalen Blutzuckerspiegels und eine möglichst normale Lebensweise für die Betroffenen.

Typische Symptome
Der gesunde Mensch braucht in seinem Blut ständig eine gewisse Menge Traubenzucker (Glukose) als Energielieferanten für die Zellen, Gewebe und Organe. Der Blutzuckerspiegel steigt nach den Mahlzeiten vorübergehend an und normalisiert sich unter dem Einfluss des Hormons Insulin aus der Bauchspeicheldrüse rasch wieder. Insulin sorgt dafür, dass der Traubenzucker durch die Zellwände in die Zellen eindringen kann. Dieses Hormon wirkt wie ein Schlüssel, es öffnet die Tür zur Zelle. Ist viel Traubenzucker im Blut vorhanden, wird in der Bauchspeicheldrüse viel Insulin abgegeben, wenn der Blutzuckerspiegel eher tief ist, braucht es wenig oder kein Insulin.

Beim unbehandelten Zuckerkranken ist der Blutzucker fast ständig deutlich zu hoch. Dadurch können typische Krankheitssymptome auftreten. Wenn ein jüngerer Mann oder eine junge Frau plötzlich unter vermehrtem Durst leidet, täglich literweise Flüssigkeit zu sich nehmen muss und viel Urin ausscheidet, soll an eine neu aufgetretene Zuckerkrankheit gedacht werden. Der oder die Betroffene leidet auch unter Gewichtsverlust, Müdigkeit, Schwindel und Erschöpfung. Häufig können Infektionen auftreten: Vor allem die Blase, die Vorhaut, die Scheide, die Haut und die Bronchien können davon betroffen sein.

Bei älteren Menschen sind die Symptome einer Zuckerkrankheit oft nicht sehr typisch. Obschon der Zucker seit längerer Zeit erhöht ist, wird die Diagnose manchmal nicht gestellt, weil der Patient seine Krankheit gar nicht bemerkt oder die Symptome mit seinem fortgeschrittenen Alter in Zusammenhang bringt. Erst wenn eine Verschlechterung des Allgemeinzustandes auftritt oder anlässlich einer routinemässigen Blutkontrolle wird die Zuckerkrankheit diagnostiziert. Dadurch geht manchmal wertvolle Zeit verloren, in der gewisse Organe des Körpers Schaden nehmen können.

Diagnose
Wenn der Verdacht auf eine Zuckerkrankheit besteht, kann der Arzt den Zuckerwert im Blut kontrollieren. Ist der Blutzucker wiederholt im Nüchternzustand oder nach Einnahme einer Mahlzeit höher als beim gesunden Menschen, liegt ziemlich sicher eine Zuckerkrankheit vor. Wenn der Blutzucker die normalen Werte deutlich überschreitet, tritt der Zucker durch die Nieren in den Urin über. Wenn also bei einer Gesundheitskontrolle ein erhöhter Blutzucker oder Zucker im Urin gefunden wird, muss an eine Zuckerkrankheit gedacht werden.

Wenn bei jungen Menschen ein Diabetes neu auftritt, ist der Blutzucker häufig 5- bis 10-mal zu hoch. Es treten Übelkeit, Erbrechen, Bauchschmerz und Bewusstseinstrübung auf. Da es sich um eine schwere Krankheit handelt, muss der Betroffene häufig ins Spital eingeliefert werden, wo sofort eine Insulin-Therapie zur Senkung des Blutzuckers in die Wege geleitet wird. Bei älteren Menschen kann bei einer neu entdeckten Zuckerkrankheit der Zuckerstoffwechsel meist mit ambulanten Massnahmen wie Diät und eventuell Tabletten wieder ins Gleichgewicht gebracht werden.

Verschiedene Typen von Zuckerkrankheit
Man unterscheidet zwei verschiedene Typen von Zuckerkrankheit. Der Typ-I-Diabetes tritt meist schon in jungen Jahren auf. Dieser so genannte jugendliche Diabetes liegt in rund 10 Prozent der Fälle vor. Die Bauchspeicheldrüse ist krank und liefert zu wenig oder kein Insulin mehr. Der Blutzucker wird aus dem Blut nicht mehr in die Gewebe aufgenommen und bleibt daher im Blut ständig viel zu hoch. Der Insulinspiegel im Blut ist sehr tief.

Deutlich häufiger (90 Prozent) ist der Typ-II-Diabetes (Alterszucker). Diese Krankheit tritt meist erst nach dem 40. Lebensjahr auf. Meist kann hier ein normaler oder sogar zu hoher Insulinspiegel im Blut gemessen werden. Dieses Stoffwechselhormon kann aber seine Wirkung im Körper nicht mehr richtig entfalten, weil die Gewebezellen gegen seine Wirkung resistent geworden sind (Insulinresistenz). Die Muskel- und Fettgewebe nehmen also nur noch ungenügende Mengen Zucker aus dem Blut auf.

Ursache der Zuckerkrankheit
Beim jugendlichen Diabetes bildet das Immunsystem schon in jungen Jahren aus noch nicht geklärten Gründen plötzlich Abwehrstoffe gegen die Insulin produzierenden Zellen (Inselzellen) in der Bauchspeicheldrüse. Diese gehen dabei zu Grunde, und die Insulinproduktion fällt aus. Manchmal kann die Bauchspeicheldrüse auch bei einer Infektionskrankheit (Mumps, Masern oder Röteln) Schaden nehmen und ihre Aufgabe nachher nicht mehr erfüllen. Man weiss, dass gewisse Erbanlagen das Auftreten dieses Diabetes-Typs erleichtern. Für die Behandlung des Typ-I-Diabetes braucht es immer Insulin.

Der Alterszucker (Typ-II-Diabetes) ist in erster Linie eine Erbkrankheit. Er tritt in gewissen Familien gehäuft auf. Trotzdem spielen auch andere Faktoren bei der Auslösung eine wichtige Rolle. Diese Form der Zuckerkrankheit ist oft an Übergewicht, hohen Blutdruck und Störungen des Fettstoffwechsels (z.B. hohes Cholesterin) gekoppelt. Da beim Typ-II-Diabetes kaum Insulinmangel im Blut besteht, genügen bei der Therapie meist eine gute Diät und manchmal zusätzlich zuckersenkende Tabletten.

Rolle der Lebensweise
Vor allem übergewichtige Menschen werden von einem Alterszucker befallen. Das Gewicht scheint bei der Auslösung der Krankheit eine wichtige Rolle zu spielen. Auch eine Ernährung mit einem hohen Fettanteil, Bewegungsarmut und häufiges Rauchen können die Insulinresistenz im Körper verstärken und den Ausbruch eines Altersdiabetes fördern.

Es hat sich gezeigt, dass allein schon die Verminderung des Körpergewichts beim Zuckerkranken das Gleichgewicht des Blutzuckers deutlich bessern kann. Auf der anderen Seite führt ein besser eingestellter Blutzucker zu einer Blutdrucksenkung und zur Reduktion von zu hohen Blutfettwerten.

Komplikationen der Zuckerkrankheit
Wenn beim Zuckerkranken eine Infektionskrankheit auftritt, kann das zu einer Entgleisung des Zuckerstoffwechsels (Hyperglykämie) führen. Der Blutzucker steigt sehr stark an, und es kann sogar zu einer Bewusstlosigkeit (Koma diabeticum) kommen. Andererseits kann der Blutzucker plötzlich auch viel zu tief sein (Hypoglykämie). Das geschieht bei Zuckerkranken, die mit Insulin oder Blutzucker senkenden Tabletten behandelt werden. Wenn diese blutzuckersenkenden Mittel zu hoch dosiert werden, wenn der Patient zu wenig gegessen oder zu viel körperliche Aktivität geleistet hat, sinkt der Blutzucker zu stark ab. Diese beiden akuten Komplikationen können gefährlich werden, wenn nicht sofort die richtigen Therapiemassnahmen in die Wege geleitet werden.

Als chronische Komplikation des Diabetes kann es zu einer Verengung der kleinen Arterien und damit zu einer Minderdurchblutung in verschiedenen Organen kommen. Dies kann die Nieren, die Augen und die Füsse betreffen. Auch grössere Sauerstoff transportierende Gefässe (Arterien) können geschädigt werden. Es entstehen Durchblutungsstörungen im Gehirn, im Herz und in den Beinen.

Schliesslich können als chronische Komplikationen auch unangenehme Nervenentzündungen (Neuralgien) auftreten. Es kommt zu lästigen Gefühlsstörungen in den Beinen. Die Füsse können brennen, schlafen ein oder schmerzen stark. Auch Krämpfe, Muskelschwäche, Lähmungen und Gehstörungen sind möglich. Sexuelle Impotenz kann ebenfalls Folge einer Zuckerkrankheit sein. Leider gibt es für chronische Komplikationen der Zuckerkrankheit nur sehr beschränkt wirksame Therapiemassnahmen. Umso wichtiger ist es, alles zu tun, um den Blutzucker gut einzustellen und damit solche einschneidenden Folgen zu verhindern.

Gegen die sehr unangenehmen Neuralgien werden Schmerzmittel, Vitamin-B-Produkte und Kapseln aus Nachtkerzensamenöl (Efamol) empfohlen. Bei einer Schädigung der kleinen Gefässe im Auge kann manchmal Aspirin Cardio eine gewisse Hilfe bringen. Wenn die Nieren, die Füsse oder die grossen Gefässe des

Bauches und der Beine geschädigt sind, kann manchmal nur noch der Chirurg helfen.

Sinnvolle Diabetes-Diät

Ohne Anpassung der Ernährung (Diabetes-Diät) ist keine sinnvolle Behandlung der Zuckerkrankheit denkbar. Der empfohlene Essplan des Diabetikers entspricht im Wesentlichen einer gesunden Vollwertkost und erfordert daher keine unmenschlichen Einschränkungen. Die Mahlzeiten sollen möglichst gleichmässig über den Tag verteilt werden. Drei Hauptmahlzeiten (Morgen, Mittag, Abend) und drei Zwischenmahlzeiten (Znüni, Zvieri, Nachtimbiss um 22 Uhr) sind sinnvoll. Die verschiedenen Einzelmahlzeiten sollen klein sein.

Zucker und Süssigkeiten sind im Allgemeinen zu meiden. Zurückhaltung ist auch bei fetthaltigen Speisen (Butter, Käse, Öl, Fleisch und Wurst) am Platz. Alkoholische Getränke sind nur in kleinen Mengen erlaubt. Günstig ist eine faserreiche Ernährung mit viel Gemüse, Salat, Obst, Vollkorngetreide und Hülsenfrüchten. Empfohlen wird auch, viel ungezuckerte Flüssigkeit zu sich zu nehmen. Zum Süssen dürfen Zuckerersatzstoffe (Aspartam, Saccharin) eingesetzt werden.

Gewicht reduzieren

Für Patienten, die unter einem Typ-II-Diabetes leiden (Alterszucker), ist die Reduktion des Gewichts immer von grosser Bedeutung. Dazu ist eine Verminderung der Nahrungsmenge wichtig. Dies kann schon durch eine konsequente Reduktion der Fettaufnahme erreicht werden. Sinnvoll ist eine Ernährung mit viel Gemüse, Salaten und Früchten. Eine zu aggressive Diät zur Gewichtsreduktion ist nicht empfehlenswert, täglich sollen mindestens 1200 Kcal aufgenommen werden. Eine Gewichtsreduktion hat viel mehr Aussicht auf Erfolg, wenn man langsam, aber kontinuierlich abnimmt. Wichtig ist auch genügend Bewegung. Dreimal in der Woche eine ganze Stunde walken, schwimmen oder Velo fahren ist anzustreben.

Zuckerkonsum verboten?

Wenn die Zuckerkrankheit erst neu entdeckt worden ist, soll auf die Einnahme von Süssigkeiten und Zucker in der ersten Phase komplett verzichtet werden. Sobald der Blutzucker gut eingestellt ist, sind Süssigkeiten ausnahmsweise und in kleinen Mengen gestattet. Wenn zum Frühstück ein halber Kaffeelöffel zuckerarme Konfitüre und nach dem Nachtessen ein kleines Stück Torte eingenommen wird, kommt deswegen der Zucker noch nicht aus dem Gleichgewicht. Wichtig ist jedoch, dass man das vernünftige Mass nicht verliert.

Rolle der Medikamente

Wenn der Blutzucker mit einer entsprechenden Diät nicht gut eingestellt werden kann, kommen blutzuckersenkende Medikamente zum Einsatz. Häufig werden Daonil, Diabinese oder Amaryl verordnet. Bei übergewichtigen Patienten wird auch Glucophage oder Metformin empfohlen. Es erleichtert die Gewichtsabnahme.

Wer Tabletten zur Senkung des Blutzuckers einnimmt, muss daran denken, dass der Blutzucker mit diesen Mitteln auch einmal zu stark gesenkt werden kann. Dies geschieht, wenn zu wenig gegessen wird oder bei einer grossen körperlichen Belastung. Eine Unterzuckerung äussert sich mit plötzlicher starker Schwäche, Schwitzen, Zittern, grossem Hungergefühl, Benommenheit, Verwirrung und sogar Bewusstlosigkeit. Bei solchen Symptomen muss sofort ein Würfel- oder Traubenzucker in den Mund gesteckt oder ein Glas Orangensaft oder ein anderes zuckerhaltiges Getränk verabreicht werden.

Insulin
Beim Typ-I-Diabetes oder bei einem Alterszucker, der mit Diät und Tabletten nicht genügend gut eingestellt werden kann, kommt Insulin zum Einsatz. Dieses muss vom Patienten oder der Patientin ein- oder mehrmals täglich gespritzt werden. Damit die Dosis richtig gewählt werden kann, muss der Patient seinen Blutzucker regelmässig selbst kontrollieren. Die Wahl des Insulinproduktes und die Verabreichungsart (Injektionsspritze, Pen oder Insulinpumpe) muss zusammen mit dem Arzt erfolgen.

Sinnvolle Selbstkontrolle
Es ist wünschenswert, dass jeder Diabetiker/jede Diabetikerin seine/ihre Krankheit sehr gut kennt. Er oder sie soll Bescheid wissen über eine gute Diät, die Wichtigkeit der Gewichtsreduktion, eines normalen Blutdrucks, die grosse Bedeutung von viel Bewegung und über die besondere Schädlichkeit des Rauchens für den Diabetiker. Auch soll man die Bedeutung der Blutzuckerkontrolle kennen und sie selbstständig und regelmässig durchführen. Es gibt heute ganz einfach zu bedienende Geräte, um den Blutzucker zu kontrollieren. Teststreifen zur Kontrolle von Zucker im Urin sind relativ wenig aussagekräftig und kommen nur noch in Ausnahmefällen zur Anwendung.

Kompetente Informationen über die Zuckerkrankheit erhält man bei den Diabetes-Gesellschaften. Kontrolliert der Patient seinen Blutzucker regelmässig selbst und stellt dabei immer gute Werte fest, sind Arztbesuche nur noch selten notwendig. Mindestens einmal jährlich soll der Arzt aber den Körper auf mögliche Komplikationen der Zuckerkrankheit kontrollieren. Die Funktion des Herzes und der Nieren, die Augen, die Nervenfunktionen in den Beinen und die Gesundheit der Haut der Füsse sollen geprüft werden. Häufigere Kontrollen beim Arzt sind bei älteren Menschen sinnvoll, die ihre Zuckerkrankheit nicht mehr gut selbstständig kontrollieren können.

ZYKLUSSTÖRUNGEN DER FRAU

Ein gut funktionierender weiblicher Zyklus ist eine wichtige Voraussetzung für das Wohlbefinden, ein zufriedenes Sexualleben und das Gelingen der Fortpflanzung bei der Frau. Damit der Monatszyklus im Gleichgewicht ist, müssen die Hirnanhangdrüse (Hypophyse), die Eierstöcke und die Gebärmutter über die verschiedenen Steuerungshormone sehr genau aufeinander abgestimmt sein. Dieses Gleichgewicht ist ziemlich kompliziert und darum auch störungsanfällig. Viele Frauen leiden beträchtlich unter Störungen des Monatszyklus.

Starke Menstruationsbeschwerden

Ein häufiges Problem sind Schmerzen im Unterbauch knapp vor und während der Periodenblutung. Diese treten vor allem bei Mädchen und jungen Frauen, die noch nicht geboren haben, auf. Auch in den Jahren vor dem Klimakterium können starke Menstruationsschmerzen öfter festgestellt werden. Periodenschmerzen sind nicht selten gekoppelt an Unwohlsein, Kopfweh, Rückenschmerzen, Schwindel, Blähungen, Verstopfung und Verstimmungszustände. Zu solchen Beschwerden kommt es, weil die Gebärmuttermuskulatur überempfindlich ist und es während der Monatsregel zu einem plötzlichen Hormonabfall kommt. Besonders feingliedrige und feinfühlige Frauen sind davon betroffen.

Periodenbeschwerden sind zwar nicht gefährlich, können aber ausserordentlich belastend sein. Sie sollen daher nicht einfach in Kauf genommen werden. Besonders Frauen mit starken Schmerzen und Beschwerden, die manchmal sogar zu einer Arbeitsunfähigkeit führen können, müssen unbedingt kompetente Beratung einholen und wirksame Therapiemassnahmen versuchen.

Sinnvolle Behandlungsmassnahmen

Es ist wichtig, sich an den Tagen der Menstruation zu schonen und trotzdem wenn immer möglich seine normalen Aktivitäten in Beruf und Privatleben weiterzuführen. Entspannende sportliche Betätigung kann die körperlichen Symptome manchmal lindern und die Gedanken ablenken. Es gibt auch Kräutertees (Kamille, Schafgarbe, Gänsefingerkraut), welche die Beschwerden während der Periode bessern können. Und schliesslich helfen auch Akupressur, Fussreflexzonenmassage und warme Kompressen auf dem Rücken oder dem Bauch.

Wenn eine Frau unter starken Periodenschmerzen leidet, reichen sanfte Massnahmen meist nicht mehr aus. Hier ist es sinnvoll, gut verträgliche Schmerzmittel einzunehmen. Wirksame und bewährte Mittel sind Aspirin, Alcacyl, Dysmenol und Dolocyl. Wegen der möglichen Nebenwirkungen sind Kombinationspräparate wie Treupel oder Spasmo-Cibalgin mit einer gewissen Zurückhaltung anzuwenden.

Beste Wirkung: Antirheumatische Medikamente
Wenn man mit der Eigenbehandlung keinen zufrieden stellenden Erfolg hat, sollte unbedingt der Haus- oder Frauenarzt konsultiert werden. Er hat die Möglichkeit, mit einfachen Fragen und Untersuchungen auszuschliessen, dass als Ursache der Beschwerden eine Unterleibskrankheit vorliegt.

Zudem kann er als hochwirksame Therapie ein antirheumatisches Medikament verordnen, welches die starken Schmerzen fast immer und zuverlässig auf ein erträgliches Mass reduziert. Besonders bewährt haben sich Brufen, Ponstan oder Voltaren. Diese antirheumatischen Medikamente sollen bei den ersten Zeichen der einsetzenden Periode bis zum Abklingen der Schmerzen eingenommen werden. Sie sind nur auf ärztliches Rezept in der Apotheke erhältlich.

Eine mittelfristig noch zuverlässigere Wirkung gegen Periodenbeschwerden hat die Antibabypille (Ovulationshemmer). Frauen, die diese Präparate zur Verhütung einer Schwangerschaft einnehmen, leiden kaum je unter Schmerzen und seelischen Verstimmungszuständen. Trotzdem sollen diese Hormonpräparate nur ausnahmsweise als therapeutische Massnahme bei jungen Frauen angewendet werden, die noch keinen Schwangerschaftsschutz brauchen.

Stärkere Schmerzen im Unterbauch können auch in der Mitte des Zyklus (Eisprung) auftreten. Man spricht vom Mittelschmerz. Wenn das Ei springt, kann Blut oder Flüssigkeit aus dem Eibläschen mit dem Bauchfell in Kontakt kommen und eine heftige Schmerzreaktion auslösen. Dieser Schmerz kann wenige Stunden bis Tage dauern. Er tritt im rechten oder linken Unterbauch auf. Diese Reaktion ist zwar harmlos, aber äusserst unangenehm. Manchmal sind die Beschwerden so stark, dass sogar an eine Blinddarmentzündung, eine Nierenkolik oder eine andere akute Bauchkrankheit gedacht werden muss.

Als Therapie empfiehlt sich der Einsatz von Schmerzmitteln. Auch die Antibabypille kann bei regelmässigem Auftreten von Mittelschmerzen eingesetzt werden. Beides bringt die starken Beschwerden zum Verschwinden.

Blutungsstörungen
Recht häufig treten verschiedene Störungen der Periodenblutung auf. Zu starke und zu lange Blutungen kommen ebenso vor wie zu kurze, zu schwache oder völlig ausbleibende Monatsblutungen. Wichtig ist die Feststellung, dass die Dauer und die Stärke der Monatsblutung auch im Normalfall relativ stark variieren kann. Auch der Abstand von Periode zu Periode kann beträchtlich schwanken. Frauen, die schon in jungen Jahren die Antibabypille einnehmen, sind später manchmal überrascht, wenn der spontane Zyklus nach dem Weglassen der Ovulationshemmer starke Schwankungen zeigt.

Zu starke Periodenblutung

Manchmal treten zu starke oder auch zu lange Monatsblutungen (über 7 Tage) auf. Zu stark ist die Periode, wenn die Blutung mit den gängigen Binden und Tampons nicht mehr unter Kontrolle zu halten ist. Das Blut tritt dabei oft in Form von grösseren Blutklumpen aus der Scheide aus. Zu starke und zu lange Blutungen sind vor allem in der Pubertät häufig, weil die Gebärmutter in dieser Phase oft noch unreif ist und deshalb Störungen bei der Blutstillung auftreten können. Manchmal zeigen auch die Hormonspiegel noch nicht den typisch zyklischen Verlauf.

Über zu starke Perioden klagen manchmal auch Frauen, die sich den Wechseljahren nähern. In dieser Phase kommt es zu starken Blutungen, weil die weiblichen Hormone nicht mehr im Gleichgewicht sind oder weil sich in der Gebärmutter ein Myom (harmlose Muskelgeschwulst) gebildet hat.

Mögliche Folge: Blutarmut

Wenn eine Frau jeden Monat sehr starke und/oder zu lange Periodenblutungen hat, kann mit der Zeit eine Blutarmut entstehen. Die Frau verliert bei jeder Periode mehr Blut, als die Blut bildenden Organe im Körper in der Zwischenzeit nachliefern können. Die Betroffene fühlt sich müde und erschöpft, ist blass im Gesicht und merkt, dass ihre Leistungsfähigkeit immer schwächer wird. Bei kleinsten Anstrengungen können Herzklopfen und sogar Atemnot auftreten. Wenn solche Beschwerden festgestellt werden, ist es höchste Zeit, sich mit dem Hausarzt oder der Frauenärztin in Verbindung zu setzen.

Weitere Zyklusstörungen

Nicht selten leiden Frauen unter sehr schwachen Perioden. Parallel dazu kann der Zyklus zu kurz oder zu lang sein. Manchmal treten auch leichte Zwischenblutungen, z.B. in der Zyklusmitte, auf. In den meisten dieser Fälle liegt die Ursache in einer Störung des Hormongleichgewichts. Eine Behandlung brauchen diese harmlosen Beschwerden meist nur, wenn eine Frau schwanger werden möchte und festgestellt wird, dass ihr gestörter Zyklus die Fruchtbarkeit negativ beeinflusst. Hier kann der Spezialist (Gynäkologe/Gynäkologin) mit speziellen Hormonen den Zyklus ins Gleichgewicht bringen und den gewünschten monatlichen Eisprung auslösen.

Völliges Verschwinden der Periode

Manchmal kann die Periode auch für eine mehr oder weniger lange Zeit völlig aussetzen. Dies kann im Zusammenhang mit einer chronischen körperlichen Krankheit oder einer längeren seelischen Belastung der Fall sein. Auch eine Schilddrüsenstörung, eine Krankheit der Eierstöcke oder andere hormonell bedingte Krankheiten können den Zyklus zum Verschwinden bringen. Schliesslich kann auch ein zu geringes oder zu hohes Körpergewicht das Hormongleichgewicht derart stören, dass die Regelblutung über längere Zeit ausbleibt. Auch Medikamente (z.B. Psychopharmaka, Dreimonatsspritze, Minipille) können für das Aussetzen der Monatsblutung verantwortlich sein.

Behandlungsmöglichkeiten
Bei länger dauernden Blutungsstörungen ist es sinnvoll, den Arzt oder die Ärztin zu konsultieren. Er oder sie kann beurteilen und abklären, wie schwer wiegend die Symptome sind und was als Ursache dahinter steckt. Häufig kann mit einer Hormonbehandlung eine Besserung der Beschwerden erzielt werden. Das ist vor allem bei starken oder lang dauernden Monatsblutungen von Bedeutung. Wenn ein grösseres Myom als Ursache für sehr starke Blutungen gefunden wird, muss manchmal eine Gebärmutteroperation in Betracht gezogen werden.

Gegen eine Blutarmut wegen zu starker Menstruationsblutungen kann regelmässig Eisen in Tablettenform eingenommen werden. Hingegen kann bei schwachen und seltenen Blutungen meist von einer Behandlung abgesehen werden, weil sie ohne Bedeutung sind. Auch wenn die Periode über längere Zeit ausbleibt und die Ursache dafür klar ist, wird im Allgemeinen auf eine Hormonbehandlung verzichtet. Sobald z.B. das Gewicht normalisiert werden kann oder die schwere seelische oder körperliche Belastungssituation wegfällt, kommt der Zyklus von selbst wieder ins Gleichgewicht.

Prämenstruelles Syndrom
Eine besonders lästige Störung des weiblichen Zyklus sind Beschwerden, die in der zweiten Zyklushälfte auftreten können. In der Medizin spricht man von einem prämenstruellen Syndrom (PMS). Die betroffenen Frauen leiden ungefähr zwischen dem 16. und 28. Zyklustag regelmässig unter Nervosität, Stimmungsschwankungen, Reizbarkeit, Aggressionen, depressiven Verstimmungen, Wein- und Schreikrämpfen sowie Leistungsschwäche. Betroffen davon sind vor allem Frauen im Alter zwischen 30 und 40 Jahren.

Auch körperliche Beschwerden können vermehrt auftreten. Die Frauen leiden unter Völlegefühl, Übelkeit, Verstopfung, Kopfweh, Rückenschmerzen und Unterleibskrämpfen. Es kann in dieser Zeit auch zu einer Gewichtszunahme mit Wasserstauungen in den Beinen und Spannungszuständen in den Brüsten kommen. Je näher die Periode rückt, umso schlimmer werden die seelischen und körperlichen Symptome. Der ganze Spuk lässt sofort nach, wenn die Monatsblutung einsetzt.

Ursache und Auswirkungen
Die Ursache des prämenstruellen Syndroms ist in einer Störung des Hormongleichgewichts zu suchen. Viele Frauen leiden ausserordentlich stark unter dieser Störung des inneren Gleichgewichts. Trotzdem wagen sie es nicht, mit Angehörigen und dem Hausarzt oder der Frauenärztin darüber zu sprechen. Sie fürchten, dass vor allem bei gleichzeitig bestehenden seelischen Belastungen alles als psychisch oder sogar «hysterisch» abgetan wird. Dabei führt dieses Leiden zu einer grossen Belastung und häufig zu Rückzug und Isolation. In seltenen Fällen können sogar Probleme am Arbeitsplatz und Schwierigkeiten in der Partnerschaft und Familie entstehen. Häufig können diese belastenden Beschwerden bis zum definitiven Verschwinden der Monatsblutung in den Wechseljahren andauern.

Sinnvolle Behandlungsmassnahmen
Bei leichteren Beschwerden in der zweiten Zyklushälfte sollen immer zuerst entspannende Massnahmen versucht werden. Yoga, autogenes Training, lockernde Gymnastik, Sauna, Schwimmen und Joggen können das innere Gleichgewicht in einem günstigen Sinn beeinflussen. Auch offene Gespräche mit anderen betroffenen Frauen, einer Hausärztin oder einem Frauenarzt können angst- und spannungslösend wirken. Eine salzarme, eiweiss-, obst- und gemüsereiche Diät in der zweiten Zyklushälfte hat manchmal eine gute Wirkung auf das innere Gleichgewicht.

Wenn sich mit diesen Selbsthilfemassnahmen keine Besserung der Symptome erreichen lässt, können hormonhaltige Medikamente eingesetzt werden. Die Erfahrung zeigt, dass die Unterdrückung des gestörten Hormonzyklus und des Eisprungs durch Ovulationshemmer (Antibabypille) häufig zu einer beträchtlichen Besserung des Befindens führen kann. Diese Behandlung soll über längere Zeit zum Einsatz kommen. Eine Hormontherapie mit der Antibabypille darf bei Raucherinnen über 35 Jahre nicht angewendet werden, weil durch die Kombination von Nikotin und Hormon das Risiko für Herz-Kreislauf-Krankheiten zu gross wird.

Als Alternative bietet sich eine Behandlung mit dem Gelbkörperhormon (z.B. Duphaston Tabl.) in der zweiten Zyklushälfte an. Manchmal können auch ausschwemmende Medikamente (Lasix), Vitamin-B-Präparate (Becozym forte), entspannende pflanzliche Mittel (Valverde Entspannungsdrag.) oder Kräutertees aus der Apotheke eine günstige Wirkung zeigen. Die schmerzhaften, gespannten Brüste reagieren häufig günstig auf die lokale Anwendung von Progestogel (gelbkörperhormonhaltiges Gel).

Die meisten Zyklusstörungen sind glücklicherweise harmlos. Trotzdem können sie das Wohlbefinden der betroffenen Frauen stark beeinträchtigen und sie jeden Monat über mehrere Tage in ihrer Leistungsfähigkeit behindern. Darum ist es wichtig, dass man den Mut hat, mit solchen Beschwerden zum Hausarzt oder der Frauenärztin zu gehen. Er oder sie ist in der Lage, die Ursachen für die lästigen Beschwerden abzuklären und eine wirksame Behandlung zu empfehlen. Häufig kann damit die Lebensqualität der betroffenen Frau deutlich verbessert werden.

REGISTER

Abort 155
Adipositas 376
Akne 19
Alkoholkrankheit 23
Allergien 27, 212, 272
Altersdepression 32
Alzheimer 37
Amalgam 42
Anämie 100
Angina 46
Angina pectoris 202, 209
Angstkrankheit 49
Anorexie 150
Antibabypille 53
Apoplexie 215
Appendizitis 97
Arterienverkalkung 58
Arterienverschlüsse der Beine 58
Arteriosklerose 58
Arthritis 62
Arthrose 66
Asthma 69, 142
Augenentzündung 74
Augenfremdkörper 74
Aussenohrentzündung 290

Bandscheibenschaden 78
Bauchschmerzen 97
Beinvenenthrombose 82
Bettnässen 86
Bindehautblutung 74
Bindehautentzündung 74
Blasenentzündung 90
Blasenschwäche 93, 168
Blinddarmentzündung 97
Blutarmut 100
Blutdruck, hoher 104
Blutdruck, tiefer 107
Borreliose 400
Bronchialasthma 69
Bronchitis, chronische 111
Brustkrebs 115
Brustwandschmerzen 209
Bulimie 150

Check-up 119
Cholesterin 124

Darmentzündung, chronische 314
Darmkrebs 128
Demenz 37
Depressionen 131
Depressionen im Alter 32
Diabetes mellitus 403
Diskushernie 78
Durchfall bei Tropenreisen 371
Durchfall, akuter 135

Epilepsie 138
Erkältungskrankheiten 142
Erschöpfungszustände 146
Essstörungen 150

Falscher Krupp 142
Fehlgeburt 155
Fettsucht 376
Fieber 158
Fieberbläschen 161
Fusspilz 163

Gallensteine 165
Gebärmutterentfernung 168
Gebärmutterhalskrebs 172
Gebärmutterkrebs 172
Geisteskrankheit 331
Gelbsucht 175, 371
Gelenkabnützung 66
Gelenkentzündung 62
Gicht 62
Glaukom 180
Grauer und grüner Star 180
Grippe 142, 184
Gürtelrose 187

Haarausfall 190
Hämorrhoiden 194
Hautallergie 27
Hautekzem 27
Hautkrankheiten, allergische 27
Hautkrebs 197
Hautschäden 197
Hepatitis 175
Herpes simplex 161
Herpes zoster 187
Herzinfarkt 202

Herzinsuffizienz 205
Herzschwäche 205
Herzstechen 209
Heuschnupfen 212
Hexenschuss 321
Hirnblutung 215
Hirnhautentzündung durch Zecken 400
Hirnschlag 215
Hirntumor 219
HIV-Test 223
Homosexualität 362
Hornhautentzündung 74
Hörsturz 349
Hypertonie, arterielle 104
Hysterektomie 168

Impfungen bei Kindern 227
Impfungen bei Tropenreisen 371
Inkontinenz 93
Ischias 78, 321

Katarakt 180
Knochenabbau 293
Kollaps 107
Kopfweh 232
Krampfadern 237
Krebs 115, 128, 241
Krebskrankheiten bei Kindern 247
Krupp, falscher 142

Leistenbruch 251
Lippen-Herpes 161
Lungenembolie 82
Lungenkrebs 255

Magengeschwür 260
Magenkrankheiten 260
Magenkrebs 260
Magersucht 150
Malaria 371
Mandelentzündung 46
Medikamentenabhängigkeit 264
Melanom (schwarzer Krebs) 197
Menstruationsstörungen 408
Migräne 232
Mittelohrentzündung 290
Multiple Sklerose (MS) 268
Myom 168

Nahrungsmittelallergie 272
Nebenhöhlenentzündung 275
Nervenzusammenbruch 278
Nervosität 278

Nesselfieber 27
Neuralgie 187
Neurodermitis 27
Neurose 278
Nichtrauchen 310
Nierensteine 282

Obstipation 386
Ohrensausen 286
Ohrenschmerzen 290
Osteoporose 293

Panikattacken 49
Parkinsonsche Krankheit 297
Pfeiffersches Drüsenfieber 46
Phobien 49, 278
Pollinose 212
Polyarthritis 62
Potenzstörungen 366
Prostatakrankheiten 302
Prostatakrebs 302
Prostatavergrösserung 302
Pseudokrupp 142
Psoriasis 306
Psychische Krankheit, schwere 331

Quincke-Ödem 27

Rauchen 310
Reizdarm 314
Rheuma 318
Rheumatische Krankheiten 318
Rückenschmerzen 321

Scharlach 46
Scheidenentzündung 324
Schilddrüsenkrankheit 328
Schizophrenie 331
Schlafstörungen 337
Schneeblindheit 74
Schönheitschirurgie 340
Schuppenflechte 306
Schüttellähmung 297
Schwangerschaftsbetreuung 344
Schwangerschaftsverhütung 53
Schwerhörigkeit 286, 349
Schwindel 354

Seelische Störungen bei Kindern 357
Sexualität – Probleme und Störungen 362
Sexualität im Alter 366
Sinusitis 275
Spannungskopfweh 232

Star, grauer und grüner 180
Suchtkrankheiten 23, 264, 310

Tinnitus 286
Tropenkrankheiten 371
Tubenkatarr 290

Übergewicht 376
Unterbindung bei Mann und Frau 381

Varizen 237
Verhütung 381
Verstopfung 386
Vitamine 389

Warzen 394
Wechseljahrbeschwerden 397

Zeckenbisse 400
Zeckenkrankheiten 400
Zuckerkrankheit 403
Zwerchfellbruch 260
Zwölffingerdarmgeschwür 260
Zyklusstörungen 408